蒋笠庵医学遗著

伤寒论讲义
金匮要略讲义
方剂学讲义

蒋笠庵　著
李今庸　整理

学苑出版社

图书在版编目（CIP）数据

蒋笠庵医学遗著/蒋笠庵著；李今庸整理. --
北京：学苑出版社，2025.3. -- ISBN 978-7-5077
-7077-3

Ⅰ.R2-53

中国国家版本馆 CIP 数据核字第 2025E078L5 号

出 版 人：洪文雄
责任编辑：黄小龙
出版发行：学苑出版社
社　　址：北京市丰台区南方庄2号院1号楼
邮政编码：100079
网　　址：www.book001.com
电子邮箱：xueyuanpress@163.com
联系电话：010-67601101（营销部）、010-67603091（总编室）
印　刷　厂：北京兰星球彩色印刷有限公司
开本尺寸：710 mm×1000 mm　1/16
印　　张：33
字　　数：491千字
版　　次：2025年3月第1版
印　　次：2025年3月第1次印刷
定　　价：168.00元

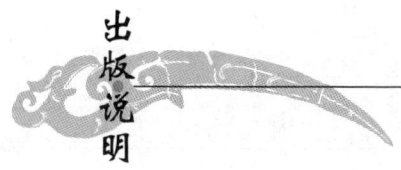

出版说明

蒋树人（1890—1963），号笠庵，湖北天门人，出身儒医世家。少时多病，经其父拟方医治，4 年宿疾痊愈。此后立志学医，精读中医典籍，曾设所应诊。1929 年赴武昌就读于中华大学，毕业后留校图书馆工作，兼任附属中学教员。30 年代起，先后在中央国医馆湖北国医专科学校、湖北省立教育学院、国立武昌师范大学、江汉纺织专科学校任教，兼行医。1937 年任湖北省民政厅禁烟科科长。新中国建立后任湖北省参事室参事。1956 年任湖北省中医进修学校副校长。1959 年学校更名为湖北省中医学院，任副院长，分管中医教育和行政管理工作。先后被选为湖北省人民代表、省人民委员会委员、省政协委员。

蒋老深谙中医学史及历代著名医家的学术思想，对《黄帝内经》《难经》《伤寒论》《金匮要略》《神农本草经》等均有精深造诣，擅长中医内科、妇科、儿科、眼科和针灸，善治疑难杂症。曾收治一"暴盲症"患者，即依据《难经》"脱阴者目盲"之论，结合全身症状进行分析，确认系肝肾阴精亏损所致。当即用滋补肝肾阴精之法治之，同时又根据"善补阴者，必于阳中求阴"之理，加用助阳之肉桂，药到病除，患者重见光明。其选方用药，以药味少、药价廉、疗效显见长，并擅长内外调治，针药并施，疗效明显。

本书所收《伤寒论讲义》《金匮要略讲义》《方剂学讲义》，是蒋老在 20 世纪 50 年代编著，李今庸老整理，并由李今庸老内部铅印，作为湖北省中医进修学校培养中医进修人员和中医师资队伍的专用教材。在时隔近70年后的今天，根据李老生前意愿和其书名题字，将三书汇编，成为《蒋笠庵医学遗著》，公开出版。以纪念两位老先生。

李琳

2024 年 7 月

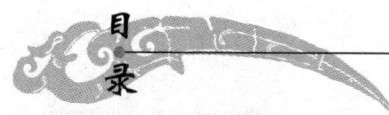

伤寒论讲义 / 1
  凡例 / 3
  导言 / 5
    一、《伤寒论》的名称 / 5
    二、经络脏腑和六经的关系 / 5
    三、六经与六气的标本气化 / 6
    四、外感和营卫的关系 / 8
    五、脉法纲要 / 9
    六、传经和直中 / 10
    七、伤寒和杂病的关系 / 11
  伤寒杂病论集 / 13
  痉湿暍脉证 / 18
  太阳篇提要 / 20
  辨太阳病脉证并治上篇 / 22
  辨太阳病脉证并治中篇 / 34
  辨太阳病脉证并治下篇 / 64
  阳明篇提要 / 82
  辨阳明病脉证并治全篇 / 84
  少阳篇提要 / 104
  辨少阳病脉证并治全篇 / 106
  太阴篇提要 / 108
  辨太阴病脉证并治全篇 / 110

少阴篇提要 / 112

辨少阴病脉证并治全篇 / 114

厥阴篇提要 / 125

辨厥阴病脉证并治全篇 / 127

附论霍乱阴阳易差后劳复 / 139

辨霍乱病脉证并治 / 140

辨阴阳易差后劳复病脉证并治 / 143

平脉法 / 146

辨脉法 / 158

辨不可发汗病脉证并治 / 169

伤寒例 / 173

辨可发汗脉证并治 / 177

辨发汗后病脉证并治 / 178

辨不可吐 / 179

辨可吐 / 180

辨不可下病脉证并治 / 181

辨可下病脉证并治 / 185

编后附记 / 187

金匮要略讲义 / 189

凡例 / 191

金匮要略题解 / 192

脏腑经络先后病脉证第一 / 193

痉湿暍病脉证第二 / 204

百合狐惑阴阳毒病证治第三 / 215

疟病脉证并治第四 / 223

中风历节病脉证并治第五 / 229

血痹虚劳病脉证并治第六 / 237

肺痿肺痈咳嗽上气病脉证治第七 / 247

奔豚气病脉证治第八 / 256

胸痹心痛短气病脉证治第九 / 259

腹满寒疝宿食病脉证治第十 / 265

五脏风寒积聚病脉证并治第十一 / 275

痰饮咳嗽病脉证并治第十二 / 285

消渴小便利淋病脉证并治第十三 / 300

水气病脉证并治第十四 / 307

黄疸病脉证并治第十五 / 327

惊悸吐衄下血胸满瘀血病脉证并治第十六 / 338

呕吐哕下利病脉证治第十七 / 345

疮痈肠痈浸淫病脉证并治第十八 / 361

趺蹶手指臂肿转筋阴狐疝蚘虫病脉证治第十九 / 366

妇人妊娠病脉证并治第二十 / 371

妇人产后病脉证治第二十一 / 378

妇人杂病脉证并治第二十二 / 385

方剂学讲义 / 407

前言 / 409

经方选录（一百五十二方） / 413

  壹、桂枝汤类（二十三方） / 413

    一、桂枝汤方 / 413

    二、桂枝加附子汤方 / 416

    三、桂枝加桂汤方 / 416

    四、桂枝去芍药汤方 / 417

    五、桂枝去芍药加附子汤方 / 417

    六、桂枝加厚朴杏子汤方 / 417

    七、小建中汤方 / 418

    八、桂枝加芍药生姜各一两人参三两新加汤方 / 418

    九、桂枝甘草汤方 / 419

    十、茯苓桂枝甘草大枣汤方 / 419

    十一、桂枝麻黄各半汤方 / 419

十二、桂枝二麻黄一汤方 / 420

十三、桂枝二越婢一汤方 / 420

十四、桂枝去桂加茯苓白术汤方 / 421

十五、桂枝去芍药加蜀漆牡蛎龙骨救逆汤方 / 421

十六、桂枝甘草龙骨牡蛎汤方 / 422

十七、桂枝加葛根汤方 / 423

十八、桂枝加芍药汤方 / 423

十九、桂枝加大黄汤方 / 423

二十、桂枝加龙骨牡蛎汤方 / 424

二十一、桂枝加黄芪汤方 / 425

二十二、桂枝附子汤方 / 425

二十三、桂枝附子去桂枝加白术汤方 / 425

贰、麻黄汤类（十二方） / 427

一、麻黄汤方 / 427

二、麻黄杏仁甘草石膏汤方 / 428

三、大青龙汤方 / 429

四、小青龙汤方 / 430

五、麻黄附子细辛汤方 / 432

六、麻黄附子甘草汤方 / 432

七、麻黄杏仁薏苡甘草汤方 / 432

八、越婢汤方 / 433

九、越婢加术汤方 / 433

十、越婢加半夏汤方 / 433

十一、麻黄连轺赤小豆汤方 / 434

十二、麻黄升麻汤方 / 434

叁、葛根汤类（三方） / 435

一、葛根汤方 / 435

二、葛根加半夏汤方 / 436

三、葛根黄连黄芩汤方 / 436

肆、柴胡汤类（六方） / 436

一、小柴胡汤方 / 436

二、大柴胡汤方 / 438

三、柴胡加桂枝汤方 / 440

四、柴胡加龙骨牡蛎汤方 / 440

五、柴胡桂枝干姜汤方 / 440

六、柴胡加芒硝汤方 / 441

伍、栀子汤类（九方） / 441

一、栀子豉汤方 / 441

二、栀子甘草豉汤方 / 442

三、栀子生姜豉汤方 / 442

四、栀子干姜汤方 / 442

五、栀子厚朴枳实汤方 / 443

六、栀子大黄汤方 / 443

七、栀子檗皮汤方 / 443

八、枳实栀子豉汤方 / 443

九、茵陈蒿汤方 / 444

陆、泻心汤类（十三方） / 444

一、泻心汤方 / 444

二、大黄黄连泻心汤方 / 445

三、附子泻心汤方 / 445

四、生姜泻心汤方 / 445

五、甘草泻心汤方 / 446

六、半夏泻心汤方 / 446

七、黄连汤方 / 446

八、黄芩汤方 / 447

九、黄芩加半夏生姜汤方 / 447

十、干姜黄芩黄连人参汤方 / 448

十一、旋覆代赭汤方 / 448

十二、厚朴生姜半夏甘草人参汤方 / 449

十三、小陷胸汤方 / 449

柒、白虎汤类（四方） / 450

　一、白虎汤方 / 450

　二、白虎加人参汤方 / 450

　三、竹叶石膏汤方 / 451

　四、白虎加桂枝汤方 / 451

捌、承气汤类（二十三方） / 452

　一、大承气汤方 / 452

　二、小承气汤方 / 456

　三、厚朴三物汤方 / 457

　四、厚朴大黄汤方 / 457

　五、调胃承气汤方 / 458

　六、桃仁承气汤方（一作桃核） / 459

　七、抵当汤方 / 459

　八、抵当丸方 / 460

　九、十枣汤方 / 460

　十、大陷胸汤方 / 461

　十一、大陷胸丸方 / 462

　十二、大黄硝石汤方 / 462

　十三、硝石矾石散方 / 462

　十四、白散方 / 462

　十五、麻仁丸方 / 463

　十六、大黄附子汤方 / 463

　十七、大黄甘遂汤方 / 463

　十八、大黄甘草汤方 / 464

　十九、下瘀血汤方 / 464

　二十、大黄䗪虫丸方 / 464

　二十一、大黄牡丹汤方 / 465

　二十二、蜜煎导方 / 465

　二十三、猪胆汁方 / 465

玖、五苓散类（十方） / 465

一、五苓散方 / 465

二、猪苓汤方 / 466

三、文蛤散方 / 467

四、茯苓甘草汤方 / 467

五、苓桂术甘汤方 / 467

六、猪苓散方 / 468

七、茯苓泽泻方 / 468

八、甘草干姜茯苓白术汤方 / 468

九、茵陈五苓散方 / 468

十、泽泻汤方 / 469

拾、姜附汤类（十七方） / 469

一、干姜附子汤方 / 469

二、四逆汤方 / 469

三、四逆加人参汤方 / 470

四、通脉四逆汤方 / 470

五、通脉四逆加猪胆汁汤方 / 471

六、白通汤方 / 471

七、白通加猪胆汁汤方 / 471

八、茯苓四逆汤方 / 471

九、当归四逆汤方 / 472

十一、当归四逆加吴茱萸生姜汤方 / 472

十二、理中丸方 / 472

十二、真武汤方 / 473

十三、附子汤方 / 474

十四、甘草附子汤方 / 474

十五、桂枝人参汤方 / 474

十六、大建中汤方 / 475

十七、吴茱萸汤方 / 475

拾壹、半夏汤类（十方） / 475

一、小半夏汤方 / 475

二、小半夏加茯苓汤方 / 475
三、生姜半夏汤方 / 476
四、半夏干姜散方 / 476
五、大半夏汤方 / 476
六、半夏厚朴汤方 / 476
七、麦门冬汤方 / 477
八、半夏麻黄丸方 / 477
九、半夏散及汤方 / 477
十、苦酒汤方 / 478

拾贰、杂方类（二十二方） / 478
一、瓜蒂散方 / 478
二、瓜蒂汤方 / 479
三、黄连阿胶汤方 / 479
四、桃花汤方 / 479
五、赤石脂禹余粮汤方 / 480
六、炙甘草汤方 / 480
七、甘草汤方 / 480
八、桔梗汤方 / 481
九、乌梅丸方 / 481
十、白头翁汤方 / 481
十一、鳖甲煎丸方 / 481
十二、肾气丸方 / 482
十三、薯蓣丸方 / 483
十四、胶艾汤方 / 483
十五、当归芍药散方 / 483
十六、温经汤方 / 484
十七、薏苡附子败酱散方 / 484
十八、甘麦大枣汤方 / 484
十九、酸枣仁汤方 / 484
二十、葶苈大枣泻肺汤方 / 484

二十一、当归生姜羊肉汤方 / 485

二十二、猪膏发煎方 / 485

常用方选录（二十八方） / 486

一、太乙紫金锭方 / 486

二、至宝丹方 / 486

三、安宫牛黄丸方 / 487

四、牛黄清心丸方 / 487

五、紫雪丹方 / 487

六、锡类散方 / 488

七、甘露消毒丹方 / 488

八、神犀丹方 / 489

九、温瘟败毒饮方 / 489

十、白虎加苍术汤方 / 490

十一、左金丸方 / 490

十二、越鞠丸方 / 490

十三、保和丸方 / 490

十四、平胃散方 / 491

十五、苇茎汤方 / 491

十六、复元活血汤方 / 491

十七、温胆汤方 / 491

十八、苏合香丸 / 492

十九、逍遥散方 / 492

二十、大活络丹方 / 493

二十一、琼玉膏方 / 493

二十二、归脾汤方 / 494

二十三、四物汤方 / 494

二十四、四君子汤方 / 494

二十五、葱豉汤方 / 494

二十六、愈风散方 / 495

二十七、独圣散方 / 495

二十八、佛手散方 ／495
古方分量考 ／496
徐大椿论古今方剂大小（节选） ／499
　　徐大椿论方药离合 ／499
　　徐大椿论古方加减 ／500
　　徐大椿论煎药法 ／500
　　徐大椿论服药法 ／501
　　徐大椿论古今方剂 ／501
《内经》论五脏苦欲补泻，六淫胜复用药处方例，暨诸家对七方
　　十剂的解说 ／503

伤寒论讲义

凡 例

一、仲景《伤寒论》，为医家必读的经典著作之一。只以汉代文笔简奥，间有倒叙文法，易致误会，特将经文用现时通行语写出，使人一览就懂。

二、中医书中专用名词和不常见的生字，都用现时通行语解释清楚，并注明音义。

三、用朴学家"以经解经"的办法，就经文解释经文，不采用历代注家辨论的繁文，以节省宝贵时间，更不用采现代医学科学的术语，以免流于牵强附会。

四、遇有向来不易解释，诸家辨论未定之处，宁可阙疑，决不望文生义，稍涉穿凿。

五、论中所示六经证治理论，不仅是六淫外感的南针，也是一切杂病的准绳，所以必须首先明白六经与脏腑经络气化的关系。

六、论中固然以汤液经方为主，但是有些证候还要兼用针灸，所以学习《伤寒论》必须了解经穴，可将《灵枢·经脉》张志聪照马氏补辑的歌诀熟读，既可把经穴记熟，又能深悉六经和脏腑经络气化的实迹，更可提高学习兴趣。

七、我国古代把经方和医经两大类，认为医家必治之学，医经明气血经络骨髓脏腑阴阳表里探病之本源，定疗治之宜。经方明药物性能与气味调剂之法，仲景自云撰用这两类之书而成《伤寒杂病论》，所以要了解仲景的著作，也要从他所撰用的书籍来作参考。

八、伤寒杂病证治，既经仲景作了正确的指针，所以学习医门各科，都可视为仲景经典著作的传注笔疏和学术的发展，读魏晋以来各家论著的内容，就可证明这一点了。

九、论中方剂，即古传汤液经方，所用药品悉合于《神农本经》，但也是用单味药物治病的发展，因用多种药味配合，成为方剂，效力更伟，观成无己援引《内经》解释经方，不尽采上品药为君的说法，即可证明，方义另详方剂学，此编只载方剂原文，间附按语。

十、仲景书博大浩繁，初学多望洋兴叹，特于卷首编一导言，将全部纲领提出，作一介绍，并于六经各卷开始时，也作一简明提要，帮助记忆。

十一、本编系仓卒写成，错误难免，希随时提出，以便改正。

导 言

一、《伤寒论》的名称

伤寒为外感的病名，其意义严格来说，寒为六气之一，不过伤于寒气的病，但学习《伤寒论》，知道书中不是单讲伤寒一种病，一百一十三方，也不尽是治寒的方剂。王叔和《伤寒例》说："伤寒之病，多从风寒得之。"成无己注说："凡中风与伤寒为病，自古通谓之伤寒。"又秦越人《五十八难》说："伤寒有五：有中风、有伤寒、有湿温、有热病、有温病。"孙思邈《千金方》引《小品方》说："伤寒，雅士之辞，天行温疫，是田舍间号耳。"葛洪《肘后方》说："贵胜雅言总名伤寒，世俗因号为时行。"又说："伤寒、时行、温疫三名同一种耳，而源本小异。"王焘《外台秘要》许仁则论天行病说："此病方家呼为伤寒。"是伤寒在古昔时总括风寒温热和时行疫气而言，仲景著书之时，是以伤寒为六淫外感病的总名，从书中所谈的证候治法来看，可以证明无疑了。

论，从言、仑声、议也，段玉裁说："凡言语循其理，得其宜，谓之论。"刘勰说："论也者，弥纶群言，而研精一理者也。"《伤寒》虽不像《内经》，以岐黄问对语叫作论，但书中也有些问答的词句，但据仲景自序里面"勤求古训，博采众方"的说法，也是集结了群众的经验，系统地编纂出来的东西，所以命名为《伤寒论》。

二、经络脏腑和六经的关系

《灵枢·经脉》说："经脉者，所以能决死生，处百病，调虚实，不可不通。"仲景《伤寒》分经辨证，故治伤寒者尤其要先通经脉。

六经是总括之辞，细而分之，则有十二经（五脏：肝、心、脾、肺、肾；六腑：胆、三焦、胃、大肠、小肠、膀胱，十一经。《灵枢·胀论》说："膻中者，心主之宫城也。"是为心包，合为六脏六腑，共为十二经）。

脾、胃、肝、胆、肾、膀胱经行于足，名为足之六经，心、肺、心包、三焦、大肠、小肠经行于手，名为手之六经。

手有三阴三阳，足有三阴三阳。

脾和肺之经，总名太阴；心和肾之经，总名少阴；肝和心包之经，总名厥阴；三焦和胆之经，总名少阳；大肠和胃之经，总名阳明；膀胱和小肠之经，总名太阳。

经脉之外，还有络脉，络脉者，正经旁的小络、孙络之类，络于本经。

阴阳各经又互为表里，太阳与少阴为表里，阳明与太阴为表里，少阳与厥阴为表里。

阳经在表，阴经在里，太阳居外，皮毛之分，次则阳明，次则少阳，次则太阴，次则少阴，次则厥阴。

阳经则属腑络脏，阴经则属脏络腑。

足之阳经行于股外，阴经行于股内，手之阳经行于臂外，阴经行于臂内。

阳经之次，阳明在前，少阳在中，太阳在后。

阴经之次，太阴在前，厥阴在中，少阴在后。

手之阴经，自胸走手，阳经自手走头。

足之阳经，自头走足，阴经自足走胸。

手三阳之走头，足三阳之走足，皆行于颈项而会于督脉之大椎，手足经之分走，异道环周，太阳少阴行身之背，阳明太阴行身之前，少阳厥阴行身之侧，这就是诸经的部次。

三、六经与六气的标本气化

《素问·六微旨大论》说："少阳之上，火气治之，中见厥阴，阳明之上，燥气治之，中见太阴，太阳之上，寒气治之，中见少阴，厥阴之上，风气治之，中见少阳，少阴之上，热气治之，中见太阳，太阴之上，湿气治之，中见阳明，所谓本也，本之下、中之见也，见之下、气之标也，本标不同，气应异象。"这段经文，比较深奥，清代解释，以唐宗海说得最清楚。他说，足少阳胆经由胆走足，中络厥阴肝，手少阳三焦经，由三焦走手，中络厥阴包络，故少阳经中见厥阴，手少阳三焦足少阳胆，同司相火，是相火者少阳之本气也，故曰少阳之上，火气治之。足阳明胃经属燥土，手阳明大肠经循行络太阴肺而后走手，足阳明胃经循行络太阴脾而后走足，故阳明经中见为太阴。

足太阳膀胱经属寒水，手太阳小肠经属火，手从足化，以寒水为主，故太阳之上，统称寒水治之，手太阳经循行络少阴心而后走手，足太阳经循行络少阴肾而后走足，故中见少阴。

足厥阴肝经属风木，手厥阴心包经属相火，子从母化，以风为主，故云厥阴之上，风气治之。手厥阴经络少阳三焦，足厥阴经络少阳胆，故见少阳。

足少阴肾经属水阴，手少阴心经属火热，心为君主，肾从其化，故少阴为热气主治，手少阴心经络太阳小肠，足少阴肾经络太阳膀胱，故云见太阳。

足太阴脾经属湿土，手太阴肺经属清金，二经子母同气，故太阴之上，湿气治之。手太阴肺经络阳明大肠，足太阴脾经络阳明胃，故云见阳明。

"所谓本也"句，总结上文，谓六经之上，其主治者皆其本气也。本气根于脏腑，是本气居于经脉之上也，由本气循经下行，其中络者，中之见也。由中见之下而经脉外走手足，以成六经，又各有太、少、阳明、厥阴之不同，则又系六气之末，故云气之标也。或标同于本，或标同于中，或标本各有不同，而气化之应，亦异象矣。唐氏以内经解释六经，明白易懂，昔人谓六气的标本中气不明不能读《伤寒论》，所以特抄备参考。

六经，六气各有所从，所主之不同，必先明了，而后能了解气化的道理，《素问·至真要大论》说："少阳太阴从本，少阴太阳从本从标，阳明厥阴不从标本，从乎中也。"陈念祖《伤寒浅注》引张介宾的解释说，少阳太阴从本者，以少阳本火而标阳，太阴本湿而标阴，标本同气，故当从本，然少阳太阴亦有中气，而不言从中者，以少阳之中厥阴木也，木火同气，木从火化矣，太阴之中，阳明金也，土金相生，燥从湿化矣，故不从中也。

少阴太阳从本从标者，以少阴本热而标阴，太阳本寒而标阳，标本异气，故或从本，或从标，而主治须审也。然少阴太阳亦有中气，而不从者，以少阴之中，太阳寒水也，太阳之中，少阴火热也。同于本则异于标，同于标则异于本，故皆不从中气也。

阳明厥阴不从标本，从乎中者，以阳明之中，太阴湿土也，燥从湿化矣。厥阴之中，少阳相火也，木从火化矣，故阳明厥阴不从标本而从中气也。

总之五行之气，以木遇火，则从火化，以金遇土，则从湿化，不外乎水流湿，火就燥，同气相求之义。

人秉天之六气，而有六经之性情，经气和平，彼此交济，一经之性情不至偏现，一经病则自现其本气，而一经之性情，逐外发现，伤寒六经的证象，就是六经性情的发现。仲景为六经写真，至为详明，因为深明六气，则六经之性情无从隐遁，随证施治，使之复归于和平。

四、外感和营卫的关系

《辨脉篇》中有"风则伤卫，寒则伤营"二语，成氏据以解伤寒中风，后来学者多依照成氏说法，方喻诸家更将太阳分为风伤卫、寒伤营、风寒两伤营卫三篇，张志聪、柯琴、唐宗海等均力斥其非。由是麻、桂、青龙三方鼎立之说，渐为学者所訾议，有辨正其说者谓风寒二证，俱有营卫之伤，大法在虚实上分浅深，不在风寒上分营卫，这样说法，虽足以补前人风寒营卫相配之缺。然虚实浅深之语，还不是切实发挥，根据内经说明如下：

《素问·玉机真脏论》说："风寒客于人，使人毫毛笔直，皮肤闭而为热。"

《灵枢·五变》说："百疾之始期也，必生于风雨寒暑，循毫毛而入腠理。"

《素问·皮部》说："百病之始生也，必先于皮毛。"

《灵枢·刺节真邪》说："虚邪之中人也，洒淅动形，起毫毛而发腠理。"可知风寒皆为外邪，先客于皮毛，后入腠理，留而不出，则入于腑，因而有谓邪之来，自皮毛而入肌肉，无论中风伤寒，未有不先犯于卫者，其甚者乃并伤于营。郭雍所谓"涉卫中营"，是与经义相合的，叶桂谓"温邪上受，首先犯肺，肺主气属卫"也是合乎内经仲景的意旨的。

五、脉法纲要

《素问·三部九候论》所示脉法，是从头至足的遍诊法，《伤寒论》以人迎，趺阳，寸口，辨脉证，是扼要的诊法，自后世专用《难经》独取寸口的诊法，人迎趺阳都不参了，仲景自序上说："按寸不及尺，握手不及足，人迎趺阳三部不参……"可知仲景不专诊寸口一处，有将仲景和《内经》的诊法尽揽入寸口来说，是不合乎《伤寒论》本旨的。

仲景论脉散见于《伤寒论》中，虽有浮、沉、迟、数、缓、紧、弦、滑、洪、实、细、微、长、短、大、小、涩、虚、弱、促、疾、芤、伏、革、散、动、停、代、结等象，而所重却在浮沉迟数。

《素问·脉要精微论》说："微妙在脉，不可不察，察之有纪，从阴阳始。"可知阴阳二字，又为纲领的纲领，故浮为阳，而脉之大动滑等可以阳而类从，沉迟为阴，而脉之涩弱弦微等，可以阴而类从。叔和《辨脉法》说："阳病见阴脉者死，阴病见阳脉者生。"张志聪说："因诊脉而别阴阳，非止为脉，实为辨明病证。"凡病皆然，不独伤寒应该如此，高世栻说："脉类虽多，皆可用阴阳两例类推。"

浮沉是脉位，迟数是脉息。浮沉是审起伏、迟数是察至数。凡脉之不沉不浮在中，不迟不数而一息（一呼一吸叫作一息）四至（间有四至有余或五至的）是谓平脉（也叫作缓和之脉）。若一见浮沉迟数等象，就叫作病脉了。

浮象在表，应病亦为在表，浮脉虽有里证，而主表是其大纲。

沉象在里，应病亦为在里，沉脉虽有表证，而主里是其大纲。

迟为阴主寒，为病在脏，虽迟脉亦有在腑属热者，然五脏为阴，阴脉营其脏，则主脏是其大纲。

数脉为阳主热，为病在腑，虽数脉亦有在脏属寒者，然六腑为阳，阳脉营其腑，则主腑是其大纲。

脉象种种，总概括于浮沉迟数，参以兼见之象，细心体察证候，辨别阴阳顺逆，不待饮上池之水，自可操隔垣之明。

六、传经和直中

自从注伤寒论者，有传经直中之说，各家辩论遂成争点，有谓一日太阳至六日厥阴，谓传经尽不复再传的；有谓六日传经尽至七日不愈，谓之再传，至十三日不愈，谓之过经的。有谓病邪之传变，原无定休，有循经传、越经传、表里传、误下传、首尾传的。有谓六气以次相传，周而复始，乃正传而非邪传的。有谓某日某经是言见证之期、非传经之日。仲景只有转属转系，并病合病，无所谓传经的。各家虽言之成理，究竟其说否，须考之内经及仲景书，方能决定。

《素问·热论》说："伤寒一日太阳受之……至六日厥阴受之。"熟玩"受之"两字，是病及其经，不是其经自病，也不是正气自传，唯因人之脏气不同，或服药后的变化，大都能够使"传经"不能实现，如：《伤寒论》说："伤寒二三日，阳明、少阳证不见者。"此为三阳不以次递传，又如："伤寒三日，三阳为尽，三阴当受邪，其人反能食不呕，此为阴不受邪。"是不传三阴之脏。传者是言其常，不传和不依次传是言其变，变则不可以日数拘，至于再传之说，于理未尝不通，唯按之实际，伤寒而至再三传遍六经的，确未有实例可证。（尤怡《伤寒贯珠集》说："经脉阴阳相贯，如环无端，是以行阴极而复行阳者有之，若入厥阴之脏，则病深热极而死，其或幸而不死者，则从脏出腑而愈，未闻有作再经再传者。"）

直中之说，世人多有谓不从三阳传入，径入三阴之脏，不知直中之病，阴阳经俱有，凡初起即见其经证不始于太阳者，虽三阳亦为中，如《灵枢·邪气脏腑病形》说："邪之中人也无有常，中于阴则溜于腑，中于阳则溜于经……中于面，则下阳明，中于项，则下太阳，中于颊，则下少阳，其中于膺背、两胁，亦中其经。"是太阳有中于项、中于背之别，中于项则头项强痛，中于背则背强几几，阳明有中于面、中于膺之别，中于面则目痛鼻干、中于膺则胸中窒硬，少阳有中于颊、中于胁之别，中于颊则口苦咽干，中于胁则胁下痞满。此即"中阳溜经"之义，是皆不必拘于首伤太阳之例，至于"中阴溜腑"，岐伯已说："中于阴者，从臂胻始。夫臂与胻，其阴皮薄，其肉淖泽，故俱受于风，独伤其阴……邪入于阴经，则其脏气实，邪气入而不能客（一本作容、义仍相同），故还之于腑，故中于阳则溜于经，中于阴则溜于腑（臂胻者，手臂足胻之内侧，乃三阴络脉所循之处，外侧为阳，内侧为阴，其阴皮薄，其肉淖泽，故中于阴常从臂胻始，始于三阴之皮部，而入于三阴之经脉，自经及脏，脏气实而不能容，则还于腑，容于肠胃）。"所以《伤寒论》中三阴皆有自利证，是寒邪还腑，三阴皆有可下证，是热邪还腑。

凡邪从三阳传入者，有热证、有寒证，不独传入三阴为然，即在阳经亦然，所以太阳有真武证，阳明有四逆证，直中亦是寒热俱有，所以太阳有大黄证，少阴有承气证，厥阴有白虎证，世谓传经为热，直中为寒者，皆未审经义，过信注家所致。

七、伤寒和杂病的关系

仲景自序说：作《伤寒杂病论》合十六卷，是伤寒杂病原未分作两书，《外台秘要方》（据王焘自序有"方"字，后人只称《外台秘要》，或简称《外台》）引《金匮要略》，并称伤寒，可见唐时伤寒金匮未分。宋仁宗时（一〇二三——〇六三）王洙在馆阁，于蠹简中得金匮玉函要略方三卷，上辨伤寒，中辨杂病，下载各方，是宋时还未尽分为二（考据家证明金匮玉函经系唐末人所号，唐时有合伤寒杂病论，改名金匮玉函以传之者。）林亿校《金匮要略》序云："所论伤寒文多简略，故但取杂病止服食禁忌，二十五篇，二百六十二方，而仍其旧名。"伤寒杂病之分，自此始矣。

伤寒杂病虽分，而伤寒所重在六经，六经中实兼示杂病之理，如太阳之头项强痛，阳明之胃家实，少阳之口苦咽干目眩，太阴之腹满吐利，少阴之欲寐，厥阴之消渴，气上冲心等证，是六经之为病，不专是六经之伤寒，程应旄说："伤寒具有治杂病方法。"柯琴说："凡论中不冠伤寒的条文，就是和杂病同例。"是知伤寒论可通治杂病，金匮则纯乎治杂病之书，至谈到实际上的症状，病伤寒的人往往非单纯见证，是谓伤寒杂病，治之之法，自非单纯投一方所可尽治，必有先后缓急适应症状之法，而阴中有阳，阳中有阴，潜伏其间，未即发见，用药一偏，此衰彼盛，轻则转为坏病，重则陷于不治，医者当于有可疑之处，反复体认，勿令举一废一，则为尽善。

伤寒杂病论集①

论曰②：余每览越人入虢之诊，望齐侯之色③，未尝不慨然叹其才秀也④。怪当今居世之士⑤，曾不留神医药、精究方术⑥，上以疗君亲之疾⑦，下以救贫贱之厄⑧，中以保身长全、以养其生⑨。但竞逐荣势⑩，企踵权豪⑪。孜孜汲汲⑫，惟名利是务，崇饰其末、忽弃其本⑬，华其外

---

① 旧本杂为卒，今据本文改正。集与辑同。其自序之文而题"论集"两字者，盖叙述辑录本书之缘由于书中宗旨也。证之仲景同时人何晏论语集解序文题作序解。其本文开首用叙曰二字，格式正同。其妄改为序或自序与原序者，均非是。
② 旧本有删此二字者，非是。
③ 越人姓秦氏，与黄帝时扁鹊相类，仍号为扁鹊，又因家于卢国，世称之为卢医。诊虢太子，望齐桓侯，均详见《史记·扁鹊仓公列传》。（虢即郭之旧称，非晋献所灭之虢，齐桓侯乃田午，非春秋时姜小白。）
④ 慨与嘅通。许慎云：嘅，叹也。张铣云：嘅然叹息也。才谓才能。秀谓俊秀。淮南子云：孔子读易至损益。未尝不愤然而叹。太史公史记论赞多用此文法。
⑤ 怪谓骇异。居世谓处世。士谓能推十合一之知识分子。故士从十从一。
⑥ 张璐改作医术药方，非是。观《千金方·大医习业》所指课程，可知。
⑦ 孙思邈云：君亲有疾，不能疗之者，非忠孝也。后人有不知医，则陷于不慈不孝之说。
⑧ 厄同戹，乙革反。
⑨ 皇甫谧云：若不精通于医道，虽有忠孝之心，仁慈之性，君父危困，赤子涂地，无以济之。此固圣贤所以精思极论尽其理也。
⑩ 竞谓争竞。《史记·货殖传》：身安逸乐而心夸荣能之势。又云：驷马高盖，荣势也。
⑪ 企，去智反。踵，主勇反。王冰注《痹论》云，踵，足跟也。企踵，谓举踵望也。
⑫ 孜，子之反。汲，居立反。孜孜，勉力不怠之谓。汲汲，欲速之谓。
⑬ 淮南子：圣人内修其本，而不外饰其末，《潜夫论》：凡为人之大体，莫善于抑末务本，莫不善于离本而饰末。

而悴其内①，皮之不存、毛将安传焉②。卒然遭邪风之气③，婴非常之疾④，患及祸至，而方震慄⑤，降志屈节⑥，钦望巫祝⑦，告穷归天⑧，束手受败⑨。赍百年之寿命⑩，持至贵之重器⑪，委付凡医、恣其所措⑫，咄嗟呜呼⑬，厥身已毙，神明消灭，变为异物⑭。幽潜重泉⑮，徒为涕泣。痛夫！举世昏迷，莫能觉悟，不惜其命⑯，若是轻生，彼何荣

① 悴，秦醉反，与顇同。《文子》：有荣华者，必有愁悴。《史记·日者列传》：此务华绝根者也。
② 语见《左传》僖公十四年虢射对晋惠。此引证身全而名利乃能存在。传与附通。
③ 卒同猝。暴也。许慎曰：如犬从草暴出逐人也。
④ 婴，声英。触也，绕也。谢惠连秋怀诗：少小婴忧患。李善曰：《说文》云：婴，绕也。
⑤ 方，始也。见广雅。震，振，古通用。尔雅：战慄震惊，惧也。震慄即战慄声转耳。见郝懿行《尔雅义疏》。
⑥ 不降其志，不辱其身：见《论语·微子》。屈节之屈亦作诎。《汉书之后传》：其人守正，不肯屈节。此指其骤罹病患，竟降志辱身，卑躬屈节，去迷信巫祝，由其不留神医药，精究其术，弃本崇末所致。
⑦ 钦，敬也。楚语；女曰巫，男曰觋，韦昭注云见鬼者。祝，祭主赞词者，从术、从儿口，谓以人口交神也。古之治病，可祝由而已。盖上世民智未开之巫俗。后世符咒迷信即其余习，见《素问》。
⑧ 天者，人之始也。父母者，人之本也，人穷则反本，故劳苦倦极，未尝不呼天也。见《史记·屈原列传》。
⑨ 束手，谓束手自缚，见《后汉书·隗嚣传》，此指事无可为，计无从出，不能措置之意。
⑩ 赍，音跻，同齐。《说文》：持遗也。《灵枢·天年》：人寿百岁而死。又人上寿百岁。见《庄子·盗跖篇》。
⑪ 韩非子：万物莫如身之至贵。《史记·伯夷列传》云：天下重器，此则指人之生命为重器也。
⑫ 措，置也。从手，昔声。程应旄曰：恣其所措四字，于医家可谓痛骂，然实为病家深悼。是知医学家固不可不研究，一般居世之士更应精究。
⑬ 咄，呵也。嗟，佐文词。咄嗟两字连用，有作仓卒解者，如《晋书·石崇传》：为客作豆粥；咄嗟便办。此则以四字叹词为句，当是言之不足以尽意，故发此声以自佐，叹之甚也。何休谓噫为咄嗟。《千金方》引此文作咄嗟暗鸣。《汉书·韩信传》：意乌猝嗟，千人皆废。李奇谓猝嗟即咄嗟。《史记》作喑恶叱咤。
⑭ 《素问·灵兰秘典论》：心者君主之官也，神明出焉。贾谊《鵩鸟赋》：化为异物兮。司马贞注：死而形化为鬼，是为异物。
⑮ 重，平声。重泉谓地下。潘岳述哀时：美人归重泉。张铣注：重泉，深泉也。
⑯ 命，指生命。

势之足云哉，而进不能爱人知人，退不能爱身知己，遇灾值祸①，身居厄地，蒙蒙昧昧，蠢若游魂②，哀乎！趋世之士，驰竞浮华，不固根本，忘躯徇物，危如冰谷，至于是也③。余宗族素多④，向余二百⑤，建安纪元以来⑥犹未十稔⑦，其死亡者三分有二，伤寒十居其七⑧，感往昔之沦丧⑨，伤横夭之莫救⑩，乃勤求古训，博采众方⑪，撰用《素问》《九卷》《八十一难》⑫《阴阳大论》《胎胪药录》⑬，并平脉辨证⑭为《伤寒杂病论》合十六卷⑮，虽未能尽愈诸病，庶可以见病知源，若能

① 值，遇也。灾同灾，即病也。古人谓病为灾。《公羊庄二十年传》：大灾者何，大瘠也。何休注：瘠，病也。齐人语也。今俗谓病为灾，盖古之遗言也。(《说文》：灾，天火也。上古因病人发热如火，故称病为灾。)

② 蠢，丑江反。又书容反。愚也，蒙蒙昧昧，不明貌。厄者，艰也，困也。皇甫谧《甲乙经》叙：夫受先人之体，有八尺之躯，而不知医事，此所谓游魂耳。游魂二字见《易传·系辞传》。

③ 徇，"殉"通。《庄子·让王》：今世俗之君子，危身弃生以殉物。《史记·屈原传》：贪夫徇财，烈士殉名。《汉书·贾谊传》注：以身从物曰殉。潘岳《寡妇赋》：若履冰而临谷，李善注：毛诗曰惴惴小心，如临于谷。又曰，战战兢兢，如履薄冰。从篇首至此，论当今居世之士不留神医药，不精究方术，故其处疾疢叹危之际，不能辨医之精粗，药之当否，而徒为重泉异物，尤可痛悼之意。

④ 宗，祖宗流派所出为宗。族即九族。自高祖至玄孙也。

⑤ 向，"响"同。

⑥ 建安为后汉献帝第三次改元纪年之号，其元年正当公历一百九十六年，岁在丙子。

⑦ 稔，如甚反。《尔雅》：夏曰岁，殷曰祀，周曰年。蔡邕独断：夏曰岁一曰稔也。《左传》：襄二七年，不及五稔。注：稔，年也，熟也，谷一熟为一年。

⑧ 因当今居世之士不精究方术，而委付凡医，故其死亡如此，是乃作伤寒杂病论之缘起也。

⑨ 沦，音伦，没也，见《广雅》。书微子殷其沦丧。

⑩ 横，不顺理也。见《一切经音义》。短折曰夭。见韦昭国语注。

⑪ 古训，古哲遗训，众方，众家之方。诗：古训是式。书：不由古训，如何其训。方，指药方。《扁鹊传》：中庶子喜方，亦指药方也。注家误以方为方技之人，不确。

⑫ 九卷即《灵枢》之古名，所谓针经九卷也。《八十一难》即《难经》。《素问》《灵枢》合称《黄帝内经》。《阴阳大论》，现尚存《天之纪大论》至《至真要大论》七篇于《王冰次注素问》第十九卷至二十二卷中。其佚文亦间见于诸医籍中。

⑬ 胎指妇科，胪指儿科，药录则指神农食药，如今传本经之类。

⑭ 柯琴谓仲景评脉辨证为《伤寒杂病论》，是脉与证未尝两分也。平，"评"古通。《淮南子》高诱注：平，评也。《广雅》：评，平也。《胡三省通鉴》梁纪注：廷尉评即汉之廷尉平。魏晋以后平旁加言。本文评辨对举，即评脉辨证之意。

⑮ 杂病即今金匮所举各类病证。观文中合字，似仲景编集时已分析为二。否则合字为衍文矣。

寻余所集，思过半矣①。夫天布五行以运万类②，人禀五常以有五藏③，经络府俞④，阴阳会通⑤，玄冥幽微，变化难极，自非才高识妙，岂能探其理致哉⑥！上古有神农、黄帝、岐伯、伯高、雷公、少俞、少师、仲文⑦，中世有长桑、扁鹊，汉有公乘阳庆及仓公⑧，下此以往，未之闻也⑨。观今之医，不念思求经旨、以演其所知，各承家技，始终顺旧，省疾问病，务在口给⑩，相对斯须，便处汤药⑪，按寸不及尺，握手不及足⑫，人迎趺阳，三部不参⑬，动数发息，不满五十⑭，短期未知决诊⑮，九候曾无髣髴⑯，明堂阙庭，尽不见察⑰，所谓管窥而已⑱。夫

① 寻余所集四字，可见仲景确为述而不作之圣。伤寒金匮之辑成，实由勤求古训，博采众方并评脉辨证而得来者。学者能寻释其理法，则思过半矣。谓所思已得十分之五六。语出《易传·系辞传下》。
② 夫音扶。五行即木火土金水。
③ 五常即五行，人类恒性也。《文子》曰：人者天地之心，五行之端，是以禀天地五行之气而生，白虎通义：五常者何，谓仁义礼智信也。五脏肝仁肺义心礼肾智脾信也。
④ 俞、腧、输，并同。滑寿谓直行者经。旁出者络。府指气府。俞指俞穴。
⑤ 《易传·系辞传》：观其会通以行其典礼。朱熹注最显豁。云：会谓理之所聚而不可遗处。通谓理之可行而无碍处。如庖丁解牛。会则其族，而通则其虚也（交错聚结为族）。
⑥ 致，至极也。见《汉书》董仲舒传颜师古注。玄冥，玄指深远，冥指幽寂。《淮南子》：处玄冥而不暗。
⑦ 除仲文无考外，伯高以下，均黄帝臣。见《灵枢》《素问》。
⑧ 长桑，六国时人扁鹊师也，公乘，汉官名，有谓系以爵为氏者，阳庆为淳于意师，并见《史记·扁鹊仓公列传》。
⑨ 仓公姓淳于，名意，为齐太仓长，故称仓公。受学于公乘阳庆，尽去其故方而用古禁方者，医案尚见于《史记·仓公传》内。此历举才高识妙之人以终前段才秀之义。
⑩ 思求二字连读。《素问·解精微论》：子独不念不诵夫经言乎，方言：念常思也。说文同，从心，今声。演音衍，《说文》：长流也。段玉裁注：水上气通为演，引申之义也。故演有通义与推广义。家技谓家传方术也，顺旧谓偏执，不勤求古训，博采众方也。《论语》：御人以口给，朱熹注：给，辨也，谓佞人但以口取辨而无情实。孔安国注：口辞捷给。
⑪ 斯须与须臾同，俄顷也。
⑫ 气口分寸关尺三部，手诊气口，足诊趺阳太溪。
⑬ 人迎在结喉旁，足阳明胃之动脉，趺阳一名冲阳，在足趺上，或作跗阳。
⑭ 《灵枢·根结》：脉不满五十动而一止者，一脏无气，故须候五十动。脉与息相应与否，须审察之，如呼因阳出，吸随阴入之类，可参考内、难。
⑮ 短期，张介宾谓指死期。
⑯ 髣髴与仿佛同，犹依稀也，闻见不审之儿。
⑰ 《灵枢·五色》：明堂者鼻也，阙者眉间也，庭者颜也。
⑱ 《庄子·秋水》：用管窥天，用锥指地，不亦小乎，自观今之医至此，极论时医之弊而叹当今居世之士，不精究方术，医亦鲁莽如此。以终前段凡医之义。

欲视死别生，实为难矣①。孔子云：生而知之者上，学则亚之，多闻博识，知之次也②。余宿尚方术，请事斯语③。

---

① 望齐桓侯之色而知其死，诊虢太子而知其生，首以越人之才秀起，故结以此二句，扁鹊曰越人非能生死人也，此自当生者，越人能使之起耳。

② 见《论语·季氏篇》述而篇，《礼记·中庸篇》。生而知之者，前所云才秀也，多闻博识，即勤求古训、博采众方也。

③ 《论语·颜渊篇》：虽不敏，请事斯语，指学方术而多闻博识。此盖仲景之谦辞，亦诲人勤学之要言也。文尾向有汉长沙太守南阳张机撰十字，经考订汉人无自书朝代者，故不寻。清人程应旄谓古人作书，大旨多从序中提出，微言大义均可体会，不可只当作寻常文字读。

痉湿暍脉证

伤寒所致太阳病痉湿暍三种宜应别论，以为与伤寒相似，故此见之。（首冠伤寒二字，为六淫外感之总名。后云与伤寒相似之伤寒二字，为太阳篇第三节所示之伤寒也。广狭不同。）

简释： 此数语唐宗海谓系仲景了结伤寒，引起金匮一个小序，而此三病者，证虽附于是篇，方则详于金匮，此编之末，即是金匮之首，以见杂病应别论，不得不再作金匮。又见金匮通于伤寒，皆可从此附见处起例矣。千金翼作"论曰伤寒与痉病湿病及热暍相滥，故叙而论之"。（见第九卷，王丙注云：滥者，相混也。故必先知痉湿暍病状，然后可与言伤寒之病状也。）有谓伤寒所致为衍文者，因未考五十八难之文所致。盖外邪为病，无有不首先犯太阳者，以太阳总统营卫、六淫中人，皆涉卫中营，先病太阳也。或谓此序为叔和搜录仲景旧论时所记，亦可见其编述之意，未可废也。

1. 太阳病，发热无汗，反恶寒者，名曰刚痉。
2. 太阳病，发热汗出不恶寒者，名曰柔痉。
3. 太阳病发热脉沉而细者，名曰痉。
4. 太阳病发汗太多，因致痉。
5. 病身热足寒、颈项强急、恶寒，时头热面赤，目赤，独头摇（一本头下有面字），卒口噤，背反张者，痉病也。

简释： 以上痉状，详见《金匮》第二篇第一节至第十三节。

1. 太阳病，关节疼痛而烦，脉沉而细者，此名湿痹。湿痹之候，其人小便不利，大便反快，但当利其小便。（《千金》细作缓，《玉函》《脉经》同。）
2. 湿家之为病，一身尽疼、发热、身色如熏黄。

3. 湿家其人但头汗出，背强，欲得被覆向火，若下之早则哕，胸满，小便不利，舌上如胎者，以丹田有热，胸中有寒，渴欲得水而不能饮，则口燥烦也。

4. 湿家下之，额上汗出，微喘，小便利者死。若下利不止者亦死。

5. 问曰：风湿相搏，一身尽疼痛，法当汗出而解，值天阴雨不止，医云：此可发汗，汗之病不愈者，何也？答曰：发其汗，汗大出者，但风气去，湿气在，是故不愈也。若治风湿者，发其汗，但微微似欲汗出者，风湿俱去也。

6. 湿家病，身上疼痛，发热面黄而喘、头痛、鼻塞而烦，其脉大，自能饮食，腹中和无病，病在头中寒湿，故鼻塞，内药鼻中则愈。

7. 病者一身尽疼，发热日晡所剧者，此名风湿，此病伤于汗出当风，或久伤取冷所致也。

简释：以上湿状，详见《金匮》第二篇第十四节至第二十四节。

1. 太阳中热者，暍是也，其人汗出恶寒身热而渴也。

2. 太阳中暍者，身热疼重而脉微弱，此以夏月伤冷水，水行皮中所致也。

3. 太阳中暍者，发热恶寒身重而疼痛，其脉弦细芤迟，小便已，洒洒然毛耸，手足逆冷，小有劳、身即热，口开、前板齿燥，若发汗，则恶寒甚。加温针，则发热甚，数下之，则淋甚。

简释：以上暍状，详见《金匮》第二篇第二十五节至第二十七节。

太阳篇提要

手太阳（小肠）经起小指外侧（少泽穴，去爪甲角分许）上臂至肘，从肩中入缺盆，散而内行络心（小肠为心之腑），循咽下膈抵胃，属小肠。其支者从缺盆贯颈颊，至目锐眦入耳前（听宫穴）。别支从颊上鼻，至目内眦，以交于足太阳经。

足太阳（膀胱）经起目内眦（睛明穴）上额、交颠、络脑、下项，侠脊抵腰，入络肾（膀胱为肾之腑），属膀胱。贯臀，入腘，贯腨，去外踝后，至足小指外侧（至阴穴，去爪甲角分许），接足少阴经。

手足太阳经脉既相通贯，小肠为心之腑，主热。故云小肠者，受盛之官，化物出焉，膀胱为肾之腑，主水。故云膀胱者州都之官，津液藏焉，气化则能出矣。是两腑合化，能使寒水由热蒸而化大气布护周身，成为卫外之巨阳，故小肠膀胱两经合称为太阳经。（巨即大的意思，阳是指外表和健运与动作等言，所以《内经》称巨阳，三阳都是指太阳说。）两腑都称为太阳之腑。

膀胱主水主气，属卫分，小肠主热主血，属营分，故太阳为六经之长，主皮肤而统营卫。营卫运行，如环无端。出入和谐，经腑安适，正气充溢于肤表、外邪自无隙而入。凡六淫外感之伤人，必乘人身卫外之阳不足（即指太阳卫外之力弱），故云邪之所凑，其正必虚。（伤寒论六经提纲均言某经之为病，不言风寒暑湿燥火之伤某经。其意义在此。）太阳之虚，在经则为营卫不和，在腑则为寒热偏胜，本篇所举伤寒中风之于营卫，蓄水蓄血之于小肠膀胱，脉证方治分析详明。（非宋元以后将各经补泄药物指定，遇虚即投补药，全不分析脉证之类可比）按法用之，功效神速。例如：风用桂枝，寒用麻黄，风寒兼感，则有桂麻各半之方，风而火郁，寒而水停，则有大小青龙之制，风寒已解而内燥，则有白虎清降肺胃之法，风寒未透而内湿，则有五苓利水之剂，风寒外散，血热里郁，则有桃仁承气抵当汤丸之设，此皆太阳经腑之本病，处治之定法。人之本气不偏，阳郁不至热极，阴郁不至极寒。本气稍偏，病则阴盛而为寒，阳盛而为热，而以温凉补泄挽其气化之偏，皆可随药而愈。不经误治，断不至遂成坏病。设医不知此，实其实而虚其虚，若汗，若吐，若下，若温针，若历偏诸治，或颠倒误用，或用之而过甚，或用之失时，致病仍不解，则为坏病，坏病变象不一，治法多端，阳盛则易入阳明之腑，阴盛则易入三阴之脏，虽太阳表证未解，不可只作太阳本病治，应视其脉证所犯何逆，随证立救治之法。其最剧者。如结胸，藏结和痞证，治不中窾，误死者多，最宜早行辨明。本篇于结胸分热实与寒实而施治，痞证分表里两解与清上温下和中镇逆诸法。藏结则指示不可攻，其教人从三阴温通和解以圆补救之意，自在文字之外，医家负有转逆为顺，起死回生之责，未可忽视。

总之太阳一经，任保卫周身之第一道防线，外感六淫之邪，莫不伺隙进犯，而太阳之抵御无虞者，固属本经之力，亦赖内部各经之协调。本篇所载合病、并病，虽止及三阳，而三阴脏气稍偏，即影响本经卫外之力不浅，故表里同治，先表后里，先里后表之治例，亦不一而足。（四逆、真武、栀豉、苓连诸法咸备，疑者尚少。唯葛根，柴胡之属，后人多疑其不属太阳之药，盖过信张元素之说所致。）汤液之外，亦用针刺，如风邪凝结于太阳之要路，服药反烦不解，是药力不能流通，则先刺风池风府，再服药汤。热入血室，或肝乘脾肺等证，则刺期门，太阳少阳并病，有禁汗禁下而必须刺大椎肺俞肝俞之类。足见仲景注重针刺，继承《内经》遗法。

太阳一篇，首列伤寒中风温病三大纲于前，复列风湿火热寒燥虚实各证于后，病证错杂，治法繁多，或示疗治法则而不处方，或示禁例而并详方剂，学者视为典范，辨证施治，治法更多。故太阳一篇，无证不具，无法不备，细心研究，不仅对寒热汗下吐和诸法可以运用无失，即伤寒论全书亦思过半矣。

辨太阳病脉证并治上篇

经文（一）太阳之为病，脉浮，头项强痛，而恶寒。

简释：太阳，主人体最外的一层太阳之为病，太阳经受病。脉浮，是太阳经受病的脉象。头项强痛，而恶寒，是太阳经受病的证象。凡称太阳病就有这几种的脉证，有这几种的脉证，就可说是太阳病。

"脉浮"轻按有余，重按不足；"项强"不柔和；"恶寒"不当风也恶寒。

此一节是太阳一经的总纲。

经文（二）太阳病发热汗出，恶风，脉缓者，名曰中风。

简释：太阳病，既具有脉浮，头项强痛等脉证，又加以身发热汗出，恶风，脉浮而又缓，这可名之为中风。

"缓脉"不急；"发热"邪郁肤表；"汗出"阳气不能护腠理；"恶风"毛腠虚疏；"中"直入之意。

凡下称中风病者，皆指此条脉证而言。

经文（三）太阳病或已发热，或未发热，必恶寒，体痛，呕逆，脉阴阳俱紧者，名曰伤寒。

简释：太阳病已发热，是受病时即发热，未发热，是正气被邪气怫郁，不能即时发热，虽不即时发热，以后是要发热，不论即时发热与不即时发热，但见有恶寒，体痛，呕逆，脉阴阳俱紧等脉证，这可名之曰伤寒。

"脉紧"应指有力，状如转索；"体痛"寒伤其体；"呕逆"胃气被寒气外束，不能顺行；"阴阳"指寸脉尺脉说。

此节是太阳伤寒的提纲。

经文（四）伤寒一日太阳受之，脉若静者为不传，颇欲吐，若躁烦脉数急者为传也。

简释：一日是指太阳初受病的一日，论传经，第二日应当传入阳明，如见脉象缓和，可知其不传，若有欲吐躁烦之证，并见有数急不和缓和脉，可知已传经了。

"欲吐"胃受邪则喜吐；"躁烦"不安静貌；"脉数急"一息六至为数，急，不柔和。

经文（五） 伤寒二三日，阳明少阳证不见者，为不传也。

简释：论传经，一日太阳，二日阳明，三日少阳。太阳伤寒，至二三日后阳明的不恶寒，反恶热，以及发热心烦躁，口渴喜饮，睡眠不安等证象不见。少阳的寒热往来，胸胁满闷，喜呕，口苦，咽干目眩，耳聋等证象也不见。此是太阳经，邪轻不重，热微不盛，可知其不传阳明经，也不传少阳经。

阳明在太阳经的里一层，少阳在阳明经的里一层。

经文（六） 太阳病，发热而渴，不恶寒者为温病。

简释：初见太阳病，发热而又口渴，并没有恶寒的现象可知其不是伤寒病，是为温病。

伤寒与温病的不同，一口渴，一不口渴；一恶寒，一不恶寒。

温病在太阳经即口渴，伤寒必待传变后，才口渴。

此一节是太阳温病的提纲。

经文（七） 若发汗已，身灼热者，名曰风温。

简释：太阳病既不恶寒而又口渴，其病的来因是温，不是寒。论发热应当用表法来解，但不恶寒，则不当用表法，若是误用表法，即热反加重，而变为灼热，因误发汗而变灼热，所以名为风温。

"灼发"热盛之象。

经文（八） 风温为病，脉阴阳俱浮，自汗出，身重多眠睡，鼻息必鼾，语言难出，若被下者，小便不利，直视，失溲，若被火者，发微黄色，剧则如惊痫，时瘈疭，若火熏之，一逆尚引日，再逆促命期。

简释：风温的病，脉阴阳都是浮的，遍身出汗，身沉重，好睡，鼻有鼾声，语言说不出，有此种种的脉象证状，应当用清解法，不应用下法，若用下法，则现出小便不利，直视失溲等坏象来了。若复用火灸或烧针等法，轻则皮肤必显黄色，重则发如惊痫，并时发筋脉拘急弛张不定的瘛疭等更险恶证象。此本属温证既已误用了火攻法，就为逆治了，若更用火熏，则更逆，因为误用一次，尚可引日以延命，再逆是说再误治一次，简直促其死命的期限了。

"阴阳"是寸阳尺阴说；"鼻鼾语言难出"风温之邪气上壅于肺；"多眠睡"热甚神昏；"小便难直视"阴液受伤；"失溲"邪气内陷；"黄色"温为阳，火亦为阳，两阳相熏故现黄色；"惊痫"火逼于心；"瘛疭"是风象，风从火逼而出。

经文（九） 病有发热恶寒者，发于阳也，无热恶寒者，发于阴也。

简释： 太阳与少阴为表里，发热恶寒，发于太阳之标阳也，无热恶寒，发于少阴之标阴也。"阴阳二字"作少阴太阳解。

经文（一〇） 发于阳者七日愈，发于阴者六日愈，以阳数七，阴数六故也。

简释： 发于阳七日愈，以七为阳数，是阳病愈的日期要到七日，发于阴者六日愈，以六为阴数，是以病愈之期要到六日。

经文（一一） 太阳病，头痛，至七日以上自愈者，以行其经尽故也。若欲作再经者，针足阳明，使经不传则愈。

简释： 太阳病头痛等证，到七日以上应当有好的可能，因病在太阳自行其本经已尽七日的日数，正气来复之期，设或病在其本经，没有见好转，这是有再传经之象。论传经是一日太阳，二日阳明，三日少阳，今太阳欲再传经，当然是阳明了，可急针足阳明经的穴道，泄散其邪气，不使其传经，则病自然解了。

"行经"自行其本经，"再经"由此经传至彼经。

经文（一二） 太阳病欲解时，从巳至未上。

简释： 巳午未为阳盛的时候，太阳为盛阳，得其旺盛之位，故病易解。

经文（一三） 风家表解，而不了了者，十二日愈。

简释： 风家是指太阳中风的人，表解是头痛恶寒等象解了。不了了，虽说病已解，精神不见明爽，必待到十二日，因七日为一周，要再经五日为一候，则五脏的元气恢复，才能见全好。

经文（一四）病人身大热，反欲得近衣者，热在皮肤，寒在骨髓也，身大寒反不欲近衣者，寒在皮肤，热在骨髓也。

简释： 太阳主皮肤在表面，少阴主骨髓在里面，身有火热的症状，反欲加衣，是表面虽现出热象，里面却有真寒。表面现出大寒的症状，反不欲加衣，是表面虽现出寒象，里面却有真热。经说"临病人问所便"，就是这个道理。

此节是欲人认清楚病证的真假，以病人的情意来诊断，也是可靠的一法。

经文（一五）太阳中风，阳浮而阴弱，阳浮者，热自发，阴弱者，汗自出，啬啬恶寒，淅淅恶风，翕翕发热，鼻鸣干呕者，桂枝汤主之。

简释： 太阳中风，是邪中入人身的肌表，风属阳，故现出的脉在皮面的阳分，按之而见浮，阴阳要平等。阳盛则阴虚，故现出的脉在肌肉的阴分，重按之而见弱，阳浮在表。表属卫，卫气强所以发热。阴弱在里，里属营，营气弱，所以出汗。风邪扰乱营卫，所以现啬啬不足之状而恶寒，淅淅寒栗之状而恶风，翕翕如鸡羽孵卵之状而发热。风邪上壅，肺气不能肃降，所以鼻鸣有声。中遏胃气下行之路，所以上逆干呕。审定以上种种脉证，应当以桂枝汤和营卫，散风邪主之。

营行脉中，卫行脉外。

"主之"是证方相对，正治之法，应该以之为主，纵须加减，也要依靠仲景所示的法度行之。

桂枝汤方（方一）

桂枝气味辛温，三两，去皮　芍药苦平三两　甘草甘平二两，炙　生姜辛温，三两，切　大枣甘平十二枚，擘

上五味㕮咀，以水七升，微火煎取三升，去滓，适寒温服一升，须臾啜稀粥一升余，以助药力，温覆令一时许，遍身漐漐微似有汗者佳，不可令如水流漓，病必不除。若一服汗病差，停后服，不必尽剂，若不汗更服，依前法，又不汗，后服小促其间，半日许，令三服尽，若病重者，一日夜服，周时观之，服一剂尽，病证犹在者，更作服，若汗不出者，乃服至二三剂，禁生冷、黏滑、肉面、五辛、酒酪、臭恶等物。

桂枝味辛甘属阳，芍药味苦平属阴，桂枝合生姜同气味可以调和全

身的阳气。芍药合大枣之甘，甘苦相合，可以滋补全身的阴液，取滋补阴阳的药品，养津液以为胜邪之本，又加以啜粥帮助，则津液愈充，而邪更易解了。《千金方》说：神农称一两等于今之三分四厘，又李时珍说：古之一两，今用一钱亦可，王丙说：古之一两合于今之六分七厘。"㕮"音"府"，"咀"音"苴"，古代以将药咬细，谓之"㕮咀"，汉唐人是以先称药后，捣之如大豆，今则用切捣诸法，全料为一剂，三分之一为一服。

经文（一六）太阳病，头痛，发热，汗出，恶风者，桂枝汤主之。

简释：从头痛发热等症可以确认是太阳病，若加以有汗出恶风的证象，就是中风证，与前第二节症状相同，前节未立方，故于此复言之宜桂枝汤解肌以散风邪，不独此种证象应用桂枝汤，在杂证中不必审其为中风，为伤寒，但见汗出恶风，皆可用桂枝汤治之。

以下八节，皆说明桂枝汤是解肌之剂。

经文（一七）太阳病，项背强几几，反汗出恶风者，桂枝加葛根汤主之。

简释：太阳病证，若见项背几几不舒之象，这是太阳经脉的病，应没有汗，是为实邪，今反见有汗，这是肌腠空疏，是为虚邪，宜用桂枝汤解肌，加葛根通经脉，以解太阳经脉之邪。

桂枝加葛根汤方（二）

葛根_{四两}　芍药_{一两}　牛姜_{三两, 切}　甘草_{二两, 炙}　大枣_{十二枚, 擘}　桂枝_{二两, 去皮}

上六味，以水一斗，先煮葛根减二升，内诸药，煮取三升，去滓，温服一升，覆取微似汗，不须啜粥，余如桂枝法将息及禁忌。

"几几"音殊，鸟之短羽几几也，象形，见《说文解字》。

经文（一八）太阳病，下之后，其气上冲者，可与桂枝汤，方用前法，若不上冲者不可与之。

简释：太阳病，本当解表，若用下法是错误，但有气上冲，是病未内陷，可以用桂枝汤以解其肌中之邪。假使气不上冲，则是太阳气已下陷，邪亦从下陷入内，这就不用解肌法，所以说桂枝汤不可与之。应当从坏病例，随证施治。

经文（一九）太阳病三日，已发汗，若吐，若下，若温针，仍不解者，此为坏病，桂枝不中与也。观其脉证，知犯何逆，随证治之。

简释：太阳病，三日之中用发汗及吐下温针等法，仍然不见好转，是误治成坏病，不可再用桂枝汤法，要审其误治之后，犯什么错误，随其所坏的证脉，再行救逆方法。

"不中"作不当解。

经文（二〇）桂枝本为解肌，若其人脉浮紧，发热汗不出，不可与也，常须识此，勿令误也。

简释：桂枝汤是解肌之剂，不是纯然发表之剂，若见病脉浮紧，而不浮缓，发热不汗出，不是有汗，这样看来，与桂枝汤证不同，所以说不可与，是说不可用桂枝汤。若论其脉浮紧，发热汗不出，这是麻黄汤的证，所以要认证清白，不可误治。

"识"，音志，记着的意思。

经文（二一）若酒客病，不可与桂枝汤，得汤则呕，以酒客不喜甘故也。

简释：酒客是指好酒的人，好酒的人内蓄湿热，喜辛味不喜甘味。甘味能使人心下壅满，易发生呕吐，桂枝汤是甘味，所以说不可与桂枝汤。按：湿热素盛者，应作如是观。

经文（二二）喘家，作桂枝汤加厚朴杏子佳。

简释：喘家是指素有喘病的人，喘是肺气不利，亦是脾气不舒，所以加厚朴者，以厚朴能舒脾气，加杏子者，以杏子能利肺气。按：有宿病者，方宜活用此举其例。

"杏子"即杏仁。

经文（二三）凡服桂枝汤吐者，其后必吐脓血也。

简释：凡服桂枝汤吐者，因其人内有湿热，桂枝汤是辛热的药，两热相冲，其气必上壅而发呕吐，甚至伤及脉络，其后还有吐出脓血来，如肺痈、肺痿、吐脓血之类也，有不吐脓血者，是所伤者轻而热不甚也。按：用方不适应转增新病，此举其例。

经文（二四）太阳病，发汗，遂漏不止，其人恶风，小便难，四肢微急，难以屈伸者，桂枝加附子汤主之。

简释：太阳病，本当发汗，若发之太过，必汗漏不止，出汗过多，必伤津液，其人恶风且小便难，四肢微急不舒，甚至难以屈伸，这是汗多亡阳脱液的证，针经曰，液脱者，骨属屈伸不利，故于桂枝汤中加附子回阳，兼以救液。

桂枝加附子汤方（三）

桂枝三两　芍药三两　生姜三两　大枣十二枚　甘草二两　附子辛温一枚

上六味以水六升，微火煎取三升，适寒温，服一升，一服汗止，停后服。

桂枝汤和在表在营卫，加附子，壮在表的元阳。

经文（二五）太阳病，下之后，脉促胸满者，桂枝去芍药汤主之。若微恶寒者去芍药加附子汤主之。

简释：促为阳盛的脉，今因下后脉促，不得说是阳盛，若脉促不结胸，是为欲解，此下后脉促而反见胸满，则不得为欲解，由下后阳虚邪陷入胸中故也。与桂枝汤散客邪，通行阳气，芍药性益阴不宜，故去之，阳气已虚，更见脉微恶寒，则当用温法，故加附子。

上节因误汗亡阳于外，此节因误下阳衰于内。

桂枝去芍药加附子汤方（五）

即前方加附子一枚，以水七升，煮三升，服一升，恶寒止，停后服。

经文（二六）太阳病得之八九日，如疟状，发热，恶寒，热多寒少，其人不呕，圊便欲自可，一日二三度发，脉微缓者，为欲愈也。脉微而恶寒者，此阴阳俱虚，不可更发汗，更下，更吐也。面色反有热色者，未欲解也，以其不能得小汗出，身必痒，宜桂枝麻黄各半汤。

简释：太阳病，得了八九日，其人时寒时热，有如疟疾，发热时多，恶寒时少，假使其人不见呕象，圊便时如常，虽时寒时热，一日二三次发，按其脉如有微缓的象，可知其病快要好了，不必用表药治他。若是脉微，不见缓象，单见恶寒，不见发热，这是阴阳两虚，不可用汗法、下法、吐法误治。若见面色有热色，则病还没有解散，其面色热者，因其皮肤不能出汗，风邪外张，其身必痒，宜桂枝麻黄各半汤，助其小小汗出，则病就会好了。

"圊"厕所必须清洁，所以把茅厕叫作圊，本论有时直作"清"。犹之乎今人叫马桶为净桶，也是要把秽物弄清洁干净的意思。

桂枝麻黄各半汤（六）

桂枝一两十六铢　芍药一两　生姜一两　甘草一两　麻黄一两，气味苦温　大枣十二枚　杏仁二十四个，去皮尖及双仁者，气味苦温

上七味，以水五升，煮麻黄一二沸，去沫，纳诸药，煮取一升八合，去渣，温服六合。

"铢"二十四铢为一两，王丙说：各取本方三分之一而合之，分作三服，每一服中麻黄准今二分五厘耳，此剂之最小者，是和表法，非发汗法，诸药皆补营助卫，故阴阳俱虚者，得之则辅正以和邪，此制方之妙。

经文（二七）太阳病，初服桂枝汤，反烦不解者，先刺风池，风府，却与桂枝汤则愈。

简释：服桂枝汤，反烦不解者，这不是误服，是因风邪太甚，不独在太阳的卫分，而且阻碍太阳的经络循行的路，单靠药力则不及，所以要先刺少阳阳维之会的风池和督脉阳维之会的风府各穴，泄其在经之热，再来用桂枝汤解散风邪，则病就易愈了。

"风池"在耳后陷中二穴。"风府"在项入发际一寸，一穴，此不是太阳经穴，是太阳经行走的部分。

经文（二八）服桂枝汤，大汗出，脉洪大者，与桂枝汤如前法。若形如疟，日再发者，汗出必解，宜桂枝二麻黄一汤。

简释：服桂枝汤，出大汗后，脉反见洪大，是用汗法太过，但脉虽洪大，无有口渴等现象，则知犹在表尚未入里，还是用桂枝汤法，若见形如疟，一日二次发的证象，则是肌表的邪没有尽出，可以用桂枝二麻黄一汤，再发其汗，病才能好。

"洪脉"来势满指"大脉"脉形阔大。

桂枝二麻黄一汤（七）

桂枝一两十七铢　芍药一两六铢　麻黄十六铢　生姜一两六铢　杏仁十六枚　甘草一两二铢　大枣五枚

上七味，以水五升，先煎麻黄一二沸去上沫，纳诸药煮取二升，去

渣，温服一升，日再服。

此方桂枝重，麻黄轻，是重解肌而轻解表。按本方除杏仁大枣外，合今秤仅四钱余，分二服，则更轻矣。

经文（二九）服桂枝汤大汗出后，大烦渴不解，脉洪大者，白虎加人参汤主之。

简释：上节服桂枝汤，大汗出，脉洪大，不见烦渴，知邪在表，所以再用桂枝汤，若是大汗出，脉现洪大，又见口渴烦躁的症状，可知其表里都有热了，桂枝汤不能用，应用白虎加人参汤，生津液以和表散热。

白虎加人参汤（八）

知母六两苦寒　石膏一斤，研绵包，辛、微寒　甘草二两　粳米六合，甘平　人参二两，甘、微寒

主石膏之寒以清肺，知母之苦以滋水，甘草粳米之甘以补土生金，以金为水源也，加人参者，大汗后以救液滋阴燥为急也。

上五味，水一斗煮，米熟汤成，去渣，温服一升，日三服。按：药用神农秤，水米则用通用的量器。

经文（三〇）太阳病，发热恶寒，热多寒少，脉微弱者，此无阳也，不可发汗，宜桂枝二越婢一汤。

简释：太阳病本来是发热恶寒，若无汗应用麻黄汤以发表，有汗应用桂枝汤以解肌，这是一个定例，今发热多恶寒少，就不能专用麻桂了，因其人平素热盛津衰，故宜用桂枝二越婢一汤清热彻表，取石膏以保津液，若脉见微弱，知病不在阳而在阴了，此方就不可轻用，恐误服了（与各半汤脉微弱而恶寒，大青龙脉微弱同例）变成亡阳的坏证。

按：此条经文宜作两截看"宜桂枝二越婢一汤"句，是接"热多寒少"句来，今为煞句，此是汉文倒装笔法。

桂枝二越婢一汤（九）

桂枝　芍药　甘草各十八铢　生姜一两二铢　大枣四枚　麻黄十八铢　石膏二十四铢

上七味，以水五升，煮麻黄一二沸去沫，纳诸药，取二升，去渣，温服一升。按：本方亦极轻，取其清疏营卫，令得似汗而解，非发汗

剂也。

桂枝二麻黄一汤，治形如疟，日再发，汗出必解，无热多寒少，故不用石膏之凉。桂枝麻黄各半汤，治如疟状热多寒少，而不用石膏，更倍麻黄，以面有热色，皮肤作痒，热不向里，向表令其小汗，以顺其势，故亦不用石膏以凉里。

桂枝二越婢一汤，治热多寒少，而用石膏者，以其表寒少里热多，故用石膏之凉，佐麻桂以和营卫，此是和营卫之剂，不是发表之剂。

经文（三一）服桂枝汤，或下之，仍头项强痛，翕翕发热无汗，心下满，微痛，小便不利者，桂枝汤去桂加茯苓白术汤主之。

简释：桂枝证，已服了桂枝汤或又误用下药，使脾虚湿滞，头项强痛的桂枝证，仍然存在，但是发热没有汗，已不似桂枝证之自汗，且又有心下满，微痛，小便不利，是停饮的里证，使膀胱不能化气而外出，三焦不行决渎而外出，所以于桂枝汤内去桂，加茯苓白术健脾利水，小便利，则内邪解散，表邪亦随同而解散了。

桂枝汤去桂加茯苓白术汤（十）

芍药三两　甘草二两　生姜三两　大枣十二枚，擘　茯苓三两，甘平　白术三两，甘温

上六味，以水八升，煮取三升，去渣，温服一升，小便利则愈。

经文（三二）伤寒脉浮，自汗出，小便数，心烦，微恶寒，脚挛急，反与桂枝汤，欲攻其表，此误也，得之便厥，咽中干，烦躁吐逆者，作甘草干姜汤与之，以复其阳。若厥愈，足温者，更作芍药甘草汤与之，其脚即伸，若胃气不和，谵语者，少与调胃承气汤。

简释：脉浮自汗本是风邪在表因其里虚其脉虽浮而邪已入少阴，少阴与太阳为表里故也，邪不在太阳故无发热头痛，所谓阴证现阳脉也，邪入少阴，少阴之脉，上络于心，而外通膀胱故小便数，而心烦，风邪内扰也，卫阳不固而自汗，故微恶寒也，寒为阴邪，下先受之，拘急经脉，故脚挛急也，医不知此，反与桂枝汤攻表而泄太阳津气，则少阴更虚，故得之便厥，而津气走泄则咽干也，少阴之邪，反随姜桂而升，从内逆上，本心烦者，更添躁而吐逆也，此时若从少阴温经散邪，则更劫其阴，若用补法，则遏其邪，仲景止用干姜甘草二味温助脾胃，以行阴

阳之气而助之，则少阴之邪解散太阳津气还复，故可厥愈足温，再用甘芍汤滋养营阴，则经脉柔和而足伸也，或有邪热遗留，使胃不和而发谵语者，少与调胃承气汤，以甘苦咸寒降而和之，盖胃以通降为顺也，如此则表里上下，皆通泰而愈。

"作"配制的意思，曰反与是不应与，曰少与是少量与，可见古方要审慎。

经文（三三）若重发汗，复加烧针者，四逆汤主之。

简释：重发汗，病既不解，则不当再汗，复又用烧针以逼其汗出，则有汗多亡阳的危险，故急用四逆汤以回阳。按此节应合上节读，首列若字可证。

甘草干姜汤方（十一）

甘草四两　干姜二两，炮，辛温

以水三升，煮取一升五合，去渣，分温再服。

《内经》曰，辛甘发散为阳，甘草干姜相合以复阳气。

芍药甘草汤方（十二）

芍药四两　甘草四两

以水三升，煮取一升半，去渣，分温再服。

酸以收之，甘以缓之，酸甘相合，以补阴血。

调胃承气汤方（十三）

大黄四两，苦寒　甘草二两　芒硝半升，咸寒

以水三升，煮取一升，去渣，纳芒硝，更上微火煮令沸，少少温服之。

《内经》曰，热淫于内，治以咸寒，佐以苦甘，芒硝咸寒除热，大黄苦寒荡实，甘草甘平，助二物推陈致新。

四逆汤方（十四）（古本作回逆汤）

甘草二两　干姜一两半　附子一枚，生用

上三味，以水三升，煮取一升二合，去渣，分温再服，强人可加大附子一枚，干姜三两。

《内经》曰：寒淫于内，治以甘热，又曰寒淫所胜，平以辛热，甘草姜附相合，为甘辛大热之剂，乃可以发散阴寒之气以回阳。

经文（三四）问曰：证象阳旦，按法治之，而增剧，厥逆，咽中干，两胫拘急，而谵语。师曰：夜半，手足当温，两脚当伸，后如师言，何以知此。答曰：寸口脉浮而大，浮为风，大为虚，风则生微热，虚则两胫挛，病形象桂枝，因加附子参其间，增桂令汗出，附子温经，亡阳故也。厥逆，咽中干，烦躁，阳明内结，谵语烦乱，更饮甘草干姜汤，夜半阳气还，两足当热，胫尚微拘急，重与芍药甘草汤，尔乃胫伸，以承气汤，微溏，则止其谵语，故知病可愈。

此条是申明前节之意，而设为问答，不言四逆证治者，以其系借宾定主之撇笔。非正文也。按：阳旦汤即桂枝汤。千金、外台别有阳旦汤，乃桂枝加黄芩，名同实异。师曰之曰字，玉函本无，应是衍文。

辨太阳病脉证并治中篇

经文（三五）太阳病，项背强，几几，无汗，恶风，葛根汤主之。

简释：太阳病，项背强几几，若是有汗恶风，是中风表虚证。今无汗恶风，是中风表实证。虚证应当用解肌法，实证应当发汗，故以葛根汤发之。

前桂枝加葛根，现证相同，但是彼说反汗出，所以无麻黄，此节说无汗，故用麻黄。

"几几"音殊，拘急之貌。

葛根汤方（十五）

葛根四两，甘平　麻黄三两，去节　桂枝二两　芍药二两　甘草二两，炙　生姜三两　大枣十二枚

上七味，以水一斗，先煮麻黄葛根减二升去沫，擘，纳诸药煎取三升，去渣温服一升，复取微似汗，不须啜粥，余如桂枝法将息及禁忌，诸汤皆仿此。

经文（三六）太阳与阳明合病，必自下利，葛根汤主之。

简释：伤寒有合病，有并病。如太阳病不解，并于阳明谓之并病，二经俱受邪，谓之合病。此节言自下利者，以太阳与阳明合病是表实里虚，而下利。究竟其邪是由外来，用葛根汤散其表邪，则下利自愈。

葛根汤方见前

经文（三七）太阳与阳明合病不下利，但呕者，葛根加半夏汤主之。

简释：邪气外盛，里气有时不和，里气不和，下迫大肠则见下利。上逆犯胃，则呕，而不见下利，还是以葛根汤散表邪，再加半夏以降其逆气。

葛根加半夏汤方（十六）

葛根四两　麻黄三两，去节　桂枝二两　芍药二两　甘草二两　生姜三两　大枣十二枚，擘　半夏半升辛平

上八味，以水一斗，煮葛根、麻黄，减二升去白沫，纳诸药，煮取三升，去滓，温服一升，覆取微似汗。按：王丙云，半夏半升，千金云准二两，约今一钱五分二厘。（古一两，今七分六厘）

经文（三八）太阳病桂枝证，医反下之，利遂不止，脉促者，表未解也。喘而汗出者，葛根黄连黄芩汤主之。

简释：太阳病桂枝证，是邪在表，反用下法，引太阳之邪入内，所以下利不止，下利是邪在里面，应见阴脉，今反见促脉，促为阳脉，可知其表证没有解散。病有汗出而喘者，为邪气盛。今喘而汗出是里热气逆。所以与葛根黄连黄芩汤，散其表邪，兼清其里热。

葛根黄连黄芩汤方（十七）

葛根半斤　黄连三两，苦寒　黄芩三两，苦平　甘草二两

上四味，以水八升，先煮葛根减二升，去沫，纳诸药，煮取二升，去滓分温再服。

主以葛根，是从里以达于表，辅以芩连，清热止泻，甘草补土和中。

经文（三九）太阳病，头痛，发热，身疼，腰痛，骨节疼痛，恶风，无汗而喘者，麻黄汤主之。

简释：太阳主一身之表，风寒外束，阳气自然不能伸张，所以一身尽痛，风寒外束，皮毛闭塞，所以无汗，邪不外出，内壅于肺，所以气喘，故以麻黄汤发之，则诸证皆可解除。

麻黄汤方（十八）

麻黄三两，去节　桂枝三两，去皮　甘草一两，炙　杏仁七十枚，去皮尖

上四味，以水九升，先煮麻黄，减二升，去上沫，纳诸药，煮取二升半，去滓，温服八合，覆取微似汗，不须啜粥，余如桂枝法将息。

以上都是说桂枝证，到此才说麻黄证，方下所列各证，皆兼经气说，何谓经，内经曰，太阳脉上连风府，上头项挟脊抵腰至足，是循背而行的。何谓气，内经曰，太阳之上，寒气主之，又云三焦膀胱者腠理

毫毛其应。可见太阳之气，主周身之表而主外，桂枝证，病在肌腠，肌腠实则肤表虚，故以自汗为提纲，此证病在肤表，则肤表实而无汗，故以无汗为提纲，无汗则表气不通，所以作喘，邪入经道，所以疼痛，此证经与气并伤，比桂枝证为重，故以麻黄大开皮毛，杏仁利气，甘草和中，桂枝从肌达表，覆取微汗，而不啜粥，恐逗留麻黄之性，发汗太过。

经文（四〇）太阳与阳明合病，喘而胸满者，不可下，宜麻黄汤。

简释：二经合病，见证在胸肺的部位，作喘作满，此太阳阳明之表邪为患，不可误认为结胸证，用攻下之法，用麻黄汤发之，喘满自愈。

经文（四一）太阳病十日已去，脉浮细而嗜卧者，外已解也。设胸满胁痛者，与小柴胡汤，脉但浮者，与麻黄汤。

简释：脉浮细嗜卧，可知其表邪已解散了，设还有胸满胁痛的症状，胸胁为少阳经的部位，应以小柴胡汤和解之，今脉但见浮而不见细，则又当先治太阳，故与麻黄汤治之。

细脉细小而软，以上三节，皆用麻黄汤，而主治之证不同。

小柴胡汤见后（十九）

经文（四二）太阳中风，脉浮紧，发热、恶寒、身疼痛，不汗出，而烦躁者，大青龙汤主之。

简释：此证脉浮紧，发热、恶寒、身痛、不汗出等象，与麻黄汤证相同，独烦躁一证，是本节所独有，所以烦躁者，是内郁火热，故重与石膏除热，倍加麻黄发汗，此两解表里之法。

经文（四三）若脉微弱，汗出，恶风者，不可服，服之则厥逆，筋惕肉瞤，此为逆也。

简释：脉浮缓，汗出恶风者，是桂枝证。若脉微弱汗出恶风，是少阴太阳两虚，麻黄发汗不能用，石膏清热也不能用，误用则汗多亡阳，必致现出厥逆，筋惕肉瞤等坏证，故曰此为逆也。按：此合上条是一节，仲景当日深虑用方者不能尽如其法，故特举脉微弱汗出一段于后，以示警惕，垂戒深矣。微脉，极细极软，模糊之象；厥逆，手足发冷；"惕"惊悸之象；"瞤"蠕动之象。

大青龙汤方（二十）

麻黄六两，去节　桂枝二两，去皮　甘草二两　炙杏仁五十枚　生姜三两　大枣十二枚　石膏如鸡子大，研碎，绵裹。

上七味，以水九升，先煮麻黄，减二升，去上沫，纳诸药，煮取三升，去滓，温服一升，取微似汗。汗出多者，温粉补之，一服汗者，停后服，汗多亡阳，遂虚、恶风、烦躁，不得眠也。

按：论中无温粉方，成无己《明理论》载白术藁本，川芎白芷等分，入米粉和匀扑之，《千金》用煅龙骨牡蛎、生黄芪各三钱，粳米粉一两，和匀，稀绢包，缓缓扑之，黄元御只用牡蛎粉一味扑之。后人用牡蛎，麻黄根，铅粉，龙骨等亦可。

经文（四四）伤寒脉浮缓，身不疼，但重，乍有轻时，无少阴证者，大青龙汤发之。

简释：发热恶寒无汗烦躁，乃大青龙的主证。有主证，虽脉浮缓，身不疼，但重，乍有轻时，亦当用大青龙汤。唯必须辨其确无少阴证方可。

"缓脉"一息四至和匀宽舒。

经文（四五）伤寒表不解，心下有水气、干呕，发热而咳，或渴，或利，或噎，或小便不利，少腹满，或喘者，小青龙汤主之。

简释：表不解，即表寒没有解散，其中包括发热无汗，头痛恶寒等证。心下有水气，水即饮邪，水饮留胃，则干呕而噎。水饮射肺，则咳而喘。水停则气不化，津不生，故渴。水入肠间故下利。水蓄下焦，则小便不利，而少腹满。水气内渍，所传的证象不一，故皆是或有之证。

小青龙汤方（二一）

麻黄三两　桂枝三两　芍药三两　甘草三两　五味子半升，酸温　干姜三两　细辛三两，辛温　半夏半升

上八味，以水一斗，先煮麻黄，减二升，去上沫，纳诸药，煮取三升，去渣，温服一升。

麻黄、桂枝、甘草，解外来的风寒，干姜、半夏、细辛，散内生的水饮。五味、芍药收敛治咳嗽。

若渴者，去半夏加瓜蒌根四两（去半夏之燥，加栝蒌生津液）。

若微利者，去麻黄加荛花，如鸡子大，熬令赤色（去麻黄走表，加荛花行水）。

若噎者，去麻黄加附子一枚（去麻黄发散，加附子温里）。

若小便不利，少腹满，去麻黄加茯苓四两（水不在表，故去麻黄，加茯苓泄下焦的蓄水）。

若喘者，去麻黄加杏仁（去麻黄发动阳气，加杏仁润肺下气）。

经文（四六）伤寒心下有水气，咳而微喘，发热不渴，服汤已渴者，此寒去欲解也，小青龙汤主之。

简释：咳而微喘，是水寒入肺，发热不渴，是表证未除，与小青龙汤发表利水。若是服此药以后，见有口渴的证，这是里气温，水气散，为病欲解散的象。小青龙汤主之，是指所服之汤，不是解了又服，此是倒装文法（小青龙主外寒而内挟水饮之证，亦是两解法）。

经文（四七）太阳病，外证未解，脉浮弱者，当以汗解，宜桂枝汤。

简释：此节说桂枝汤为解外之剂，脉见浮弱，是腠理为邪所伤，故用桂枝汤资助肌腠中之气血，从汗而解。

此节以下十五节，说病在表在外之不同，汤有麻黄桂枝之别。

经文（四八）太阳病下之，微喘者，表未解故也，桂枝加厚朴杏仁汤主之。

简释：太阳病，不当用下，医者误用下法，发现微喘，喘是气逆，是正气与邪气交争，阻邪气不得传里之象，足见邪犹在表，故用桂枝汤解外，加杏仁厚朴以下逆气。

此节说邪未解，不可下，虽误下，表邪未除，故应用桂枝汤。

桂枝加厚朴杏仁汤方（二二）

桂枝三两　芍药三两　甘草一两　生姜三两　大枣十二枚　厚朴三两，去皮炙　杏仁五十枚

上七味，以水七升，微火煮取三升，去渣，温服一升，覆取微汗。

经文（四九）太阳病，外证未解，不可下也。下之为逆，欲解外者，宜桂枝汤。

简释：太阳病，外证未解，就是说头项强痛等证未解，欲解外，还

是要用桂枝汤。

经文（五〇）太阳病，先发汗不解，而复下之，脉浮者不愈，浮为在外，而反下之，故令不愈，今脉浮，故知在外，当须解外则愈，宜桂枝汤主之。

简释： 发汗不解，应用桂枝汤解肌托邪，复下之，这是误治，虽误治而脉犹见浮象，浮为邪在外，还是要用桂枝汤。

经文（五一）太阳病，脉浮紧无汗，发热身疼痛，八九日不解，表证仍在，此当发其汗，服药已微除，其人发烦目瞑，剧者必衄，衄乃解，所以然者，阳气重故也，麻黄汤主之。

简释： 脉浮紧，无汗，发热，身疼痛，是太阳的伤寒证，虽到了八九日，而表证犹在，也当发其汗，服发汗的药，表证虽未大减，或见微效，设其人又发烦，目瞑，则知其人阳气盛，重则必逼血上行而发衄血，但衄则热随血出，病必解散，麻黄汤主之。（不是衄后再用麻黄汤，是言此证应用麻黄汤，此古人倒装文法）

"衄血"鼻孔出血。

经文（五二）太阳病，脉浮紧，发热，身无汗，自衄者愈。

简释： 风寒在经，不得从汗解，郁则变热，衄出则热随血散，故曰自衄者愈。

经文（五三）二阳并病，太阳初得病时，发其汗，汗出不彻，因转属阳明，续自微汗出，不恶寒，若太阳病证不罢者，不可下，下之为逆，如此可小发其汗，设面色缘缘正赤者，阳气怫郁在表，当解之熏之。若发汗不彻不足言，阳气怫郁不得越，当汗不汗，其人躁烦，不知痛处，乍在腹中，乍在四肢，按之不可得，其人短气，但坐以汗出不彻故也，更发汗则愈，何以知其汗出不彻，以脉涩故也。

简释： 太阳病，没有解，传入阳明，虽传入阳明，而太阳邪犹未尽，这样名之为并病，假使接连微汗出，而不恶寒，则可知其太阳证未尽，那就不可下了，应当小小发其汗以解之，面色缘缘正赤者，是说阳气怫郁在表，应当解之熏之，以取其汗。若发汗不彻，不得说为阳气怫郁，这是当汗不汗，阳气不得外散的缘故，邪壅于经中，所以令人躁烦，邪循经不在一处，或痛在腹中，或痛在四肢，所以按不可得，且见其短气。凡此等证象，皆是汗出不彻，再发其汗则愈，何以知其汗出不彻，以脉带涩不流利，就是汗液阻塞不通，故非再发汗不可。

"缘缘"按连不已；"正赤"是不杂他色，满面接连赤色也。

经文（五四）脉浮数者，法当汗出而愈，若下之，身重心悸者，不可发汗，当自汗出乃解，所以然者，尺中脉微，此里虚，须表里实，津液自和，便自汗出愈。

简释：脉浮数者，病为在表，当用发汗的方法病就好了，若误用下法，变现身重心悸的症状，这是误治，损伤其津液，虚其胃气，就不可再发汗了，应当听其自己出汗，病才可好，是什么原因？因尺中脉微，可知其里边阴虚，津液不足，须候其津液足，自然汗出而愈。

此节言津液不足，不可强发其汗，强发其汗，不独再伤津液，反生变证。

经文（五五）脉浮紧者，法当身疼痛，宜以汗解之。假令尺中迟者，不可发汗，何以知之，然，以营气不足，血少故也。

简释：脉浮紧，身疼痛，此应以麻黄汤发汗，假使尺部现出迟脉，这是营气不足，血少故也。血少不可发汗，发汗就犯气虚血虚的危险。何以知之，是问词，然，是答词，与《难经》然字同义。

"迟脉"一息三至为迟，"尺部"在寸关之下、属阴。

经文（五六）脉浮者，病在表，可发汗，宜麻黄汤。

简释：脉浮轻按之即见，脉浮以候皮肤之气，《内经》曰在其皮者，汗发之。

经文（五七）脉浮而数者，可发汗，宜麻黄汤。

简释：浮者卫病，数则入营了，此营卫皆受邪，所以当发汗。

经文（五八）病常自汗出者，此为营气和，营气和者外不谐，以卫气不共营气和谐故尔，营行脉中，卫行脉外，发其汗，营卫和则愈，宜桂枝汤。

简释：病常自汗出，是说营气自和于内，不与卫和，外不谐者，是说卫气受风自强，不与营气相谐，自汗是营卫相离，所以复发其汗，抑卫而和营，营卫和谐，则病自愈。

经文（五九）病人脏无他病，时发热，自汗出，而不愈者，此卫气不和也，先其时发汗则愈，宜桂枝汤。

简释：脏无他病，可知里面是安和无病，时发热，自汗出，则是表面有病，时发热者，是有不发热的时候，先其时发汗则愈，是说于其没有发热的时候发其汗，则病自愈。

经文（六〇） 伤寒脉浮紧，不发汗，因致衄者，麻黄汤主之。

简释：伤寒病，脉浮紧，是邪在表，当与麻黄发汗解散，若不发汗，则邪没有出路，必迫血乱行，因此必致衄血的证，麻黄汤主之。是说此病应当用麻黄汤，不是说衄后用麻黄汤，古人文法多用倒笔，此又一例。

麻黄汤方见前。

经文（六一） 伤寒不大便六七日，头痛有热者，与承气汤，其小便清者，知不在里，仍在表也，当须发汗，若头痛者必衄，宜桂枝汤。

简释：头痛发热，为病在表，六七日不大便，则知热在里，由浊气上冲以致头痛，宜用大承气汤下之，里和表自解。若见小便清白，知邪不在里，仍在表，还是要发汗为合理，宜桂枝汤汗之，若汗后而头痛不除，是阳邪盛于阳位，阳络受伤，血妄行，必发衄血，衄乃解矣。

按：本节"宜桂枝"句接"当须发汗"句上读，不是用桂枝汤止衄，亦非用在已衄之后，读者勿以词害义。

桂枝汤方见前。

经文（六二） 伤寒发汗，已解，半日许，复烦，脉浮数者，可更发汗，宜桂枝汤。

简释：烦者热也，发汗身凉，为病已解，若发汗解后，半日许，身复发热，脉见浮数，可知是邪未尽出，还是要更发汗，应用桂枝汤。

不用麻黄汤，而用桂枝汤，因是复发其汗，故不用麻黄汤的峻剂，宜用桂枝汤的缓剂。

此一节总结以上十五节，论麻黄桂枝二汤，同为发汗的主方，但各有分别。（桂枝之用更多）有阳气重而汗随衄解者，有汗出不彻而更发其汗者，有病常自汗出而复发汗者，有先用麻黄而后用桂枝者，有津液气血俱虚而不可发汗者，有邪复入肌腠更宜汗解者。凡曰麻黄汤主之桂枝汤主之者，定法也，服桂枝汤不解，仍与桂枝汤，汗解后复烦更用桂枝汤，活法也，服麻黄汤更烦，可更用桂枝汤，服桂枝汤复烦者不得更用麻黄汤，且麻黄脉证但可用桂枝汤更汗，不可先用桂枝汤发汗，此又活法中之定法。

经文（六三）凡病若发汗，若吐，若下，若亡津液，阴阳自合者，必愈。

简释：汗、吐、下是治病的三法，凡病即用汗吐下三法治疗，用之得法，则邪自出，病自然愈，若汗吐下不得法，就伤了津液，不得再用汗吐下法，再用汗吐下法，重伤津液，必生出别样的危证。必待阴阳自和，则邪气出，正气复，阴阳和而自愈。

以下十三节，皆是发明首节之义，以明汗吐下法不可误用。

经文（六四）大下之后，复发汗，小便不利者，亡津液故也，勿治之，得小便利则愈。

简释：大下而又发汗，若见小便不利，可知其是亡津液，不可用利水的药，须候津液回，小便利，则病自愈。

经文（六五）下之后，复发汗，必振寒，脉微细，所以然者，以内外俱虚故也。

简释：误下则亡阴，复汗又亡阳，振寒是阳气虚的现象，脉微细，是阴弱的现象，故曰内外俱虚。

"振寒"战动的样子；"微脉"软薄渺茫之象；"细脉"软小如丝。

经文（八八）下之后，复发汗，昼日烦燥，不得眠，夜而安静，不呕不渴，无表证，脉沉微，身无大热者，干姜附子汤主之。

简释：下之则里虚，汗之则表虚，这是表里皆虚了，昼为阳，阳欲恢复其阳，邪正交争因虚不能胜邪，所以现烦躁不眠的状态，夜为阴，阳虚不敢与之争，所以安静，不呕不渴，可见里没有大热，既不见表证，而脉又沉微，身无大热，则是阳气大虚，有亡阳的可怕，所以急用干姜附子汤，以退阴复阳。

表邪不解，亦有烦躁不眠的现象，必辨其夜安静，不呕不渴，无表证的大热，脉又沉微，才可断其为阳气大虚。诸家解释本节，俱，圆满，多疑有阙文，必须连上四节一气读下，乃知虚证真谛，夜而安静为真阴未损，故能用温经回阳之品，但脉证微有疑似难凭时，即须慎用。

读一切经方，均应如是。

"沉脉"重手才见。

干姜附子汤方（二三）

干姜二两　附子一枚，生用

上二味，以水三升，煮取一升，去渣，顿服。

干姜附子生用，取其力锐，阴阳几乎要相离，非急救不可。

顿服，一次服完，急服之意。

经文（六七）发汗后、身疼痛、脉沉迟者，桂枝加芍药生姜人参新加汤主之。

简释：汗后身疼痛，是血虚不能营养，脉沉迟者，是因血液亡，而经脉虚弱，桂枝汤助血液，加人参增生姜、芍药，资神气，是辅助生液，曰新加者，是说论中皆是集用古方，此方是他新加的。

桂枝加芍药生姜人参新加汤方（二四）

桂枝三两　芍药四两　甘草二两　生姜四两　大枣十二枚　人参三两，甘苦、微温

上六味，以水一斗二升，微火煮取三升，去滓，温服一升，余依桂枝汤法。

经文（六八）发汗后，不可更行桂枝汤，汗出而喘，无大热者，可与麻黄杏仁甘草石膏汤主之。

简释：此节是说在表的邪不解，内入于肺作喘，而为肺热证，以用桂枝汤发汗后，不可再用桂枝汤，何以故呢？要知太阳之气主皮毛，肺气亦主皮毛，汗出又喘，是肌腠的邪未尽解，内入于肺为喘，表无大热，是热气内入，致肺气怫郁，治宜直达于肺，发越热气外出，故用麻黄杏仁甘草石膏汤主之。

麻黄发肺邪，杏仁下肺气，甘草缓肺急，石膏清肺热，自此以下五节因误用汗吐下致伤五脏之气。

麻黄杏仁甘草石膏汤方（二五）

麻黄四两，去节　杏仁五十个，去皮尖　甘草二两，炙　石膏半斤，碎，绵裹

上四味，以水七升，先煮麻黄，减二升，去上沫，内诸药，煮取二升，去滓，温服一升。

经文（六九）发汗过多，其人叉手自冒心，心下悸，欲得按者，桂枝甘草汤主之。

简释：发汗过多，伤其心气（心液）必致亡阳，阳是受气于胸中的，胸中阳气不足，所以叉手自冒心，甚至心下悸，欲手按。

"悸"心惕惕貌，心惕惕不能自主，用手按，求庇护而安定之意。

桂枝甘草汤方（二六）

桂枝四两　甘草二两

上二味，以水三升，煮取一升，去滓，顿服。

用桂枝保心气，用甘草助中土，防水逆，不使肾气上奔。

经文（七〇）发汗后，其人脐下悸者，欲作奔豚，茯苓桂枝甘草大枣汤主之。

简释：发汗过多，阳气耗散伤其肾气，脐下悸，就欲作"奔豚"，是因肾阳亏虚，不能化水，有扶水上升之象，"奔豚"如蠢猪，无识往前突进之象。

茯苓桂枝甘草大枣汤方（二七）

茯苓半斤，甘淡　桂枝四两　甘草二两　大枣十五枚

上四味，以甘澜水一斗，先煮茯苓，减二升，纳诸药，煮取三升，去渣，温服一升，日三服。甘澜水，以水盛盆中，以杓扬数百遍，即是甘澜水。

取甘草大枣茯苓，克制肾水，桂枝导心火下交于肾以化气。

经文（七一）发汗后，腹胀满者，厚朴生姜甘草半夏人参汤主之。

简释：发汗后，腹胀满，是因汗伤了脾阳，清气不升，浊阴湿秽之气不降，气窒不行，徒用补法，恐阳气愈窒不通，单用攻法则阳气愈伤，所以用厚朴生姜甘草半夏人参汤，半攻半补法。

厚朴生姜甘草半夏人参汤方（二八）

厚朴半斤　生姜半斤　甘草二两　半夏半斤　人参一两

上五味，以水一斗，煮取三升，去渣，温服一升，日三服。

人参甘草生姜助阳气，厚朴半夏行滞气。

经文（七二）伤寒若吐、若下后，心下逆满，气上冲胸，起则头眩，脉沉紧，发汗则动经，身为振振摇者，茯苓桂枝白术甘草汤主之。

简释：吐下之后，里气当然虚了，气虚则有变证出，心下逆满，气上冲胸，是寒饮上升。窒塞胸膈，故脉见沉紧，动则头眩。此证是饮邪在里，当以温药和之，无有发汗之理。若发其汗，则津液受伤，经脉空虚，无有营养，所以身现振振摇动的现象，故以茯苓桂枝白术甘草汤主之。

茯苓桂枝白术甘草汤方（二九）

茯苓四两　桂枝三两　白术二两　甘草二两

上四味，以水六升，煮取三升，去滓，分温三服。

白术茯苓去饮，桂枝甘草扶阳，经曰病痰饮者，当以温药和之。

经文（七三）发汗病不解，反恶寒者，虚故也，芍药甘草附子汤主之。

简释：发汗后，应不恶寒了，今反恶寒，是阳气虚，不能卫外，故用芍药甘草附子汤以固阳气。

芍药甘草附子汤方（三〇）

芍药三两　甘草三两　附子一枚

上三味，水五升，煮取一升五合，去滓，分温服。

经文（七四）发汗若下之，病仍不解，烦躁者，茯苓四逆汤主之。

简释：汗下后不解，可知是误汗误下，误汗则外伤阳气，误下则内伤阴气，阴阳两虚，转增烦躁之象，烦躁由误汗误下所致，是为虚烦虚躁，故以茯苓四逆汤主之。

茯苓四逆汤方（三一）

茯苓六两，一本作四两　甘草二两　干姜一两半　生附子一枚　人参一两

上五味，以水五升，煮取三升，去滓，温服七合，日二服。

茯苓人参资在上之心气以解烦，干姜附子甘草启水中生阳以消阴躁。

经文（七五）发汗后，恶寒者，虚故也。不恶寒但热者，实也，当和胃气，与调胃承气汤。

简释：发汗恶寒，属虚象。若不恶寒但热者，言其汗后不知恶寒，只知畏热，这是里气有余，内热颇盛，是属实象。实者泄之，热者凉之，当与调胃承气汤。

此节总结上文数节之义，言虚证虽多，实证亦不少。虚证多关少阴，实证必属阳明。

经文（七六）太阳病，发汗后，大汗出，胃中干，烦躁不得眠，欲得饮水者，少少与之，令胃气和则愈。

简释：胃中干，因汗出过多，伤了津液。烦躁，因胃液干，不能灌溉。不得眠，是胃气不降。欲饮水者，是内热津伤。大汗后，阳气新虚，饮多则停积不消，故宜少少与之，以润其燥，令胃气和则可自愈。

经文（七七）若脉浮，小便不利，微热消渴者，五苓散主之。

简释：本节首用"若字"，是连上节为一节的叙法，因发汗致体内水耗散津亏，则以水滋之如上节证治。假使脉浮微热者，则是兼有表证，消渴而见小便不利，则是水停下焦，气不化而津不生，不是燥热伤津之渴，故以五苓散利水化气，则津液生而表邪同时而解。

以下七节，皆言发汗后不以转输津液致胃中干而烦渴。

五苓散方（三二）

猪苓十八铢，甘平　泽泻一两六铢，甘寒　茯苓十八铢　桂枝半两　白术十八铢

上五味为末，以白饮和，方寸匕，日三服，多饮暖水，汗出愈。

白术、茯苓、猪苓、泽泻、桂枝，皆化气之品，气化津生，水精四布，表里之烦热两解。

经文（七八）发汗已，脉浮数烦渴者，五苓散主之。

简释：发汗已，是说发汗后，脉浮数，是表邪未尽，烦渴者，是膀胱水蓄，不能化气生津，故用四苓以利水化气，用桂一味以和表。

经文（七九）伤寒汗出而渴者，五苓散主之。不渴者，茯苓甘草汤主之。

简释：汗出而渴者，五苓散主之，解见上节，若汗出不渴，则津液虽能上达，但虑其汗出不止，故用茯苓甘草汤，和其表里，并注重利水，使水气内返而下行，不致漏泄亡阳。

茯苓甘草汤方（三三）

茯苓二两　甘草一两　桂枝二两　生姜三两

上四味，以水四升，煮取二升，去渣，分温三服。

茯苓甘草桂枝生姜，泄水和中，益津液而和卫。故能治发汗后汗出不止以固卫阳。观本论"伤寒厥而心下悸，宜先治水，当服茯苓甘草汤，却治其厥，不尔水渍入胃，必作利也"可以证之，诸家疑有阙文未体会前后经文所致。

经文（八〇）中风发热六七日不解而烦，有表里证，渴欲饮水，水入即吐，名曰水逆，五苓散主之。

简释：中风发热，六七日不解而烦，可知表证犹在，而又见里证的口渴，但渴而饮即吐，是为水逆，因内有停饮，热入与之相搏，拒格于上，故水入即吐，小便必不利，用五苓散，外解内利，多服暖水令其汗出，尿通则表里就两解了。

五苓散方，见前

经文（八一）未持脉时，病人叉手自冒心，师因教试令咳，而不咳者，此必两耳聋无闻也。所以然者，以重发汗虚故如此。

简释：发汗多亡阳，胸中的阳气不足，病人必手叉自冒心，师一见即知其阳虚，此由望诊而知。再试令咳而不咳，则又知其耳聋，阳虚更明显了，以此知其重发汗致虚，故如此。

经文（八二）发汗后，饮水多，必喘，以水灌之，亦喘。

简释：喘属肺疾，发汗后，阳气必微，饮水作喘，是肺虚不能通调水道，水寒上逆之故，水灌之亦喘者，水寒之气，从皮毛入内，故亦喘，皮毛者，肺之合也。

经文（八三）发汗后，水药不得入口为逆，若更发汗必吐下不止。

简释：发汗后，水药不得入口，是发汗亡阳，胃中虚冷的缘故，若再发其汗，胃气更大虚，所以吐下不止。

经文（八四）发汗吐下后，虚烦不得眠，若剧者，必反复颠倒，心中懊憹，栀子豉汤主之。

简释：发汗吐下后，中下皆虚了，心气虚则烦，胃不和，则不得眠，剧者，甚也，反复颠倒者，是说不得眠之甚。懊憹者，是心烦热燥闷乱不宁，也就是说心烦之甚，栀子豉汤主之。

此下六节皆论栀子汤的证治。

栀子豉汤方（三四）

栀子十四枚，擘　香豉四合，绵裹

上二味，以水四升，煮栀子，得二升半，纳豉煮取一升半，去渣，分温二服。得吐者止后服。有谓后六字是衍文，因瓜蒂散后有豆豉误传如此，但亦间有服至过量而吐者，若经妙用，决不作吐，并能治吐泻之由于热者。

栀子清热，导火热下行。豆豉宣郁，引水液上升。水火交济，烦热懊憹等证俱解。

"懊憹"郁闷烦扰不宁之象。

若少气者栀子甘草豉汤主之。

少气者，热伤气也，加甘草以益气。

栀子十四枚　甘草二两　豆豉四合

上三味，以水四升，先煮栀子甘草得二升半，纳豉煮取一升半，去渣，分温二服。

若呕者，栀子生姜豉汤主之。呕者，热烦而气逆也，加生姜以散气。

栀子生姜豉汤方（三六）

栀子十四枚，苦寒　生姜五两　香豉四合，苦寒

上三味，以水四升，煮栀子生姜得二升半，纳豉煮取一升半，去渣，分温二服。

经文（八五）发汗若下之，而烦热，胸中窒者，栀子豉汤主之。

简释：阳受气于胸中，发汗若下，则阳气不足了。邪热结于胸中不散，故烦热而胸中窒塞不舒。用栀子豉汤以清胸中之邪。

经文（八六）伤寒五六日，大下之后，身热不去，心中结痛者，未欲解也，栀子豉汤主之。

简释：伤寒五六日，大下之后，其中必虚，中虚而热留，所以心中结痛。身热不去，是表邪未欲解散，故用栀子豉汤，以清表里之余热。栀子清热以解结痛，豆豉发散以去表邪。

经文（八七）伤寒下后，心烦，腹满，起卧不安者，栀子厚朴汤主之。

简释：心烦则不能卧，腹满则不能起，烦而又满，是邪入里，为实

邪，不是虚象。故以栀子治烦，枳朴泄满而解之。

栀子厚朴汤方（三七）

栀子十四枚　厚朴四两　枳实四枚，炒

上三味，以水三升半，煮取一升半，去渣，分温二服。

经文（八八）伤寒，医以丸药大下之，身热不去，微烦者，栀子干姜汤主之。

简释：身热不去，是表邪未去，微烦者，是热陷胸中。误下之后，必损伤中气，故以栀子除烦，干姜温中。

栀子干姜汤方（三八）

栀子十四枚　干姜二两

上二味，以水三升半，煮取一升半，去渣，分温二服。

经文（八九）凡用栀子汤，病人旧微溏者，不可与之。

简释：病人微溏，是虚寒之体，栀子苦寒，与虚寒之体当然不宜，故曰不可与之。

经文（九〇）太阳病发汗，汗出不解，其人仍发热，心下悸，头眩，身𥆧动，振振欲擗地者，真武汤主之。

简释：汗出，热仍不解，是阳亡于外也，心下悸，是筑筑而动，阳虚不能守于内也。头晕、目眩，是阳微气不能上升也。身𥆧，是蠕蠕而动，阳虚液涸，经失所养也，振振欲擗地，是振战动摇，几欲倒地的样子。

真武汤方（三九）（古名玄武汤）

茯苓三两　白芍药三两　生姜三两　白术二两　附子一枚

上五味，水八升，煮取三升，去渣，温服七合，日三服。

茯苓利水，安心止悸。附子启阳上升，敛虚热而止汗，则晕眩自愈，芍药养营血，生姜通经脉，𥆧动可止。白术资中土，灌溉四旁。

经文（九一）咽喉干燥者，不可发汗。

简释：咽喉干燥，是肺胃干燥，无津液，肾水衰耗，发汗则津液更亡，故曰不可发汗。

经文（九二）淋家不可发汗，发汗必便血。

简释：淋证本是膀胱蓄热，太阳之表汗，即膀胱之津液，再发其汗，则内少津液，必迫血妄行而下。

经文（九三）疮家身虽疼痛，不可发汗，发汗则痓。

简释：疮证，原来是表虚生疮，身虽痛，不可发汗，发汗则表愈虚，热甚生风，筋脉失养，而成头项强，身反张的痉病。

"痓"写痉者系正字，此系省写，后人就误认为两病了，《说文》无痓字，因为本是一病也。

经文（九四）衄家不可发汗，汗出必额上陷，脉紧急，直视不能眴，不得眠。

简释：汗为血液，衄家鼻衄，是亡血，额上陷是焦枯之象，再发汗，是血更伤，所以目直视不能合，目不合，是以不得眠。

经文（九五）亡血家，不可发汗，发汗则寒栗而振。

简释：凡各种失血之后，血气未复，皆为亡血家，皆不可发汗，发汗则亡阳，必现出身寒噤栗，振振耸动的象。

经文（九六）汗家重发汗，必恍惚心乱，小便已，阴痛，与禹余粮丸。

简释：汗为心之液，重发汗，必心虚，故有恍惚心乱不能自持自主之象，阴是宗筋，痛是液竭，为阴失所养。

禹余粮丸阙（四十）

经文（九七）病人有寒，复发汗，胃中冷，必吐蛕。

简释：复，作反解。言其误的意思，误发汗，则徒伤其津液，胃中空虚，故冷。胃虚则蛕不安而蠕动故吐。"蛕"音蛔。

经文（九八）本发汗，而复下之，此为逆也，若先发汗，治不为逆。

经文（九九）本先下之，而反汗之为逆，若先下之，治不为逆。

简释：此下凡六节，论太阳之气，从内而外出，复从表而内入，由升而降，复从降而升，病气因正气的出入即可从内外以分消，所以有先汗复下，先下复汗的法，病气在外，是宜外解，而反下之，这就是逆。若是先发汗，外邪不尽，复随太阳之气内入，那就可以再用下法，所以不为逆。若是病气在里，则又宜先从下解，而反汗之，这是为逆。如下之里气不尽，复随太阳之气外出，那就可以又用汗法，所以不为逆。

经文（一〇〇）伤寒下之，续得下利清谷不止，身疼痛者急当救里，后身疼痛，清便自调者，急当救表，救里宜四逆汤，救表宜桂枝汤。

简释：伤寒误下后，发现下利清谷，身疼痛者，是腹内阴寒过甚的危象，故急当救里，服药后，小便清，大便调，是里之阳气恢复，仍然身疼痛者则是表邪未尽，营卫不和之故，故又急当救表，使外邪仍从外解，救里宜四逆汤，以温散里寒，救表宜桂枝汤，以调和荣卫。

经文（一〇一）病发热，头痛，脉反沉，若不差，身体疼痛，当救其里，宜四逆汤。

简释：发热头痛，是太阳表证，脉应浮而反沉，则病又在里了，若不差，是用解表药不好，而反见身体疼痛，是阳虚阴盛，所以须用四逆汤回其阳也。

经文（一〇二）太阳病，先下之而不愈，因复发汗，以此表里俱虚，其人因致冒，冒家汗出自愈，所以然者，汗出表和故也，得里未和，而后复下之。

简释：太阳表病，当汗不汗，先用下法，因不愈，又发其汗，以致表里皆虚，因虚则现昏冒之象，但冒家多汗出自愈的，《金匮要略》曰，冒家欲解，必大出汗，其所以汗出自愈者，是因表里都虚，邪正皆衰，表里自和的缘故，若是里气未和，而大便不见顺利，然后再用下法。

经文（一〇三）太阳病未解，脉阴阳俱停，必先振栗汗出乃解，但阳脉微者，先汗出而解，但阴脉微者，下之而解，若欲下之，宜调胃承气汤。宋本停字下有一作微三字，阴脉微下有一作尺脉实三字。

简释：太阳病，没有解，按其脉阴阳俱停，停是沉伏不见的象，论不见脉象是死兆，而不见可死之证，则可知是欲解散之先兆，当必振栗汗出而解，此邪正交争作汗之故，凡战汗而解，是营卫调和，若见阳脉微，则是卫不和，故应当令汗出，使卫和而解，若见阴脉微者，为营不和，故应下之，令营和而解，但脉微，下不宜重，宜调胃承气汤以和之。按脉停战汗，临证久者屡见。尺微需下的证候，则尚未见。诸家注解亦多臆测，仍待研究。

经文（一〇四）太阳病，发热汗出，为营弱卫强，故使汗出，欲救邪风者，宜桂枝汤。

简释：太阳病，发热汗出，是卫气受风邪，所客而强，卫强则营自弱，营弱所以汗出，欲解散风邪，宜桂枝汤。

经文（一〇五）伤寒五六日，中风，往来寒热，胸胁苦满，默默不欲饮食，心烦喜呕，或胸中烦而不呕，或渴或腹中痛，或胁下痞硬，或心下悸，小便不利，或不渴身有微热，或咳者，宜小柴胡汤主之。

简释：伤寒五六日中风，是说伤寒中风而至五六日。寒热往来，邪并于阴则寒，邪并于阳则热，出入无常，所以寒热间作。胸胁苦满，胸胁为少阳的部位，邪凑入之，即满而难受，故曰苦满。默默，是心神内郁。不欲饮食，是胃气不和。心烦喜呕，神郁则烦、喜呕，因呕出而胸气松，故曰喜呕。其余或之云者，因邪在半表半里之间，出入未定，所传不一，故有或见的种种症状也。

自此以下十五节皆论柴胡汤的证治。

小柴胡汤方（四十）

柴胡半斤，苦平　黄芩三两　人参三两　甘草三两　半夏半升　生姜三两　大枣十二枚

上七味，以水一斗二升，煮取六升，去滓再煎，取三升，温服一升，日三服。

加减法：

若胸中烦而不呕，去半夏人参，加瓜蒌实一枚。若渴者，去半夏加人参，栝蒌根四两。若腹中痛者，去黄芩加芍药三两。若胁下痞硬，去大枣加牡蛎四两。若心下悸，小便不利者，去黄芩加茯苓四两。若不渴，外有微热者，去人参加桂枝三两，温覆取微汗愈，若咳者，去人参大枣生姜，加五味子半升，干姜二两。

本方柴芩升降肝肺，即可解少阳之邪，参甘实脾，半夏和胃降逆，姜枣调和营卫，所谓交阴阳和上下通调表里之法也。后人不讲求本经，过信张元素李中梓之说，认为少阳专方，不明仲景用方之旨，改编于少阳篇，误矣。至于因证加减之例，如胸中烦，即去人参和瓜蒌实，不呕，故去半夏。渴者，阳明燥金气盛，故去半夏之燥，加人参以生津，

加瓜蒌引阴液上行。腹中痛，邪于中土，故去黄芩之苦寒，加芍药以通脾路。胁下痞硬，是厥阴肝气不舒，故加牡蛎软坚，除胁下之痞，去大枣之甘缓。心下悸，小便不利，肾气上乘，而积水在下，故去黄芩之苦寒，加茯苓保心气以制水邪，不渴外有微热，病仍在太阳，故不必人参生津液，而加解外之桂枝覆取微汗。咳则伤肺，肺气上逆，故加干姜之辛热温肺，五味子之敛以降逆，凡咳皆去人参大枣之滞补，既有干姜，即不用生姜，古方五味子酸敛，泌合干姜辛散，从无单用五味子之例。论中可通用之方，必有加减法。

经文（一〇六）血弱气尽，腠理开，邪气因入，与正气相搏，结于胁下，正邪分争，往来寒热，休作有时，默默不欲饮食，脏腑相连，其痛必下，邪高痛下，故使呕也，小柴胡汤主之。

简释：少阳的病，由太阳、阳明二经的风寒转入，致血弱气尽，腠理开泄，二经邪气内入，与本经正气相搏，致经气郁迫，结于胁下少阳之部，邪正分争，休作有时，所以有寒热往来之象。分争既久，正气更虚，精神因而衰倦，默默无言，饮食不思，所以又有默默不欲饮食。脾脏胃腑，有膜相连，受木邪的侮，则胃气上逆，脾气下陷，肝气抑郁，其痛必在下，故腹中作痛。胃土既逆，则上脘填塞，君火不降，浊气涌翻，于是心烦而喜呕吐。此皆是小柴胡汤主治之证，此节为上节注文，血弱气尽至结于胁下，是释胸胁苦满句，正邪分争三句，是释往来寒热句，倒装法也，默默不欲饮食兼上文满痛而言。脏腑相连四句，释心烦喜呕也。

经文（一〇七）服小柴胡汤已，渴者，属阳明也，以法治之。

简释：已者、毕也，小柴胡汤亦有时见渴证，但与胸胁苦满，寒热往来同见则渴不属主要治疗对象，只在小柴胡汤主方中略予加减以治渴证，今服小柴胡汤已毕而反加渴者，是热邪入胃，亡其津液，此时之渴，属于主要治疗对象，渴为阳明病主要症状之一，所以说属阳明。

经文（一〇八）得病六七日，脉迟浮弱，恶风寒，手足温，医二三下之，不能食，而胁下满痛，面目及身黄，颈项强，小便难者，与柴胡汤，后必下重。

经文（一〇九）本渴，而饮水呕者，柴胡汤不中与也，食谷者哕。

简释：脉迟浮弱，恶风寒，手足温，是病入里，而表邪犹未除，反二次三次下之，虚其胃气，损其津液，邪蕴于里，故不能食，而胁下满痛，胃虚为热所蒸，发于外，而面目及身皆发黄色。颈项强者，表寒未解之象。小便难，是内亡津液，若与柴胡汤，又走津液，后必下重，下重大便难也，饮水而呕者，属水停心下。金匮曰，先渴却呕者，为水停心下，若与柴胡汤，内有饮停，即食谷，亦必作哕。

后必下重，后是指大便，弱脉，沉而细小。

此是太阳中风误下的坏病，不是柴胡证，柴胡证不欲食，小便不利，不是小便难，胁下痞硬，不是胁下满痛，或渴，不是不能饮水，喜呕，不是饮水而呕，与小柴胡后必下重者，方中虽有参甘，不能禁柴芩之寒故也。此节举类似小柴胡证与下节应用小柴胡证辨明疑似，示审证之必须于表里实虚阴阳真假八字注意。

经文（一一〇）伤寒四五日，身热，恶风，颈项强，胁下满，手足温而渴者，小柴胡汤主之。

简释：身热，恶风，颈项强，是表邪未解，胁下满而渴，是里气不和，邪在表，则手足热，邪在里，则手足冷，今手足温，知邪在表里之间，故以小柴胡汤解表里之邪。

经文（一一一）伤寒阳脉涩阴脉弦，法当腹中急痛者，先与小建中汤，不瘥者，与小柴胡汤主之。

简释：阳涩，是阳虚，阴弦，是阴盛，法当腹中急痛者，肝气郁陷乘脾作痛，应先与小建中汤，温中散寒，以舒肝气，若不差者，则宜和解，应与小柴胡汤，去黄芩加芍药，以解传里之邪。

小建中汤方（四十一）

桂枝三两　芍药六两　甘草二两　生姜三两　大枣十二枚　胶饴一升，味甘温

上六味，以水七升，煮取三升，去滓，内胶饴，更上微火，消解，温服一升，日三服。

五脏以脾属中州，中州者，生育营卫，通行津液，一有不调，则营卫失其所育，津液失其所行，必以此汤建立中气，所以建中称之，胶饴甘温，甘草甘平，脾欲缓，急食甘以缓之，健脾者，必以甘为主，故以

胶饴为君，甘草为臣，桂枝辛热，辛者散也，润也，营卫不足，润以散之，芍药味酸微寒，酸者，收也，泄也，津液不足，收而行之，是以桂芍为佐，生姜辛温，大枣味甘温，胃为卫之源，为营之本，卫为阳，不足则益之以甘，辛甘相合，脾胃健，而营卫通，故以姜枣为使。

经文（一一二）呕家不可用建中汤，以甜故也。

简释：惯发呕病的人，不可与建中汤，以饴甘枣之甜最易动呕。

经文（一一三）伤寒中风，有柴胡证，但见一证便是，不必悉具。

简释：柴胡证，是指往来寒热，胸胁苦满，心烦喜呕，口苦，咽干，目眩等中之一证，便可用小柴胡汤。不必悉具，是指不必悉具其他或见之证。

经文（一一四）凡柴胡汤病证，而下之，若柴胡证不罢者，复与柴胡汤，必蒸蒸而振，却发热汗出而解。

简释：凡邪在半表半里之间，现柴胡证，即应与柴胡汤，而反与下药，假使柴胡证仍在，虽下不为逆，可再与柴胡和解，服汤后，邪气还表，必蒸蒸而振，却发热汗出而解者，是因下后里虚，服汤后，正气胜，阳气生，邪气被逼欲出，所以作战汗出也。

振，是振动，较战栗为轻，邪正相争之象。

经文（一一五）伤寒二三日，心中悸而烦者，小建中汤主之。

简释：伤寒二三日，邪气在表，尚未传里，有心中悸而烦的症状，悸属气虚，烦为血虚，是气血内虚，与建中汤以建立其中气。

经文（一一六）太阳病，过经十余日，反二三下之，后四五日，柴胡证仍在者，先与小柴胡汤，呕不止，心下急，郁郁微烦者，为未解也，与小柴胡汤下之，则愈。

简释：过经十余日，不知太阳证状未罢，反二次三次下之，则病气应留滞于里了，四五日后，柴胡证仍在者，则知邪尚未全入于里，应先与小柴胡汤转其邪以达于太阳而愈，若呕不止，心下急，郁郁微烦，则病气留于心下，犹未解散，应用大柴胡汤解其结，荡其邪，然后能愈。

大柴胡汤方（四二）

柴胡半斤　黄芩三两　半夏半升　枳实四枚，炙　生姜五两　大枣十二枚，擘　芍药三两，一方用大黄二两上七味，以水一斗二升，煮取六升，去滓，再煎取三升，温服一升，日三服。（依玉函、外台增入"取三升"三字。）

此方，一方无大黄，一方有大黄，此方用大黄有荡涤蕴热之功，大柴胡内小柴胡为少阳的主治，用芍药易甘草，以郁烦，甘非近宜，故以酸者收之，加枳实大黄者，荡涤其郁热，非苦不可。

经文（一一七）伤寒十三日不解，胸胁满而呕，日晡所发潮热，已而微利，此本柴胡证，下之而不得利，今反利者，知医以丸药下之，非其治也，潮热者，实也，先宜小柴胡汤以解外，后以柴胡加芒硝汤主之。

简释：十三日不解，胸胁满而呕，邪气犹在表里之间，此为柴胡汤证，日晡所阳明主气之时，发潮热，为阳明里实，微下利，则便未硬，此时以大柴胡汤分解表邪，荡涤胃热，则邪出，微利亦应自止，若误用丸药下之，虚其肠胃，引邪入内，因而下利，则表里都不解了，故先用小柴胡汤以解外邪，后加芒硝以荡涤胃热。

柴胡加芒硝汤方（四三）

柴胡半斤　黄芩三两　人参三两　甘草三两　半夏半升　生姜三两　大枣十三枚　芒硝六两

上八味，以水一斗二升，煮取六升，去滓，内芒硝，再煎取三升，温服一升，不解再服。据宋校本只有本方三分之一的分量。

经文（一一八）伤寒十三日不解，过经谵语者，以有热也。当以汤药下之，若小便利者，大便当硬，而反下利，脉调和者，知医以丸药下之，非其治也。若自下利者，脉当微厥，今反和者，此为内实也，调胃承气汤主之。

简释：十三日不解者，是说邪在阳经留恋未去，过经谵语者，是说病邪已入阳明胃腑了，内已有热，应以汤药下之，若小便利者，知津液下注，大便当然必硬，而反下利，脉见调和者，则知医以丸药下之。丸药留连在中，反伤胃气，果系是自下利的证，其脉当微，手足当厥，今反调和，此为阳明内实，协热而利，与调胃承气汤以下胃热。

经文（一一九）太阳病不解，热结膀胱，其人如狂，血自下者愈，其外不解，尚未可攻，当先解外，外解已，但少腹急结者，乃可攻之，宜桃核承气汤。

简释： 太阳经邪，随经入腑，为热结膀胱（膀胱为太阳之腑），其人如狂者，尚未至于狂妄，但有不安宁的现象，以热在下焦，必与血相搏，若血不存蓄，为热迫而自下，则热随血出，则病自愈，若血不下，蓄积于下，则少腹急结，然病从外来，当审其表邪的解与不解，若未解，当先解表，然后乃可攻其里，与桃核承气汤攻其热结蓄血。

桃核承气汤方（四四）

桃仁五十个，去皮、尖，苦、甘平　桂枝二两　大黄四两　甘草二两　芒硝二两

上五味，以水七升，煮取二升半，去滓，内芒硝，更上火微沸，下火，先食温服五合，日三服，当微利。（热与血结，以大黄荡实除热为君，芒硝入血，软坚为臣，桂枝桃仁逐血散邪为使，甘草缓诸药势，邪去而不伤正为佐。）

经文（一二〇）伤寒八九日，下之，胸满烦惊，小便不利，谵语，一身尽重，不可转侧者，柴胡加龙骨牡蛎汤主之。

简释： 伤寒八九日，当少阳阳明主气之时，下之虚其里，而热不除，胸满而烦者，阳热客于胸中也，惊者心恶热而神不守也，心神不安，小便不利者，津液不行也。谵语者，胃热也。一身尽痛不可转侧者，阳气行于里不行于表也。与柴胡汤以除胸满而烦，加龙骨牡蛎铅丹收敛神气而镇惊，加茯苓以行津液利小便，加大黄逐胃热止谵语，加桂枝以行阳气而解身重，如是则表里错杂的邪都解散了。

柴胡加龙骨牡蛎汤方（四五）

柴胡四两　人参一两半　半夏二合　生姜一两半　大枣六枚　龙骨一两半，甘、平　牡蛎一两半，熬，咸平、微寒　铅丹一两半，辛、微寒　桂枝一两半　茯苓一两半　大黄二两　黄芩一两

上十二味，以水八升，煮取四升，内大黄切如棋子，更煮一二沸，去滓，温服一升。（成本无芩，此从宋校本）

经文（一二一）伤寒，腹满，谵语，寸口脉浮而紧，此肝乘脾也，名曰纵，刺期门。

简释： 腹满谵语，是脾胃的证，脉浮而紧，是肝盛的脉，乘脾者，

肝木自盛，脾胃土受制，土受木乘，名为纵，刺期门者，期门是肝之募，刺之泄肝经盛气，以救脾胃。

经文（一二二）伤寒发热，啬啬恶寒，大渴欲饮水，其腹必满，自汗出，小便利，其病欲解，此肝乘肺也。名曰横，刺期门。

简释：发热恶寒，是寒气在表，渴欲饮水，是热气在里，大渴饮水，其腹必满，是肝邪挟火上升来乘肺金，肺气不能通调水道，肝乘肺，是侮所不胜，名曰横，言其横行无忌也。刺期门者，随其实而泄之。得自汗，则恶寒自解，得小便利，则腹满自除。

经文（一二三）太阳病二日反躁，反熨其背，而大汗出，火热入胃，胃中水竭、躁烦必发谵语，十余日振栗自下利者，此为欲解也，故其汗从腰以下不得汗，欲小便不得，反呕，欲失溲，足下恶风，大便硬，小便当数而反不数，及不多，大便已，头卓然而痛，其人足心必热，谷气下流故也。

简释：太阳病二日，邪犹在表，不应发躁，而反躁者，是热气行于里了。反熨背而发汗，大汗出，则胃中必干燥，所以发谵语。至十余日，振栗，自下利者，火邪势微，津液复生，故为欲解之象，欲解必汗出，若是腰以下不出汗，则津液不得下通，所以欲小便不得。热气上逆，而反作呕，阳气不通于下焦，所以欲失溲，而足下恶风。大便硬，小便当数，因火热内焚，津液不通，故小便不数也不多，大便已，头卓然而痛者，谷气宣畅四达，头痛而火从上散，足热而阳从下达，胃中燥热解散无余，谷气因大便通而下流故也。

"卓然"高举直上貌。

此下十一节，皆论火攻之误。

经文（一二四）太阳病，中风，以火劫发汗，邪风被火热，血气流溢，失其常度，两阳相熏灼，其身发黄，阳盛则欲衄，阴虚则小便难，阴阳俱虚竭，身体则枯燥，但头汗出，剂颈而还，腹满微喘，口干咽烂，或不大便，久则谵语，甚者至哕，手足躁扰，捻衣摸衣，小便利者，其人可治。

简释：太阳中风，风属阳邪，以火劫发汗，风邪被火则益烈，致血气流溢失其常度。风火都属阳，两阳熏灼，发热于外故身发黄。血为热迫，故上逆为衄。阴虚液竭，故小便难，阴阳虚竭，故身体枯燥。阳热熏灼，阴液上越，故头汗出，剂颈而还。热传太阴，故腹满口燥，热传少阴，故口干咽烂。热壅胸，故肺热微喘。热结于胃，故不大便。愈久则热愈深，故哕逆谵语，神明昏乱，手足躁扰，捻衣摸床之证皆见。以上诸坏证，推求其源，皆是邪火逆乱，真阴立亡，多不可治，若是小便利，则阴气尚在，故曰其人可治。

经文（一二五）伤寒脉浮，医以火迫劫之，亡阳，必惊狂起卧不安者，桂枝去芍药加蜀漆牡蛎龙骨救逆汤主之。

简释： 伤寒脉浮，邪犹在表，医以火劫发汗，汗大出必亡阳，汗为心液，亡阳则心虚，心恶热，火邪内迫，则心神浮越，故惊狂起卧不安，与桂枝汤解未尽之表邪，去芍药者，以芍药益阴，不是亡阳所宜，火邪错逆，加蜀漆之辛以散之，阳气已亡，加龙骨牡蛎之涩以固之。

桂枝去芍药加蜀漆龙骨牡蛎救逆汤方（四六）

桂枝三两　甘草二两　大枣十二枚　蜀漆三两，洗去腥，辛、甘　龙骨四两　牡蛎五两　生姜三两，切

上为末，以水一斗二升，先煮蜀漆，减二升，纳诸药，煮取三升，去渣，温服一升。

经文（一二六）形作伤寒，其脉不弦紧而弱，弱者必渴，被火者必谵语，弱者发热、脉浮，解之当汗而愈。

简释： 形作伤寒，谓有体痛恶寒等证。论脉当见弦紧，而反现弱脉，则是其人本虚，为阴不足，而邪乘之生热损阴，则必发渴。若被火攻，则火热入胃，必发谵语，弱为阴虚，不但发渴，而且发热，假使若见脉浮，则邪气已还表，当用汗法而解。

经文（一二七）太阳病，以火熏之不得汗，其人必躁，到经不解，必清血，名为火邪。

简释： 太阳病，以火熏之，不得汗，热无从出，阴虚被火，所以发躁。到经者，言火邪入内，经一周不解，热陷血室，必当便血。名为火邪者，示人应从火治，不必治血。（清与圊通用。）

此节是火迫血下行。

经文（一二八）脉浮热甚，反灸之，此为实，实以虚治，因火而

动，必咽燥唾血。

简释：脉浮热甚，为表实，医误以为虚，反用火灸，火气动血上行，故咽燥唾血。

此节是火迫血上行。

经文（一二九）微数之脉，慎不可灸，因火为邪，则为烦逆，追虚逐实，血散脉中，火气虽微，内攻有力，焦骨伤筋，血难复也。

简释：微数之脉，是为热邪。灸是除寒，不能散热，若反灸之，热受火则愈甚，而为烦逆，火热乘血虚而深入，逐亦追也，逐其实，是更加重热邪伤血，热邪随血散入脉中，焦骨伤筋，血因热耗，则难复了。

经文（一三〇）脉浮，宜以汗解，用火灸之，邪无从出，因火而盛，病从腰以下，必重而痹，名火逆也，欲自解者，必当先烦，乃有汗而解，何以知之，脉浮故知汗出解也。

简释：脉浮，邪在表，应用汗解。若火灸，邪无出路，火气内攻，则热愈甚。火性炎上，腰以下阴气用事，故必重而痹。痹者不相交通也。此因火而痹，故曰火逆也。烦，即是热。邪气还表，必烦热汗出而解。以脉见浮象，故知邪欲还表。

经文（一三一）烧针令其汗，针处被寒，核起而赤者，必发奔豚，气从少腹上冲心者，灸其核上各一壮，与桂枝加桂汤。

简释：烧针发汗，必损阴血，而伤心气。针处被寒，气集而成核。心气因惊而致虚，肾气乘寒气而上动，故发为奔豚，直攻心下。此时治法，应灸核上以散其寒，再与桂枝加桂汤，以泄奔豚之气。

"一壮"即一灼。以壮人为法，老幼羸弱，量力减之。

桂枝加桂汤方（四七）

桂枝五两　芍药三两　甘草二两　生姜三两　大枣十一枚

上五味，以水七升，煮取三升，去渣，温服一升。

经文（一三二）火逆，下之，因烧针，烦躁者，桂枝甘草龙骨牡蛎汤主之。

简释：火逆复下，误而再误，又加烧针，火气内逼，心阳内伤，致生烦躁，桂枝甘草以复心阳，龙骨牡蛎，除烦躁而安神。

桂枝甘草龙骨牡蛎汤方（四八）

桂枝一两　甘草二两　龙骨二两　牡蛎二两，熬

上为末，以水五升，煮取二升半，去渣，温服八合，日三服。（为末水煮，即此是法。）

经文（一三三）太阳伤寒者，加温针，必惊也。

简释：太阳伤寒，营郁成热，妄用温针取血脉之汗，营血得火，反增其热，引邪内逼，必致神乱而惊狂。（以上各节，历言火攻之害，凡误用羌独荆防姜桂芎芷苍橘之类，服后温复逼汗者，皆准犯火劫之禁，读仲景书，宜活看。）

经文（一三四）太阳病，当恶寒发热，今自汗出，不恶寒发热，关上脉细数者，以医吐之过也。一二日吐之者，腹中饥，口不能食。三四日吐之者，不喜糜粥，欲食冷食，朝食暮吐，以医吐之所致也。此为小逆。

简释：恶寒发热，为太阳的表病，今自汗出而不恶寒发热，关脉细数，知医用了吐法。一二日太阳阳明主气，吐则胃虚，故腹中饥，口不能食。三四日少阳阳明主气，吐则脾虚，脾湿重，故不喜糜粥，胃逆甚，反欲食冷食，但胃气虚冷，不能化谷，故朝食暮吐。朝食暮吐者，脾湿胃逆，不能消化，因系医误吐之过，和中降逆，尚易救治，故曰小逆。

此下凡四节，统论吐法之过。

经文（一三五）太阳病，吐之，太阳病当恶寒，今反不恶寒，不欲近衣，此为吐之内烦也。

简释：太阳表病，医反吐之，伤其胃气，邪热乘虚入胃作烦，所以不欲近衣。

经文（一三六）病人脉数，数为热，当消谷引食，而反作吐者，此以发汗，令阳气微，膈气虚，脉乃数也。数为客热，不能消谷，以胃中虚冷故吐也。

简释：阳气受于胸中，发汗则外虚阳气，故令阳气微，膈气虚，故为热，本热则消谷，客热则不能消谷，因发汗损伤阳气，致胃中虚冷，所以发吐。

经文（一三七）太阳病过经十余日，心下温温欲吐，而胸中痛，

大便反溏，腹微满，郁郁微烦，先此时，自极吐下者，与调胃承气汤。若不尔者，不可与，但欲呕，胸中痛，微溏者，此非柴胡汤证，以呕，故知极吐下也。

简释：太阳病过经十余日，曾经吐下不解，以极吐，则虚其胃，邪热乘虚入胃，故心下温温欲吐，而胸中痛，以极吐下则虚其里，邪气乘虚入里，故大便溏，腹微满，郁郁微烦也。问其果是极吐下了，则表邪悉皆入里，故宜与调胃汤，微下而和之，若不尔者，是不经极吐极下而有斯证象，则是胃虚湿盛的太阴证，又不可用调胃法。但欲呕，是少阳证，胸中痛，以呕，知胃气先受伤也。（《千金翼方》无"若不尔者"句以下三十字。）

经文（一三八）太阳病，六七日，表证仍在，脉微而沉，反不结胸，其人发狂者，以热在下焦，少腹当硬满，小便自利者，下血乃愈，所以然者，以太阳随经瘀热在里故也，抵当汤主之。

简释：六七日，病时已久，为邪气入里之时，纵有表证，而脉现沉微，沉为在里，应成结胸，又不见结胸，则知不在上焦，而入下焦了，何以见之，其人如狂（热结膀胱，其人如狂），热结气分，则小便涩赤，今小便自利，则是热结血分，非大下其血不可，抵当汤主之。（应结合桃仁承气汤证辨明。）

"沉脉"重按而得；"微脉"似有似无。

此下凡四节，皆以小便利之不利而验血证。

抵当汤方（四九）

水蛭三十个，熬，咸、苦、平　虻虫三十个，熬，去翅、足，苦、微寒　桃仁二十个，去皮、尖，苦、甘、平　大黄三两

上四味，以水五升，煮取三升，去渣，温服一升，不下，更服。

蓄血为死阴之属，真气运行不入，草木之品不能治，必以灵动嗜血之虫为之向导，飞者走阳络，潜者走阴络，引领桃仁攻血，大黄攻热，同破无情之血结，是为至当。

经文（一三九）太阳病，身黄，脉沉结，少腹硬，小便不利者，为无血也，小便自利，其人如狂，血证谛也，抵当汤主之。

简释：身黄，脉沉结，少腹硬，小便不利者，胃热发黄也。身黄，

脉沉结，少腹硬，小便自利，其人如狂者，这不是胃中瘀热，为热结下焦的蓄血证，与抵当汤以下之。

"结脉"，脉来缓时一止。

经文（一四〇）伤寒有热，少腹满，应小便不利，今反利者，为有血也。当下之，不可余药，宜抵当丸。

简释： 有热，可知表证仍在，少腹满而未硬，只以小便自利，知其为蓄血，然少腹满而未硬，故小其制，而为丸缓攻之。

合上数证观之，血证应当攻，初则曰外不解者，尚未可攻，继则曰小便不利者，为无血也，终则曰不可余药，这些地方必须认识清楚。

抵当丸方（五十）

水蛭二十个熬　虻虫二十五个熬去翅足　桃仁二十个　大黄三两

上四味，杵分为四丸，以水一升，煮一丸，取七合服之，晬时当下血，不下，更服。

与上节同，以风寒俱有，比上节为难解，故变上节之方为丸以缓攻之。

"晬时"周时也，周为十二时。

经文（一四一）太阳病，小便利者，以饮水多，必心下悸。小便少者，必苦里急也。

简释： 小便利，饮水太多，则水停心下必悸，若小便少，而饮水多，则水蓄下焦，必苦里急。

辨太阳病脉证并治下篇

经文（一四二）病有结胸，有脏结，其状如何？答曰：按之痛，寸脉浮，关脉沉，名曰结胸也。何谓脏结？答曰：如结胸状，饮食如故，时时下利，寸脉浮，关脉小细沉紧，名曰脏结。舌上白苔滑者难治。

简释：结胸者，病发于太阳而结于胸膈，有形拒按，硬满而痛，故按之益痛，太阳主高主表，故寸脉浮。邪结于胸，故关脉沉，名为结胸。脏结虽如结胸状，然而无形，故饮食如常，时时下利，是病邪结于阴分，寸脉浮者，神浮于外也。关脉小细沉紧者，是阴气盛也，名为脏结。舌上白苔滑者，脏结阴邪，白滑为顺，尚可温散。结胸阳邪见此为逆，故曰难治，以其不堪攻下也。

"小脉"形状小且无力，"细脉"如线而软。

此下三十九节，统论痞结之证。

经文（一四三）脏结无阳证，不往来寒热，其人反静，舌胎滑者，不可攻也。

简释：无阳证，言脏结之时，表证已罢，无太阳证也。不往来寒热，其人反静，是无阳也。舌胎滑心火虚也，故不可攻。

经文（一四四）病发于阳，而反下之，热入，因作结胸。病发于阴，而反下之（一作汗出），因作痞也。所以成结胸者，以下之太早故也。

简释：发热恶寒，是病发于阳，而反下之，是表中阳邪入里，结于胸中，故为结胸。无热恶寒，是病发于阴，而反下之，则表中阴邪入里，结于心下，故曰痞。所以成结胸者，是下之太早也。

经文（一四五）结胸者，项亦强，如柔痉状，下之则和，宜大陷胸丸。

简释：结胸证，为邪结胸中，心下紧实，能仰而不能俯，其项强，如柔痓之状，痓证，身手俱张，此但项强，借此以验邪之十分紧迫，下之宜缓，宜大陷胸丸，因病连项颈，恐下之速也。

大陷胸丸方（五一）

大黄半斤　葶苈半升,熬、苦、寒　芒硝半斤　杏仁半升,熬黑

上四味，捣筛二味，纳杏仁芒硝，合研如脂，和散，取如弹丸一枚，别捣甘遂末一钱匕，白蜜二合，水二升，煮取一升，温顿服之，一宿乃下，如不下更服，取下为效，禁如药法。

大黄芒硝，所以下热，葶苈杏仁所以泄满，甘遂取其直达，白蜜取其润下，"钱匕者"以大钱抄之不落为度，半升等于五两，"弹子大"如鸡子黄大。

经文（一四六）结胸证，其脉浮大者，不可下，下之则死。

简释：结胸为邪结胸中，属上焦之分。若脉浮大，心下虽结，邪在表者犹多，尚未全结也。下之重虚，邪气再结，则难制了，故曰下之则死。

经文（一四七）结胸证悉具，烦躁者亦死。

简释：结胸证悉具，邪结已深了，烦躁者，正气散乱，邪气胜正，病者必死。（本节不言脉，是承上节脉浮大而言，否则烦躁本结胸证中之一，何以云亦死耶。）

经文（一四八）太阳病，脉浮而动数，浮则为风，数则为热，动则为痛，数则为虚，头痛发热，微盗汗出，而反恶寒者，表未解也，医反下之，动数变迟，膈内拒痛，胃中空虚，客气动膈，短气躁烦，心中懊憹，阳气内陷，心下因硬，则为结胸，大陷胸汤主之，若不结胸，但头汗出，余处无汗，剂颈而还，小便不利，身必发黄也。

简释：脉浮动数，皆阳，所以为风，为热，为痛。而数，有时正为邪迫，失其常度，亦有为虚者。头痛，发热，微盗汗出，而复恶寒，是邪气在表，应当发散，而反下之，则正气内虚，邪气陷入。动数变迟者，因邪自表入里，脉亦去阳入阴。膈内拒痛，邪欲入而正拒之，正邪相击，故作痛。胃中空虚，客气动膈者，胃气因下而里虚，客邪乘虚而

动膈。短气躁烦心中懊憹者，膈中有饮，为邪所动，气不舒而神不宁也。由是阳邪内陷，与饮相结，痞硬不消，结胸的证如是成了。大陷胸汤，只治阳邪内陷之药，若其不结胸，则是热气散漫，既不能从汗而外泄，又不得从溺而下出，郁蒸不解，侵入肌体，势必发黄。合下四节，皆为大陷胸证。

大陷胸汤方（五二）

大黄六两　芒硝一升　甘遂一钱匕

上三味，以水六升，先煮大黄，取二升，去渣，内芒硝，一两沸，内甘遂末，温服一升得快利，止后服，大黄芒硝苦咸之品，借甘遂之毒，以直达胸膈间之饮邪，不专荡涤胃中之邪秽，汤与丸不同者，丸恐下急，故连滓和蜜服，使留中之邪缓下，汤恐下之不急，取三味之过而不留者，荡涤尽净也。

经文（一四九）伤寒六七日，结胸热实，脉沉而紧，心下痛，按之石硬者，大陷胸汤主之。

简释：病在表，误下，热入而成结胸，此不说下后，而云伤寒六七日则是传里之实热成结胸也。不由误下而得，沉在里，紧为寒，心下痛，按之石硬，此是结胸已成，与大陷胸汤以下结热。

经文（一五〇）伤寒十余日，热结在里，复往来寒热者与大柴胡汤，但结胸无大热者，此为水结在胸胁也。但头微汗出者，大陷胸汤主之。

简释：伤寒十余日，热结在里，本属可下之证，又见往来寒热，为邪正分争，邪未敛结，故与大柴胡汤分解之，结胸不见大热，可知非热结，是水饮结于胸胁间，为水结胸，若周身汗出则水饮可外散，今但头汗出，是水不得外泄，与大陷胸汤逐其水。

经文（一五一）太阳病，重发汗，而复下之，不大便，五六日，舌上燥而渴，日晡所小有潮热，从心下至少腹硬满而痛，不可近者，大陷胸汤主之。

简释：重发汗，而复下之，内外两亡其津液，以致邪热内结。不大便五六日，胃腑已实可知。舌燥而渴，胃汁已竭可知。日晡潮热，胃热盛熏蒸可知。从心下至少腹硬满而痛不可近，是一腹之上下邪气俱甚。

但此证是由太阳而连阳明，是阳明肠胃结热为实者不同，故以大陷胸汤行其硬满。

经文（一五二）小结胸病，正在心下，按之则痛，脉浮滑者，小陷胸汤主之。

简释： 正在心下。按之则痛，不似大结胸之不按亦痛也。浮脉则浅于沉脉。滑脉则缓于紧脉，可见外邪陷入原微。此结胸所以有大小之分。但痰饮素盛，挟热内结，应泄热散结，故以小陷胸汤主之。

小陷胸汤（五三）

黄连一两　半夏半升　瓜蒌实大者一枚

上三味，以水六升，先煮瓜蒌，取三升，去滓，内诸药，煮取二升，去渣，分温三服。（总病论三服下有"微解下黄涎即愈"七字。）

黄连蒌实苦以泄热，半夏辛以散结。

经文（一五三）太阳病，二三日不能卧，但欲起，心下必结，脉微弱者，此本有寒分也。反下之，若利止，必作结胸，未止者，四日复下之，此作胁热利也。（《千金翼》起下有者字，寒下无分字，四日作四五日，《外台》寒作久寒，录出备参考。）

简释： 太阳病，二三日，邪在表，不能卧，但欲起，心下必结者，以心下结满，卧则气壅而更甚，故不能卧，而但欲起也。心下结满，有水分气分寒分，今脉见微弱，知本有寒分，医见心下结而反下之，则太阳的表邪乘虚入里，利止则邪气留滞而成结胸。利不止，至次日复下利，则热邪下攻肠胃成为协热利证。（此叙结胸有因于寒者。非大小陷胸汤所可治。不可误投。）

经文（一五四）太阳病之下，其脉促，不结胸者，此为欲解也。脉浮者，必结胸也，脉紧者，必咽痛，脉弦者，必两胁拘急，脉细数者，头痛未止，脉沉紧者，必欲呕，脉沉滑者，协热利，脉浮滑者，必下血。

简释： 太阳病下之脉促而不结胸，则表邪未入，必当外发为汗而解，故曰欲解也。若脉浮者，阴邪逆冲，膈热不郁迫，必作结胸。脉紧者，表热被束，邪火上燔，必苦咽痛。脉弦者，弦为肝脉，主胁，胁必拘急。脉细数者，阳虚不能下秘，浊阴上升，必头痛不止。脉沉紧者，胃气郁迫，必作呕吐。脉沉滑者，脾阳下陷，必协热利。脉浮滑者，肝气外发，疏泄失职，必病下血。（按一脉主证多端，不可舍望闻问而专凭脉论治，应阙疑待考。）

经文（一五五）病以阳，应以汗解之，反以冷水潠之，若灌之，其热被劫不得去，弥更益烦，肉上粟起，意欲饮水，反不渴者，服文蛤散，若不差者，与五苓散。

简释：病在阳，为病在表，法当汗出而解，反以冷水潠之，灌之，这时热被寒迫，不得去，更加心烦，肌肤起粟，是水寒之气郁于皮肤，意欲饮水反不渴者，寒在表也，与文蛤散，散表上之水寒，如不差者，这是水热相搏，欲传于里，与五苓散以发汗利水。

文蛤散方（五四）

文蛤 五两咸平

上一味，为散，以沸水和一钱匕服，汤用五合。

经文（一五六）寒实结胸，无热证者，与三物小陷胸汤，白散亦可服。（《千金翼》作与三物小白散）

简释：结胸证，身无大热，口不燥渴，则为无热的寒实证，故与三物白散，下寒破结。此节叙寒实结胸证，宋本与上节合为一节。总文蛤散，五苓散与三物白散，以示临证处方之层次与轻重，俱有法度。而寒实结胸之原因，亦可知矣。

三物小陷胸汤（五五） 缺

白散方（五六）

桔梗 三分辛微热　巴豆 一分辛温　贝母 三分辛平

上三味为散，内巴豆于白中杵之，以白饮和服，强人半钱，羸者减之。

桔梗开提肺气，贝母消散郁结，巴豆破坚开闭，合用以开胸痹，行皮肤以散水，病在膈上必吐，病在膈下必利，不利进热粥一杯，利不止，进冷粥一杯。

三物小陷胸汤，或即是三物白散。

经文（一五七）太阳与少阳并病，头项强痛，或眩冒，时如结胸，心下痞硬者，当刺大椎，第一间，肺俞，肝俞，慎不可发汗，发汗则谵语，脉弦。五六日，谵语不止，当刺期门。

简释：太阳病未除，而又见少阳证，这叫作并病，头项强痛，是太阳的病象。眩冒，结胸痞硬，是少阳的病象。此半在表半在里的，不可发汗，发汗则亡津液，发谵语，见脉弦。至五六日，谵语又不止，即应刺期门，以泄肝胆之邪。

经文（一五八） 妇人中风，发热恶寒，经水适来，得之七八日热除而脉迟身凉，胸胁下满如结胸状，谵语者，此为热入血室也，当刺期门，随其实而泻之。

热入血室证与结胸证相似，不可误治。

经文（一五九） 妇人中风，七八日，续得寒热发作有时，经水适断者，此为热入血室，其血必结，故使如疟状，发作有时，小柴胡汤主之。

热邪乘虚入血室者，当开泄结热，用和解法。

经文（一六〇） 妇人伤寒发热，经水适来，昼日明了，暮则谵语，如见鬼状者，此为热入血室，无犯胃气及上二焦，必自愈。

血结重证非刺期门与小柴胡所能治，仲景指示无犯胃气及上二焦必自愈者，非任其自愈，谓治之不用汗吐下也，可参考《金匮》。

经文（一六一） 伤寒六七日，发热，微恶寒，支节烦痛，微呕，心下支结，外证未去者，柴胡桂枝汤主之。

简释：发热，恶寒，四肢骨节疼痛，即桂枝证也。呕而心下支结（即心下满闷），是柴胡证也。故用柴胡桂枝两汤合治之。

柴胡桂枝汤方（五七）

柴胡四两　人参一两半　半夏二合半，洗　黄芩两半　桂枝两半　芍药两半　甘草一两　生姜一两半　大枣六枚

上九味，以水七升，煮取三升，去渣，温服一升。

经文（一六二） 伤寒五六日，已发汗，而复下之，胸胁满，微结，小便不利，渴而不呕，但头汗出，往来寒热心烦者，此未解也。柴胡桂枝干姜汤主之。

简释：伤寒五六日，汗出之后，邪当解散，今胸胁满，微结，小便不利，渴而不呕，但头汗出，寒热往来心烦者，则邪犹在半表半里之

间，表邪犹未解散。胸属太阳阳明也。胁属少阳也。小便不利，太阳膀胱不清也，渴而不呕，阳明有胃热而气不逆也。头汗出者，热甚于上，而气不下行也。往来寒热心烦，少阳半表半里之邪，出入不常也。方内柴胡黄芩主除往来之寒热，桂枝甘草和解未罢之表邪，牡蛎干姜咸以软其结，辛以散其满，瓜蒌根苦以滋其渴，凉以彻其热，此三阳平解之法。

柴胡桂枝干姜汤方（五八）

柴胡半斤　桂枝三两　干姜二两　瓜蒌根四两，苦、寒　黄芩三两　牡蛎二两　甘草二两

上七味，以水一斗二升，煮取六升，去滓，再煎取三升，温服一升，日三服，初服微烦，复服汗出便愈，方义见前。

经文（一六三）经寒五六日，头汗出，微恶寒，手足冷，心下满，口不欲食，大便硬，脉细者，此为阳微结，必有表复有里也。脉沉亦在里也。汗出为阳微，假令纯阴结，不得复有外证，悉入在里，此为半在里半在外也，脉虽沉紧，不得为少阴病，所以然者，阴不得有汗，今头汗出，知非少阴也。可与小柴胡汤，设不了了者，得屎而解。

简释：头汗出，微恶寒，为表证。手足冷，心下满，口不欲食，大便硬，脉细，为里证。阳微结者，说阳邪微结，不纯在里，亦不纯在表，故曰必有表复有里。伤寒阴邪，中于阴者，脉沉。合之于证，既无外证，**为纯在里**，中于阴者，**脉沉**，合之于证，既无外证，为纯在里。有外证者，为半在表。又头为诸阳之会，阴不得有汗，今脉沉而欲汗出，知其病不在少阴，亦不纯在表。故曰可与小柴胡汤，合内外而并治之。设不了了者，必表解而里未知，故曰得屎而解。

里证多，不得纯以表药汗之，外证似阴，不得复以里药温中，所以用小柴胡汤提出半表半里之邪。

经文（一六四）伤寒五六日，呕而发热者，柴胡汤证具，而以他药下之，柴胡证仍在者，复与柴胡汤，此虽已下之不为逆，必蒸蒸而振，却发热汗出而解，若心下满而硬痛者，此为结胸也。大陷胸汤主之，但满而不痛者，此为痞，柴胡不中与也，宜半夏泻心汤。

简释：下虽同，而变证不同，以人有强弱，邪有轻重之分。若下之

则表里之阳皆脱，那就危险了。所以用三黄渍汁取气，以泄浮热。另煎熟附子汁和入，以固其元阳，附子达下不碍上，三黄泄上不碍下，邪出而阳气保，此用药之妙也。

附子泻心汤方（六二）

附子一枚，炮，别煮取汁　黄连一两　黄芩一两　大黄二两

上四味，切三味，以麻沸汤二升渍之，须臾绞去滓，纳附子汁，分温再服。

以三黄之苦寒清中济阴，以附子之辛热温经固阳，寒热互用攻补并施，三黄汤渍，附子别煮汁，取三黄之气轻，内附子之力重，轻以清上，重以固下。

经文（一七一）本以下之，故心下痞，与泻心汤，痞不解，其人渴而口燥烦，小便不利者，五苓散主之。

简释：本因下后成痞，当与泻心汤。若服之而痞不解，反渴而燥烦，小便不利，这是水饮内蓄，津液不行，不是热痞，应与五苓散，利水而愈。

用五苓散，导水饮而润津液滋燥渴，热结自解。此又是消痞满之一法。

泻心汤方（六三）缺

五苓散方见前

经文（一七二）伤寒，汗出，解之后，胃中不和，心下痞硬，干噫食臭，胁下有水气，腹中雷鸣，下利者，生姜泻心汤主之。

简释：胃为津液之主，阳气之源。大汗出后，胃必空虚，故客气上逆，心下痞硬。胃虚不能消谷，故干噫食臭，土虚不能胜水，故胁下有水气，与泻心汤攻痞，加生姜益胃。

生姜泻心汤方（六四）

生姜四两　黄连二两　黄芩三两　半夏半升　干姜一两　甘草三两　大枣十二枚　人参三两

上八味，以水一斗，煮取六升，去渣，再煎，取三升，温服一升，日三服。

君生姜之辛温，善散，宣泄水气，以干姜参草之甘温守中者，培养

中州，然后以芩连苦寒者，涤热泄痞，本方泄心下痞，而兼补中散水之长。

经文（一七三）伤寒中风，医反下之，其人下利日数十行，谷不化，腹中雷鸣，心下痞硬而满，干呕，心烦不得安，医见心下痞谓病不尽，复下之，其痞益甚，此非结热，但以胃中虚，客气上逆，故使硬也，甘草泻心汤主之。

简释：伤寒中风，是说伤寒或是中风病，此皆是邪气在表。医反下之，则胃虚，而邪气内陷，下利日数十行，谷不化，腹中鸣，此下后里虚胃弱。心下痞硬，干呕心烦不得安，此胃中虚，客气上逆。用甘草泻心汤以消痞补虚。

合上二节，皆言胃气不和而为痞。

甘草泻心汤方（六五）

甘草四两　黄芩三两　黄连一两　半夏半升洗　干姜三两　大枣十二枚擘

上六味，以水一斗，煮取六升，去渣，再煎取三升，温服一升，日三服。

君甘草者，一以泄心火，而除烦，一以补胃中之空虚，一以缓客气之上逆。倍干姜者，本以散中宫下药之寒，且以行芩连之气而消痞硬，佐半夏除吐，协甘草，大枣和中。

半夏泻心汤，甘草泻心汤，皆因下后伤气，生姜泻心汤因于饮食，大黄黄连泻心汤因于内热。附子泻心汤清上温下以固元阳。

经文（一七四）伤寒，服汤药，下利不止，心下痞硬，服泻心汤已，复以他药下之，利不止，医以理中与之利益甚，理中者，理中焦，此利在下焦，赤石脂禹余粮汤主之，复利不止者，当利其小便。

简释：伤寒服汤药后，利不止，致心下痞硬，是因下后阳气虚，邪气上逆之故。与泻心汤攻之，则痞已。医又复以他药下，又虚其里，所以致利不止也。理中只可治脾胃虚寒下利。此是下焦虚，故与之利益甚。与赤石脂禹余粮者，固下焦。如复利不止者，当利其小便以分消其湿，使水有出路，则下利自止。

理中丸汤方（六六、六七）

人参三两　白术四两　干姜三两　甘草三两

上四味，捣筛为末，蜜丸，如鸡子黄大，以沸汤数合和一丸，研碎，温服，日三服，入夜一服，腹中未热益至三四丸，然未及汤。汤法，以四味依两数切，用水八升，煮取三升，去渣，温服一升，日三服。

人参甘温，《内经》曰脾欲缓，急食甘以缓之，缓中益脾，以甘为主，故以人参为君。白术味甘温，《内经》曰脾恶湿，甘胜湿，温中散湿，必以甘为助，故以白术为臣。甘草味甘平，《内经》曰，五味所入，甘先入脾，脾不足，以甘补之，补中助脾，必先以甘，故以甘草为佐，干姜味辛辣，喜温而恶寒者胃也，胃寒则中焦不治。《内经》曰，寒淫所胜平以辛热，散寒温胃必先辛剂，故以干姜为使。

简释： 理中者，理中焦之气以复阴阳，上焦阳，下焦阴，中焦为阴阳相偶处，参甘以和阴，干姜白术辛甘以和阳。

赤石脂禹余粮汤方（六八）

赤石脂一斤，研，甘、平　禹余粮一斤，碎，甘、寒

上二味，以水六升，煮取二升，去渣，三服。

赤石脂，甘平敛气，禹余粮固涩胜湿，性皆重坠，直达下焦。

经文（一七五） 伤寒，吐下后发汗，虚烦，脉甚微，八九日，心下痞硬，胁下痛，气上冲咽喉，眩冒，经脉动惕者，久而成痿。

简释： 伤寒，吐下发汗，表里之气俱虚。虚烦脉甚微，为正气内虚，邪气犹在，至八九日正气当复，邪气应罢，反见心下痞，胁下痛烦脉甚微，为正气内虚，邪气犹在，至八九日正气当复，邪气应罢，反见心下痞，胁下痛，气上冲咽喉，眩冒，则是正气虚而不复，邪气留而不去。经脉动惕者，此经脉气虚极，久则经脉失养，必成痿疾。

经文（一七六） 伤寒发汗，若吐若下，解后，心下痞硬，噫气不除者，旋覆代赭石汤主之。

简释： 大邪虽解，以曾用过汗吐下法，胃气尚未调和，虚气上逆，故心下痞硬，噫气不除。与旋覆代赭石汤，降虚气而和胃。

旋覆代赭石汤方（六九）

旋覆花三两，咸、温　代赭石一两，苦、寒　半夏半升　人参二两　甘草三两　生姜三两　大枣十二枚

上七味，以水一斗，煮取六升，去渣，再煎取三升，温服一升，日三服。

旋覆半夏消痞硬，人参甘草养正气，代赭镇噫气，姜枣调和脾胃。

经文（一七七） 下后，不可更行桂枝汤，汗出而喘，无大热者，可与麻黄杏仁甘草石膏汤。

简释： 下后，表寒未有解散，郁其肺气，肺郁生热，蒸发皮毛，而不能透泄，故汗出而喘。表寒里热，当与麻杏石甘汤两解之。

经文（一七八） 太阳病，外证未除而数下之，遂协热而利，利下不止，心下痞硬，表里不解者，桂枝人参汤主之。

简释： 外证未除，是表不解。利下不止，心下痞硬，是里不解。表里不解，故以桂枝人参汤，和里解表。

桂枝人参汤方（七〇）

桂枝四两　人参三两　白术三两　甘草四两　干姜三两

上五味，以水九升，先煮四味，取五升，内桂枝更煮取三升，温服一升，日再服，夜一服。

经文（一七九） 伤寒大下后，复发汗，心下痞恶寒者，表未解也。不可攻痞，当先解表，表解乃可攻痞，解表宜桂枝汤，攻痞宜大黄黄连泻心汤。

简释： 大下后，复发汗，则表里之邪，应皆消除，而犹见心下痞恶寒证象，则表里之邪，都未有解。因表不解而下之，为心下痞。故先与桂枝汤解表。表解乃与大黄黄连泻心汤攻痞。《内经》曰，从外之内而盛于内，先治其外，而后调其内。

经文（一八〇） 伤寒，发热汗出不解，心下痞硬，呕吐而下利者，大柴胡汤主之。

简释： 伤寒发热汗出不解，表和而里病。心下痞硬吐利，是里实证。故与大柴胡汤以下里热。

经文（一八一） 病如桂枝证，头不痛，项不强，寸脉微浮，胸中痞硬，气上冲咽喉不得息者，此为胸有寒也。当吐之，宜瓜蒂散。

简释： 头不痛，项不强，可知太阳经无邪气。浮为在表，沉为在里，今寸脉浮而微，则邪不在表亦不在里，而在胸中。何以见之，以胸中痞硬，气上冲咽喉不得息，知寒邪客于胸中。与瓜蒂散吐胸中之邪。

瓜蒂散方（七一）

瓜蒂一分，熬，黄、苦、寒　赤小豆一分，甘、酸、平

上二味，各别捣筛，为散已，合治之，取一钱匕，以香豉一合，热汤七合煮作稀糜，去渣，取汁，合散顿服之，不吐者，少加，得快吐乃止。

《内经》曰，酸苦涌泄为阴。湿气在上，苦以吐之。瓜蒂苦为君，赤小豆酸为臣，香豉苦寒，苦以涌泄，寒以胜热，故以为使。酸苦相合，胸中热痰，自涌而出。

经文（一八二）诸亡血虚家，不可与瓜蒂散。

简释：诸亡血虚家，不可与者，以瓜蒂散为涌吐之峻剂，恐重亡津液，亡血家应补养，不宜再亡津液。

经文（一八三）病胁下素有痞，连在脐旁，痛引少腹入阴筋者，此名脏结，死。

简释：素者，常也。脐旁阴分也。脏，阴也。以阴邪结于阴经之脏，攻之不可及，所以于法当死。

经文（一八四）伤寒，若吐若下后，七八日不解，热结在里，表里俱热，时时恶风，大渴，舌上干燥而烦，欲饮水数升者，白虎加人参汤主之。

简释：伤寒吐下后，中焦之津液必虚。七八日太阳阳明主气之期，至此不解，热结在里，故表里皆热，时时恶风，阳气内结，表气虚微也。大渴舌上干燥而内烦，欲饮水数升者，病阳明燥火之气也。故以白虎加人参汤主之。

白虎加人参汤方见前

石膏散表热，知母除里热，甘草粳米养中气，必加人参养正气，回津液，则白虎乃能清热除燥。

自此以下凡十一节，言风寒暑湿燥火六气，而伤于经脉之义。前六节，言病三阳而为燥火之阳证，七八节言风寒湿三气为病，而内干三阴之阴证，末三节言浮滑结代之脉，为表里虚实。

经文（一八五）伤寒无大热，口燥渴心烦，背微恶寒者，白虎加

人参汤主之。

简释：无大热，不恶寒，但背间微恶寒，此表邪已将罢，口燥渴心烦，是里热已大炽，故急于清解，白虎加人参汤主之。

经文（一八六） 伤寒脉浮，发热无汗，其表不解者，不可与白虎汤，渴欲饮水，无表证者，白虎加人参汤主之。

简释：伤寒脉浮，发热无汗，表证未解，不渴宜麻黄汤，渴宜五苓散，非白虎所宜，大渴饮水无表证者，白虎加人参汤主之。

经文（一八七） 太阳少阳并病，心下硬，颈项强而眩者，当刺大椎，肝俞，肺俞，慎勿下之。

简释：心烦痞硬而眩者，少阳也。颈项强痛者，太阳也。此太阳少阳并病，病在经脉，宜刺以泄其气。

"大椎"第一椎上陷中，手足三阳督脉之会，"肺俞二穴"在第三椎下两旁，相去一寸五分，是太阳脉气所发，"肝俞二穴"在第九椎下两旁相去各一寸五分。

经文（一八八） 太阳与少阳合病，自下利者，与黄芩汤，若呕者，黄芩加半夏生姜汤主之。

简释：太阳少阳合病自下利，为在半表半里，非汗下所宜。故与黄芩汤以和解半表半里之邪。呕者，胃逆也。故加半夏生姜以散逆。

黄芩汤方（七二）

黄芩三两　芍药二两　甘草二两　大枣十二枚

上四味，以水一斗，煮取三升，去渣，温服一升，日再，夜一服。

虚而不实者，苦以坚之，酸以收之。黄芩芍药之苦酸，以坚肠胃之气，弱而不足者，甘以补之，甘草大枣之甘，以补固肠胃之弱。

黄芩加半夏生姜汤方（七三）

黄芩三两　芍药二两　甘草二两　大枣十二枚　半夏半升　生姜二两半

上六味，以水一斗，煮取三升，去渣，温服一升，日再，夜一服。

经文（一八九） 伤寒，胸中有热，胃中有邪气，腹中痛，欲呕吐者，黄连汤主之。

简释：胃中有寒，阻碍胸中之热不能下降，故上逆作呕，胃脘之阳不得外散，故腹中痛，黄连半夏，清热而止呕吐。参与姜枣桂，泻中寒而止痛。

黄连汤方（七四）

黄连三两　桂枝三两　干姜三两　半夏半升　人参二两　甘草三两　大枣十二枚

上七味，以水一斗，煮取六升，去渣，温服一升，日三服，夜二服。

经文（一九〇）伤寒八九日，风湿相搏，身体疼烦，不能自转侧，不呕不渴，脉浮虚而涩者，桂枝附子汤主之。若其人大便硬，小便自利者，桂枝附子去桂加白术汤主之。

简释：身体疼痛，不能自转侧，风湿相搏也。烦者，风也。身疼不能自转侧者，湿也。脉浮，风虚也。脉涩寒湿也。不呕不渴，里无有邪也。脉浮虚而涩，身有疼烦，知风湿但在经也。与桂枝附子汤散表中风湿。大便硬，里已成实，故去桂枝，因其主表不主里。小便自利，为湿胜。故加白术以益土而燥湿。

桂枝附子汤方（七五）

桂枝四两　附子三枚，炮　甘草二两　生姜三两　大枣十二枚擘

上五味，以水六升，煮取二升，去渣，分温三服。

风在表，以桂甘之辛甘散之，湿在经，以附子之辛热逐之，姜枣辛甘，行营卫以和之。

桂枝附子去桂加白术汤方（七六）

附子三枚　甘草六两　生姜三两　白术四两　大枣十二枚

上五味，以水六升，煮取二升，去渣，分温三服，初一分，其人身如痹，半日许，复服之，三服尽，其人如冒状，勿怪，此以附子术并走皮内，逐水气未得除，故使之耳，当加桂枝四两。

经文（一九一）风湿相搏，骨节烦疼，掣痛，不得屈伸，近之则痛剧，汗出短气，小便不利，恶风不欲去衣，或身微肿者，甘草附子汤主之。

简释：烦，风也。痛，湿也。风主掣，湿主疼，风湿之邪，注经络，流关节，渗骨髓四体，所以烦疼掣痛也。近之则痛剧，外邪客于内，忤之则逆也。短气者，汗多亡阳而气伤也。恶风不欲去衣，阳虚表

疏也。或者，未定之词，身微肿，为湿邪外袭，不外袭，则不肿，故曰或也。甘草益气和中，附子温经散湿，白术胜水燥脾，桂枝祛风固卫。

甘草附子汤方（七七）

甘草二两　附子二枚　桂枝四两　白术二两

上四味，以水六升，煮取三升，去渣，温服一升，日三服，初服得微汗即解，能食汗止，复烦者，服五合，恐一升多者，宜服六七合为始。

经文（一九二）伤寒，脉浮滑，此表有热，里有寒，白虎汤主之。（宋林亿、清徐大椿等均谓原文寒热二字误倒，"伤寒脉滑而厥者，里有热也"可以证之。）

简释：脉浮为在表，滑为在里，故曰表有热。里有寒，是言此表热，初因寒邪入里所化，热盛而浮于表。故以白虎汤清里。

上八节，以风寒湿热燥火之气，结通篇太阳之病。以见伤寒一论，六淫之邪兼备，非止风寒也。此合下三节，以浮滑结代之脉象，结通篇太阳之脉。以见太阳总统诸经之气，而诸脉死生亦俱备于太阳中也。

白虎汤方（七八）

知母六两　石膏一斤　粳米六合　甘草二两

上四味，以水一斗，煮米熟，汤成，去渣，温服一升，日三服。

四药甘寒生胃阴，清胃火，阳明燥热，得此如金风一起，酷暑全消。故以秋金白虎名汤。

经文（一九三）伤寒，脉结代，心动悸，炙甘草汤主之。

简释：结代之脉，动而中止，能自还者，名曰结。不能自还者，名曰代。由气血虚衰，不能相续之故。心动悸，为真气内虚，与炙甘草汤益虚补气而复脉。

炙甘草汤方（七九）亦名复脉汤

炙甘草四两　桂枝三两　生姜三两　人参二两　生地黄一斤，甘、寒　阿胶二两，甘、平　麦门冬半升，甘、平　麻子仁半升，甘、平　大枣三十枚

上九味，以清酒七升，水八升，先煮八味，取三升，去滓，内胶烊，消尽，温服一升，日三服。

补可去弱，参甘大枣之甘，以补不足之气。桂枝生姜之辛，以益正

气。麻仁阿胶麦冬生地黄之甘，润经益血，复脉通心。

经文（一九四）脉按之来缓，时一止复来者，名曰结。又脉来动而中止，更来小数，中有还者，反动，名曰结。阴也。

脉来动而中止，不能自还，因而复动者，名曰代。阴也，得此脉者，必难治。

简释：结代之脉，一为邪气留结，一为真气虚衰。脉来动而中止，若能自还，更来小数止，是邪气留结，名曰结阴。若动而中止，不能自还，因其呼吸相引，复动者，是真气衰极，名曰阴也，为难治之脉。

阳明篇提要

手阳明经起次指内侧（商阳穴），循指上廉，出合谷（与肺相合之处），行曲池，上肩髃，循巨骨上行，出于柱骨之上，会于督脉之大椎，交足阳明之缺盆，内入络肺（大肠为肺之腑），下膈属大肠（其处即足阳明胃之天枢穴）。

其支者从缺盆上颈贯颊，入下齿中，出侠口，交人中，左之右，右之左，挟鼻孔（迎香穴，肺开窍于鼻，其腑之经脉终于挟鼻，足见相应之妙）。交足阳明胃经。

足阳明经起目下（目下七分，承泣穴），绕面，入上齿，出环唇。（脾脏开窍于口，胃腑之脉从外环之，以应于脾）下交任脉之承浆；（胃为后天，统主前面、冲任两脉皆属之）由大迎还上耳前至头维。

其支者从大迎循喉咙入缺盆（缺盆下为气户穴，肺气与胃气相通之门户也），下膈，属胃络脾，散布脏腑（各脏腑皆受气于胃，胃为脾之腑）。

其直者自缺盆直下乳中，挟脐，合于气街，下髀关伏兔，至膝下（犊鼻穴）足跗（冲阳穴），入次指端（厉兑穴），交足太阴经。

手足阳明经脉通贯，胃腑以阳土从化于大肠燥金，故云胃者仓禀之官，五味出焉。大肠者传导之官，变化出焉。两阳合明，则为阳明，又从燥金化气，消化水谷，增益气血，为三阳之长，脏腑营卫俱从而受其滋养。其经居太阳之次，当肌肉之分，故病入其经，则见身热、自汗、烦渴目痛、鼻干、不得眠、不恶寒，反恶热等证。其来路有由太阳传入者，有为本经自受者，又有阳明本经之邪未已，复传少阳，即以少阳为去路，不必内传于腑者，其邪之来去不一致，又不可以数拘，经言二日阳明受之者，不过言传经之次第，非阳明受病一概如此。

阳明之为病既以胃家实三字为提纲，可见邪滞胃腑，气不下行，郁蒸为实。诸经受邪皆能入胃。仲景虽只辨太阳、正阳、少阳之阳明病，而三阴亦各有转属阳明之例，均散见论中。（如三阴下证各条）审其轻重，酌用下剂，自是正法。唯人之本气不同，有胃实肠燥者，无所复转。若胃虚而挟寒湿，则不可攻下，篇中四逆吴茱萸诸法，所以杜其内入三阴而传变无穷。

当病在阳明之经，尚未入腑时，固应分别浅深，而用汗法、清法，至已离经入腑，则应详辨虚实而施寒剂温剂，若经病未罢，而腑证已形，表里错杂，内外牵制，是谓经腑相连，则在临病之工熟察其病机之起伏，随机应变，对证施治，自然药到病除，经腑双解。

更有虚中有实，实中有虚，实不任攻，虚难胜补者，是谓虚实交错，仲景于此等证候，虽注意腑实，却处处顾虚，攻不可用则主和，和不可用则主导，或宜更服，或宜少与，既防屎硬，又虑便溏，反复辨明，多方试探，以免蹈虚虚实实之弊，足见慎重之至。

至于阳明以胃实为病根（所谓实者邪之实，言胃实即包括肠中结燥），攻下自是正法，然必须邪尽入腑，里热结实，攻下乃无他虑，若下早里虚，难免无意外之变，但邪热之势有缓急，病有轻重，轻者可以缓调，重者必须急下，否则阴为阳并，精液消亡，土焦水涸，死可立待，仲景既示早攻之戒，又垂急下之条，缓急随证，庶不致迁延误人性命。

燥为阳明本气，燥气外蒸则病经，燥气内郁则入腑，燥气太过则腑实，燥气不及则胃虚，纵令经腑虚实错杂，要皆阳明病证本象，然阳明与太阴相表里，又从中见之湿化，若燥湿合邪，热不外越，湿不下泄，湿热郁蒸，则见发黄证。又阳明为多气多血之经，而冲为血海，其脉丽于阳明，阳明热久不散，由气分而侵及血分，则有蓄血证。病变至发黄，蓄血诸候，既不能拘守经腑虚实诸正治法，又应随其所变见诸证候而异其治法。例如：发黄有湿热与寒湿之别。蓄血有燥热致衄与热入血室之异（热入血室证，太阳篇已详，应结合太阳少阳两篇研讨）。篇中于胃实发狂，谵语、善忘、如见鬼状，发斑诸证，或已提示，或未详言，学者对阳明篇经腑证候方剂研究有得，即可比类而施治。

辨阳明病脉证并治全篇

经文（一九五）问曰：病有太阳阳明，有正阳阳明，有少阳阳明，何谓也？答曰：太阳阳明者，脾约是也。正阳阳明者，胃家实是也。少阳阳明者，发汗利小便，胃中燥烦实，大便难是也。（《玉函》《千金翼》，少阳作微阳，无烦实二字）

简释：这一节，是谈阳明病的来路，（一）未病时，津液素亏，寒水衰而阳旺者，叫巨阳阳明。（二）因病发汗利尿，亏耗津液，致相火旺者，叫微阳阳明。（三）既非津液素亏，又非误治所亏，而病邪入胃，以致燥结者，叫正阳阳明。所谓太阳即巨阳，少阳即微阳，不仅指三阳经之太阳少阳，诸经误治致津液耗而燥结者，皆转属阳明。

经文（一九六）阳明之为病，胃家实也。

简释：阳明是大肠和胃之经，胃和大肠是阳明之腑，实者，胃家燥热内实，大便结硬而不得出，失其传化之常，是为燥邪伤津液的正阳阳明之证，所以叫作阳明之为病的总纲，后称阳明病三字，俱有胃家实三字在内。

"胃家"（指胃和大肠言，而两腑合化之燥气，为两阳合阳之阳明经，燥化太过，则为胃家实之病也。）

经文（一九七）问曰：何缘得阳明病？答曰：太阳病发汗，若下，若利小便，此亡津液，胃中干燥，因转属阳明，不更衣，内实，大便难者，此名阳明也。

简释：这一节，说明自太阳经传来而有此巨阳正阳微阳之三种燥实病证。如因汗，因下，因利小便，致亡其津液，胃中干燥，大便难者，微阳阳明也。内实者，正阳阳明也。不更衣者，巨阳阳明之脾约也。知三者，皆自太阳经传来，则知前（一九五节）太阳不指太阳经说，少阳不指少阳经说，胃家素有燥气者，六经受病皆能转属阳明，唯须审其本经证罢不罢，方可定胃之实不实，实者，邪气实也。

经文（一九八） 问曰：阳明病，外证云何？答曰：身热汗自出，不恶寒，反恶热也。

简释： 阳明病，言其邪入府也。邪在表则身热汗出而恶寒，邪既入府，则表证罢故不恶寒，但身热汗出而反恶热。

身汗出为太阳、阳明共有之证。唯恶热不恶寒，为阳明所独有。

此节是阳明外证之提纲。

经文（一九九） 问曰：病有得之一日不发热而恶寒者，何也？答曰：虽得之一日，恶寒将自罢，即自汗出而恶热也。

简释： 邪在阳明，当发热而不恶寒，今得之一日，不发热而恶寒，是邪未入腑，若表邪全入，则不恶寒，必自汗出而恶热。

此节承上节不恶寒，反恶热而言，因恶热是阳明的证。

经文（二〇〇） 问曰：恶寒何故自罢？答曰：阳明居中土也，万物所归，无所复传，始虽恶寒，二日自止，此为阳明病也。

简释： 胃为水谷之海，五脏六腑，皆资其养，万物所归，无所复传者，言邪气入此，皆从燥化而为实，实则更不传也。恶寒二日自止，言其热入里，至二日，热甚气蒸汗泄则恶寒自止。此为阳明病，就是说这是胃家实的病。

此一节，是说明恶寒自罢的原因。

经文（二〇一） 本太阳病，初得病时发其汗，汗先出不彻，因转属阳明也。

简释： 彻，就是透彻，发汗而不透彻，外邪反因内燥而传入阳明，故曰转属阳明。

此节可和太阳中篇二阳并病（五十三节）参看。

经文（二〇二） 伤寒，发热无汗，呕不能食，而反汗出然者，是转属阳明也。

简释： 伤寒，发热无汗，呕不能食，为太阳本证，若反见汗出濈濈然者，则大便已燥于内，是转属阳明了。

"濈濈"连绵之意，即俗语，所谓一身不了，又一身也。

经文（二○三）伤寒三日，阳明脉大。

简释：伤寒一日太阳，二日阳明，三日少阳，仍《内经》所说传经之次第，不是一定要以日数拘也。此云阳明脉大者，是说不兼太阳阳明之浮大，亦不见少阳阳明之弦大，而单见正阳阳明之大脉，是由表入里，邪热入胃，而成内实之证，无所复传，故现此大脉。

经文（二○四）伤寒脉浮而缓，手足自温者，是为系在太阴。太阴者身当发黄，若小便自利者，不能发黄，至七八日大便硬者，为阳明病也。

简释：此太阴传阳明之证。伤寒脉浮缓，手足热，属太阳证。今手足温，不是太阳证，是为系在太阴，太阴脾为湿土，脉当缓，今脉见浮缓，与《金匮·黄疸》瘀热发黄脉象正同。是邪由太阳传入太阴，故曰系在太阴。若小便自利，则不从太阴湿化而发黄，至七八日大便硬，则是从阳明燥化了。其转系阳明之症状，则如下节所说的濈然微汗出也。

经文（二○五）伤寒转系阳明者，其人濈然微汗出也。

简释：解见上节。

经文（二○六）阳明中风，口苦咽干，腹满微喘，发热恶寒，脉浮而紧，若下之则腹满小便难也。

简释：口苦咽干，为少阳腑证。腹满微喘，为太阴脏证。发热恶寒，脉浮而紧，为太阳表邪正盛，若误以腹满微喘，为阳明燥实之证而下之，则表邪内陷，脾湿盛而腹加满，气化不行，津液愈竭，故小便难。

本节应参看本篇二三九节至二四一节。

经文（二○七）阳明病若能食名中风，不能食名中寒。

简释：此节谈风寒直中阳明之病，以能食与否辨别其为中风或中寒。胃为水谷之海，风为阳邪，阳杀谷，故中风者能食。寒为阴邪，阴不能杀谷，故中寒者，不能食。

此指初病时，若病久燥结太甚，能食者亦不能食。

经文（二○八）阳明病，若中寒者，不能食。小便不利，手足濈然汗出，此欲作痼瘕，必大便初硬后溏，所以然者，胃中冷，水谷不别故也。

简释：阳明中寒，则胃中冷而不能食，水谷不别，则小便不利。手足濈然汗出，而身不见有汗，此阳明中寒，欲作痼瘕。痼瘕者，大便时，先硬后溏之谓。所以不能食，而小便不利者，以胃中冷，水谷不别之故也。

痼瘕，因寒湿凝结所致，特提胃中冷三字，以示阳明虚证，与燥实之证对比。

经文（二〇九）阳明病，欲食，小便反不利，大便自调，其人骨节痛，翕翕如有热状，奄然发狂，濈然汗出而解者，此水不胜谷气，与汗共并，脉紧则愈。

简释：阳明欲食，知其由中风传来，阳明受病，当小便数，大便硬。今小便反不利，大便自调，则知津液未伤，不成里实。若其人骨节疼，翕翕如有热状，奄然发狂，濈然汗出而解者，则胃中水气不胜谷气，酿汗共并而出，所以奄然发狂，濈然汗出而解。脉紧而愈者，是邪气退而正气复则必见紧张有力，故曰脉紧则愈。

"奄然"奄，忽也。奄然即忽然。

经文（二一〇）阳明病，欲解时，从申至戌上。

简释：申酉戌，为阳明的旺时，当病邪正炽时，则于旺时潮热，病势退，而正气得旺时，则邪气不能胜而自解。

经文（二一一）阳明病，不能食，攻其热必哕，所以然者，胃中虚冷故也。以其人本虚，故攻热必哕。

简释：不能食者，为胃气虚。哕者，呃逆也。其人本虚，而复攻其热，故胃中虚冷，故哕。

"哕"于月切，即呃逆。

经文（二一二）阳明病，脉迟，食难用饱，饱则微烦，头眩，必小便难，此欲作谷疸，虽下之，腹满如故！所以然者，脉迟故也。

简释：迟为寒，不能化食，所以食难用饱，谷不化与热相搏，则气逆下不行，故微烦，头眩，小便难。疸，黄病也。谷疸，是水谷之湿，蒸发而身黄也。下之徒伤胃气，外邪反乘虚陷入，所以腹满仍旧。所以然者，而经脉虚迟故也。

"按大承气汤证亦有脉迟者,此节即因所列症状和脉象,均足证明确系寒湿使然"。

经文(二一三)阳明病,法多汗,反无汗,其身如虫行皮中状者,此以久虚故也。(《玉函》《千金翼》有"阳明病久,久而坚者"八字冠于本节之首)

简释: 阳明病,身热汗自出,自应多汗!今反无汗,其身如虫行皮中,是胃气虚,津液少,不能透出肌表,怫郁于皮中,因久虚使然。薛己说,阴气外溢则得汗,阴血濡润则便通,正指这等久虚中之病而言。

"虚"指胃说。"久"指病时久。

经文(二一四)阳明病,反无汗,而小便利,二三日呕而咳,手足厥者,必苦头痛,若不咳不呕,手足不厥者,头不痛。

简释: 此阳明寒胜,故无汗,小便利,呕而咳,手足厥。寒则阳气不布,浊阴上逆,必苦头痛。若阳气周遍,则不呕不咳,手足不厥,头自然不痛了。

经文(二一五)阳明病,但头眩,不恶寒,故能食而咳,其人必咽痛,若不咳者咽不痛。

简释: 阳明以下行为顺,上行为逆。胃逆,阳气不降,是以头眩。表解故不恶寒。胃阳未败,故能食。

胃气上攻,肺金壅塞,故咳。咳则相火逆冲,是以咽痛。不咳相火不冲,故咽不痛。

经文(二一六)阳明病,无汗,小便不利,心中懊憹者,身必发黄。

简释: 阳明病,无汗,热不能外越。小便不利,湿不能下泄。心中懊憹,湿瘀热郁于里,故身必发黄。

经文(二一七)阳明病被火,额上微汗出,小便不利者,必发黄。

简释: 阳明病,多为内热。被火则火热相合而最甚。若遍身汗出,而小便利,则热不得泄,郁蒸于中,故必发黄。

经文(二一八)阳明病,脉浮而紧者,必潮热,发作有时,但浮者,必盗汗出。

简释: 浮为在经,紧为里实。脉浮而紧,则表热而又里实,故潮热发作有时。若脉但浮而不紧，则只有表热，必盗汗。因阳明里热者，多自汗。表热者多盗汗。以阳气不入阴之故。

经文（二一九）阳明病，口燥，但欲漱水，不欲咽者此必衄。

简释：阳明病，但嗽水不欲咽，知邪入血分。阳明经脉起于鼻，故知血得热而妄行，必由鼻而出。

经文（二二〇）阳明病，本自汗出，医更重发汗，病已瘥，尚微烦不了了者，此大便必硬故也。以亡津液，胃中干燥，故令大便硬，当问其小便日几行，若本小便日三四行，今日再行，故知大便不久出，今为小便数少，以津液当还入胃中，故知不久必大便也。

简释：本自汗出，而复重汗，津液外亡，故大便结硬。小便多，则津液下泄，小便少则还入胃中。胃中津液足则大便润，故知不久必大便也。

经文（二二一）伤寒，呕多，虽有阳明证，不可下之。

简释：呕多，则胃虚，胃虚虽有实热，不可用攻法。

经文（二二二）阳明病，心下硬满者，不可攻之，攻之，利遂不止者死，利止者愈。

简释：心下硬满，邪集阳明之膈，膈虽实，腹必虚，故不可攻。攻之利不止，则邪未尽，正气先脱，故死。利止则邪气去，而正气犹在，故可自愈。

经文（二二三）阳明病，面合赤色，不可攻之。攻之必发热色黄，小便不利也。

简释：面合赤色，是言面色遍赤，为热在经中，不可下，下之虚其胃气，耗其津液，经中之热，乘虚入胃，必发热色黄，小便不利也。

经文（二二四）阳明病，不吐不下心烦者，可与调胃承气汤。

简释：吐后心烦，谓之内烦。下后心烦，谓之虚烦。不吐不下心烦，是有郁热。与调胃承气汤下其郁热。

经文（二二五）阳明病，脉迟，虽汗出不恶寒者，其身必重，短气腹满而喘，有潮热，此外欲解，可攻里也。手足濈然汗出者，此大便已硬也。大承气汤主之。若汗多发热恶寒者，外未解也，其热不潮，未可与承气汤，若腹大满不通者，可与小承气汤微和胃气，勿令大泄下。

简释：阳明病，脉迟，若汗多更微发热恶寒，是表未解。若脉迟，虽汗出不恶寒，是表已解。身重短气，腹满而喘，有潮热，邪已入腑了。手足濈然汗出，为热所蒸，可知大便已硬，可与大承气汤下之。潮热者，实也，其热不潮，是热未成实，故不可与大承气汤。若有腹大满不通之急象，不可与大承气汤，只可与小承气汤微下之，以和胃气。

大承气汤方（八十）

大黄四两，酒洗　厚朴半斤，炙　枳实五枚，炙　芒硝三合

上四味，以水一斗，先煮二物，取五升，去滓，纳大黄更煮二升，去滓，内芒硝，更上微火一两沸，分温再服，得下，余勿服。

阳明燥结日久至于潮热，肾中真水为阳明热极告竭，此是甚急之候，故用大黄芒硝枳朴以攻下燥结，保垂涸之津液，所谓急下存阴，就是这个道理。

小承气汤方（八一）

大黄四两　厚朴二两　枳实三枚

上三味，以水四升，煮取一升二合，去滓分温二服，初服汤当更衣，不尔者尽饮之，若更衣勿服之。

大热结实与大承气汤，小热结实与小承气汤，以热不大，燥结不甚，故于大承气内取出芒硝，减枳朴分量。

经文（二二六）阳明病，潮热，大便微硬者，可与大承气汤，不硬者不与之，若不大便六七日，恐有燥屎，欲知之法，少与小承气汤，汤入腹中，转矢气者，此有燥屎，乃可攻之。若不转矢气者，但初头硬，后必溏，不可攻之，攻之必胀满不能食也。欲饮水者，与水则哕，其后发热者，必大便复硬而少也。以小承气汤和之。不转矢气者，慎不可攻也。（失字，宋本《玉函》均作矢。坊本误作矢。矢字之上，有转字，可证明了。应改正。《玉函》作其后发潮热。）

简释：潮热为实，得大便微硬，便可用攻法。若不硬，是热未成实，虽有潮热，亦不可攻。如不大便六七日，则又恐有燥屎，先用小承气汤试之，如有燥屎，服小承气汤，必转下矢气。若是没有燥屎，初头虽硬后必溏，攻则虚其胃气，必致胀满而不能食。胃中干燥必欲饮水，水入胃，虚寒相搏，气逆作哕，若其后发潮热者，又是热还复聚于胃

中，胃燥得势，必大便复硬而少，与小承气汤微利之和之。重复说不转矢气不可用攻者，谨慎叮咛之意。"转矢"矢与屎同就是放屁，又叫出虚恭，若只用失气二字，则可作放屁解，今有转字，则应作矢（屎）气解。

经文（二二七）夫实则谵语，虚则郑声。郑声，重语也。

简释：谵语一证，有虚有实，实则谵语，阳明热盛，上乘于心，乱言无次，其声雄气粗，邪气实也。虚则郑声，精神衰乏，不能自主，语言重复，其声微短，正气虚也。

此下凡十二节，皆论谵语，而不言郑声，郑声即谵语之重复，若因虚而谵语者，即是郑声也。

经文（二二八）直视谵语，喘满者死，下利者亦死。

简释：直视谵语，为邪气胜，喘满为气上脱，下利为气下脱，皆主死。

经文（二二九）发汗多，若重发汗者，亡其阳，谵语，脉短者死，脉自和者不死。

简释：汗本血之液，汗多亡阳，则阴津亦亏，津血耗竭，胃中燥实而谵语。阳明实证，脉当弦实洪大滑长，乃为自和，自和者谓脉与病不相悖也。若反见短脉则无法可治，故主死。和则病虽重，而气血未竭，故可回生而不至于死。

此言汗多亡阳，谵语，须凭脉以决生死。

经文（二三○）伤寒若吐若下后不解，不大便五六日，上至十余日，日晡所发潮热不恶寒，独语如见鬼状，若剧者，发则不识人，循衣摸床，惕然不安，微喘直视，脉弦者生，涩者死，微者但发热谵语者，大承气汤主之，若一服利，止后服。

简释：吐下，皆伤胃气，不大便五六日，至十余日，胃虚津亡，邪气必内结。日晡潮热，不恶寒，狂语如见鬼状，则是阳明内实，热气有余之象。若剧者，则是热气再加大，则更有使不识人，循衣摸床，惕而不安，微喘直视之危象出现。如脉见弦，知阴气未绝，犹有可生之机。若脉见涩，为液涸阴绝，则不可治。若其邪热微，但发热谵语，可与大承气汤以泄热救阴。

"弦脉"如弓之弦,"涩脉"应指涩滞不流行。

此言汗下后,亦凭脉以决生死。

经文（二三一）阳明病,其人汗多,津液外出,胃中燥,大便必硬,硬则谵语,小承气汤主之,若一服谵语止,更莫复服。

简释：亡津液,胃燥,大便硬而谵语,虽无大热内结,亦须与小承气汤,和其胃气。

经文（二三二）阳明病谵语,必发潮热,脉滑而疾者,小承气汤主之。因与小承气汤一升,腹中转矢气者,更服一升,若不转矢气,勿更与之。明日不大便,脉反微涩者,里虚也,为难治,不可更与承气汤也。

简释：谵语发潮热,为胃气实之象。若脉滑而疾者,恐里热未实,先与小承气汤,若服一升,转矢气者,知有燥屎,可更服一升,若不转矢气,则初头硬后必溏,不可更与服,如至明日不大便,脉反微涩,则邪气未出,正气先衰,补则碍邪,攻则正伤,故曰难治。难治非不治之证,应详察脉证,慎施治法。

经文（二三三）阳明病谵语,有潮热,反不能食者,胃中有燥屎五六枚也。若能食者,但硬耳,宜大承气汤。

简释：谵语潮热为胃实,当能消谷,反不能食者,以胃热结有燥屎五六枚也,宜大承气汤下之。若是能食,则知肠胃未结,不过大便已硬了,不可用大承气。

宜大承气汤句,接胃中燥屎句读。汉代文法多倒叙,宜注意。

经文（二三四）阳明病下血谵语者,此为热入血室,但头汗出者,刺期门随其实而泄之,濈然汗出则愈。

简释：下血,则经脉空虚,热乘虚入其血室。血室虽冲脉所属,而心实为之主,血室热重,燥火上犯,神明必昏,故谵语血下应无汗,热气上扰,故但头汗出。刺期门者,泄厥阴热邪则神志自清。

无论男女,皆有血室,此处不专指女人说。

经文（二三五）汗出谵语者,已有燥屎在胃中,此为风也。须下之,过经乃可下之,下之若早,语言必乱,以表虚里实故也。下之则愈,宜大承气汤。

简释：胃有燥屎，本当用下。以谵语而虚汗出，知有风邪在胸必候过经乃可下之，若下早，则乱其神明而致乱语，表邪乘虚内入，成为表虚里实之证，故必再大下一次，使邪出乃愈。

经文（二三六）伤寒四五日，脉沉而喘满，沉为在里，而反发其汗，津液越出，大便为难，表虚里实，久则谵语。

简释：伤寒四五日，正邪热传里之时，何况有脉沉在里之喘满，而反汗之，是为津液受劫，胃中干燥，大便为难，久则屎燥胃实，邪热上蒸，必发谵语。

经文（二三七）三阳合病，腹满身重，难以转侧，口不仁而面垢，谵语遗尿。发汗则谵语，下之则额上生汗，手足逆冷，若自汗出者，白虎汤主之。（《玉函》作发汗则谵语（甚））

简释：腹满身重，难以转侧，口不仁谵语者，阳明证也。面有垢者，少阳证也。遗尿者，太阳证也。三阳合病唯阳明热邪太甚。太少两阳之邪热尽从阳明燥热之化，自应用白虎汤散其热邪，唯无汗者禁用。若因三阳合病，表里皆有邪，误与发汗攻表，则燥热甚，必益发谵语，误下攻里，则阴竭阳浮，必额上汗出，手足逆冷。必审其未经汗下而身热自汗出者，始为阳明之证。《内经》云，热则腠理开，营卫通，汗大泄，故与白虎汤，急救津液以存其阴。（若自汗出句，应接遗尿句来，汉文倒装法，例多如此。）

经文（二三八）二阳并病，太阳证罢，但发潮热，手足漐漐汗出，大便难而谵语，下之则愈，宜大承气汤。

简释：本太阳病并于阳明，故曰并病。太阳证罢，故无有表。但发潮热，是热并阳明。一身汗出，为热外越，今手足漐漐汗出，而热乘于胃，必大便难而谵语。与大承气汤下胃中之热。

经文（二三九）阳明病，脉浮而紧，咽燥口苦，腹满而喘，发热汗出，不恶寒反恶热，身重，若发汗，则躁，心愦愦反谵语，若加烧针，必怵惕烦躁不得眠。若下之则胃中空虚，客气动膈，心中懊憹，舌上胎者，栀子豉汤主之。

简释：脉浮发热，为邪在表，咽燥口苦，为热在少阳之腑，脉紧腹满而喘，为湿滞太阴之脏。汗出不恶寒反恶热身重，为热在阳明之里。

此表里俱有邪，应当用和解法。若发汗伤表，表热虽除，而内热益甚，反现出躁而愦愦及谵语之证，此表里有热之证，若复加烧针，则损耗阴气，故现惊惕烦躁不得眠之证。若下之，里热虽出，则胃中空虚，客邪乘虚动膈，所以又使心中懊憹。舌上苔者，是膈热内盛，与栀子豉汤以除膈热。

本论于应用清解之证，必详叙汗下温针之逆，从第六节起，欲人于疑似处辨认脉证，并审慎施治。

愦愦心乱也，怵惕恐惧貌。

经文（二四〇）若渴欲饮水，口干舌燥者，白虎加人参汤主之。（《玉函》《千金翼》无加人参三字。）

简释：此承上节说，若前证更见口渴饮水，口干舌燥，此属于阳明证之燥热，当用白虎加人参汤以清燥热而生津液。

经文（二四一）若脉浮发热，渴欲饮水，小便不利者，猪苓汤主之。

简释：此承上节白虎汤证说，若脉浮发热，亦渴欲饮水，但小便不利，此乃脾肺水津不化，三焦决渎失职，则又当以猪苓汤主之。

猪苓汤（八二）

猪苓去皮　茯苓　阿胶　滑石碎　泽泻各一两

太阳用五苓散，因寒水在心下，故有水逆之证，用桂以散寒。白术以培土。阳明用猪苓汤，因热邪在胃中，故有自汗证，用滑石以清热，阿胶滋津二苓泽泻利水。

经文（二四二）阳明病，汗出多而渴者，不可与猪苓汤，以汗多胃中燥，猪苓汤复利其小便故也。

简释：此又承上节而言，阳明主津液，津液充则不渴，津液少则渴。热传阳明必耗津液，多汗而渴，胃中燥热可知，自不可再利小便，因上节用猪苓汤特出本节，反复申明。以示审慎。

经文（二四三）脉浮而迟，表热里寒，下利清谷者，四逆汤主之。

简释：脉浮而迟，浮为表虚，迟为里寒，未经妄下，而利清谷，是表为假热，里为真寒，与四逆汤温里散寒。

阳明虚证，胃中虚冷，完谷不化，纵外现阳明假热之证，亦当温经回阳，脾胃以膜相连，胃虚则燥从湿化，成太阴证。

经文（二四四）若胃中虚冷，不能食者，饮水则哕。（《脉经》于本节冠以"阳明病"三字，《千金翼》无若字。）

简释：胃中虚冷，则不能食，饮水则水寒相搏，气逆而哕作。

经文（二四五）脉浮发热，口干鼻燥，能食则衄。

简释：脉浮发热，口干鼻燥，是热在经脉，能食是胃气自和，故经脉更见充实，而热愈甚，故发为衄。

经文（二四六）阳明病下之，其外有热，手足温，不结胸，心中懊𢙐，饥不能食，但头汗出者，栀子豉汤主之。

简释：表证未罢，而误用下法，邪热内陷，则外无热而手足寒，今外有热，手足温，可见热虽内陷，尚不深重，故不结胸，但心中懊𢙐，饥不能食，此为胸中虚烦证。热自胸中熏蒸于上，故但头汗出，而身上无汗，与栀子豉汤以平虚热。

经文（二四七）阳明病，发潮热，大便溏，小便自可，胸胁满不去者，小柴胡汤主之。（宋本作与柴胡汤无主之二字。）

简释：阳明病，潮热为胃实证，应大便硬，而小便数，今大便溏，小便自可，则是胃热未实，而水谷不分之故。大便溏则湿滞脾陷，升降失职，胸胁满不去，则邪气还在少阳半表半里之间，与小柴胡汤以去表里之邪。

经文（二四八）阳明病，胁下硬满，不大便而呕，舌上白苔者，可与小柴胡汤，上焦得通，津液得下，胃气因和，身濈然汗出而解也。

简释：阳明病，胁下硬满，不大便而呕，舌上白苔，此邪气仍在半表半里，可与小柴胡汤以和解之。上焦得通，则呕止。津液得下，则胃和。当必濈然汗出而解。

经文（二四九）阳明中风，脉弦浮大而短气，腹都满，胁下及心痛，久按之气不通，鼻干不得汗，嗜卧，一身及面目悉黄，小便难，有潮热，时时哕，耳前后肿，刺之小差，外不解，病过十日脉续浮者，与小柴胡汤，脉但浮无余证者，与麻黄汤，若不尿腹满，加哕者不治。（续浮之浮字，《金鉴》云当是弦字，其说颇是。柯琴径改为弦浮，唯无确据可证。宋本脉玉函及成本合之。）

简释：浮大为阳，风在表也。弦则为阴，风在里也。短气腹满，胁下及心痛，风热壅于腹中而不通。鼻干不得汗，嗜卧，风热内攻也。一身面目黄，小便难，有潮热，时时哕者，风热攻胃也，耳前后肿，风热在经也。刺之经气通，内证小差，而外证仍不解，病过十日，是内证已解之互文，外证不解，脉续浮者，邪气有向外之势，与小柴胡汤以和解之。若是脉但浮而不弦大，无有一切里证，是邪但在表也，可与麻黄汤发汗。若不尿，腹满加哕，此属关格，法在不治。

这是阳明篇阴阳错杂，表里混淆之第一重症，应加研究，以抽丝剥茧的功夫，细心审证施治。

经文（二五〇）阳明病，自汗出，若发汗，小便自利者，此为津液内竭，虽便硬不可攻之，当须自欲大便，宜蜜煎导而通之，若土瓜根及大猪胆汁，皆可为导。

简释：津液内结，肠胃干燥，大便因之硬。此不是结热，故不可攻，宜以药外治而引之。

蜜煎方（八三）食蜜七合，右一味，于铜器内微火煎之，当须凝如饴状，搅之勿令焦，俟可丸，并手捻作梃，令头锐，大如指，长二寸许，当热时争作，冷则硬，以纳谷道中，以手急抱，欲大便时，乃去之（按纳之后，同大便出，不必去而自去）。

土瓜根导法（八四）取根捣汁，以水解之，于筒中次内下部立通。（见外台引古今录）

大猪胆汁导法（八五）大猪胆一枚苦寒，泻出汁和醋酸温少许，灌入谷道中，如一食顷，当大便，出宿食恶物。

（"须"，等待的意思。）

经文（二五一）阳明病，脉迟，汗出多，微恶寒者，表未解也。可发汗，宜桂枝汤。

简释：阳明病，脉迟，汗出多，当是邪在里，以微恶寒，知表未解，与桂枝汤和表。

经文（二五二）阳明病，脉浮无汗而喘者，发汗则愈，宜麻黄汤。

简释：浮者，邪向外也。无汗而喘，客邪在表未解除也，故曰发汗则愈。当与麻黄汤发之。

经文（二五三）阳明病，发热汗出者，此为热越，不能发黄也。但头汗出，身无汗，剂颈而还，小便不利，渴饮水浆者，此为瘀热在里，身必发黄，茵陈蒿汤主之。

简释：但头汗出，身无汗，剂颈而还，热不得越也。小便不利，渴饮水浆，热盛于胃，津液内竭也。湿被热熏，瘀热在里，色越于外，故身必发黄，与茵陈蒿汤逐热行瘀。

茵陈蒿汤方（八六）

茵陈蒿六两，苦、平、微寒　栀子十四枚　大黄二两

上三味，以水一斗二升，先煮茵陈减六升，内二味，煮取三升，去滓，分温三服，小便当利，尿如皂角汁状，色正赤，一宿腹减，黄从小便去也。

茵陈除热结黄疸，栀子除胃热以通水源，大黄除胃热，推陈致新，令瘀热从小便出。不独腹满自减，胃肠亦不受伤。先煮茵陈蒿，则大黄从小便出。此煎法也。

经文（二五四）阳明证，其人喜忘者，必有畜血。所以然者，本有久瘀血，故令喜忘。屎虽硬，大便反易，其色必黑，宜抵当汤下之。

简释：阳明证，指胃家实所现各证候。其人喜忘者，以本有久瘀之血，故令喜忘。屎硬而大便反易，以血主滑利之故，瘀血附着在内，故便色必黑。

"喜"外台作善。

"畜"敕六切，积也，通作蓄。

经文（二五五）阳明病，下之心中懊憹而胃烦，中有燥屎者，可攻。腹微满，初头硬，后必溏，不可攻之。若有燥屎，宜大承气汤。

（按：康平本，胃中有燥屎者下，接宜大承气汤。"若有燥屎者可攻，腹微满，初头硬，后必溏者不可攻之"二十一字系小注。）

简释：阳明病下之，心中懊憹而烦，当是虚烦。若胃中有燥屎，则应攻下，若无有燥屎，而腹只见微满，其便初头虽硬，其后必溏，乃是虚证，不可用攻。如审其肠中实有燥屎，则宜酌用大承气汤。

经文（二五六）病人不大便五六日，绕脐痛，烦躁发作有时者，此有燥屎，故使不大便也。

简释：病人不大便五六日，是邪热在里，肠胃燥结。胃中燥结，气不下通，所以绕脐痛，烦躁随阳明气旺之时发作，故曰发作有时。

经文（二五七）病人烦热，汗出则解，又如疟状，日晡所发热者，属阳明也。脉实者宜下之。脉浮虚者，宜发汗。下之与大承气汤，发汗宜桂枝汤。

简释：烦热属太阳，故宜汗解。复如疟状，是寒热往来，日晡所为阳明旺时，日晡发热，是为潮热，为阳明证。虽邪入阳明，犹要审其脉象，恐未离太阳，则不可下，若脉见实象，乃可攻之。若脉浮，病犹在表，则又宜用汗法，下之宜大承气汤，汗之宜桂枝汤。（所谓宜者，有斟酌意思。）

经文（二五八）大下后，六七日不大便，烦不解，腹满而痛，此有燥屎也。所以然者，本有宿食故也。宜大承气汤。

简释：大下后，至六七日不大便，必是本有宿食结燥隐匿未去，邪热复集，所以烦热不解，腹满而痛。肠胃还有燥屎，毫无疑义，宜大承气汤下之。

经文（二五九）病人小便不利，大便乍难乍易，时有微热，喘冒不能卧者，有燥屎也。宜大承气汤。

简释：津液内亡则大便乍难，小便不利，津液还入胃中，则大便又见乍易，乘阳明气旺之时，故时现微热。火热气逆，故气喘郁冒头晕痛。胃中不和则睡不安。审此内必有燥屎，与大承气汤，上治喘冒，下行燥屎。

经文（二六〇）食谷欲呕者，属阳明也。吴茱萸汤主之。得汤反剧者，属上焦也。

简释：食谷欲呕者，是阳明胃有虚寒，不受水谷，用吴茱萸汤以温胃气，如服下而反剧者，则属上焦，必上焦膈中有热，得汤反助其热，故加剧也。

吴茱萸汤方（八七）

吴茱萸_{一升洗辛温}　人参_{三两}　生姜_{六两}　大枣_{十二枚}

上四味，水七升，煮取二升，去滓，温服七合，日三服。

吴茱萸生姜辛以温胃。人参大枣甘以缓脾。

经文（二六一）太阳病，寸缓关浮尺弱。其人发热汗出，复恶寒不呕，但心下痞者，此以医下之也。如其不下者，病人不恶寒而渴者，此转属阳明也。小便数者大便必硬，不更衣十日，无所苦也。渴欲饮水，少少与之，但以法救之，渴者宜五苓散。

简释：寸缓关浮尺弱，复恶寒，都属太阳中风之证，不呕是胃中无病，不是误下，何得有心下痞的证象，故曰此以医下之也。如不经误下而痞，又不恶寒而口渴，此是邪转入阳明了。小便数者，则阳明津液随同小便渗出，大肠失调大便必硬。但大便虽硬，与肠中结热不同，故不更衣十日而不见所苦，渴欲饮水，少少与之以调胃气。然必审邪气之所在以法救之。去其湿热，救其津液。如渴因不能化气化水以生津液所致，则宜酌用五苓散。

经文（二六二）脉阳微而汗出者，为自和也。汗出多者，为太过，阳脉实因发其汗出多者，亦为太过，太过为阳绝于里，亡津液，大便因硬也。

简释：脉阳微，可知邪气轻，邪气轻汗出少，是为恰当，故曰自和也。汗出多者，则及损伤正气了，故曰太过。阳脉实者，表热甚也。因发汗太过，津液亡于外，而阳绝于内也。阳为津液之源，津液为阳之根，汗多液竭，阳气虽存，根本则离，故曰阳绝。阳绝津亡故大便硬也。

经文（二六三）脉浮而芤，浮为阳，芤为阴，浮芤相搏，胃气生热，其阳则绝。

简释：浮则气上行故曰阳。芤为血内损故曰阴。胃中生热，脾阴不能配合胃阳，津液干而成枯燥，则为阳绝。

"芤脉"上下有力，中心无力，如按葱然。

经文（二六四）趺阳脉浮而涩，浮则胃气强，涩则小便数，浮涩相搏，大便则难，其脾为约，麻仁丸主之。

简释：浮为阳盛，为胃气强，涩为阴液虚，为小便数。胃为脾之合，胃强则燥灼脾阴，脾阴虚而约缩，不能为胃行其津液，则大便为难了。与脾约丸治之。

麻仁丸方（八八）（一名脾约丸）

麻子仁二升　芍药半斤　枳实半斤，炙　大黄一斤，去皮　厚朴一尺，炙　杏仁一升，熬

上六味为末，炼蜜为丸，桐子大，饮服十丸，日三服，渐加，以知为度。

《医心方》引《小品方》云，厚朴一尺及数寸者，厚三分，废一寸半为准，麻仁甘平入脾润燥为君。杏仁降气，与大黄走而不守为臣，芍药滋阴液，与枳朴之消导除积为佐。

经文（二六五）太阳病三日，发汗不解，蒸蒸发热者，属胃也。调胃承气汤主之。

简释：蒸蒸是热气自内达外，为热盛之象。太阳病，三日发汗不解，蒸蒸发热，为胃热盛，与调胃承气汤以下胃热。（参看二七〇节其审轻重）

经文（二六六）伤寒吐后，腹胀满者，与调胃承气汤。

简释：吐后，而腹胀满，为热入胃，但胀满而不痛，故不用枳朴与调胃承气缓缓下之。

经文（二六七）太阳病，若吐若下若发汗后微烦，小便数，大便因硬者，与小承气汤和之则愈。

简释：吐下汗后，而见烦证，是邪入里，小便数，大便必硬，故与小承气汤和之。

经文（二六八）得病二三日脉弱，无太阳柴胡证，烦燥心下硬，至四五日虽能食，与小承气汤少少与微和之，令小安。至六日与承气汤一升，若不大便六七日，小便少者，虽不能食，但初头硬，后必溏，未定成硬，攻之必溏，须小便利，屎定硬，乃可攻之。宜大承气汤。（林校本于"虽不能食"下有"一云不大便"五字小注。）（赵刻"不能食"作"不受食"。）

简释：二三日脉弱，不见太阳柴胡证，而见烦燥心下硬满，可知是阳明证。至四五日虽能食，而腑病已成，可与小承气汤少少与和之。令其烦燥小安，至六日邪大实之时，只可与承气汤一升利之。若是不大便六七日，而小便见少，则胃中水谷不别，大便初头硬，后必溏，虽不能食，以小便少，大便必没有十分成硬，要候小便利，大便一定成硬了，

乃可攻之，攻之则宜用大承气汤。

经文（二六九）伤寒六七日，目中不了了，睛不和，无表里证，大便难，身微热者，此为实也，急下之。宜大承气汤。

简释：伤寒六七日，为邪气入里之时。目中不了了，睛不和，是邪热内盛上熏于目，无表里证，仅大便难，微热似乎不重。但病到了目不了了睛不和，确是燥热灼尽真阴最危险之候，故当急与大承气汤下之，以救垂涸之阴液，缓则不及挽回。

此合下三节，皆是论阳明燥热太重，应急下之证，与少阴篇急下三节彼此互文。

经文（二七〇）阳明病，发热汗多者，急下之，宜大承气汤。

简释：邪热入腑，发热汗多，真阴将竭，急下之以存阴，宜大承气汤。（本节，病重于二六五节，故治法不同，应参看。）

经文（二七一）发汗不解，腹满痛者，急下之，宜大承气汤。

简释：发汗不解，邪结在腑而成腹满痛者，燥热伤阴宜急下之，用大承气汤。

经文（二七二）腹满不减，减不足言，当下之，宜大承气汤。

简释：腹满不减，为邪气实。减不足言，是说满至十分，即减至二三分，不足言减，还是要下，宜大承气汤。

经文（二七三）阳明少阳合病，必下利，其脉不负者为顺也。负者失也。互相克贼，名为负也。（《玉函》作名为负，也作若，连下节脉滑而数积。）

简释：两阳合病，必见两阳的脉，阳明脉大，少阳脉弦，此为顺脉，若大而不弦，则少阳为负，弦而不大，则阳明为负，这是互相克贼，是为失，失者，言其不顺也。

经文（二七四）脉滑而数者，有宿食也，当下之，宜大承气汤。

简释：此节应连上节解，因阳明少阳合病下利，脉滑而数，则胃气实了。胃热结而肠间积垢旁流，是宿食当下之证，宜大承气汤。

经文（二七五）病人无表里证，发热七八日，虽脉浮数者，可下之。假令已下，脉数不解，合热则消谷善饥，至六七日不大便者有瘀血，宜抵当汤。[按：本节恐有脱文存疑待考。]

经文（二七六）若脉数不解，而下利不止，必协热而便脓血也。

简释：此节承上文经络之邪热，不随太阳成瘀血，转入胃肠而下利不止，必协热而见脓血。

经文（二七七）伤寒发汗已，身目为黄，所以然者，以寒湿在里不解故也。以为不可下也，于寒湿中求之。（《玉函经》，寒湿下有相搏二字，"以为不可下也"句作"以为非瘀热而不可下"，末句"于"字上有"当"字。）

简释：阳明之里即是太阴，湿热湿寒，皆能致病黄疸。伤寒发汗已，身目为黄者，是寒湿相搏，在里不解所致。此非瘀热，自不可下。当于寒湿中求治法。［按：仲景于瘀热发黄之先，特提出寒湿黄证，指示治法，以免偏于专从湿热一面论治。］

经文（二七八）伤寒七八日，身黄如橘子色。小便不利腹微满者，茵陈蒿汤主之。

简释：身黄如橘子色，是鲜明之色。此是热毒外泄。小便不利腹微满者，是热甚于外，津液不得下行，与茵陈蒿汤利便退黄逐热。

经文（二七九）伤寒，身黄发热者，栀子柏皮汤主之。

简释：身黄内有瘀热，应当用下法。此是黄而兼发热，则热未成实，故与栀子柏皮汤清解。

栀子柏皮汤方（八九）

栀子十五枚　柏皮二两　甘草一两

上二味，以水四升，煮取　升半，去滓，分温再服。

栀子彻热于上，柏皮清热于下，甘草以和中。

经文（二八〇）伤寒，瘀热在里，身必发黄，麻黄连轺赤小豆汤主之。

简释：伤寒瘀热在里，是说太阳不解，随经而瘀热在里。熏蒸外溢，现为黄色。

麻黄连轺赤小豆汤方（九〇）

麻黄二两　连轺二两,甘、寒、平　赤小豆一升、甘、酸、平　杏仁四十枚　生梓白皮一斤、苦、寒　甘草二两　生姜二两　大枣十二枚

（"轺"《千金》作翘，邹澍说，《本经》胪列连翘功用与此方所治

之证甚合，郭璞尔雅注一名连苕，苕轺声同字异，《本经》翘根陶弘景已云不识，王好古以翘根为连轺恐误）

上八味以潦水一斗，先煮麻黄再沸去上沫，内诸药，煮取三升，去滓分温三服，半日服尽。

麻黄杏仁甘草利气散寒。连轺赤豆梓皮行水导热，去瘀散黄。姜枣益土和中。（如无梓皮，李中梓用桑白皮代，后人多主张用茵陈蒿代，可临证酌用。）

少阳篇提要

手少阳经起手无名指外侧（关冲穴，去爪甲角分许，合少冲、商阳，刺以三棱针，使气血流通，治中风卒倒，牙关紧闭，为起死回生妙诀），循手腕，抵掌后高骨（凡三焦气旺者，此骨高起，高骨前侧陷中阳池只针三分，禁灸，主治寒热疟，臂不能举等证），出臂外两骨间（外关穴，在阳池上二寸两骨间陷中，针三分，留七呼，灸三壮，主治脏府结热、衄血、瘰疬），上肘（天井穴在肘外大骨尖后一寸两筋入骨罅中，屈肘拱胸取之，针三分，灸三壮，主治瘰疬、瘾疹），循臑外（清冷渊穴在天井穴上一寸，伸肘举臂取之，以与手太阳经会合，而有寒水之气也，再上至肘外对腋，为消灼穴，言其相火也，二穴种牛痘能发出肾中热毒，以三焦根于肾系也。）入缺盆，布膻中，散络心胞（三焦与心胞络同司相火），下膈属三焦。

支者上绕耳（翳风穴，在耳尖骨陷中，先将铜钱约二十枚令患者咬之，寻取穴中，针三分，禁灸，主治耳聋及瘰疬，再上耳后中间鸡爪青络脉中，瘛脉穴也，刺之治瘛疭，又绕耳前为耳门穴），曲上鬓角（动脉中和髎穴），至眉后而终（眉后为丝竹空穴）。

又支者从耳前交颊，至目锐眦。交足少阳经。

足少阳经起于目锐眦（瞳子髎穴），绕耳前后（耳前听宫穴，在耳珠下动脉宛宛中，开口有穴，主治耳聋耳鸣，牙车脱臼，中风瘛疭，喎邪，兼刺迎香穴，功效如神，耳后大筋外廉发际陷中，风池穴也，刺四分，治风寒头风，二穴皆肝气浅处。）至肩下，循胁肘在，络肝属胆（日月穴，在期门穴下五分，胆脉从肝膈出此穴，然后上下行），出气冲，散布脏腑，下足（阳陵泉穴，在膝下一寸外廉陷中，主治冷痹，霍乱转筋，针四分，灸三壮），入足四指端（窍阴穴，在第四指外侧去爪甲角分许，阳经根于阴穴，此见阳自阴生之妙。）。

支者别足跗入大指，交足厥阴经。

经言手少阳三焦者，决渎之官，水道出焉，又名中渎之腑，属肾与膀胱，络膀胱，约下焦，实则闭癃，虚则遗溺，相火下蛰，水脏（肾）温暖，而水腑（膀胱）清利，故少阳和则水道通调。又云上焦如雾中焦如沤，下焦如渎，六腑之所与合也，故既为行水之腑，又为相火上下运行化气之路。足少阳胆者，中精之腑，从三焦相火化气（以阳木遇火则从火化），同司开阖之枢机，出阳入阴，职任最重，其经行身之侧，居二阳之里，三阴之表。病则经气壅迫不能顺降，故胸痛胁痞，往来寒热，或呕逆下利，耳聋，目赤，口苦咽干目眩，经腑之病均宜和解，不可发汗，更不可吐下温针。因其居半表半里之间，治法稍偏，即阳盛而入阳明之腑，阴盛而入三阴之脏，坏象不一，知其所犯何逆，以法治之使顺，因证活用，不可拘泥。

少阳经证，有由本经自受者，有由他经转属者，太阳篇中已详载本经脉证方剂，故本篇条文特简，学者应从整体研究，细心体会。

辨少阳病脉证并治全篇

经文（二八一）少阳之为病，口苦咽干目眩也。

简释：足少阳胆经从手少阳三焦相火化气，故《内经》曰，少阳之上相火主之，标本皆热，病则口苦咽干，中见厥阴风木，风火相煽，病则目眩，《灵枢·经别》曰，足少阳之正……别者……上肝贯心，以上挟咽出颐颔中，故《经脉》又曰，是动则病，口苦咽干，热聚于胆也。《素问·六元正纪大论》曰，少阳所至为飘风燔燎，故目眩，目眩者，风火相煽也。

经文（二八二）少阳中风，两耳无所闻，目赤，胸中满而烦者，不可吐下，吐下则悸而惊。

简释：风为阳邪，煽动相火，火复生风，上冲空窍，耳中气涌，则声自外入者，无所闻而现耳聋，火热蒸目，则目赤，胸满而烦也是风热证象，少阳宜和解，不可吐，不可下，若是妄吐妄下，徒伤津液，则风火内合手厥阴心包而悸，内合足厥阴肝而惊。

经文（二八三）伤寒脉弦细、头痛发热者，属少阳，少阳不可发汗，发汗则谵语，此属胃，胃和则愈。胃不和则烦而悸。

简释：凡头痛发热，大都说是在表，而此头痛发热属少阳者，因见其脉弦细，故知其邪在少阳之界，少阳居半表半里为相火主治之经，病则经气逆升而为头痛发热，火热熏灼，津液既损，不可发汗，发汗则亡津液，邪乘胃燥内入，必发谵语，谵语为胃病，胃能清降为和，胃不和，必见烦而悸的症状。

经文（二八四）本太阳病不解，转入少阳，胁下硬满，干呕不能食，往来寒热，尚未吐下，脉沉紧者，与小柴胡汤。

简释：本太阳脉浮头痛恶寒的证，而转为胁下硬满干呕不能食，往来寒热者，是太阳的病不解，而转属少阳，尚未误吐误下，中气没有伤，故脉现沉紧，正气就能与邪争，有欲外出之象，故酌用小柴胡汤清利疏达之。

经文（二八五）若已吐下发汗温针，谵语，柴胡证罢，此为坏病，知犯何逆，以法治之。

简释：少阳之邪，在半表半里，若是妄用吐下及温针，损耗津液，助长火热，致发谵语，则非入阳明之腑，即入三阴之脏，柴胡证罢，则为坏病，审其所犯何逆，再按本论各篇依法治之。

（此节《玉函》《千金》本，均与上节紧接合成一节）。

经文（二八六）三阳合病，脉浮大上关上，但欲眠睡，目合则汗。（眠睡，《玉函》《千金翼》均作寝。）

简释：关上以候少阳之气，太阳脉浮，阳明脉大，浮大上关，可知是三阳合病了。胆热是好睡眠，阳加于阴则汗，目合则阳入阴，阳盛阴虚，是以目合则汗。

经文（二八七）伤寒六七日无大热，其人躁烦者，此为阳去入阴故也。

简释：伤寒六七日，太阳经尽，当传阳明，今无大热而反烦，则似少阳非阳明矣。烦极加躁，是由少阳便入三阴也。故曰阳去入阴。

经文（二八八）伤寒三日，三阳为尽，三阴当受邪，其人反能食，而不呕者，此为三阴不受邪也。

简释：伤寒四日为表邪入里之时，里不和，则不能食而呕，今反能食而不呕，是邪不传里，故为三阴不受邪。

经文（二八九）伤寒三日，少阳脉小者，欲已也。

简释：此承上节不传三阴而更言其脉也。伤寒三日，少阳受病之期，脉不见弦而脉见小，是邪气微，正气复，而病欲已。

经文（二九〇）少阳病欲解时从寅至辰上。

简释：少阳通于春气。寅卯辰，为一日十二时之春，故少阳得其旺时而解。

太阴篇提要

手太阴经起中焦（任脉中脘穴），下络大肠（散而为肺之腑），还行胃口，上膈属肺系（经谓营卫出于胃而皆布于肺），出腋下（肺脉起于中焦，不止一脉，始如散丝，上循胃口入肺，合总一脉，出中府穴，上云门穴，走下，至肘中约横纹为尺泽穴），至肘，循臂，入寸口，上鱼际（至鱼际，又散如丝），出大指（少商穴，在大指内侧，去爪甲分许，为肺气所泄，以三棱针刺出血，禁灸，主治双蛾喉痹，血出喉开，功效立见）。

其支者从腕后直出次指内廉，交手阳明经（商阳穴，手阳明起于此穴）。

足太阴经起足大指内侧（隐白穴，去爪甲分许，针一分，灸三壮，主治心脾疼痛），循内踝前（商丘穴，在内踝下微前陷中，针三分，留七呼，灸三壮，主治寒疟，呕吐泄利），上腨内（三阴交穴，在内踝上三寸，夹骨陷中，三阴脉交会于此，针三分，灸三壮，主治寒疝遗精，妇人月经不调不孕，赤白带下，淋滴等证）。上膝股内前廉（血海穴，箕门穴，冲门穴），从冲门入腹，属脾络胃（脾脏胃腑，相为表里）。

其支者，从胃络别行上膈，注心中，交手少阴经。（上膈挟咽，与阳明同路，唯阳明发于面以卫外，太阴散舌下，生布津液润燥，互为功用也。）

手太阴肺主皮毛而为卫气之总司，高处于脏腑之上，气达于外，以卫周身，故为相传之官，治节出焉（心火太盛则亢不下行，肺主清降以调节之），清润肃降，则所合之手阳明大肠不患燥结，所主之鼻窍汗孔不致开阖失常，唯号称娇脏，既恶寒，复畏热，六淫外感，均易侵袭，外赖太阳之卫护，内恃脾胃纳谷之滋益。足太阴脾以湿土而为至阴之脏，配合胃腑之燥，纳谷化精，为气血之本源，体阴用阳，表里互用，燥湿合度，肺金亦从脾土而化清润，故太阴阳明协调，则身健力充。肺脾两脏经脉贯通合为太阴经，实阴经之最巨者，以其为纯阴之脏，病则从阴化者多，从阳化者少，故仲景于篇首以不可下为诫，其因太阳病误下之证主用芍药大黄者，有时亦当顾本经脉证而减之。详审虚实寒热，斟酌温清（如温用四逆辈的辈字，即指示酌用四逆理中附子等汤而言），则了无余义矣。

辨太阴病脉证并治全篇

经文（二九一）太阴之为病，腹满而吐，食不下，自利益甚，时腹自痛，若下之必胸下结硬。

简释：足太阴脾以湿土主令，手太阴肺金从而化湿。湿者太阴之本气与阳明为表里。燥胜则为阳明病，湿胜则为太阴病。太阴之脉，络布大肠胃中，邪气内壅，则为腹满，上不得降，则呕吐食不下，下不得升，则自利益其。邪气内犯，时腹自痛。若下之，则阴邪留于胸下为结硬。

此节为太阴病之提纲。

经文（二九二）太阴中风，四肢烦疼，阳微阴涩而长者，为欲愈。

简释：四肢，四末也，脾主四末，《素问》云，风淫末疾是也，故太阴中风，四肢烦疼。烦疼者，四肢酸疼而烦扰无措也，阳微阴涩者，轻取之而微，重按之而涩，或寸微尺涩也，因邪入太阴，脾肺气滞，故阳微阴涩也，阳微阴涩，正四肢烦疼之病脉，今脉象转长，长脉者，阳脉也，以阴病阴脉而能转见阳脉，故知长则阳将回，为阴病欲愈之征，所谓长则气治也。

经文（二九三）太阴病欲解时，从亥至丑上。

简释：太阴为至阴之脏，旺于亥子丑，故欲解于其旺时。

经文（二九四）太阴病，脉浮者，可发汗，宜桂枝汤。

简释：浮为在表，沉为在里，太阴病脉浮，邪尚在经，无脏证，故可发汗。

经文（二九五）自汗不渴者，属太阴，以其脏有寒也。当温之，宜服四逆辈。

简释：自利口渴一证，有津亡里燥者，有火衰不能蒸腾津液者。本节自利而不渴者，属太阴，其脏有寒故也。当以四逆等汤以温之。

经文（二九六）伤寒脉浮而缓，手足自温者，系在太阴，太阴当发身黄，若小便自利者，不能发黄，至七八日虽暴烦下利，日十余行，必自止，以脾家实，腐秽当去故也。

简释：浮缓脉，与太阳脉相似，太阳中风，身必发热。此则但手足温，所以说系在太阴。太阴脉见浮缓，则内有湿热，势必蒸身而发黄，若小便自利，湿热从小便出，不能发黄，至七八日暴烦下利，日十余行，必自止，以脾家正气充实，逐秽下泄故也。（此与阳明篇二〇四节经文宜参考。）

经文（二九七）本太阳病，医反下之，因尔腹满时痛者，属太阴也。桂枝加芍药汤主之，大实痛者，桂枝加大黄汤主之。

简释：太阳表邪未罢，医反下之，邪乘虚传入太阴，则里气就不和了，故腹满时痛，桂枝加芍药以和之。大实痛者，是有燥矢，属阳明，故加大黄微下，以双解表里。

桂枝加芍药汤方（九十一）

桂枝三两　芍药六两　甘草二两　生姜三两　大枣十二枚

上五味，以水七升，微火煮取三升，去滓，适寒温，服一升。

桂枝加大黄汤（九十二）

桂枝三两　芍药六两　甘草二两　生姜三两　大枣十二枚　大黄一两

上六味，以水七升，煮取三升，去滓，温服一升，日三服。

经文（二九八）太阴为病脉弱，其人续自便利，设当行芍药大黄者，宜减之，以其人胃气弱，易动故也。

简释：太阴病脉弱，其人续自便利，此是太阴寒湿为病，脾气内虚。假使客邪在里，应用大黄芍药攻下者，宜减少其分两也。以其人胃气弱易动其胃气之故，胃气为生命所关，应慎重顾及。

少阴篇提要

　　手少阴经起心中，出心系，下络小肠（心合小肠，小肠者受盛之腑）。

　　支者从心系上挟咽，系目系（此最主气化处）。

　　直者从心系上肺（营卫之交会在此），出腋下，至肘，抵掌后（锐骨端陷中，为神门穴），入掌内廉，出小指内侧（少冲穴），交手太阴经。

　　足少阴经起足小指下，叙趋足心（涌泉穴，为肾脉极底，最忌针漏泄气），循内踝（内踝下前一寸大骨下陷中为然谷穴，针三分，留三呼，灸三壮，治喉痹温疟。太溪穴在内踝后五分跟骨上动脉陷中，病危诊此脉未绝，可救，针三分，治消渴），上股贯脊，属肾，络膀胱。

　　其直者从肾上肝，透膈入肺，循喉咙，挟舌本（舌下涌泉为肾液所出，津道之要也）。

　　其支者，从肺络心注胸中（虽不列穴名，而肾经之气化，在络心循喉挟舌处为尤多）接手厥阴经。

　　手少阴心经主血脉，足少阴肾经主元气，血为营，营行脉中，气为卫，卫行脉外，营以为守，卫以为御，营统于脾，卫统于肺，而其根则皆在心肾。经云肾藏精，然精虽以肾为主，而实则合心血之所化。胸前任脉与冲脉皆司阴血，导心火下交于肾水，男性以气为主，血从气化，上升而为髭须，女性以血为主，气从血化，下行而为月经，其津之内敛者，则由肾系入于脊中，是生骨髓，上至脑而为髓海，故脑髓为肾之元气所化，因称肾为作强之官，技巧出焉。又云肾藏志，以髓足则能记忆，心藏神，以血足神清则能运思考而神明之。故太阳之能固卫周身者，赖小肠膀胱水火交蒸之力，而其根源则实出于肾（心与小肠，肾与膀胱，系脏腑配合关系）。就根源论，则少阴水火两脏，实为人身之先天根本，与太阳为表里，所关至重。病则火炎于上，水寒于下，阳热阴寒，或宜温灸，或宜急下，仲景历示诸死证，正教人防微杜渐之意，学者须详审察而精思之。

辨少阴病脉证并治全篇

经文（二九九）少阴之为病，脉微细，但欲寐也。

简释：少阴心主血，肾主气，肾水从化于心火，阴阳交互，为生命之根，营卫之源，与太阳为表里，病则气虚而脉微，血虚而脉细，卫气行于阳则寤，入于阴则寐，肾气困于内而微阳不出，故但欲寐。

（仲景六经提纲惟太阳少阴论脉）

此节为少阴病之提纲。

经文（三〇〇）少阴病，欲吐不吐，心烦，但欲寐，五六日自利而渴者，属少阴也。虚故引水自救，若小便色白者，少阴病形悉具，小便白者，以下焦虚有寒不能制水，故令白色也。（小便白，指溲清白如水而过长，非谓白如米泔。不能制水谓溲太多。）

简释：欲吐不吐，心烦表邪传里之象，又见但欲寐，则知病在少阴，至五六日自利而渴，为寒在下焦。心火不能下交于肾，无热力蒸水上润，故渴而引水自救，下焦有寒，不能制水化气，故小便长而白色如水，烦证不尽属少阴，故指出但欲寐来。渴证不尽属少阴，故指出下焦虚寒不能够制膀胱小便白色来。此是上热下寒之证，治法上病下取，上虚无阴以济，实由下焦无阳所致。若不从小便清白而长认出寒来，误作热治，则危矣。

经文（三〇一）病人脉阴阳俱紧，反汗出者，亡阳也。此属少阴，法当咽痛而复吐利。

简释：病人之脉阴阳俱紧，为伤寒证脉象，法应无汗，今反汗出者，则是阴寒太甚，阳虚外越，为亡阳之证，此证脉紧既非太阳表邪外来，即是少阴里寒内盛。故曰此属少阴。少阴上火下水，病则虚火上逆而为咽痛，水寒土湿而为吐利，审此证象，虽是危候，但医工能辨明真寒假热，趁早温经散邪，则阳不亡而病愈矣。

经文（三〇二）少阴病，咳而下利谵语者，被火气劫故也。小便必难，以强责少阴汗也。

简释：热邪挟火上攻而为咳，下攻而为利，内攻而为谵语，皆误被火劫发汗所致。小便难者，因强责阴汗，致火邪炽而阴津亏损也。

此下三节，皆言少阴不可发汗。

经文（三〇三）少阴病脉细沉数，病为在里，不可发汗。

简释：脉细沉数，是阴精已亏，里有热象，病在里不可发汗，因发汗必耗津液而亡阴也。

经文（三〇四）少阴病，脉微不可发汗，亡阳故也。阳已虚，尺脉弱涩者，复不可下之。（"亡"《千金翼》作"无"。）

简释：脉微，为肾阳虚，固不可发汗以亡其阳。若阳已虚而脉弱涩为阴虚，更不可下。

经文（三〇五）少阴病脉紧，至七八日自下利，脉暴微，手足反温，脉紧反去者，为欲解也，虽烦下利，必自愈。

简释：少阴病脉紧，四肢冷，是见阴寒之盛，至七八日自下利，脉转微手足温，阳气已回，是阴寒下走，故为欲愈。虽现烦证，实阳复之证，下利必自止。

（此下五节皆少阴欲解之证）

经文（三〇六）少阴病，下利，若利自止，恶寒而蜷卧，手足温者可治。

简释：少阴病，下利恶寒，蜷卧，寒极阴盛之象。利自止，手足温为阴退阳复，故为可治。

经文（三〇七）少阴病，恶寒而蜷卧，时自烦，欲去衣被者可治。

简释：恶寒而蜷，阴寒甚也。时自烦欲去衣被者，阳气欲复也。故曰可治。

经文（三〇八）少阴中风，脉阳微阴浮者为欲愈。

简释：少阴中风，阳脉当浮，阴脉当沉，今脉反阳微，则外邪不复入，阴脉反浮，则内邪尽外出，为欲愈。微者紧之反，浮者沉之反，寸微尺浮，是沉紧已去，阴退阳复故为欲愈。

经文（三〇九） 少阴病，欲解时，从子至寅上。

简释： 子丑寅，阳旺之时，少阴解于此时，阴得阳则解也。

经文（三一〇） 少阴病吐利，手足不逆冷，反发热者，不死，脉不至者，灸少阴七壮。

简释： 阴寒吐利，法当厥逆，以其无阳故也。手足不厥冷，则阳气未衰，虽反发热者不死，若脉不至则病暴虚，当灸少阴七壮，以回阳通脉。

热化不足，故不忌灸，灸太溪二穴，穴位见本篇提要。

经文（三一一） 少阴病，八九日，一身手足尽热者，以热在膀胱，必便血也。

简释： 膀胱者，肾之腑，足太阳也。少阴太阳为表里，少阴病至八九日，热化太过，脏病传腑，太阳主一身之表，手足者，诸阳之本，故一身手足尽热，心为血之总司，热蒸血溢，寒水不藏，故血下陷也。

热化太过，与上节对比。

经文（三一二） 少阴病，但厥无汗，而强发之，必动其血，未知从何道出，或从口鼻或从目出，是名下厥上竭，为难治。

简释： 少阴热厥无汗，亦不宜发，若强发少阴热邪之汗，益助其热，炎炎沸腾，必动其本经之血也。其出血在内脏者，无由目验，唯口鼻眼目出血，乃得见之，是则血液伤而上竭，气衰而下厥，故为难治。

难治非必死之证，应注意研究治法，此节示少阴禁汗。

经文（三一二） 少阴病，恶寒身蜷而利，手足逆冷者不治。

简释： 少阴水火异气，而以君火统之，离则水寒火热，各随本脏之性，而不复交互，寒热偏盛，动关生死。发热者易治，多寒者，难治，此恶寒身蜷而利，手足逆冷，纯阴无阳之象，故曰不治。

按舒诏谓此证如未至汗出息高，似犹可治，急投四逆汤加人参，或者不死。医家应于不治之中，寻出治法以冀挽回。

经文（三一四） 少阴病，烦躁吐利，四逆者死。

简释： 吐利者，里寒太甚，躁烦则阳欲绝。四逆者，阳气已竭，故知必死。

经文（三一五） 少阴病下利止，而头眩，时时自冒者死。

简释：下利止而头眩者，津液内亡而阴已竭，阳无依附，浮越于外，神气散乱，故时时自冒也。此阳脱之象，故知必死。

经文（三一六）少阴病四逆恶寒而身蜷，脉不至，不烦而躁者死。

简释：四肢温和为顺，故以厥冷为逆，蜷是不伸而屈，阴证齐现而脉不至，则阳已垂绝，又不烦而躁者，阴阳离决，故知必死。

医家当于元气垂绝，阴阳尚未离决时，设法挽回。

经文（三一七）少阴病六七日息高者死。

简释：少阴病，六七日由阴出阳之期，而息高，与太阳病二三日作喘之表证迥殊，此则肾气绝于下，肺气脱于上也。故知必死。

医者应于六七日之前，预为固护，或不至死。

经文（三一八）少阴病脉微细沉，但欲卧，汗出不烦，自欲吐，至五六日自利，复烦躁不得卧寐者死。

简释：脉微细沉，但欲卧，少阴之本阳也。汗出自欲吐，是阳升之象，微阳上越，根蒂未拔，是以不作烦热，至五六日而自利，阴寒愈甚，土败阳亡，更烦躁不得卧寐，阳欲绝而扰乱不宁，故知必死。

医家知早期少阴负趺阳者，为顺之理，于五六日前用培土泄水回阳之方治之，当不致延误而死。

经文（三一九）少阴病，始得之，反发热脉沉者，麻黄附子细辛汤主之。

简释：少阴病当无热恶寒，反发热者，邪在表也。脉沉者，阳不升也。沉属少阴，本不可汗，但初得病即发热，又属太阳，不得不发汗，故用附子以振肾阳，使真阳不随汗泄，麻黄细辛合用以解表也。

麻黄附子细辛汤方（九三）

麻黄二两　附子一枚,炮　细辛二两

上三味，以水一斗，先煮麻黄，减二升，去上沫，纳诸药，煮取三升，去滓，温服一升，日三服。

经文（三二〇）少阴病，得之二三日，麻黄附子甘草汤微发汗，以二三日无里证，故微发汗也。

简释：无里证，谓不吐利躁烦呕渴也。以无里证，故用麻黄附子甘草汤微汗以散之。

麻黄附子甘草汤（九四）

麻黄二两　附子一枚炮　甘草二两

上三味，以水七升煮麻黄一两沸，去上沫，纳诸药，煮取三升，去渣，温服一升，日三服。

麻黄之辛，以散表邪，附子之辛，以温经气。

经文（三二一）少阴病，得之二三日以上，心中烦不得卧者，黄连阿胶汤主之。

简释：少阴之证，上火下水，阴亏则阳亢，心血液均耗，故病得之二三日以上，心中烦不得卧，用黄连黄芩之苦，合阿胶芍药之甘，并入阴中以生阴气而除邪热，成氏所谓阳有余，以苦除之，阴不足，以甘补之是也。

此热化太过之病，应急滋水以熄风火，迟则土躁水竭，为祸深矣。

黄连阿胶汤方（九五）

黄连四两　阿胶三两　黄芩一两　芍药二两　鸡子黄二枚，甘、温

上五味，以水五升，煮三物取二升，去滓，内胶烊尽小冷，内鸡子黄搅令相得，温服七合，日三服。

经文（三二二）少阴病，得之一二日。口中和，其背恶寒者，当灸之，附子汤主之。

简释：少阴客热，则见口燥舌干而渴，而口中和不苦不燥，是无热也。背为阳，背恶寒，阳气弱，而阴气胜也。灸之以助阳和阴，与附子汤温经散寒。上节热化太过，本节热化不及，水胜火负，故用补土镇水之剂，以救肾阳。

附子汤方（九六）

附子二枚　茯苓三两　人参二两　白术四两　芍药三两

上五味，以水八升煮取三升，去滓，温服一升，日三服。

气虚者，补之以甘，气寒者，温之以辛，甘辛合用，足以助正气而散寒邪，参附苓术辛甘合用之药也。但病在阴，故用芍药以和阴，引附子入阴散寒。

经文（三二三）少阴病，身体痛，手足寒，骨节痛，脉沉者，附子汤主之。

简释：肾主骨，身体痛，手足寒，骨节痛者，是寒盛于阴。若是脉浮，手足热，则可发汗，此手足寒，脉沉，故当与附子汤以温经，上节阳虚。本节阴盛，补阳根，驱阴邪，皆重附子汤。

附子汤见前

经文（三二四）少阴病下利，便脓血者，桃花汤主之。

简释：少阴病寒湿证，下利便脓血者，是湿伤脾也。故不用苦寒，而用桃花汤，粳米补脾而泄湿，干姜温中而驱寒，赤石脂敛肠而固脱。

桃花汤（九七）

赤石脂一斤，一半全用，一半筛末　干姜一两　粳米一升

上三味，以水七升，煮米令熟，去渣，温服七合，内石脂末方寸匕，日三服。若一服愈，余勿服。方名桃花汤以赤石脂名桃花石也。

经文（三二五）少阴病二三日，至四五日腹痛，小便不利，便脓血者，桃花汤主之。

简释：二三日至四五日，寒邪入里，当然深了。腹痛者里寒也。小便不利者，水谷不化也，下不止便脓血者，肠胃虚弱下焦不固也。用桃花汤固肠止利。

桃花汤见前

经文（三二六）少阴病，下利便脓血者可刺。

简释：少阴病，下利便脓血，虚证则用桃花汤，若实证挟热，而下利脓血，则可刺经穴以宣泄之。

仲景未指示经穴，钱潢曰，可刺少阴之井荥输经合，柯琴曰，可刺期门，均可作参考。

以上三节。示因脱用桃花汤，泄热用刺法，审证贵分虚实。

经文（三二七）少阴病，吐利，手足逆冷，烦躁欲死者，吴茱萸汤主之。

简释：此少阴寒邪上攻脾胃之证，吐利厥逆烦躁欲死，阴邪太甚，真阳欲亡，吴茱萸辛温散寒，人参固本补中，大枣助胃益脾，生姜呕家要药，四物合用，以扶阳散寒。

本节应与（三一四）节参看，彼为先烦躁后厥逆，阳不胜而亡。此为先厥逆后烦躁，阳欲复而来争，病证同，而辨之与亡与争之间，医

工应细心审察。

经文（三二八）少阴病下利咽痛，胸满心烦者，猪肤汤主之。

简释：下利咽痛，胸满心烦，少阴热邪充斥上下之间，无所不到，寒凉之药不可用，故用猪肤润燥清热，米粉与蜜甘缓和中。

猪肤汤方（九八）

猪肤一斤

上一味，以水一斗煮取五升，去滓，加白蜜一升，白粉五合熬香和令相得，温分六服。

经文（三二九）少阴病，二三日咽痛者，可与甘草汤，不差与桔梗汤。

简释：咽痛，患热邪客于少阴之咽喉，用甘草泄热解毒以缓之。不差，用桔梗汤，甘草泄热解毒，桔梗降逆而开结滞也。

甘草汤方（九九）

甘草二两，生

上一味，以水三升，煮取一升半，去渣，温服七合，日二服。

桔梗汤方（一〇〇）

桔梗一两（辛微温）　甘草二两生

上二味，以水三升，煮取一升，去滓分温再服。

经文（三三〇）少阴病，咽中伤生疮，不能语言，声不出者，苦酒汤主之。

简释：咽中伤生疮，不能语言，皆是邪热上炎所致，与苦酒汤以清热解结。

苦酒汤方（一〇一）

半夏洗，破如枣核大，十四枚　鸡子一枚，去黄，纳上苦酒着鸡子壳中

上二味，内半夏着苦酒中，以鸡子壳置刀环中，安火上令三沸去滓，少少含咽之，不差，更作三剂。（上苦酒，《玉函》无上字，《千金翼》着上好苦酒着，《玉函》作于煮服法中，着字《玉函》无，又无三剂二字。）

辛以散之，半夏之辛以发音声，甘以缓之，鸡子之甘以缓咽痛，酸以收之，苦酒之酸以敛咽疮。（一鸡子壳之小，又只去黄小地位，已纳

苦酒，如何能再容半夏十四枚之多，应是如枣核大的半夏一枚，洗去其涎破为十四枚方合。）

经文（三三一）少阴病，咽中痛，半夏散及汤主之。

简释：此证由外感风寒，客于会厌，抑郁少阴经之热而致咽中痛，故以半夏散及汤，散风寒逐痰涎。

［按：《本经》谓半夏治喉咽肿痛，桂枝治喉痹，正是指此等证候而言。若不由风寒外邪郁其内热上蒸，则不可用辛温解散，如外邪已解，若伏热内发者，此方不可沾唇。］

半夏散及汤方

半夏　桂枝　甘草_{等分}

以上三味，各别捣筛已，合治之，白饮和服方寸匕，日三服，若不能散服者，以水一升煮七沸内散两方寸匕，更煮三沸，下火令小冷，少少咽之。（半夏散汤是一方，理中丸与汤是一方相同，不可分为二）

经文（三三二）少阴病，下利，白通汤主之。

简释：少阴病，先有脉微细，但欲寐的症了，再加下利，阴盛极了。恐有脱阳之险，故以白通汤散寒。

白通汤方（一〇四）

葱白_{四茎}　干姜_{一两}　附子_{一枚生用}

上三味，以水三升，煮取一升，去滓，分温再服。

《内经》曰，肾苦燥，急食辛以润之，葱白之辛以通阳气，干姜附子之辛以散阴寒。

经文（三三三）少阴病下利脉微者，与白通汤，利不止，厥逆无脉，干呕烦者，白通加猪胆汁汤主之，服汤脉暴出者死，微续者生。

简释：少阴病下利脉微，为寒极阴盛，与白通汤通阳散寒，而利犹不止，甚至厥逆无脉，干呕烦者，为阴盛格阳，故于白通汤中加猪胆汁，人尿反佐，以免格拒而引阳入阴，交通阴阳。若脉暴出，而现雀啄釜沸之象，是阳根脱离，故主死。微续为阳气渐渐来复，故主生。

白通加猪胆汁汤方（一〇五）

葱白_{四茎}　干姜_{一两}　附子_{一枚,生用}　猪胆汁_{一合}　人尿_{五合}

以上五味，以水三斗，煮取一升，去滓，内胆汁人尿和令相得，分温再服，若无胆亦可用。

《内经》曰，逆者正治，从者反治，以猪胆汁人尿反佐，纯阳之药得以深入，是从治法，所谓热因寒用，逆者从治，就是这个道理。

经文（三三四）少阴病二三日不已，至四五日腹痛小便不利，四肢沉重疼痛，自下利者，此为有水气，其人或咳，或小便利，或下利，或呕者，真武汤主之。（《千金要方》，《千金翼方》，均为玄武汤。或小便利，《玉函》作或小便自利。但尚无法证明待考。）

简释：少阴病，二三日未退，至四五日，则寒邪更深，肾阳衰，则不能制水，腹痛者，水湿内甚也。四肢沉重疼痛者，寒湿外甚也。小便不利，自下利者，湿甚水谷不分也。

《内经》曰，湿甚则濡泄，故与真武汤益阳气，散寒湿。

[按：本节为寒伤少阴内挟水气者，示以温肾通阳，崇土制水之大法。而条文既曰小便不利又曰利，既曰自下利，又曰或下利，前后语意不贯，又命名为真武汤者，以附子茯苓镇摄北方之水耳。若依加减法去茯苓附子，则全失真武汤之名义，前贤多有疑之者，应提出待考。]

真武汤　见前

加减法

若咳者，加五味子升半，细辛干姜各一两。

咳者水寒射肺，肺气不降，不能通调水道，下输膀胱，故加五味子敛肺降气，细辛通少阴，协干姜温中以散寒下逆冲之水。

若小便利者去茯苓

过利则伤肾，故去茯苓。

若下利者去芍药加干姜二两

去芍药之苦降，加干姜之辛热散寒温中。

若呕者，去附子加生姜足前成半斤。

呕者，水寒之气逆于胃，不必附子温下，加生姜以宣通降逆。

经文（三三五）少阴病，下利清谷，里寒外热，手足厥逆，脉微欲绝，身反不恶寒，其人面色赤，或腹痛，或干呕，或咽痛，或利止脉不出者，通脉四逆汤主之。

简释：下利清谷，脉微欲绝，手足厥逆，里寒证也。身热反不恶寒，面色赤，此阴盛于内格阳于外，不相通贯，危急之证，与通脉四逆汤，招外阳反内，手足温和，脉渐渐出，则阳回而愈。

通脉四逆汤方（一〇六）

本方药品同四逆汤，唯分量不同，后贤有疑不用甘草而用葱者，有谓应加葱合四味者，均于古本无据，又原条已具诸或有之证，然后出方主治。岂待续用加减。

因各本皆有，姑照旧录存，以备考证。

甘草二两，炙　附子大者一枚，生用　干姜三两，强人可用四两

上三味，以水三升，煮取一升二合，去滓，分温再服，其脉即出者愈。面色赤者加葱九茎（通阳气）。

腹中痛者，去葱加芍药二两。

腹痛，是络脉不通，不是阳上浮，故去葱，加芍药通经脉。

呕者加生姜二两。

呕为气逆，加生姜以宣气散寒。

咽痛者，去芍药加桔梗一两。

痛则气结加桔梗以开之。

利止脉不出，去桔梗加人参二两。病皆与方相应者乃可服之。

利止脉不出，阳气将复，精血内虚也，加人参以生脉。"脉病与方相应乃可服之示须慎用也"。（《玉函》无去葱去芍药去桔梗等字，后无病皆以下十字。）

经文（三三六）少阴病四逆，其人或咳或悸，或小便不利，或腹中痛，或泄利下重者，四逆散主之。

简释：四逆者四肢不温也，此证无脉微欲绝之象，可见不是寒深之厥，无烦渴之证，可见不是热深之厥，只是中气郁结，胃气不舒，而阳气不得顺利于四肢，故用和解四逆汤（散）治之。

本节因四逆与上各节相类，而治法不同，特列出以资比较。

四逆散方（一〇七）

甘草炙　枳实破，水渍，炙干　柴胡　芍药

上四味各十分捣筛，白饮和服方寸匕，日三服。

胃不和而精气竭，则不营于四肢，故用柴胡升清，枳实降浊，以平

肝和胃。四味为散，日服共三方寸匕，乃论中方。

简释：微为卫气衰，涩为营血少，下利呕而汗出，阳虚之象也。必数更衣反少者，状如滞下，是气虚下坠，当温其上以升陷也。灸之，灸其顶上百会穴也。

后贤有分温灸为二者，谓温补营卫，升其下陷之阳，灸百会以升其陷亦通。

厥阴篇提要

手厥阴经起胸中，属心包络，下膈，历络三焦。（三焦与心包络相通，同司相火。）

其支者从胸中出腋（腋下三寸天池穴）入肘（属肘陷中名曲泽穴，刺痧疫多取此穴出血，以泄心包火热）。下臂，入掌中（劳宫穴），出中指之端（中冲穴，妊娠则此穴脉动，足见心包血旺于平时）。

又支者从掌中别出无名指之端（关冲穴）接手少阳经（厥阴与少阳为表里）。

足厥阴经起大趾丛毛之际（大敦穴），上足跗（行间穴，大指次指趾骨缝间动脉陷中，主治身肿腹胀，妇女血蛊癥瘕等病，太冲穴在行间上二寸许，足跗间动脉陷中，主治脚痛膝肿疝气转筋等病。）循足内侧上方曲泉（穴在曲膝横纹尽处，诸筋会于膝之穴也，针六分，留七呼，灸三壮，主治失精、腰肿、冷痛、女子阴挺、少腹冷痛、阴痒血瘕等症）。循股内，过阴器，抵小腹，属肝络胆（上肋曲肘尖处是章门穴，主治痞块，再斜上至期门穴，在巨阙之旁四寸五分，主治肝乘脾肺，热入血室等证）。挟胃贯膈，循喉咙，上过目系（气逆则胃不能降，肝病有头痛眩晕证），与督脉会于颠顶（百会穴）。

其支者从目系下颊里，环唇内。

又支者，别贯膈，上注肺，交手太阴经。

手厥阴心包络，足厥阴肝经，两脏配合而为厥阴经，阴尽阳生，与少阳为表里，《内经》云，厥阴之上，风气治之，不从标本，而从中见者，实因肝脏含胆腑相火，心包络下通三焦，温暖和煦，血脉流畅，不致凝滞，上清下温，疾疢不作。病则肝挟肾水而生寒，包络挟心火而生热。阴阳相杂，寒热混淆，邪至其经，从化不同，见证各异，有阳进欲愈之证，有阴进不愈之证，有纯阳无阴之证，有纯阴无阳之证，或厥热内闭而外欲脱。或阴寒过重而阳将亡。或下寒上热。或外燥内湿。或风盛而瘛疭，或火炽而液涸。初以气郁血热为厥热往来，消渴吐蛔之特殊证。久或寒郁气冲，为头痛欲死。呕吐涎沫，腹痛自利。或风火交煽为咽痛下重，吐利脓血变证。此厥阴之异于他经者。

厥阴之治，首在解郁敛泄，次乃调和寒热，乌梅丸为清上温下达木熄风调和本经之剂。余如吴茱萸汤暖肝，四逆汤温肾，当归四逆汤通郁，通脉四逆汤纳阳，及茯苓甘草汤泄水、瓜蒂散吐痰，所以治寒郁也。白头翁治热痢下重口渴，栀子豉汤治心烦腹濡，白虎汤清里热，承气汤泻燥结，所以治热郁也。干姜连芩人参汤调气于中，麻黄升麻汤调气于上下，桂枝汤、柴胡汤调气于内外，调气即所以解郁，解郁即所以调寒热也。

或谓本篇于舌卷囊缩失载，疑有阙文，不知《素问·脉要精微论》云"心脉搏坚而长，当病舌卷不能言"，是舌卷不仅为厥阴经独有之证，即《素问·诊要经终论》所载"厥阴终者，中热嗌干，善溺心烦，甚则舌卷卵上缩而终矣"与《素问·热论》"厥阴脉循阴器而络于肝，故烦满而囊缩……厥阴病衰，囊纵，少腹微下，大气皆去，病日已矣"一段文字均是言热病可汗可泄之证，本篇治热郁之方剂自可采用。其有因于寒者，亦当按治寒郁之方剂随证治之。仲景以六经立法，是以经脉和六气为根据，热病自是伤寒（广义的）之一种，仲景所根据之经脉与岐伯所根据之经脉完全相同，《伤寒论》既详论中风，伤寒，温病、热病，湿温，及一切六淫外感错杂证候，故于《素问·热论》中已经详论者，自无重复赘述之必要。观六经所叙提纲（即某经之为病的条文），即是详热论之所略，补岐伯所未言，学者幸勿疑仲景书中所用六经之名与内经有所不同，唯应知本论为内经之发展，所载经方，为汤液经遗法，可作后世处方之准绳。当全部研究接受，更须学其"勤求古训，博采众方"，不惑于"古方不治今病"之说，亦不惑于"经方可治万病，不必另立新方"之说，潜心学问，细心察诊，临证用方，则随时随地随人而变化之。庶不负发扬祖国医学遗产济世活人之志愿。

辨厥阴病脉证并治全篇

经文（三四四）厥阴之为病，消渴、气上冲心，心中疼热，饥而不欲食，食则吐蚘，下之利不止。（《玉函》食则上有甚者二字。）

简释：厥阴以心包相火配肝木而为阴极阳生之经。中络少阳相火，病则寒热错杂，邪从阳化则消渴。风火上冲，包络热炽，故心中疼热。风木郁而犯胃，故饥不能食。木郁则生蠹，风木不舒，中土受制，致消化传导失职，故甚者食则吐蚘。若误投下剂，致肝脾下陷，胃肠愈虚，下利不止。

经文（三四五）厥阴中风，脉微浮为欲愈，不浮为未愈。

简释：阴病见阳者生。浮者阳也。厥阴中风，脉微浮为邪气还表，故曰欲愈。

经文（三四六）厥阴病欲解时，从丑至卯上。

简释：丑时气血注于厥阴肝，寅卯为木旺之时，故得旺时而解。

经文（三四七）厥阴病渴欲饮水者少少与之则愈。（古时冬日饮汤，夏日饮水，水即指凉水。）

简释：厥阴热甚，欲饮凉水，是为阳气来复太过燥热耗伤津液，虽应与水，应少少与之，令胃气和则愈。若恣饮不消反有停蓄之患，因厥阴上热下寒，治法重在和中，切忌偏阴偏阳，故本节特示其例。

（《玉函》厥阴止此。）

经文（三四八）诸四逆厥者，不可下之，虚家亦然。（《玉函经》本节起以至篇末，别为一篇，题曰"辨厥利呕哕病形证治第十一"，故《千金翼》目录于厥阴篇注云"厥利呕哕附"。）

简释：四逆者，四肢不温，厥者手足冷也，都是阳少阴多之象，故不可下。虚家亦然、虚而下之为重虚。此节乃承上节而言，上节是言热风，是包络挟心火之热而燔灼胃中津液，本节是言寒风，患挟肾水之寒而凝滞四肢脉络，称诸四逆厥者，不可下，实包括少阴厥阴诸厥而言。

经文（三四九）伤寒，先厥后发热而利者必自止，见厥复利。

简释：阴盛则逆而利，阳复则发热利止，再见厥，则阴气还胜故又复利。

经文（三五〇）伤寒始发热六日，厥反九日而利，凡厥利者，当不能食，今反能食者，恐为除中，食以索饼，不发热者，知胃气尚在必愈，恐暴热来出而复去也。后三日脉之，其热续在者，期之旦日夜半愈，所以然者，本发热六日，厥反九日，复发热三日，并前六日亦为九日，与厥相应，故期旦日夜半愈。后三日脉之而脉数，其热不罢者，此为热气有余，必发痈脓也。（所以然者以下三十八字，玉函无，有谓食以索饼不发热之不字，应是若字或微字，才能与暴字相应，虽无佐证当提出研究。）

简释：伤寒始发热六日阳盛在表，厥反九日而利，是阴寒胜，当不能食，而反能食，恐为除中，除中者，胃气欲绝，反暴食而自救，即俗云食禄将尽，是为危候。试以索饼，如胃气绝，得饼必发热，若不发热胃气尚在，若是发热，恐暴热无根，来而复去，而为除中，后三日其热续在，则知阳气盛，期之旦日夜半愈，是阴阳和而解也。如其热而不罢，则热甚伤血，必有痈脓之患。

经文（三五一）伤寒脉迟六七日，而反与黄芩汤彻其热脉迟为寒，今与黄芩汤复除其热，腹中应冷，当不能食，今反能食，此名除中，必死。（有谓六七日之下当有厥而不利四字，或更有发热句，庸工乃反与黄芩汤彻其热，虽其佐证亦应提出研究。）

简释：脉迟六七日，寒气已深重了，反与黄芩汤寒药，两寒相搏，腹中当冷，冷则不消谷不能食，今反能食者，名除中必死，反能食者胃气欲绝，引食自救也。

经文（三五二）伤寒，先厥后发热，下利必自止，而反汗出咽中痛者，其喉为痹。发热无汗，而利必自止，若不止必便脓血，便脓血者，其喉不痹。

简释：先厥而利，是阴寒气胜，寒极变热，发热下利必自止。而反汗出咽痛，其喉为痹者，为热气上行也。发热无汗而利必自止，不止必便脓血，是知热气下行也。热邪泄于下则不上犯，其喉自然不痹。

厥阴风木善动，挟寒则侮土而迅发疾走，为厥利除中。挟热则刑金而迅发疾走，为喉痹便脓血，合上节观之厥阴寒热之义可了然矣。

经文（三五三）伤寒，一二日至四五日，厥者必发热，前热者后必厥。厥深者热亦深，厥微者热亦微，厥应下之，而反发汗者，必口伤烂赤。

简释：伤寒一二日至四五日而厥者，必从发热得之。前厥而后发热，寒极而生热也。前热而后发厥，阳气内陷也。热深厥深，热微厥微，随阳气陷之浅深也。热伏已深，必须用破阳行阴之法，如芩连知膏之类，审证以下其热，非专用承气攻下其燥结，若反发其汗，则热必上行，必口伤而烂赤。

此一节遥承三四八节诸四逆者，不可下之，恐人拘泥而执一不通，故特详示热厥应下之例。

经文（三五四）伤寒厥五日，热亦五日，设六日当复厥，不厥者愈。厥终不过五日，以热五日，故知自愈。

简释：阴胜而厥，阳胜则热，厥五日，热亦五日，厥热平应，阴不再胜而厥故自愈。"厥终不过五日"以下三句即是上句之注脚。（"厥终不过五日翼本无终字"）

经文（三五五）凡厥者，阴阳气不相顺接便为厥，厥者手足逆冷是也。

简释：手之三阴三阳相接手十指，足之三阴三阳相接足十趾，阳气内陷，阴阳不相顺接，故手足厥冷。

平人阳降而交阴，阴升而交阳，两相顺接，乃不厥冷，阳上而不下，阴下而不上，则不相顺接而为厥逆。因手三阳足三阴以下行为顺。手三阳足三阴以上行为顺，不顺则阴阳离析而逆冷，凡热厥寒厥皆因此而成。

经文（三五六）伤寒脉微而厥，至七八日肤冷，其人躁无暂安时者，此为脏厥，非蛔厥也。蛔厥者，其人当吐蛔，今病者静而复时烦，此为脏寒蛔上入膈故烦，须臾复止，得食而呕又烦者，蛔闻食臭出，其人当自吐蛔。蛔厥者乌梅丸主之。（此为脏寒句，《金鉴》谓此字系非字之误，王丙谓脏寒系指胃寒，因《素问·灵兰秘典论》十二脏系并腑以言脏也，总无古本可据，亦应提出研究。）

简释：脉微而厥至七八日肤冷纯阴无阳，肾寒躁扰无暂安时，此少阴藏厥，阳气将脱之危证。非厥阴蛔厥之寒热错杂证。蛔厥者，脏寒蛔上入膈，故烦，经文此为脏寒以下解释甚明，即说明厥阴脏之寒热错杂现象。至胃冷吐蛔，人皆知为阴证，然亦有阳证吐蛔者，因胃中无谷气，故蛔上求食而吐，必视其别证以资参考。

乌梅丸方（一○八）

乌梅三百个，酸、温　细辛六两　干姜十两　黄连一斤　当归四两　附子六两，炮，去皮　花椒四两，去目，出汗　桂枝六两，去皮　人参六两　黄柏六两
（附子六两方有执本作六枚）

上十味，异捣筛合治之。以苦酒渍乌梅一宿去核，蒸之五升米下饭熟成泥，和药令相得，内臼中与蜜杵二千下，圆如梧桐子大，先食饮十圆，日三服，稍加至二十圆，禁生冷滑物臭食等，又主久利。

乌梅丸于酸辛入肝药中，复入苦寒法清热，甘温祛寒，不仅为治蛔止利之专方，亦为调治厥阴之通剂，诸药性提当于《神农本草》中细细审辨，不复一一具述。

经文（三五七）伤寒热少厥微，指头寒，默默不欲食，烦躁数日，小便利色白者，此热除也。欲得食，其病为愈。若厥而呕，胸胁烦满者，其后必便血。（指、翼本作稍，便血，坊本有作便脓血者。）

简释：指头寒，是厥微热少。默默不欲食，烦躁者，为热邪未全退，阴津尚被熏灼，若至数日后，小便白色，里热去，欲得食，为胃气已和，其病为愈。若厥而呕，胸胁烦满者，是热邪甚重，不得外泄，必内伤阴络，迫血下行，其后必便血。

此言阳厥伤血，早下其热，则不致便血。

经文（三五八）病者手足厥冷，言我不结胸，小腹满，按之痛者，此冷结在膀胱关元也。

简释：手足冷不结胸中者，无热也。小腹满，按之痛，下焦冷结也。此言厥阴，早施温通，则不致冷结。

经文（三五九）伤寒发热四日，厥反三日，复热四日，厥少热多，其病当愈。四日至七日热不除者，必便脓血。（"必便脓血之上"成注本有"其后"二字。）

简释：热多寒少，为欲愈之象，厥少则邪微，热多为阳盛，四日至七日不除，则为热气有余，而成邪热迫血下行，故便脓血。

此言热胜于厥而伤阴。

经文（三六○）伤寒厥四日，热反三日，复厥五日，其病为进，寒多热少阳气退，故为进也。

简释：厥多热少，为寒邪有余，阳气衰退，故为病进，前节热甚伤阴，故有脓血诸证，本节寒胜，阳不能复，易为亡阳诸死证，阴阳进退之机不可不慎于早。

此言厥胜于热而伤阳。

经文（三六一）伤寒六七日，脉微，手足厥逆烦躁，灸厥阴，厥不还者死。（"脉微"翼本作"其脉数"）

简释：伤寒六七日，正气当复，邪气当罢，脉浮身热为欲解，若脉微而厥，为阴胜阳虚，烦躁者，是虚阳将脱，灸厥阴以复其阳，厥不还则阳气已绝故死。

经文（三六二）伤寒发热下利厥逆，躁不得卧者死。

简释：真寒假热，阳格于外，纵下利厥逆犹可救治。若加以躁不得卧，则阴竭不能回故死。

经文（三六三）伤寒发热下利至甚，厥不止者死。

简释：伤寒发热，真阳未减，尚可挽救，急当温经止泄以同其阳，厥不止者，阳绝也，故死。

经文（三六四）伤寒六七日不利，便发热而利，其人汗出不止者死。有阴无阳故也。（"便"《玉函》作"忽"）

简释：伤寒六七日，不下利，必现阳微之证于他端，而人不觉，延误其扶阳之方，致忽然发热下利，汗出不止者，表里之阳皆亡，阴气独存，邪胜而正气脱，故死。

以上数节厥利证中，未言腹痛，疑有缺文，临证时应注意。

经文（三六五）伤寒五六日，不结胸，腹濡，脉虚，复厥者，不可下，此为亡血，下之死。

简释：伤寒五六日邪气传里之时，若不现结胸而腹濡者，可知里面无热，脉虚为亡血，血虚之象，其复厥者，乃血虚不荣于四末也。是宜补而不宜下，下之为重虚，故死。

经文（三六六）发热而厥，七日下利者，为难治。（翼本、《玉函》均冠有伤寒二字）

简释：发热而厥，邪已传里，至七日之久，是阳气来复之时而反见上利，则里阳败泄，不易调治，故曰难治。

经文（三六七）伤寒脉促，手足厥逆者，可灸之。

简释：促为阴盛似阳，更加厥逆，其必为阴所格，故当灸之以通阳气。（常器之曰当灸太冲穴）

经文（三六八）伤寒脉滑而厥者，里有热也，白虎汤主之。（林本无也字）

简释：滑为阳脉，何以反厥，必审察证系里热，乃用白虎汤主治，阳盛格阴于外而厥，则热深厥深之证，故曰里有热也。临证须注意。

经文（三六九）手足厥寒，脉细欲绝者，当归四逆汤主之。若其人内有久寒者，当归四逆加吴茱萸生姜汤主之。（翼本、《玉函》均作脉为之细绝）

简释：手足厥寒，阳气虚也。脉细欲绝者，阴血亏也。与当归四逆汤助阳生阴。若其人内有久寒者，加吴茱萸以散寒，生姜以行阳气。

例如疝瘕等宿疾，必从问而后得之，或另有现证，乃为可据。

当归四逆汤方（一〇九）

当归三两　桂枝三两　芍药三两　细辛三两，玉函作一两　通草二两　甘草二两　大枣二十五枚

上七味，以水八升，煮取三升，去滓，温服一升，日三服。

此方因风寒中血脉而厥逆，乃以当归为君，桂芍草枣辅之，以养营血而和卫气，佐细辛通草，温行经络之寒滞，如内有久寒者，则加生姜吴茱萸温寒凝而消阴滞。

仲景方分经用药，至为精严，例如本方不用干姜、附子，而用生姜吴茱萸，即可推知血虚用药方法。学者当于此类方剂深入研究。

当归四逆加吴茱萸生姜汤方（一一〇）

当归三两　桂枝三两　芍药三两　细辛三两　通草二两　甘草二两　大枣二十五枚　吴茱萸半升，林本作二升，《千金》《玉函》作二两　生姜三两

上九味，以水六升，清酒六升和煮取五升，去滓，分温五服。

经文（三七〇）大汗出，热不去，内拘急四肢疼，又下利厥逆而恶寒者，四逆汤主之。

简释：大汗出，热当去，热反不去，亡阳也。内拘急，四肢疼下利厥逆恶寒者，寒甚也，与四逆汤回阳散寒。

本节和下节四逆汤方中附子应用熟者，取其回阳力足，若阴邪埋没真阳，肌肤冻裂无汗，爪甲青黑，唇青舌缩，浑身青紫成块，身重如压者，皆宜生附子驱阴，热附子不中用，设阳虚阴盛并见，则生熟并用，特录出备参考。

经文（三七一）大汗若大下利而厥冷者，四逆汤主之。

简释：大汗复大下而厥冷者，既损其阳，又亡津液，故致厥冷，应与四逆汤，急回其阳，以固虚脱。

经文（三七二）病人手足厥冷，脉乍紧者邪结在胸中，心中满而烦，饥不能食者病在胸中，当须吐之，宜用瓜蒂散。

简释：手足厥冷，为阳气内陷，不能外达，脉乍紧，为寒痰结在胸中，故心中满而烦，胃中无邪则善饥以病在胸中，虽饥而不能食，非汗下温补之法所能治，宜瓜蒂散吐之。

经文（三七三）伤寒、厥而心下悸者，先宜治水，当服茯苓甘草汤，却治其厥，不尔，水渍入胃，必作利也。

简释：上节言痰结胸中而厥，治则用高者因而越之之法，此节系水停心下而悸，为水盛凌心，包络相火不能下行，致寒水停渍而厥，寒无象而水有质，水去则寒消，厥亦自愈，故用茯苓甘草汤治其水邪，因不先治水，水渍入胃中，必作利也。

经文（三七四）伤寒六七日，大下后寸脉沉而迟，手足厥冷，下部脉不至，咽喉不利，唾脓血，泄利不止者，为难治。麻黄升麻汤主之。（翼本无"寸"字，《玉函》无"而"字）

简释：伤寒六七日，邪入已深，治未中肯，误施大下之后，寸脉沉

而迟，为阳气内陷，上焦津液已伤，手足厥逆，阳气陷不能达于四肢也。下部脉不至，肾气亏乏欲竭也。肺被快药下利，重亡津液，而成吐脓血肺痿之证，三焦既已燥涸而又泄利不止，温清补泻，均难施用，故曰难治，麻黄升麻汤主之，取其解表和里清上温下也。

麻黄升麻汤方（一一一）

麻黄二两半 升麻一两一分 当归一两一分 知母十八铢 黄芩十八铢 葳蕤十八铢 石膏六铢,碎,绵包 白术六铢 干姜六铢 芍药六铢 天门冬六铢,去心 桂枝六铢 茯苓六铢 甘草六铢

上十四味，以水一斗，先煮黄麻一二沸，去上沫，内诸药，煮取三升，去渣，分温三服，相去如炊三斗米顷令尽，汗出愈。（翼本、《玉函》升麻当归，均作一两六铢，天门冬并作麦门冬，汉以二十四铢为一两，唐以四分为两，本方铢分并用，系后人所改，柯琴舒诏等均怀疑不是经方，但《外台》一卷载此方，引小品云系仲景方，存待考究。）

阳邪入内，麻黄升麻升举发之，手足厥冷下部脉不至，当归姜桂温润以通之，芍药敛液，甘草和之，咽喉可利也，蕤冬润肺，石膏知芩除热，脓血可止也，术能燥土，茯苓渗湿泄利可愈也。

此乃伤寒坏证，寒热互见，上下两伤，故药亦照证施治，药味之多，古方所仅见，观此可悟古人用药之法。

经文（三七五）伤寒四五日，腹中痛，若转气下趋少腹者，此欲自利也。

简释：伤寒四日，寒气传里之时，腹中痛，转气下趋少腹者，里虚遇寒来侵，寒气下行，是以作利。

经文（三七六）伤寒本自寒下，医复吐下之，寒格更逆吐下，若食入口即吐，干姜黄连黄芩人参汤主之。

简释：伤寒本自寒下者，言伤寒本从于寒而下利也。医复吐下之，则中气愈败而寒邪阻格，胃气更逆而吐，脾气更陷而下，食入口即吐，是寒格中脘，上焦有热也。干姜黄连黄芩人参汤主之者，以芩连清上焦之热，人参干姜温补中土而调和上下。

干姜黄连黄芩人参汤方（一一二）

上四味，以水六升煮取二升，去滓分温再服。

辛以散之，甘以缓之，干姜人参之甘辛，以补正气，苦以泄之，黄连黄芩之苦以通寒络。

经文（三七七）下利有微热而渴，脉弱者令自愈。（《玉函》无令字，方喻以下诸本今作令）

简释：下利为阴寒之疾，微热而渴，里气温也。令自愈，言不必治也。

经文（三七八）下利脉数，有微热汗出，令自愈，设复紧为未解。（《千金》《玉函》有作若汗出下有者字，自愈上无令字）

简释：下利为阴病，脉数为阳脉，阴病见阳脉者生，微热汗出，阳气得通，利必自愈。紧为寒脉，设复脉紧，寒气犹胜，故曰未解。

经文（三七九）下利手足厥冷无脉者，灸之不温，若脉不还，反微喘者死。少阴负趺阳者为顺也。（此句有另为一节者宋林校本、《千金》翼本，均与前节而为一）

简释：下利手足厥冷无脉，此阴寒独胜，阳气大虚之象，设虚阳上浮而微喘，则阳气上脱，故云必死。

脉之源，始于少阴，生于趺阳，少阴趺阳为脉生始之根，少阴脉不至，趺阳脉不出，则是六腑气绝于外，五脏气绝于内，厥利并见，确为危机，若负之而温，足趺阳脉先见，少阴亦副之而出此二脉见，则三部齐还，转逆为顺，而病可生矣。

经文（三八〇）下利寸脉反浮数，尺中自涩者，必清脓血。

简释：下利脉当沉迟，今反浮数者，若是还于表，则尺中必和，今尺中自涩，乃热邪搏结于阴分，必便脓血，寸口得阳脉，更是证明手厥阴心包热邪过重。

经文（三八一）下利清谷，不可攻表，汗出必胀满。

简释：下利清谷，脾胃衰也，肾阳衰也，误发其汗，则阳亡脏寒而生胀满。

经文（三八二）下利脉沉弦者，下重也，脉大者为未止，脉微弱数者，为欲自止，虽发热不死。

简释：下利而脉沉弦，主里急后重，成滞下之证。脉大者，即沉弦而大，大则为病进，故为未止。脉微弱数者，即沉弦而转为微弱数，乃邪气微而阳气复，故欲自止。虽发热而不死。

经文（三八三）下利脉沉而迟，其人面少赤，身有微热，下利清谷者，必郁冒汗出而解，病人必微厥，所以然者，其面戴阳，下虚故也。

简释：下利清谷脉沉而迟，阴在里下也。面少赤，身有微热，阳在上在外也。面虽赤而不盛，身虽热而亦微，则阳气发露在外者少，潜藏在内者尚多，藏而能动，当与阴相争，争而不胜则郁冒而微厥，争而胜则郁冒汗出，而内伏之阴从外出，外出之阳从内入，阴阳相和，病当自解。其所以现戴阳证象者，以肾虚阳不蛰藏故也。

经文（三八四）下利脉数而渴者，令自愈，设不差必清脓血，以有热故也。

简释：脉数而渴者，为阳已复，故令自愈，若不差，则是阳复太过，阴虚热入，热入则必协热而便脓血，以热邪太重故也。

经文（三八五）下利，后脉绝，手足厥冷，晬时脉还手足温者生，脉不还者死。

（《金匮》《玉函》不还下有不温二字）

简释：下利后而脉绝，手足厥冷，为无阳。晬时周时也，即昼夜一周十二时也。周时厥回脉出，为阳气来复则生，若手足不温，脉不还者，为阳气绝故死。

经文（三八六）伤寒下利，日十余行，脉反实者死。

简释：下利则里虚，脉当微弱，反实者，病胜脏也，故死。（《难经》曰，脉不应病，病不应脉，是为死病。）

实脉，指真脏脉说，真脏脉，是不和缓，无胃气之脉也。

经文（三八七）下利清谷，里寒外热，汗出而厥者，通脉四逆汤主之。

简释：下利清谷，为里寒，身热不解，为外热，汗出阳气通行于外，则不当厥，汗出而厥者，阳气下陷也。与通脉四逆汤以固阳气。

经文（三八八）热利下重者，白头翁汤主之。

简释：热利下重者，火郁湿蒸，秽气奔迫大肠魄门重滞而难出，即经所谓暴注下迫，皆属于热也。白头翁汤清火燥湿，善泄厥阴下陷之热邪也。

白头翁汤方（一一二）

白头翁二两　黄连三两　黄柏三两　秦皮三两，苦、寒

上四味，以水七升，煮取二升，去滓，温服一升，不愈更服一升。

《内经》曰肾欲坚，急食苦以坚之，利则下焦虚，故以纯苦之剂坚之，白头翁逐血以治肠澼，秦皮清肝热以散邪，黄连清心火，厚肠胃，黄柏除湿热利小肠，此治热利下重之剂。

经文（三八九）下利腹胀满，身体疼痛者，先温其里，乃攻其表，温里宜四逆汤，攻表宜桂枝汤。

简释：下利腹满，里有虚寒，先与四逆汤温里，身疼痛为表未解，利止里和，再与桂枝汤解表。

经文（三九○）下利欲饮水者，以有热故也，白头翁汤主之。（"以有热故也"五字《玉函》本、翼本作"为有热也"四字）

简释：下利欲饮水，里热盛也。故与白头翁汤以清热。

经文（三九一）下利谵语者，有燥屎也。宜小承气汤。

简释：下利谵语，已显上实下虚之象，又诊视确有燥屎胃实证，虽厥阴忌下，但热结旁流，内有燥屎不得不下。故与小承气汤微下之。结燥既下，下利自愈。

经文（三九二）下利后更烦，按之心下濡者，为虚烦也。宜栀子豉汤。

简释：下利后而更烦，因下焦阴津既泄，而上焦火热更盛。按之心下濡，为中土之气内虚，故曰虚烦，用栀子豉汤，调和上下，清其虚热。

经文（三九三）呕家有痈脓者，不可治呕，脓尽自愈。

简释：风热相煽，血化为脓，肺痈则咳唾脓血，此系呕逆，则为胃痈，呕吐脓血，不可治呕，脓尽自愈。

经文（三九四）呕而脉弱，小便复利，身有微热，见厥者难治，四逆汤主之。

简释：呕而脉弱，为邪气传里，呕则气上逆，小便当不利，小便复利，则是里有寒，身有微热，是阳虚外越，见厥则为阴寒内逼，微阳难

返，故为难治。当急用四逆汤温里回阳。（方中生附子当以熟附子易之）

经文（三九五）干呕吐涎沫，头痛者，吴茱萸汤主之。

简释：干呕吐涎沫，里寒也。头痛者，寒气上攻也。厥阳头痛，当在脑顶，与吴茱萸汤温里散寒。

经文（三九六）呕而发热者，小柴胡汤主之。

简释：伤寒则呕逆，中风则干呕，凡伤寒中风不见麻黄桂枝证，但见喜呕一证而发热者，便可用小柴胡汤，不必见寒热往来始用也。

经文（三九七）伤寒大吐大下之，极虚复极汗出者，以其人外气怫郁。复与之水以发其汗，因得哕，所以然者，胃中寒冷故也。

简释：大吐大下，胃中极虚了，复极发汗，又亡阳气，外邪怫郁于表则身热，医又与之水以发其汗，胃虚得水，虚寒相搏，故发哕，以胃中虚冷故也。

经文（三九八）伤寒哕而腹满，视其前后，知何部下利，利之则愈。（《玉函》视作问，成本即作则。）

简释：上节之哕为大虚寒证，此节则因实而哕也。哕而腹满，气阻不下也。视其前后二便，和何部不利，即利之以通其气，气通而不上逆，哕即愈矣。

附论霍乱阴阳易差后劳复

仲景于伤寒六经之后,复示霍乱阴阳易劳复诸病治法者,因伤寒大病后易见这一类的病,而当时医家对这一类的病,很多误治,所以特将当时医家所未及知和易于误治的一些证象提出来,连同应用方剂和加减法详细指示,以免遗误。

至于霍乱属于热邪者当清解,阴阳易差后劳复之虚寒者当温补,当时医家谁不知之。所以不多赘论。

昔贤论仲景著书,多详变例而略于平常通治方法,盖为挽救当时之弊,垂训后世而作。学者必须明了这一点,深加研讨,乃可得其精微,未可拘执经文,对客观病证不加审辨明晰,用成方滥套,致误人性命。更有误信庸工之说,对经方畏而不用,于仲景微言大义全不研究,专以世俗通套方药敷衍病家,遇重证急需经方挽救生命于顷刻间者,亦迟迟不肯施用,任其死亡,其罪戾更不可追。

万病不能离六经范围,前已说明,故于三九九至四一四各节均未详释,阅读经文,自能深入。

辨霍乱病脉证并治

（旧本有题作"辨厥阴病霍乱"者，非是。）

经文（三九九） 问曰：病有霍乱者何？答曰：呕吐而利，此名霍乱。

简释：霍乱两字始见于《灵枢·五乱》"乱于肠胃，则为霍乱，取之足太阴阳明"，是指脾胃升降失职所致。六淫外感，饮食内伤皆能致病，病起仓卒与中恶中毒相似，来势和变化均极迅速，故名霍乱，霍乱急速，乱即清浊相干，阴阳乖隔之意。病势轻者只名吐泻。

经文（四〇〇） 问曰：病发热头痛，身疼恶寒吐利者，此属何病？答曰：此名霍乱。霍乱自吐下，又利止复更发热也。

简释：发热头痛身疼恶寒，为外感表证。更吐且利，为内伤里证。何以不名为伤寒而名为霍乱？况伤寒亦有吐利相兼证候耶？答词云，盖因伤寒必传至阴经始有此证，必无同时齐现之理，而霍乱既吐复利，腹中必痛，甚至转筋，是里证为急，遂主霍乱而不主伤寒外感，吐利止而复发热者，乃可从其见证而按法施治。（曰利止，不曰吐止者，省文也。）

经文（四〇一） 伤寒其脉微涩者，本是霍乱，今是伤寒，却四五日至阴经上，转入阴必利，本呕下利者，不可治也，欲似大便，而反失气，仍不利者，此属阳明也，便必硬，十三日愈，所以然者，经尽故也。下利后，当便硬，硬则能食者愈，今反不能食，到后经中颇能食，复过一经，能食过一日当愈，不愈者，不属阳明也。

简释：此节承上文而言伤寒吐利与霍乱比较有别，同以胃和津回为当愈。

（按此节成注本及《玉函经》从下利后分为另一节，各家注释多欠明确，因经文似有脱简或衍文，不敢强释，存俟研究。）

经文（四〇二）恶寒脉微而复利，利止，亡血也，四逆加人参汤主之。（林校本"微"字下有"一作口"三字，第三字未刻，只作口，复利之利字，有作和字者，历考《伤寒论》各种版本及《千金函》各本，均无根据，未敢从，俟考。）

简释：亡阴即为亡血，所谓水竭则无血，此指利止津液内竭，故加人参于四逆汤中以生津液。[按此节亦虑有脱文，《金鉴》因此节不易解，改利止为利不止，改亡血为亡阳，虽乏证明，亦可备参考。]

四逆加人参汤方，四逆汤原方加人参一两，煎服法同。

（仲景回阳方中不靠人参，有疑四逆汤原有人参者，非是。）

经文（四〇三）霍乱头痛发热，身疼痛，热多欲饮水者，五苓散主之，寒多不用水者，理中丸主之。（丸《玉函》《千金翼》并作汤，成注本作圆。）

简释：此节承三九九节和四〇〇节而分热多，寒多，出其方治。五苓散利水泄湿，理中丸温中，寒自退也。理中丸方，方已见太阳篇，兹列其加减法。（理中丸方本应列于此节下。因太阳一七四节是言用理中未当，重在用赤石脂禹余粮汤方也。）

加减法：若脐上筑者，肾气动也，去术，加桂四两（即欲作奔豚，桂枝加桂之法）。吐多者，去术，加生姜三两（有干姜而复加生姜，知干姜不治呕也）。下多者，还用术（术能止利）。悸者加茯苓二两（悸为心下有水，故用茯苓），渴欲饮水者，加术足前成四两半（消饮生津）。腹中痛者加人参，足前成四两半（此痛因气不足之故，《别录》云，人参治心腹鼓痛）。寒者，加干姜，足前成四两半，腹满者，去术，加附子一枚。（此腹满乃阳气不充之故。）服汤后，如食顷，饮热粥一升许，微自温，勿揭衣被（桂枝汤之饮热粥，欲其助药力以外散，此饮热粥，欲其助药力以内温）。

经文（四〇四）吐利止，而身痛不休者，当消息和解其外，宜桂枝汤小和之。

简释：此节承前节身疼痛而言，吐利止而身痛不休，是外之余邪未尽，宜消息和解其外句最妙，因四逆桂枝新加汤证与此证相差异处不多，应细心审辨。

经文（四〇五）吐利汗出，发热恶寒，四肢拘急，手足厥冷者，四逆汤主之，既吐且利，小便复利，而大汗出，下利清谷，内寒外热，脉微欲绝者，四逆汤主之。

简释：此节为寒邪太甚，虚阳垂亡之候，非急投四逆，不能挽回，四逆汤古作回逆汤，用意在此。

经文（四〇六）吐已下断，汗出而厥，四肢拘急不解，脉微欲绝者，通脉四逆加猪胆汤主之。（"吐已下断"，《千金》作"吐下已断"）

简释：此节吐已下断，非病退，乃体液已竭。气血两虚阳已垂脱，特立此法以救之。张志聪依白通加猪胆汁汤例加人尿，更佳。（此种危证，应以挽救正气为急，如误投藿香正气散之类，则死矣，又暑秽毒热所病之吐泻发厥，须清解者，如误投四逆理中，亦无法挽救。医者不可不慎。）

经文（四〇七）吐利发汗，脉平，小烦者，以新虚不胜谷气故也。

此节言霍乱吐利，胃气受伤，虽邪退正复，当不胜谷气而生烦也。

辨阴阳易差后劳复病脉证并治

经文（四〇八）伤寒阴阳易之为病，其人身体重，少气，少腹里急，或引阴中拘挛，热上冲胸，头重不欲举，眼中生花（花一作哆），膝胫拘急者，烧裈散主之。（生花下，《玉函》有"眼胞赤"三字，巢作"眼内生眯"，翼方作"痂胞赤"三字，一本作"卵胞赤"，录备参考。）（裈音昆，亦作裩，裹衣。）

简释：本节阴阳易三字有解为男病传女、女病传男者，有解为伤寒病中太阳方病而率意入房，则牵引太阳之病入少阴者。起首八字说得清楚，不是病愈后房劳复，更不是男女相易，其人所现各证皆属三阴虚证是阳邪已经深入，用烧裈散于本病应用方中引之前出。（按后解较胜）

烧裈散方

妇人中裈近隐处，取烧作灰。

上一味，水服方寸匕，日三服，小便即利，阴头微肿，此为愈矣，妇人病，取男子裈烧服。

经文（四〇九）大病差后劳复者，枳实栀子豉汤主之。若有宿食者，内大黄如博棋子五六枚，服之愈。（古以百病皆为杂病，唯伤寒名大病。）

枳实栀子豉汤方

枳实三枚炙　栀子十四枚擘　豉一升绵裹

上三味以清浆水七升，空煮取四升，内枳实、栀子煮取二升，下豉，更煮五六沸，去滓，温分再服，复令微似汗。

简释：大病指伤寒外感诸病，劳复指病后起居作劳或言语思虑梳洗迎送之类，致复生余热也。若病初愈而嗜食过多，则易成食复之证，即《素问·热论》所谓"热病少愈，食肉则复，多食则遗"之说，方用清热散滞。如有宿食不消阻碍中焦气机者，并用大黄下其菀陈。本节因病后气虚，邪复结于上焦，其证象不一，唯散其上焦之邪热即愈。后人专以峻补之剂治劳复，则病变百出，受害者不少。（清浆水，《千金》作酢浆，五六枚，《千金》《外台》并作一枚）

经文（四一〇）伤寒差已后，更发热者，小柴胡汤主之。脉浮者，以汗解之，脉沉实者，以下解之。（实一作紧，见翼本小注）

简释：病已差，复发热，应辨其病源施治，如在半表半里，即用小柴胡汤主之。若脉浮在表宜汗，脉沉实在里宜下。（可按上节例微汗或微下千金方以黄龙汤治伤寒差后更头痛壮热烦闷，且云仲景名小柴胡汤，是小柴胡汤在唐时有呼为黄龙汤者，录出备考。）

经文（四一一）大病差后，以腰以下有水气者，牡蛎泽泻散主之。

牡蛎泽泻散方

牡蛎_熬　泽泻　蜀漆_{暖水洗去腥}　葶苈子_熬　商陆根_熬　海藻_{洗去咸}　瓜蒌根各等分

上七味，异捣，下筛为散，更入臼中治之，白饮和服方寸匕，日三服，小便利，止后服。[按：商陆不可煎汤服，此散剂与汤剂之制应别，切不可忽。]

简释：病后体虚面浮，胸腹胀满，或溲秘周身肿硬，医治应从虚寒或湿热例，世皆知之。而六淫外感的大病差后，腰以下肿确系水气实证，应与峻剂速利其水，以免水邪上犯，牡蛎泽泻散，亦治水病之主方，应详细研究审慎用之。

经文（四一二）病差后，喜唾，久不了了，胸上有寒，当以丸药温之，宜理中丸。（胸上《玉函》作胃上，无"以丸药"三字）

简释：上节差后而患实证，用药勿实实。此节差后而患虚证，用药勿虚虚。

经文（四一三）伤寒解后，虚羸少气，气逆欲吐者，竹叶石膏汤主之。

竹叶石膏汤方

竹叶_{二把}　石膏_{一斤}　半夏_{半升，洗}　麦冬_{一升，去心}　人参_{三两}　甘草_{二两，炙}　粳米_{半升}

简释：病后气血耗而形羸，中气虚而少气，升降失职胃气上逆而欲吐，审其确无其他虚寒证候，自当以竹叶石膏汤滋养肺胃以复其津液，因六淫外感之病，虽六经传遍，而汗吐下三者皆肺胃当之，故清滋肺胃，歧黄以至仲景不易之法。此节言虚热证，与上节言虚寒证相对，有谓本节证当有发热现象，或有其他热象者，可备参考。

经文（四一四）病人脉已解，而日暮微烦，以病新差，人强与谷，脾胃气尚弱，不能消谷，故令微烦，损谷则愈。（病人两字玉函作伤寒。）

简释：病脉悉解，是已全愈。日暮微烦，是因新差强食胃微弱不能消谷所致，不须服药，减食自愈。此节"损谷则愈"四字即是治法，宜熟玩之。

平脉法

1. 问曰：脉有三部，阴阳相乘，营卫气血，在人体躬，呼吸出入，上下于中，因息游布①，津液流通，随时动作，效象形容②，春弦秋浮，冬沉夏洪，察色观脉，大小不同，一时之间，变无常经，尺寸参差，或短或长，上下乖错，或存或亡，病辄改易，进退低昂，心迷意惑，动失纪纲，愿为具陈，令得分明。师曰：子之所问，道之根源，脉有三部，尺寸及关。营卫流行，不失衡铨，肾沉心洪，肺浮肝弦，此自经常，不失铢分，出入升降，漏刻周旋，水下二（赵本作百，成本作二，不误）刻一周循环③，当复寸口，虚实见焉。变化相乘，阴阳相干，风则浮虚，寒则牢坚，沉潜水蓄，支饮急弦，动则为痛，数则热烦，设有不应，知变所缘，三部不同，病各异端，太过可怪，不及亦然，邪不空见，中必有奸，审察表里，三焦别焉，知其所舍，消息诊看，料度脏腑，独见若神，为子条记，传与贤人。（①息指呼吸。②指脉随时随证而变。③古分昼夜为百刻、子午二时各十刻、余俱八刻、共百刻，脉行五十周，故二刻、则脉行一周也。）

简释： 此节《脉经》卷五第一篇录之，题为张仲景论脉。《千金》卷二十八第四篇录之，题为《脉法赞》。虽专论寸口，如《难经》之说，与仲景所示察脉法广狭不同，但比诸后世论脉之书，则精深多矣。医学家仍当注意研究。（详《伤寒论》《金匮要略》所举脉法，多用《素问·三部九候论》，即《平脉》《辨脉》两篇亦系趺阳少阴寸口并举可证。）

2. 师曰：呼吸者，脉之头也，初持脉来急去迟，此出疾入迟，名曰内虚外实也，初持脉来迟去急，此出迟入疾，名曰内实外虚也。

简释：《灵枢·五十营》：人一呼，脉再动，气行三寸，一吸，脉亦再动，气行三寸，呼吸定息，气行六寸。成无己谓脉随呼吸而行，故言脉之头也。医以平人呼吸准病人之迟数，则阴阳虚实见焉。如初持脉来疾而去迟，来者出也，此出疾而入迟也。出者出于外也，即其出以知其外，人者入于内也，即其入以知其内，其出疾而入迟，故曰内虚外实也。初持脉来迟去疾，此出迟而入疾，故名内实外虚也。此明上节呼吸出入之义。张志聪疑指呼出吸入为来去，因人病则呼吸长短不均，而有来去迟疾之各异也。存备参究。

3. 问曰：上工望而知之，中工问而知之，下工脉而知之，愿闻其说，师曰：病家请云病人若发热身体疼痛病人自卧，师到诊其脉沉而迟者，知其差也。何以知之？若表有病者，脉当浮大，今脉反沉迟，故知愈也，假令病人云腹内卒痛，病人自坐，师到诊之，浮而大者，知其差也。何以知之？若里有病者，脉当沉而细，今脉浮大，故知愈也。

简释：此节提望闻问切之纲，以下各节详发之。张锡驹谓阳病阴脉，如何云得愈耶，是必望其有恬然嗜卧之状，问其有热除身轻之意，而后合脉以断其愈也。

4. 师曰：病家人来请云，病人发热、烦极，明日师到，病人向壁卧，此热已去也。设令脉不和，处言已愈。

简释：此望知之法。发热烦极则不能静卧，今向壁静卧，则热已解可知。纵脉尚未知，亦可处言已愈也。

5. 设令向壁卧，闻师到，不惊起而盼视，若三言三止，脉之，咽唾者，此诈病也，假令脉自和，处言汝（赵本作此），病大重，当须服吐下药，针灸数十百处，乃愈。

简释：诈病者，非忠诚老实人，以言恐之，使其畏惧，则愈。

6. 师持脉，病人欠者，无病也。脉之呻者，病也。言迟者，风也。摇头言者，里痛也。行迟者，表强也。坐而伏者，短气也。坐而下一脚者，腰痛也。里实护腹如怀卵物者，心痛也。

简释：此望闻之法。《灵枢·口问》：阴阳相引，故数欠，平人神倦欲睡，多作欠呵，非病证也，故曰欠者无病。有痛苦则呻，故呻者有病，言迟者，语言謇涩，故曰言迟者风也。心腹痛极则艰于发声，摇头以意示缓，故曰摇头言者里痛也。行迟者，风病经络不利，故曰表强也。坐而伏者，气短不能接续，故曰坐而伏者短气也。凡腰痛皆不能正直而坐，即略坐亦非伸足依倚不可，故曰坐而下一足者腰痛也。凡心痛不能伸仰，护腹以按其痛，形如怀抱卵物也。

7. 师曰：伏气之病，以意候之。今月之内欲有伏气。假令旧有伏气，当须脉之，若脉微弱者，当喉中痛似伤，非喉痹也。病人云，实咽中痛，虽尔，今复欲下利。（有于伤字下增寒字，将欲有改为欲知者，均非是。应解释为将然之意。）

简释：伏气指《素问·阴阳应象大论》所云之冬伤于寒，春必病温，春伤于风，夏生飧泄，夏伤于暑，秋必痎疟，秋伤于湿，冬生咳嗽之谓也。（四时皆有伏气为病，唯冬夏寒热为盛，故春秋两用必字。）此节于望闻问切之外，广以意候之法。成无己以冬时感寒伏藏于经中不即发者谓之伏气，至春分之时，伏寒欲发，故云今月之内欲有伏气，假令伏气已发，当须脉之，审在何经。得脉微弱者，知邪在少阴，张志聪则云伏气始病，则从阴出阳，既病则从阳入阴，故先喉痛如伤，而后咽痛下利。脉微弱为中土内虚，风木之邪相克也。张璐全用成说。张志聪用《素问·阴阳应象大论》四时伏气说，较为详尽。成注只举冬春为例耳，后人遂误执伏气，两字为温病之专用名词，多忘却四时皆有伏气为病，学者宜注意。

8. 问曰：人病恐怖者，其脉何状？师曰：脉形如循丝累累然，其面白脱色也。（赵本无病字。累累，指联缀不绝而羸惫无力之状。面白脱色者，气下陷而营血亦下陷不能华色也。）

简释：《素问·举痛论》：恐则气下。《阴阳应象大论》：肾在志为恐，恐则少阴肾气下沉，不能上交于心，故脉形如循丝之细而累累然，面白而色夭然不泽也。此望切之法。

9. 问曰：人不饮，其脉何类？师曰：其脉自涩（赵本无其字），唇口干燥也。

简释：《素问·经脉别论》：饮入于胃，游溢精气，上输于脾，脾气散精，上归于肺，通调水道，下输膀胱，水精四布，五经并行。是以经脉流利而不涩，唇口滑泽而不燥，不饮则经脉失滋而脉自涩，唇口不润而干燥也。此亦望切之法。

10. 问曰：人愧者其脉何类？师曰：脉浮而面色乍白乍赤。

简释：羞愧发于心，心动火炎，故面色乍赤，惭愧则气沮而动肺，故面色乍白，心肺之脉俱浮，当愧忸时，神气怯弱，脉必浮而面色乍赤乍白也。此亦望切之法。

11. 问曰：经说脉有三菽六菽重者，何谓也？师曰：脉，人以指按之，如三菽之重者，肺气也，如六菽之重者，心气也，如九菽之重者，脾气也，如十二菽之重者肝气也。按之至骨者，肾气也。（此节所谓经说，即指《难经·五难》之文，灵素无征，不知难经别有所据否。《灵枢·九针》云：肺主皮、心主脉、脾主肌肉、肝主筋、肾主骨，兹就所主之部位，递沉而下，故其脉之上下浅深轻重，以菽之重量比侯说明，其有太过不及，则为病脉也。）

简释：菽为豆之总名，或谓本节所言之菽，应用何种豆邪，固不能起越人而问之。可将浮候至沉候分为五层，以第一层候肺之平脉，第二层候心之平脉，第三层候脾之平脉，第四层候肝之平脉，第五层候肾之平脉。庶与五菽递沉而下之部位适合，录备参考。

12. 假令下利，寸口关上尺中悉不见脉，然尺中时一小见，脉再举头者，肾气也，若见损脉来至，为难治。

简释：此承上节论浮沉部位之后，又论前后部位，假下利证以明之。寸关尺三部脉不见，则下利为阳脱无疑，然尺中时一小见，脉再举头，而三部脉可渐复，是肾中阳气来复，故曰肾气也。若见损脉来至，则为难治，损脉者，《难经·十四难》所谓一呼一至曰离经，再呼一至曰夺精，三呼一至曰死，四呼一至曰命绝是也。此言难治，当是一息二至之损脉，即《素问·平人气象论》所谓一呼脉一动，一吸脉一动，曰少气之脉也。

13. 问曰：脉有相乘，有纵有横。有逆有顺，何谓也？师曰：水行乘火，金行乘木名曰纵。火行乘水，木行乘金，名曰横。水行乘金，火行乘木，名曰逆。金行乘木，火行乘火，名曰顺也。

简释：脉有五脏六腑相乘，而相乘之中有纵、横、逆、顺之不同。本文已明，即从五行生克言也。

14. 问曰：脉有残贼，何谓也？师曰：脉有弦、紧、浮、滑、沉、涩，此六者名曰残贼，能为诸脉作病也。

简释：本节历来注释均欠妥善，方有执谓此六脉若见于各部之脉中，皆能于其部生起病端。成无己谓为人病者，名曰八邪，风寒暑湿伤于外，饥饱劳逸伤于内，经脉者营卫也，营卫者阴阳也。其为诸经脉作病者，必由风寒暑湿伤于营卫云云，张锡驹谓此六脉足以暗伤人之经脉血气，如贼之害人而不觉，故曰能为诸脉作病。张志聪谓弦则为减紧则为寒，浮则为虚，滑则为实，沉为纯阴，涩则无血，故六脉皆为残贼之脉，能为诸脉作病。录备参考。

15. 问曰：脉有灾怪，何谓也？师曰：假令人病，脉得太阳，与形证相应，因为作汤。比还送汤如食顷，病人乃大吐若下利腹中痛。师曰：我前来不见此证，今乃变异是名灾怪。又问曰：何缘作此吐利？答曰：或有旧时服药，今乃发作，故名灾怪耳。

简释：旧注多以脉与证符，药复对病，而反变异，为其灾可怪，故名灾怪。殊难令人心服。窃意本节如果为先师遗训，当依吴谦等注，认为系诫医家病家应于切脉之外详询病情及所服方剂，不应相对斯须，便处汤药之说为当，否则为粗工所借口，流弊深矣。

（亲见医生处方不误，而药肆配方误或病家煎服不合法者，均足害人，亦宜注意。）

16. 问曰：东方肝脉其形何似？师曰：肝者木也，名厥阴，其脉微弦，濡弱而长，是肝脉也，肝病自得濡弱者愈也。假令得纯弦脉者死。何以知之？以其脉如弦直，此是肝脏伤，故知死也。（濡弱为有胃气。）

简释：《素问·平人气象论》：平肝脉来濡弱招招，如揭长竿末梢，曰肝平，死肝脉来急益劲，如新张弓弦，曰肝死，即此节之意。

17. 南方心脉，其形何似？师曰：心者火也，名少阴，其脉洪大而长，是心脉也，心病自得洪大者愈也。假令脉来微去大，故名反，病在里也。脉来头小本大，故名复，病在表也，上微头小者则汗出，下微本大者，则为关格不通，不得尿，头无汗者，可治，有汗则死。

简释：《素问·平人气象论》：平心脉来累累如连珠，如循琅玕曰心平，此言洪大而长，亦状其脉满而盛，微似珠形之触手，琅玕亦珠之类也，非直似热盛阳亢之病脉。故曰心病自得洪大者愈也。兹录诸家注释如后：心脉来盛去衰为平，来微去大，是反本脉，故名曰反。来以候表，来微则知表和去以候里，去大则知里病。头小本大者，即前小后大而上下不均也。心为火脏，性本上炎，脉当头大本小。今头小本大，是下者反上，上者反下，故名曰复。不云去而止云来者，是知病在表也。上微为浮之而微，头小为前小，则表中气虚，故主汗出。下微为沉之而微，本大为后大，沉则在里，大则病进，心气内郁，则为关格不通，不得尿。《脉经》谓阳气上出，汗见于头。今关格正气不通，加之头有汗者，则阳气不得下通，而上脱也。其无汗者，虽病关格，阳气未衰，津液内藏故为可治。

18. 西方肺脉其形何似？师曰：肺者金也，名太阴，其脉毛浮也，肺病自得此脉，若得缓迟者，皆愈。若得数者，则剧。何以知之？数者南方火，火克西方金，法当痈肿，为难治也。

简释：毛浮为肺金本脉，缓迟者脾之脉，脾肺相生，故曰皆愈，数者心之脉，火克肺金，故为难治。

19. 问曰：二月得毛浮脉，何以处言至秋当死？师曰：二月之时，脉当濡弱，反得毛浮者，故知至秋死，二月肝用事，肝脉属木应濡弱，反得毛浮脉者，是肺脉也，肺属金，金来克木，故知至秋死，他皆仿此。

简释：当春时反见秋脉，为金气乘木，肺来克肝，至秋肺王，肝气则绝，故知至秋死，或谓春得秋脉，则肺虚其本位，至秋则金气虚竭，不能自王，故死于金，不死于木，两说均有理由。他脏相克之例，仿此类推。

20. 师曰：脉肥人责浮，瘦人责沉，肥人当沉，今反浮，瘦人当浮，今反沉，故责之。（责者，推求其病因，详诘其证象，以施治也。）

简释：肥人肌肤厚，脉当沉，瘦人肌肤薄，脉当浮，今脉既反常，必有疾病，故责之。

21. 师曰：寸脉下不至关，为阳绝。尺脉上不至关为阴绝。此皆不治，决死也。若计其余命生死之期，期以月节克之也。

简释：此言阴阳水火不交会于中土，遇月节相克而死也。寸脉为阳，尺脉为阴，关为阴阳之中，土也。寸脉下不至关，为阳根下断故曰阳绝。尺脉上不至关，为阴根上断，故曰阴绝。此皆不治，决死也。若未即死，而计其余命苟延之期，则以月节克之而死，如木弱忌金，火弱忌水，阳绝死于春夏，阴绝死于秋冬是其例也。

22. 师曰：脉病人不病，名曰行尸，以无王气，卒眩仆不识人者，短命则死，人病脉不病，名曰内虚，以无谷神，虽困无苦。（王，音旺，王气指人身四时之正气。）

简释：脉病人不病者，谓外形不病，而见真脏病脉其内本已绝，虽生犹死，故曰行尸也。以其脉病而无王气，倘卒然眩仆不识人者，值其人之短命，则死矣。若良工早察于王气未衰退之先而圆之，未必无挽回之法。人病脉不病者名曰内虚，以其谷神之不旺，故外形羸瘦似病，其脉自和，根本尚固，虽困无妨也。

23. 问曰：翕奄沉名曰滑，何谓也？师曰：沉为纯阴，翕为正阳，阴阳和合，故令脉滑，关尺自平，阳明脉微沉，饮食自可，少阴脉微滑，滑者紧之浮名也，此为阴实，其人必股内汗出阴下湿也。

简释：脉来大而盛，紧而沉，谓之翕奄沉，正如转珠之状也。此成无己释翕奄沉三字之义，最善形容滑脉之象，其训诂系用翕起、翕合、翕聚、奄有、奄复、奄为大有余之义。后世以翕浮奄忽解之，失其本旨，不可从。因以翕奄沉三字形容滑象，恐人未喻，复以转珠流利之象拟之。则人均能晓，沉为藏阴，翕为府阳，滑为阴阳互交而不偏胜故关尺平，阳明脉微沉，阴气稍盛，而未至太盛，食饮自可少。少阴脉微滑。而滑乃挟紧而浮，斯非阴阳和合之滑，而为肾阴之实，实者邪气实，寒邪在下，不能温升肝木，木郁不遂其发生之性，则风木下沉疏泄，其人必股内汗出，阴下常湿也。（有疑滑者紧之浮名也，此为阴实二句为衍文者非是。）

24. 问曰：曾为人所难，紧脉从何而来。师曰：假令亡汗若吐以肺里寒，故令脉紧也。假令咳者坐饮冷水，故令脉紧也。假令下利，以胃中虚冷，故令脉紧也。

简释：此明紧为寒，寒令脉紧也。

25. 寸口脉卫气盛者名曰高，营气盛者名曰章，高章相搏，名曰纲，卫气弱，名曰惵，营气弱名曰卑，惵卑相搏，名曰损，卫气和名曰缓，营气和名曰迟，迟缓相搏，名曰沉。

简释：《素问·生气通天论》：阴阳之要，阳密乃固，阴平阳秘精神乃治，阳藏之机全在乎中土之升降，迟缓者，土气之冲和，土和则中枢转运，阴常升而阳常降，阳降则根深而不拔是谓阳密，阳密则脉沉，此节是指阳密则脉沉，非病在脏之脉沉也。上言营卫盛者高章相合名曰纲，弱者惵卑相合名曰损，皆论脉理，非指病状。观下节论缓迟为强为刚柔相得自明。

26. 寸口脉缓而迟，缓则阳气长，其色鲜，其颜光，其声商，毛发长，迟则阴气盛，骨髓生，血满肌肉紧薄鲜硬，阴阳相抱，营卫俱行，刚柔相得，名曰强也。

简释：此申明上节缓迟之义。

27. 趺阳脉滑而紧，滑者胃气实，紧者脾气强，持实击强，痛还自伤，以手把刃，坐作疮也。

简释：此承上节论强健而言不可过强者如此。

28. 寸口脉浮而大，浮为虚，大为实，在尺在关，在寸为格，关则不得小便，格则吐逆。（浮为虚，大则邪实而病进。在尺则邪气关闭下焦，在寸则邪气格拒上焦。）

简释：此承上节论过强之脉而言，阴阳不相交接则为关格，升降失常也。《灵枢·脉度》：阴气太盛，则阳气不能荣也，故曰关，阳气太盛，则阴气不能荣也，故曰格。以清阳不升见淋癃，浊阴不降则吐逆也。

29. 趺阳脉伏而涩，伏则吐逆，水谷不化，涩则食不得入，名曰关格。（第十七节言不得尿之关格，上节言不得小便而吐逆之关格，本节则言吐逆不得食之关格，学者当辨其脉证而治之。）

简释：伏则胃气伏而不宣，中焦关格，正气壅塞，故吐逆而水谷不化，涩则胃气凝塞，津液干枯，邪气阻拒于上焦，故食不能入，此统论反胃，噎膈之脉证有如此者。

30. 脉浮而大，浮为风虚，大为气强，风气相持，必成瘾疹，身体为痒。痒者，名泄风，久久为痂癞。（痂癞者、眉少、发稀、身有干疮而腥臭也。）

简释：此节复申明浮大之脉有为泄风痂癫者，不仅如第二十八节所云之在寸为格，在尺为关也。是知专切脉而不详察证候者，非愚即妄，不可从而信之。（此节只言脉而冠以寸口趺阳等字，亦应研究。）《素问·风论》：外在腠理，则为泄风。泄风者，风之欲泄而不透者，风不透泄经脉瘀热，久而营气蒸腐，则为痂癫，癫者营气热腐成毒，其气不清，故使其鼻柱坏而色败皮肤疡溃，即《脉要精微论》所谓脉风盛为厉也。故医遇浮而大之脉，必应注意详察其因也。（脉统三部九候言，不仅拘束于寸口一处。）

31. 寸口脉弱而迟，弱者卫气微，迟者营中寒，营为血，血寒则发热。卫为气，气微者，心内饥，饥而虚满不能食也。

简释：弱者卫气之微，迟者营中之寒，营血寒则温气外泄而发热，卫气微则心内空虚而若饥，然阳虚气滞胃口痞满，虽饥而虚满不能食也。

32. 趺阳脉大而紧者，当即下利，为难治。

简释：成注：大为虚，紧为寒，胃中虚寒，当即下利。下利脉当微小，反紧者，邪胜也，故云难治。张璐谓寒邪伤胃，故必下利，下利脉大为邪盛，故难治。《素问·玉机真脏论》：泄而脉大，难治。皆以正虚邪实，攻补温清，治法多端，不易中窾，故云难治，戒医者当审慎也。

33. 寸口脉弱而缓。弱者阳气不足，缓者胃气有余，噫而吞酸，食卒不下，气填于膈上也。

简释：胃气有余者，胃中有未消谷物也，故噫而吞酸，食卒不下，《金匮》第十一篇第十八节：中焦未和，不能消谷，故令噫。即此节胃气有余证，其不言胃实而有言余者，以别于燥结之称胃实也。

34. 趺阳脉紧而浮，浮为气，紧为寒，浮为腹满，紧为绞痛，浮紧相持，肠鸣而转，转即气动，膈气乃下。少阴脉不出，其阴肿大而虚也。（虚，吴谦谓系痛之讹，虽无佐证，亦可存备参考。）

简释：方有执谓趺阳之土败，少阴所以无制也。趺阳指冲阳穴动脉，少阴指太溪动脉。

35. 寸口脉微而涩，微者卫气不行，涩者营气不足，营卫不能相持，三焦无所仰，身体痹不仁，营气不足则烦疼，口难言，卫气虚，则恶寒数欠，三焦不归其部，上焦不归者，噫而酢吞，中焦不归者，不能消谷引食，下焦不归者则遗溲。（酢古醋通，酢吞即吞酸也，不归，即《金匮·第十一篇第十八节》所云竭部也。）

简释：微为卫气之不行，涩为营气之不足，营卫者，所以上下周回以煦濡于三焦者也。营卫俱虚，不能相将而行，则三焦无所仰赖，身体痹而不仁，营气不足，则身烦疼，口难言，卫气虚则阳不布而恶寒，数欠伸。三焦失养不能归其部，则上焦噫而吞酸，中焦不能消谷引食，下焦遗溲，皆由三焦相火无所仰赖而致衰微，故见证如此。吴谦谓凡经脉内外，营卫也；藏府内外，三焦也；合而言之，必须令五脏元真通畅，相火下蛰，水藏温而水府清，营卫三焦皆得尽其职矣。

36. 趺阳脉沉而数，沉为实，数消谷，紧者病难治。

简释：沉为内实，数为阳热，故消谷，紧为阴寒，中土寒则升降之机窒，而木邪乘之，故其病为难治也。

37. 寸口脉微而涩，微者卫气衰，涩者营气不足，卫气衰。面色黄，营气不足，面色青，营为根，卫为叶，营卫俱微，则根叶枯槁，而寒栗咳逆，唾腥吐涎沫也。

简释：寸口脉微而涩，与35节虽同而见证则异。卫衰则面色黄，脾胃虚也。营气不足则面色青，肝血虚而不荣色也。成无己谓营行脉中为根，卫行脉外为叶，根叶俱微，则阴阳之气内衰，致生寒栗而咳逆，唾腥吐涎沫也。吴谦则谓肺主皮毛，皮毛者，营卫之所居，故肺损则皮聚而毛落，营卫枯槁，恶寒而栗，咳逆唾腥，吐涎沫也，两说均通，故知平脉辨证不可偏废也。

38. 趺阳脉浮而芤，浮者卫气衰，芤者营气伤，其身体瘦，肌肉甲错，浮芤相持，宗气衰微，四属断绝。（四属指皮肉脂髓，一云指四肢，芤者中空，失血之征。）

简释：浮为卫虚，芤为营伤，营卫者，所以熏肤充身而泽毛，卫虚营伤，故身体瘦削，肌肉甲错，气血衰损而不荣也。营卫化生于水谷，水谷之化气血，其大气之持而不行者积于胸中，名曰宗气，以贯心肺而行呼吸（见《灵枢·邪客》），心主营，肺主卫，宗气乃营卫之根本也，浮芤相合，营卫虚损，是宗气之衰微无以营养四旁，四属断绝，失其所秉也。

39. 寸口脉微而缓，微者卫气疏，疏则其肤空，缓者胃气实，实则谷消而水化也。谷入于胃，脉道乃行，水入于经，其血乃成，营盛则其肤必疏，三焦绝经，名曰血崩。（三焦绝经者，因气血营卫失其经常之道，致三焦元真之气被阻遏也。）

简释：微者卫气之疏，疏则皮肤空豁而不密致。缓者胃气之实，实则谷消而水化。（《灵枢·五癃津液别篇》：中热则胃中消谷，肠胃充郭，故胃缓。）血脉为水谷所化生，谷消水化而入血脉则营盛，营盛则温暖而发散。卫疏则不能清敛故汗液常泄，而气益衰，三焦因营卫不能相将，亦不能使元真之气循行为常。卫气弱者，外不能固密皮肤，内不能和调其血，三焦相火既失常度，则扰血妄行而崩下也。

40. 趺阳脉微而紧，紧则为寒，微则为虚，微紧相持，则为短气。

简释：脾胃虚寒，中焦升降之机窒，故短气也。

41. 少阴脉弱而涩，弱者微烦，涩者厥逆。（少阴太溪动脉。）

简释：张璐谓气虚则脉弱而微烦，血虚则脉涩而厥逆，张志聪谓本节乃承血崩气短之后而言少阴主气主血也。均简显切当。

42. 趺阳脉不出，脾不上下，身冷肤硬。

简释：脾胃为营卫之根，胃气虚败，脾不运行，阳不外达，无以温分肉而柔肌肤，成氏所谓营卫气血不得通营于外，则身冷肤硬也。

43. 少阴脉不至，肾气微，少精血，奔气促迫，上入胸膈，宗气反聚，血结心下，阳气退下，热归阴股，与阴相动，令身不仁，此为尸厥，当刺期门巨阙。（尸厥或作蹶，扁鹊传虢太子病尸厥，即此。）

简释：少阴脉不至，肾气微，少精血，肾中厥气逆，填塞胸膈。致宗气被阻，气聚血结，令身无知觉。阳被遏抑，郁陷于下而生热，归于阴股，与阳相动，是乃尸厥也，当刺期门以通结血，刺巨阙以行宗气，清疏阴股之郁热，开泄心下之结瘀，使气血畅通，则厥回而复苏矣。

44. 寸口脉微，尺脉紧，其人虚损多汗，知阴常在，绝不见阳也。

简释：寸微为阳衰，尺紧为阴盛，虚损多汗，卫败而不敛，知为纯阴无阳也。

45. 寸口诸微亡阳，诸濡亡血，诸弱发热，诸紧为寒，诸乘寒者则为厥，郁冒不仁，以胃无谷气，脾涩不通，口急不能言，战而栗也。

简释：成无己曰：卫，阳也，微为卫气微，故云亡阳。营血也，濡为营气弱，故云亡血。弱为阴虚，虚则发热。紧为阴胜，故为寒。诸乘寒者，则阴阳俱虚，而为寒邪乘之也，寒乘气虚，抑伏阳气不得宣发，遂成厥也。郁冒为昏冒不知人也。不仁为强直而无觉也，为尸厥焉，以胃无谷气致脾涩不通于上下，故使口急不能言，战者寒在表也，栗者寒在里也。张志聪谓本节言脉资生于胃。

46. 问曰：濡弱何以反适十一头？师曰：五脏六腑相乘，故令十一。

简释：张志聪云：此承上节谷气之义而谓脉濡弱为五脏六腑之所资也。濡弱者胃土柔和之脉也。十二经中胃气为先，故问濡弱之胃气何以反适为十一头。师曰十一者五脏六腑也，五脏六腑皆借胃气以生，是相乘于胃，故令其为十一头也。（此即脉须有胃气也，《素问·平人气象论》历言脏腑之脉以胃气为本，即此节重胃气之旨。）

47. 问曰：何以知乘腑？何以知乘脏？师曰：诸阳浮数为乘腑，诸阴迟涩为乘脏也。

简释：腑为阳，故阳脉见者为乘腑，脏为阴，故阴脉见者为乘脏。有以阴阳系指尺寸部位言者，非是。（乘腑乘脏所见之阳脉阴脉，固不止此四者，余可类推。）

按：仲景自序有平脉辨证四字，本指评其脉辨其证，以成此论耳，非谓另有辨脉法与平脉法两篇之书也。故《千金》《外台》亦无此两篇入选。前贤谓其出于叔和之手，而《脉经》又引其文以为仲景语，大抵叔和采撮群书附以己意，其间多有仲景遗文，故虽读赝杂收，实较后世伪撰脉决为有用也。因逐节简释，以备研究。

辨脉法

1. 问曰：脉有阴阳，何谓也？答曰：凡脉大浮数动滑，此名阳也，脉沉涩弱弦微，此名阴也。凡阴病见阳脉者生，阳病见阴脉者死。

简释：《素问·脉要精微论》：微妙在脉，不可不察，察之有纪，从阴阳始，始之有经，从五行生。兹篇首论脉之阴阳者，以脉从阴阳始也。举阴阳各五为例，阳道常饶：大浮数动滑，比平脉为有余，故谓之阳。阴道常乏：沉涩弱弦微，比平脉为不及，故谓之阴。阴病见阳脉而主生者，邪自里出表欲汗解也，如厥阴篇345篇脉浮为欲愈是。阳病见阴脉而主死者，邪盛正虚津涸内陷也，如阳明篇230节脉涩者死是。《金匮·第一篇第十二节》：诸病在外者可治，入里者即死，亦此义也。

2. 问曰：脉有阳结阴结者，何以别之？答曰：其脉浮而数，能食不大便者，此为实。名曰阳结也，期十七日当剧。其脉沉而迟，不能食身体重，大便反硬，名曰阴结也，期十四日当剧。

简释： 阳结期十七日当剧，阴结期十四日当剧，注家以十七日传少阴水，十四日传阳明土，或以水之生成数为七，倍之为十四，火之生成数为九，倍之为十八，阳性疾，故不及期而剧，均不合，应阙疑待考。至阴阳气偏而结，文义甚明，不待释。

3. 问曰：病有洒淅恶寒而复发热者何？答曰：阴脉不足，阳往从之，阳脉不足，阴往乘之。曰：何谓阳不足？答曰：假令寸口脉微名曰阳不足。阴气上入阳中，则洒淅恶寒也。曰：何谓阴不足？答曰：假令尺脉弱，名曰阴不足，阳气下陷入阴中，则发热也。（洒音沙上声与洒通。）

简释： 寸主卫，尺主营，营行脉中而盛于下，卫行脉外而盛于上，病则卫闭而不能外达，乃内陷于阴位而阳遂虚，营扰不得内守，乃外乘阳位而阴遂虚，阳郁于内则发热，阴束于外则恶寒。夫阳脉阴脉，数之可十，推之可百，今但举寸尺，故曰假令。

4. 阳脉浮，阴脉弱者，则血虚，血虚则筋急也。其脉沉者，营气微也。其脉浮而汗出如流珠者，卫气衰也。营气微者加烧针，则血留不行，更发热而烦躁也。（血留之留，依赵本余本作流。）

简释：此节旧分四节解，兹以俱就营卫气血论脉，故作一节释之为便。张志聪谓阴阳有名无形，触类引申，故不必谓阴阳专属于寸尺或浮沉。首段论血虚则筋急，次论脉沉为营气内微。三段论脉浮而汗出如珠为卫气外散而衰，四段则论营气微者复误加烧针，则血涩阴虚，阳无所附，更见发热而烦躁也。《灵枢·本脏》：卫气者，所以温分肉，充皮肤，肥腠理，司开阖者也。故卫气之衰，甚于营血之微。

5. 脉蔼蔼如车盖者，名曰阳结也。

简释：阳结之脉浮大而虚且有升拥之象也。成无己谓大而厌厌聂聂名曰阳结。

6. 脉累累如循长竿者，名曰阴结也。

简释：阴结之脉，沉直而有硬节，累累不平之象，成无己谓连连而强直为阴结。

7. 脉瞥瞥如羹上肥者，阳气微也。

简释：浮泛虚濡，阳微之证。

8. 脉萦萦如蜘蛛丝者，阳气（赵本注"一云阴气"）衰也。

简释：细如蛛丝，阳衰之征。阴竭血干亦见此脉临证参考。

9. 脉绵绵如泻漆之绝者，亡其血也。

简释：连绵而软，前大后细，如泻漆频绝者，亡其血也。

10. 脉来缓，时一止复来者名曰结。脉来数，时一止，复来者名曰促。脉阳盛则促，阴盛则结，此皆病脉。

简释：缓指小驶于迟之怠缓脉。非指一息四至曰平之和缓脉也。阴阳偏胜，时有一止，故曰病脉（驶与快通）。

11. 阴阳相搏，名曰动，阳动则汗出，阴动则发热，形冷，恶寒者，此三焦伤也。

简释：动缘阴阳不和，故不能贯通三部，而虚者受邪则动，阳动为阳虚故汗出，阴动为阴虚故发热。如不汗出发热，而反形冷恶寒者，三焦伤也。三焦者，原气之别使，主行气于阳，三焦既伤，则阳气不通而微，致身冷而恶寒也。

12. 若数脉见于关上，上下无头尾，如豆大厥厥动摇者，名曰动也。

简释：上气郁于中不能升降也，关者，阴阳升降之枢轴，动见于关，上下无头尾，如豆大，厥厥动摇者，谓似有根之摇动，动而不移，非若滑脉之流动，动而不居也。

13. 阳脉浮大而濡，阴脉浮大而濡，阴脉与阳脉同等者，名曰缓也。

简释：阳寸阴尺上下同等，无有偏胜者，是阴阳之气和缓也，张璐谓脉虽浮大而濡，按之仍不绝者为缓。成无己谓阴阳偏胜者为结，为促，阴阳相搏者为动，阴阳气和者为缓。学者不可不知（此非不及四至之缓）。

14. 脉浮而紧者，名曰弦也。弦者，状如弓弦，按之不移也。脉紧者，如转索无常也。

简释：弦与紧相类，脉经之言也，弦则如弓弦，按之不移，紧则如转索无常。沉紧为里寒，浮紧则兼有春木升达之象，故名曰弦。其脉象则相类而不相同，故后段分析言之。

15. 脉弦而大，弦则为减，大则为芤，减则为寒，芤则为虚，虚寒相搏，此名为革。妇人则半产漏下，男子则亡血失精。

简释：弦则为减，减则为寒，谓阳气少也。大则为芤，芤则为虚，谓阴血虚也，寒虚相合，即名为革，革则外劲内空，如按鼓革也，卫统于肺，营藏于肝，卫衰则外减，营衰则内芤，营卫气血失调，中气颓败，不能交济水火，故男则失精亡血，女则半产漏下。

16. 问曰：病有战而汗出，因得解者，何也？答曰：脉浮而紧，按之反芤，此为本虚，故当战而汗出也。其人本虚，是以发战，以脉浮故当汗出而解也。

简释：战指身为之战摇也。微则为振，其人本虚，是以汗前发战，阴阳邪正相争，浮紧为表寒，芤为虚也。

17. 若脉浮而数，按之不芤，此人本不虚，若欲自解，但汗出耳，不发战也。

简释：此言不虚则不发战，而汗解也。

18. 问曰：病有不战而汗出解者，何也？答曰：脉大而浮数，故知不战汗出而解也。

简释：阳气全胜，阴寒不能遏郁，故不战而汗解也。

19. 问曰：病有不战，不汗出而解者，何也？答曰：其脉自微，此以曾经发汗，若吐若下若亡血，以内无津液，此阴阳自和，必自愈，故不战不汗出而解也。

简释：此言脉微为邪退正虚，已经汗吐下亡血，内乏津液，则不能再汗，如阴阳自和，必当自愈。故不战不汗而亦解也。

20. 问曰：伤寒三日，脉浮数而微，病人身凉和者何也？答曰：此为欲解也，解以夜半。脉浮而解也，濈然汗出。脉数而解者，必能食也。脉微而解者，必大濈出也。

简释：伤寒三日脉浮数而微，病人身复凉和者，此为欲解也。解以夜半者，阳生于子也，脉浮主濈然汗出而解者，邪从外散也。脉数主能食而解者，胃气和也，脉微主大汗出而解者，邪气微也。

21. 问曰：脉病欲知愈未愈者，何以别之？答曰：寸口关上，尺中三处大小浮沉迟数同等，虽有寒热不解者，此脉阴阳为和平，虽剧，当愈。

简释：脉和平，知病当愈也。

22. 立夏得洪大脉，是其本位，其人病身体苦疼重者，须发其汗，若明日身不疼不重者，不须发汗，若汗濈濈自出者，明日便解矣，何以言之，立夏得洪大脉是其时脉，故使然也，四时仿此。

简释：此言四时得其旺脉而病解也。

23. 问曰：凡病欲知何时得，何时愈，答曰：假令夜半得病，明日日中愈。日中得病，夜半愈，何以言之，日中得病夜半愈者，以阳得阴则解也，夜半得病，明日日中愈者，以阴得阳则解也。

简释：此用阳和阴，用阴和阳之理也。日中为阳受病，夜半为阴受病，故阴阳相济而愈。

24. 寸口脉浮为在表，沉为在里，数为在腑，迟为在脏，假令脉迟，此为在脏也。

简释：寸口统寸关尺三部言。此审察表里料度脏腑之义。

25. 趺阳脉浮而涩，少阴脉如经也（赵本也作者），其病在脾，法当下利。何以知之，若脉浮大者，气实血虚也，今趺阳脉浮而涩，故知脾气不足，胃气虚也。以少阴脉弦而浮绕见，此为调脉，故称如经也，若反滑而数者，故知当屎脓也。

简释：趺阳是指足上冲阳穴，少阴是指足内踝后跟骨动脉侧陷中太溪穴，经者常也，趺阳脉浮涩为脾胃不足，故当下利，此易知也。少阴脉弦而浮，称为如经，调和之脉者，以伤寒病传少阳，仍得弦浮阳脉为轻，若见沉迟，则为少阴病脉矣。夫所谓弦者，少阳生发之气也，浮者为阳为表。虽病传少阴，而少阴病脉不见，不失经常之度，故为调和之脉。若见滑数，则为邪热内盛，必挟热便脓血也。有拘于难经专诊气口法者，以右关候胃，尺部候少阴者，非是。

26. 寸口脉浮而紧，浮则为风，紧则为寒，风则伤卫，寒则伤营，营卫俱病，骨节烦疼，当发其汗也。

简释：寸口脉浮而紧，病在表也，以浮紧分言风寒，即所谓风则浮虚，寒则牢坚也。风伤卫气，寒伤营血，亦以风伤阳，寒伤阴，卫为阳，营为阴各从其类而伤之，即水流湿火就燥之理也。其实一切六淫外感无不先犯于卫者，其甚者乃并伤于营，郭雍谓涉卫中营，叶桂谓首先犯肺，均以卫在营外也。成无己谓卫得风则热，营得寒则痛，营卫俱病，故致骨节烦疼当与麻黄汤发汗则愈云云，是以此为伤寒之脉象，后有误解此为风寒两伤者，不可从。张志聪谓寒亦可以伤卫，风亦可以营伤，诚经验有得之语。

27. 趺阳脉迟而缓，胃气如经也，趺阳脉浮而数，浮则伤胃，数则动脾，此非本病，医特下之所为也。营卫内陷，其数先微，脉反但浮，其人必大便硬，气噎而除，何以言之，本以数脉动脾，其数先微，故知脾气不治，大便硬气噎而除，今脉反浮，其数改微，邪气独留，心中则饥，邪热不杀谷，潮热发渴。数脉当迟缓，脉因前后度数、如法，病者则饥。数脉不时，则生恶疮也。

简释：趺阳脉迟而缓，是胃气如常，若浮而数，则非胃家正常之脉矣，浮则阳浮而逆胃之性，数则与脾冲和之缓脉相反，经询明此非本病，乃医误下所致，误下元气伤，营卫内陷，其数先微，脉反但浮，是胃中燥热浊气独留，故大便硬，气噫而除潮热发渴，心中饥，而邪热不能杀谷。如数脉不转微而转为迟缓如经则知饥欲食，病者愈也，设数脉时见，则为营卫郁阻而生恶疮也。（"脉因前后度数为法"八字疑系注文误入，存待考证。）

28. 师曰：病人脉微而涩者，此为医所病也，大发其汗，又数大下之，其人亡血，病当恶寒，后乃发热，无休止时，夏月盛热，欲著复衣，冬月盛寒，欲裸其身，所以然者，阳微则恶寒，阴弱则发热，此医发其汗，令阳气微，又大下之，令阴气弱，五月之时，阳气在表，胃中虚冷，以阳气内微，不能胜冷，故欲著复衣，十一月之时，阳气在里，胃中烦热，以阴气内弱，不能胜热，故欲裸其身，又阴脉迟涩、故知亡血也。

简释：微为亡阳，涩为无血，不当汗而汗，则令阳气微而恶寒，不当下而下，则令阴气弱而发热，阴沉迟涩为营血不足之证，故知亡血，王肯堂云：下之亡阴固不必言，汗亦血类故也，此论庸医误治之害。（五月、十一月为阴阳极至之时，故举之以论其理，非必遇夏至乃寒，遇冬至乃热，幸勿泥看。）

29. 脉浮而大，心下反硬有热属脏者攻之，不令发汗。属腑者，不令溲数，溲数则大便硬，汗多则热愈，汗少则便难，脉迟尚未可攻。（热愈一本作热甚，汗少作溲数，存备参考。）

简释：脉浮而大，是太阳阳明之脉，若心下反硬，是有阳明腑邪，若腑热伤及脏阴，则速予攻下，不令发汗，若但是腑有燥热，则宜泄热，而不令利尿，因溲数则大便硬，汗多则热愈，汗少则便难两句，历来注家均欠妥适，姑阙疑待考，迟则里未实，故未可攻。但阳明腑实应攻之证，亦有见迟脉者，不可不知。（参阅阳明篇第二百二十五节）此节明料度脏腑之义。

30. 脉浮而洪，身汗如油，喘而不休，水浆不下，形体不仁，乍静乍乱，此为命绝也。又未知何脏先受其灾？若汗出发润，喘而不休者，此为肺先绝也。唇吻反青，四肢漐习者（漐习者，风气发而四末战摇手足时时引缩也），此为肝绝也。环口黧黑柔汗（柔为阴柔汗即冷汗，成无己注。）发黄者，此为脾绝也。溲便遗失，狂言目反直视者，此为肾绝也。又未知何脏阴阳前绝？若阳气前绝，阴气后竭者，其人死，身色必青，阴气前绝，阳气后竭者，其人死，身色必赤，腋下温，心下热也。

简释：此一节论死绝之脉与证也，第一段论浮洪为阳不根阴，身汗如油，即《灵枢·经脉》所谓阴阳相离，腠理发泄，绝汗乃出也，喘而不休，气不归根也，水浆不下，胃气败也，形体不仁（不仁，指不知痛痒），营卫不行也，乍静乍乱，精神离决，神明败也，正气已脱，胃气又尽，营卫俱绝，邪气独胜，故曰命绝。第二段论五脏绝证，第三段论阴阳前后竭绝之象。

31. 寸口脉浮大，而医反下之，此为大逆，浮则无血，大则为寒，寒气相搏，则为肠鸣，医乃不知，而反饮冷水，令汗大出，水得寒气，冷必相搏，其人即饐。（饐与噎通。令汗大出四字疑误，俟考。）

简释：寸口脉浮大，为表邪，应发汗，而反下之，则为逆矣。浮则无血，大则为寒者，因气浮于外则血虚于内，故云浮则无血，阳大于外，则阴乘于内，故云大则为寒也。里寒凝塞，肝阳下陷，故不为痞结而为肠鸣。医乃不明血虚内寒，肝气郁冲，激为肠鸣之理，反以脉浮大为阳热有余之证，饮以冷水，欲如暑季饮水汗乃大出之例，而发其汗则里气既寒，又得新饮之冷水入胃，致水寒相传，浊气上逆，其人咽喉噎塞，气闭而食阻也。

32. 趺阳脉浮，浮则为虚，虚浮相搏，故令气饐，胃气虚竭也，脉滑则为哕，此为医咎，责虚取实，守空迫血，脉浮鼻中燥者，必衄也。

简释：胃以下行为顺，虚则浊气上逆，故令气饐。脉滑则哕者，胃虚不能散水，水结中焦浊气不降，而作哕也，此为医咎者，咎在医之误以浮则为虚之脉为实而下之。即责虚取实也。又不明浮则无血之理，及误以中之空乏者为满，而汗以竭之。即守空迫血也。若脉浮鼻燥者，知血必从鼻中出也。

33. 诸脉浮数，当发热，而洒淅恶寒。若有痛处，饮食如常者，蓄积有脓也。（洒淅上所下切，下音析、寒惊儿。）

简释：浮为风、数为热、风热郁于表，则发热而洒淅恶寒，若有痛处，饮食如常，则为营气阻遏卫气，将发痛，蓄脓也，可知浮数之脉，不可概作风热论，诸脉准此类推。应参阅《金匮·第十八篇第一节》及《灵枢·痈疽》。

34. 脉浮而迟，面热赤而战惕者，六七日当汗出而解，反发热者差迟，迟为无阳，不能作汗，其身必痒也。

简释：脉浮而迟，面色赤热而身体战栗者，阳郁欲发，虚而不能遂发，故面热而身振颤惕，待至六七日为传经卷，当汗出而解。若反发热者，则解期差迟。以迟为无阳不能作汗，郁无从出，阳郁气滞于皮腠，其身必痒也。本节说明阳复则病愈，阳虚则解迟，阳病不宜见阴脉之理。

35. 寸口脉阴阳俱紧者，法当清邪中于上焦，浊邪中于下焦。清邪中上，名曰洁也。浊邪中下，名曰浑也。阴中于邪，必内栗也。表气微虚，里气不守，故使邪中于阴也。阳中于邪，必发热、头痛、项强、颈挛、腰痛、胫酸，所谓阳中雾露之气，故曰清邪中上。浊邪中下，阴气为栗，足膝逆冷，便溺妄出，表气微虚，里气微急，三焦相混，内外不通，上焦怫郁，脏气相熏，口烂食断也，中焦不治，胃气上冲，脾气不转，胃中为浊，营卫不通，血凝不流。若卫气前通者，小便赤黄，与热相搏，因热作使，游于经络，出入脏腑，热气所过，则为痈脓。若阴气前通者，阳气厥微，阴无所使，客气内入，嚏而出之，声嗢咽塞，寒厥相逐，为热所拥（壅通），血凝自下，状如豚肝，阴阳俱厥，脾气孤弱，五液注下，下焦不阖，清便下重，令便数难，脐筑湫痛，命将难全。（嗢音鹘，斷音银，湫音子由反，又子小反。怫音弗。）

简释：阴阳俱紧之阴阳指浮沉，有作寸尺两部解者，亦可备参考。喻昌张璐解本节为时行疫寒之总决。张志聪谓合下三节皆论湿邪，脉皆阴阳俱紧也。方有执谓阴中于邪以下至浊邪中下一段是释上文。阴气为栗至血凝不流，是言证。若卫气前通以下言变痈脓之故。阴阳俱厥以下，言证并于里而加重，故曰命将难全也。吴谦本成无己注文而为如下之言极通。兹摘录于后：寸口脉阴阳俱紧者，谓六脉浮沉俱紧也，浮脉紧，则雾露之邪中于上焦，脉沉紧，则寒湿之邪中于下焦，上焦指太阳，下焦指少阴也。雾露之邪曰洁曰清，清邪中上，发热头痛，项强颈挛，腰疼痉酸者，雾露之邪中于太阳表也。寒邪曰浑曰浊，浊邪中下，阴气为栗，足膝逆冷，便溺妄出者，寒邪中于少阴里也。因其人表气虚，里气不固，清浊之邪中伤上下，致三焦混乱，内外不通，以致上焦清气不定，邪气怫郁，热蒸于脏，脏气相熏，口烂蚀龈。中焦不治，则升降失职，胃逆脾陷，水谷不化，浊气充塞胃中。营者水谷之精气，卫者水谷之悍气，中焦既乱，则营卫滞塞不通，血因凝而不流。若正能胜邪，卫气先通，其人必先小便赤黄，热伤之经，必血凝肉腐而为痈脓。若阴气先通，其人必先噫噎咽塞，热拥于里之血凝者自下，状如豚肝也。若正不胜邪，阴阳俱逆，营卫不通，脾气孤弱不能散精，五液（五液见《素问·宣明五气》）注下，下焦不阖，里急坠痛，圊（通清）便数窘，脐为生气之原，脐筑湫痛，则生气欲绝，故曰命将难全。（本节诸家解释如此，仍待进而研究。）

36. 脉阴阳俱紧者，口中气出，唇口干燥，蜷卧足冷，鼻中涕出，舌上胎（通苔）滑，勿妄治也，到七日已（赵本作以）来，其人微发热，手足温者，此为欲解，或到八日已（赵本作以）上，反大发热者，此为难治，设使恶寒者，必欲呕也，腹内痛者，必欲利也。

简释： 阳脉紧为寒邪发于上焦，上焦主外也。阴脉紧为寒邪发于下焦，下焦主内也，戒勿妄治于阴阳未分之时，尤须慎辨于阴极变热之候。难治非直不治，末段言必呕必利之证象，即指示因其势而治之方法，吴谦谓此节承上节互详其证，方有执谓微发热为邪退，大发热为邪盛，恶寒当在表，腹内痛已入里，均明确。

37. 脉阴阳俱紧，至于吐利，其脉独不解，紧去人安。（汪本赵本作人安，以成注紧去则人安读之，是成本作人不作人安）此为欲解，若脉迟至六七日，不欲食，此为晚发，水停故也，为未解，食自可者，为欲解。（有疑此为晚发水停故也八字与上下文义不属，当是衍文者，非是。）

简释： 脉阴阳俱紧，内外皆邪，至吐利后，邪气已泄紧当去，若吐利后，紧独不解，则病不解，必其脉紧去而转为和缓，或迟而缓，此为病去人安，即欲解也。若其紧去而脉迟，至六七日不欲食，此为晚发，内有水停故也。益以阴盛脉迟，虽现时无病，后必作病，特发之晚耳，故为未解。若紧去而食自可者，是内无停水，为欲解也。张志聪谓此承上节之意而言水停晚发，必土气强，经脉盛而后解也。

38. 病六七日，手足三部脉皆至，大烦而口噤不能言，其人躁扰者，必欲解也。（手足三部脉，指《素问·三部九候论》中所云之手太阴太渊经渠，手阳明合骨，手少阴神门。与足厥阴五里（女子取太冲），足少阴太溪，足太阴箕门（足阳明之冲阳，仲景书中趺阳也），为手足三部脉。注家曲解为寸关尺者，不可从。）

简释：病而手足脉不至，是邪盛正衰，至六七日手足三部脉皆至，是邪退正复，阳回于四末。虽烦热躁扰口噤不能言必欲解也。

39. 若脉和，其人大烦，目重睑内际黄者，此为欲解也。（赵本无为字）

简释：此承上节言，如脉至而见和缓，正气复也。虽其人大烦目重睑内际黄，亦为欲愈，因太阳膀胱之经，起于目内眦，睑内眦黄者，卫气发达而阳出于目也，目重者，眼皮厚重也，人睡初醒，眼皮较厚，以阳气出于目也。

40. 脉浮而数，浮为风，数为虚，风为热，虚为寒，风虚相搏，则洒淅恶寒也。（搏音团，合也。）

简释：浮为风之在表，数为阳虚而阴乘也。风为阳，郁而为热，虚则阴束而为寒。风虚相合，阳内闭而为热，则阴外乘而为寒，是洒淅恶寒之原因也。成无己谓浮数之脉，风邪并于卫，卫胜则营虚也。卫为阳，风搏于卫，所以为热。营为阴，营气虚，所以为寒。风并于卫者，发热恶寒之证具矣。

41. 脉浮而滑，浮为阳，滑为实，阳实相搏，其脉数疾，卫气失度，浮滑之脉数疾，发热汗出者，此为不治。

简释：浮为邪并于卫而卫气盛，滑为邪并于营而营气实，邪气盛实，拥于营卫，则营卫行速，而脉数疾，卫气失其循行之常度，发热汗出则当解，若不解者，精气脱也，故为不治。

42. 伤寒咳逆上气，其脉散者死，谓其形损故也。

简释：咳逆上气肺金不降之病也。肺主气而性收敛。脉散者，金气之不收敛也，气败则死。盖气所以熏肤而充身，气散则骨枯肉陷而形损故也。

按：吴谦等释"辨脉法"云：辨者，别也。辨脉者，辨别诸脉之名象也。法者，诸脉部位，至数，形状，相类，相反，别之各有其法也。脉名者，如浮，沉，迟，数，滑，涩，诸脉之名是也。部位者，如浮，中，沉，上，下，之部位是也。至数者，如迟三至，数六至之至数是也。形状者，如滑流涩滞之形状是也。相类者，如弦与紧，滑与动之类是也。相反者，如浮与沉，虚与实之反是也。皮肤取而得之，谓之浮。筋骨取而得之，谓之沉，此以脉之上下部位而得名也，是则脉因部位而名之，皆统乎浮沉矣。如浮而无力谓之濡（同软），沉而无力谓之弱，浮而极有力谓之革，沉而极有力谓之牢，浮中沉俱有力，按之且大，谓之实虚。浮中沉极无力，按之且小，似有似无，谓之微。浮中沉极无力，按之且大，涣散不收，谓之散。浮沉有力，中取无力，谓之芤。按之至骨，推寻始得，谓之伏。此皆以部位兼形状相反而得名者也。一息三至谓之迟。一息六至谓之数。此以脉之至数而得名者也。是则凡脉因至数而得名者，皆统乎迟数矣。如一息四至谓之缓，一息七至谓之疾。数时一止谓之促。缓时一止谓之结。至数不乖，动而中止，不能自还，须臾复动，谓之代。此皆以至数兼相类而得名也。是则凡脉因形状而得名者，皆统乎滑涩矣。如脉形粗大谓之大。脉形细小谓之小。来去诏诏谓之长。来去缩缩谓之短。来盛去衰谓之洪。其形如豆，动摇不移谓之动。状类弓弦，按之端直且劲谓之弦。较弦则粗，按之左右弹指谓之紧。此皆以形状兼相类相反而得名者也。此辨脉之大概也。诊者于此能详审而扩充之，则进乎法矣。今以浮沉迟数滑涩六脉别之以为纲，以大小虚实诸脉辨之以为目。务使阴阳标本虚实寒热心中则据，指下无差，庶心手相得，而辨证处方自无错谬矣。虽未合于《内经》仲景脉法，其专就寸口辨脉之名象，则固可为参考之助也。因录附于此。（仲景自序已斥当时医工握手不及足，人迎趺阳三部不参云云。又《伤寒》《金匮》不专诊寸口，即辨脉平脉两篇亦多述内经诊脉法要，故知吴谦等之注语，虽贤于世俗风行之伪诀，尚非释经之正义也。）

辨不可发汗病脉证并治

夫以为疾病至急，仓卒寻按，要者难得，故重集诸可与不可方治，比之三阴三阳篇中，此易见也。又时有不止是三阴三阳，出在诸可与不可也。

简释：此以疾病至急，仓卒寻求治法难得，治法之要者，汗吐下也。故重集诸可与不可之法以备检阅。又所集当有出于三阴三阳诸篇之外者。疑系叔和搜集时所记，唐人千金亦集有伤寒宜忌十五章，与叔和颇有出入，是知医家为检查便利起见而集录，亦如后世便览之手册耳。因所集之文，多系仲景遗教，故应注意研究之。

1. 脉濡而弱，弱反在关，濡反在巅，微反在上，涩反在下，微则阳气不足。涩则无血。阳气反微，中风汗出，而反躁烦。涩则无血，厥而且寒。阳微发汗，躁不得眠。（濡脉浮而无力。弱脉沉而无力。微脉似有似无，浮中沉俱无力。涩脉滞而不流利。巅、脉经无山字头系正字。颠指关部高骨耸然处。上下指寸尺。弱反在关者，按以候之，濡反在巅者，举以候之，微为阳气不足，涩为血少。）

简释：此节言胃气虚不可汗也，或谓弱反在关，濡反在巅，则胃有柔和之土气，何谓胃虚？应之曰：但在关巅，不行及寸尺，故曰虚。虚则阳不下潜，故禁汗泄也。

2. 动气在右，不可发汗，发汗则衄而渴，心苦烦，饮则吐水。（动气者，筑筑然气动也，在右者，在脐之右也，见《难经·十六难》盖肺气之郁也。汗泄肺气，则清肃降敛失政，衄血而渴，亡津液胃燥，则不仅作渴，而燥热熏心苦烦矣，肺气虚，则不能布其水津，故饮即吐水也。）

简释：此节言肺虚不可汗也。高世栻曰：伤寒动气，乃经脉内虚，必内伤而兼外感也。

3. 动气在左,不可发汗,发汗则头眩,汗不止,筋惕肉瞤。(动气见上节小注。盖肝气之菀也。汗泄肝气,则阳气发越而头眩,筋惕肉瞤,汗不止也。)

简释:此节言心虚不可发汗也。

4. 动气在上,不可发汗,发汗则气上冲,正在心端。(心下动悸,肾气上逆也。)

简释:此节言心虚不可发汗也。

5. 动气在下,不可发汗。发汗则无汗,心中大烦,骨节苦疼,目运恶寒,食则反吐,谷不得前。(运、晕通,不得前,即不得进入也。骨节苦疼者,肾主骨也,目运者肾病则目䀮䀮如无所见也。)

简释:此节言肾虚不可发汗也。

6. 咽中闭塞,不可发汗,发汗则吐血气微(一作欲)绝,手足厥冷,欲得蜷卧,不能自温。(咽门者胃之系,胃经不和,则咽内不利,发汗攻阳,血随发散而上,必吐血也。胃经不和,而反攻表,则阳虚于外,故气微欲绝,手足冷欲蜷而不能自温。)

简释:此节言浊气上逆者,不可发汗也。张志聪谓咽主地气,咽中闭塞由于脾气虚,脾虚不可发汗,汗则吐血,气欲绝,手足不能自温。亦可备参考。

7. 诸脉得数动微弱者,不可发汗,发汗则大便难,腹中干,胃燥而烦,其形相象,根本异原。(数动之脉为阳,为热在表,微弱之脉为阴,为热在里。发汗亡津液,则热愈甚。胃中干燥,故大便难,腹中干,胃燥而烦。)

简释:此节言脉证虽相似,治法均为不可发汗,而其病因则各异原也。成无己谓根本虽有表里之异,逆治误汗之后,热邪为病则一也。

8. 脉微而弱,弱反在关,濡反在颠,弦反在上,微反在下,弦为阳运,微为阴寒。上实下虚,意欲得温,微弦为虚,不可发汗,发则寒栗,不能自还。(阳运阴寒意欲得温指上热下寒,上盛下虚,中焦阳虚,升降失职,汗之则虚阳上脱也。)

简释:此节言关脉浮濡,沉弱,寸脉弦,尺脉微乃上实下虚也,若误发其汗，则阴愈盛而寒栗，阳益衰而不能自还矣。

9. 咳者则剧，数吐涎沫，咽中必干，小便不利，心中饥烦，晬时而发，其形似疟，有寒无热，虚而寒栗，咳而发汗，蜷而苦满，腹中复坚。（脉经本节，与上节合而为一。晬时，周时也。肺寒气逆，咳者则剧，气不清降，则津液凝结，化生涎沫，咽喉失滋，是以必干，气逆不能化水，故小便不利，津液不运于中，故心中饥烦，周时而脉大会于寸口，今肺气不能宣畅，气虚寒战，发作如疟，但无热耳，咳而发汗，必蜷而苦满，腹中坚硬，阳虚阴盛之象甚著也。）

简释：此节承上节而言阳虚阴盛者，不可发汗之证象也。

10. 厥脉紧，不可发汗，发汗则声乱咽嘶舌萎，声不得前。（厥逆而脉紧，阴盛里寒，故不可汗，汗则声乱咽嘶舌萎而不能发声，嘶者音欲绝而不亮。以肺主声，汗泄肺气，故声败也。张志聪同成无己均谓厥冷发汗而伤少阴心肾之气，少阴之脉入肺循喉咙挟舌本，故现证如此。）

简释：此节承上节而言厥证之不可发汗也。千金谓厥忌发其汗，即此节之义。

11. 诸逆发汗，病微者难差，剧者言乱，目眩者死，命将难全。（诸逆指不可汗而强汗之，或当汗而过汗也，或谓泛指厥逆，因厥阴篇有诸四逆厥者之句也。轻则因汗而重则难瘥，重者脱其阴阳之气，致言乱目眩而死，《难经·二十难》所谓脱阴脱阳证也。）

简释：此节言误汗之脱证。

12. 咳而小便利，若失小便者，不可发汗，汗出则四肢厥逆冷。（《素问·咳论》：肾咳不已，膀胱受之，膀胱咳状，咳而遗溺，肾阳虚惫，汗之则阳愈亏而中气益败，故四肢厥冷。）

简释：此节言肾阳虚惫者不可发汗。

13. 伤寒头痛，翕翕发热，形象中风。常微汗出，自呕者，下之益烦。心中懊侬如饥。发汗则致痉。身强难以屈伸。熏之则发黄，不得小便。灸则发咳唾。（伤寒，外感总名。形象中风，谓证象极似中风也。常微汗出而自呕，无恶风寒之太阳表证，粗工以其证象阳明，竟用当时通行下剂攻之，致原觉烦热者更加重矣，内热郁蒸，心中懊侬，仿佛饥饿，粗工复以其既经下夺，能知饥思食，邪当在表，又汗之夺其津液，致筋脉枯燥而成痉。粗工妄谓已经内外两解，而见此身强难以屈伸之证，或系寒则收引，遂以火熏之灸之，更令阴液垂涸，热灼血凝，三焦失职，肝郁于下，不得疏泄，肺阻于上，不得肃降，始则小便癃闭，重则咳唾脓瘀，脏器损而病深矣。）

简释：此节诫医工宜细心辨证，不可妄治害人。

伤寒例

阴阳大论云，春气温和，夏气暑热，秋气清凉，冬气冷冽，此则四时正气之序也。冬时严寒，万类深藏，君子固密，则不伤于寒，触冒之者，乃名伤寒耳。其伤于四时之气，皆能为病，以伤寒为毒者，以其最成杀厉之气也。中而即病者，名曰伤寒，不即病者寒毒藏于肌肤，至春变为温病，至夏变为暑病，暑病者热极重于温也。是以辛苦之人，春夏多温热病，皆由冬时触寒所致，非时行之气也。凡时行者，春时应暖而复大寒，夏时应大热而反大凉，秋时应凉而反大热，冬时应寒而反大温，此非其时而有其气，是以一岁之中，长幼之病多相似者，此则时行之气也。夫欲候知四时正气为病，及时行疫气之法，皆当按斗历占之。九月霜降节后，宜渐寒，向冬大寒，至正月雨水节后，宜解也，所以谓之雨水者，以冰雪解而为雨水故也，至惊蛰二月节后，气渐和暖，向夏大热，至秋便凉，从霜降以后，至春分以前，凡有触冒霜露，体中寒即病者，谓之伤寒也。其冬有非节之暖者，名曰冬温，冬温之毒，与伤寒大异，冬温复有先后，更相重沓，亦有轻重，为治不同，证如后章。从立春节后，其中无暴大寒，又不冰雪，而有人壮热为病者，此属春时阳气发于冬时伏寒变为温病。从春分以后，至秋分节前，天有暴寒者，皆为时行寒疫也，三月四月或有暴寒，其时阳气尚弱，为寒所折，病热犹轻，五月六月，阳气已盛，为寒所折，病热则重，七月八月阳气已衰，为寒所折，病热亦微，其病与温，及暑病相似，但治有殊耳。十五日得一气于四时之中，一时有六气，四六名为二十四气也。然气候亦有应至而不至，或有未应至而至者，或有至而不去者，或有至而太过者，皆成病气也。但天地动静，阴阳鼓击者，各正一气耳。是以彼春之暖，为夏之暑，彼秋之忿，为冬之怒，是故冬至之后，一阳爻升，一阴爻降也，夏至之后，一阳气下，一阴气上也，斯则冬夏二至，阴阳合也，春秋二分，阴阳离也，阴阳交易，人变病焉，此君子春夏养阳，秋冬养阴，顺天地之刚柔也。小人触冒，必婴暴疹，须知毒烈之气，留在何经，而发何病，详而取之，是以春伤于风，夏必飧泄，夏伤于暑，秋必病疟，秋伤于湿，冬必咳嗽，冬伤于寒，春必病温，此必然之道，可不审明之。伤寒之病，逐日浅深，以施方治，今世人伤寒，或始不早治，或治不对病，或日数久淹，困乃告医，医人又不依次第而治之，则不中病，皆宜临时消息制方，无不效也。今搜采仲景旧论，录其证候诊脉声色对病真方有神验者，拟防世急也。又土地温凉，高下不同，物性刚柔，餐居亦异，是黄帝兴四方之问，岐伯举四治之能，以训后贤，开其未悟者，临病之工，宜须两审也。凡伤于寒，则为病热，热虽甚不死。若两感于寒而病者，必死。尺寸俱浮者，太阳受病也，当一二日发，以其脉上连风府，故颈项痛，腰脊强。尺寸俱长者，阳明受病也，当二三日发，以其脉挟鼻络于目，故身热目疼鼻干，不得卧。尺寸俱弦者，少阳受病也，当三四日发，以其脉循胁络于耳，故胁痛而耳聋。此三经皆受病，未入于腑者可汗而已。尺寸俱沉细者，太阴受病也，当四五日发，以其脉布胃中络于嗌，故腹满而嗌干。尺寸俱沉者少阴受病也，当五六日发，以其脉贯肾络于肺，系舌本，故口燥舌干而渴。尺寸俱微缓者，厥阴受病也，当六七日发，以其脉循阴器络于肝，故烦满而囊缩。此三经皆受病已入于腑，可下而已。若两感于寒者，一日太阳受之，即与少阴俱病，则头痛口干烦满而渴，二日阳明受之，即与太阴俱病，则腹满身热。不欲食，谵语，三日少阳受之，即与厥阴俱病，则腹满身热。不欲食，谵语，三日少阳受之，即与厥阴俱病，则耳聋囊缩而厥，水浆不入，不知人者，六日死。若三阴三阳，五脏六腑皆受病，则营卫不行，腑脏不通则死矣。其不两感于寒，更不传经，不加异气者，至七日太阳病衰，头痛少愈也，八日阳明病衰，身热少歇也，九日少阳病衰，耳聋微闻也，十日太阴病衰，腹减如故则思饮食，十一日少阴病衰，渴止舌干，已而嚏也，十二日，厥阴病衰，囊缩，少腹微下，大气皆去，病人精神爽慧也，若过十三日以上，不间尺寸陷者大危。若更感异气，变为他病者，当依旧坏证病而治之，若脉阴阳俱盛重感于寒者，变为温疟。阳脉浮滑，阴脉濡弱者，更遇于风，变为风温。阳脉洪数，阴脉实大者，遇温热变为温毒，温毒为病最重也。阳脉濡弱，阴脉弦紧者，更遇温气，变为温疫，以此冬伤于寒，发为温病，脉之变证，方治如说。凡人有疾，不时即治，隐忍冀差，以成痼疾，小儿女子，益以滋甚，时气不和，便当早言，寻其邪由，乃在腠理，以时治之，罕有不愈者，患人忍之，数日乃说，邪气入藏，则难可制，此为家有患，备虑之要。凡作汤药不可避晨夜，觉病须臾，即宜便治，不等早晚，则易愈矣。若或差迟病即传变，虽欲除治，必难为力，服药不如方法，纵意违师，不须治之，凡伤寒之病，多从风寒得之，始表中风寒入里则不消矣，未有温复而当不消散者，不在证治，拟欲攻之，犹当先解表，乃可下之，若表已解而内不消非大满犹生寒热，则病不除。若表已解而内不消，大满大实，坚有燥屎，自可除下之，虽四五日，不能为祸也。若不宜下，而便攻之，内虚热入，协热遂利，烦躁诸变，不可胜数，轻者困笃，重者必死矣。夫阳盛阴虚，汗之则死，下之则愈。阳虚阴盛汗之则愈，下之则死。夫如是，则神丹安可以误发，甘遂何可以妄攻，虚盛之治，相背千里，吉凶之机，应若影响，岂容易哉。况桂枝下咽，阳盛则毙，承气入胃，阴盛乃亡，死生之要，在乎须臾，视身之尽，不暇计日，此阴阳虚实之交错，其候至微，发汗吐下之相反，其祸至速，而医术浅狭，懵然不知病源，为治乃误，使病者殒殁，自谓其分，至今冤魂塞于冥路，死尸盈于旷野，仁者鉴此，岂不痛焉。凡两感病俱作，治有先后，发表攻里，本自不同，而执迷妄意者，乃云神丹甘遂，合而饮之，且解其表，又除其里，言巧似是，其理实违。夫智者之举错也，常审以慎，愚者之动作也，必果而速，安危之变，岂可诡哉？世上之士，但务彼窬习之荣，而莫见此倾危之败，惟明者居然能护其本，近取诸身，夫何远之有焉。凡发汗温暖汤药，其方虽言日三服，若病剧不解，当促其间，可半日中尽三服，若与病相阻，即便有所觉，重病者，一日一夜，当晬时观之，如服一剂，病证犹在，故当复作本汤服之，至有不肯汗出，服三剂乃解，若汗不出者死病也，凡得时气病，至五六日而渴欲饮水，饮不能多，不当与也，何者，以腹中热尚少，不能消之，便更与人作病也，至七八日大渴欲饮水者，犹当依证与之，与之常令不足，勿极意也，言能饮一斗

伤寒例

与五升，若饮而腹满，小便不利，若喘若哕，不可与之，忽然大汗出，是为自愈。凡得病反能饮水，此为欲愈之病，其不晓病者，但闻病饮水自愈，小渴者，乃强与饮之，因成其祸，不可复数。凡得病脉，脉动数，服汤药更迟，脉浮大减小，初躁后静，此皆愈证也。凡治温病，可治五十九穴，又身之穴，三百六十有五，其三十穴灸之有害，七十九穴，刺之为灾，并中髓也。脉四损三日死，平人四息，病人脉一至，名曰四损，脉五损一日死，平人五息，病人脉一至，名曰五损，脉六损，一时死，平人六息，病人脉一至，名曰六损，脉盛身寒，得之伤寒，脉虚身热，得之伤暑，脉阴阳俱盛，大汗出，不解者死。脉阴阳俱盛，热不止者死。脉至乍疏乍数者死，脉至如转索者其日死，谵言妄语，身微热，脉浮大，手足温者生，逆冷脉沉细者，不过一日死矣。此以前是伤寒热病证候也。

辨可发汗脉证并治

（从此以下各节省去简释。）

1. 大法，春夏宜发汗。（成注：春夏阳气在外，邪气亦在外，故可发汗。张志聪云：天有一岁之四时，有一日之四时，人身亦然，春夏宜发汗者，朝则为春，日中为夏，于寅卯之后，午未之前，人气生长之时而发汗，亦顺天时之大法也。程应旄云：今人多谓春夏禁用汗药者，由其未明此义也。病有当汗者则汗之。应不拘时间，即午后子前亦能应药而汗解也，此乃言其顺时大法耳。）

2. 凡发汗，欲令手足俱周，时出以漐漐然，一时间许益佳，不可令如水流漓。若病不解，当重发汗，汗多必亡阳，阳虚不得重发汗也。（此言发汗不宜太过两为诚慎之辞。）

3. 凡服汤发汗，中病即止，不必尽剂。（亦诚慎之意。）

4. 凡云可发汗，无汤者，丸散亦可服，要以汗出为解，然不如汤随证良验。（当时通行神丹发汗，流弊甚多，观序例所纪即知。）

5. 夫病脉浮大，问病者言，但便硬耳，设利者为大逆，硬为实，汗出而解，何以故，脉浮当以汗解。（此言表未解，虽便硬里实，亦不可利下，仍当先解其外，表解热除内外和谐而大便自通，设用利药，是为大逆也。）

6. 下利后，身疼痛，清便自调者，急当救表，宜桂枝汤发汗。（里和表病，汗之则愈。）

辨发汗后病脉证并治

（成注本列为第十七。附有"此一卷第十七篇凡三十一证，前有详说"十六字。）

发汗多，亡阳谵语者，不可下，与柴胡桂枝汤和其营卫以通津液，后自愈。（方见太阳篇第一百六十一节）

辨不可吐

（成注本列为第十八，无注文。）合四证，已见太阳篇中。

辨可吐

1. 大法春宜吐。（成注春时阳气在上，邪气亦在上，故宜吐。张注一日之四时，乃寅卯辰朝则为春，于少阳气旺之时而服吐药，亦顺天时之大法也。病有须急吐者，自不应拘泥时间。）

2. 凡有吐汤，中病即止，不必尽剂也。（凡用方剂，皆不可过。）

3. 病胸上诸实，胸中郁郁而痛，不能食，欲使人按之，而反有涎唾，下利日十余行，其脉反迟，寸口脉微滑，此可吐之，吐之利则止。（实，病邪实也。或痰实，或热郁，或寒结胸中郁而痛，或饮食气滞，均能令胸中郁郁而痛，不能下食。气机不能升降，窒滞难堪，故欲使人按之。今按之不但痛未减，而反有涎唾，知邪满胸中，得按而上溢也。下利日十余行，其脉反迟，寸口微滑，知系寒实在上。水不下输膀胱而走肠间，清阳下陷之故。吐之则败浊去而清阳升，利则自止也，有改微滑为惟滑，或微涩者，与《金匮》"下利脉迟而滑者实也"之文异，且无其他旁证，自未可从。）

4. 宿食在上脘者，当吐之。（高者因而越之之法也。《金匮》第十篇，第二十四节有"宜瓜蒂散"四字。）

5. 病人手足厥冷，脉乍结，以客气在胸中，心下满而烦，欲食不能食者，病在胸中，当吐之。（脉经结作紧，与厥阴篇第三百七十二节同。唯厥阴篇有"宜用瓜蒂散"五字。成注紧为内实，乍紧则实未深，结为结实，乍结则结未深，是邪在胸中，所以证治俱同。此以邪客在胸中，心下胀满而烦生，欲食复不能食，为浊秽阻碍的证，故当吐，是手足厥冷，乃客邪阻遏胸部，阳气不能四达所致。乃实证也。若挟虚寒，则瓜蒂散方后固已云虚家不可与之矣，临证遇此，必须万分慎重，详细辨明。）

辨不可下病脉证并治

1. 脉濡而弱，弱反在关，濡反在颠，微反在上，涩反在下，微则阳气不足，涩则无血，阳气反微，中风汗出，而反躁烦，涩则无血，厥而且寒，阳微不可下，下之则心下痞硬。（成注：阳微下之，阳气已虚，阴气内甚，故心下痞硬。张志聪谓此下凡六节，章法大义与不可汗相同，此谓气虚而阳微阴涩者不可下也。）

2. 动气在右，不可下，下之则津液内竭，咽燥鼻干头眩心悸也。（高世栻谓咽燥鼻干为津竭，头眩心悸为液竭。）

3. 动气在左，不可下，下之则腹内拘急，食不下，动气更剧，虽有身热，卧则欲蜷。（肝陷则生气愈败，是以拘急。）

4. 动气在上不可下，下之则掌握热烦，身上浮冷，热汗自泄，欲得水自灌。（温气外泄，故烦热汗出，欲得水灌）

5. 动气在下不可下，下之则腹胀满，卒起头眩，食则下清谷，心下痞也。（肾寒木郁乘脾，故见腹满头眩下清谷心下痞诸证）

6. 咽中闭塞，不可下，下之则上轻下重，水浆不下，卧则欲蜷，身急痛，下利日数十行。（虚寒而升降失职也）

7. 诸外实者不可下，下之则发微热，亡脉，厥者，当脐握热。（合下两节论虚实而言诸实诸虚者，所以结上文之意。亡脉即无脉，阳气虚而阴血凝滞也。诸外实指一切邪在表者，发微热，邪入里也。误下致阳气深陷，故当脐握热。）

8. 诸虚者不可下，下之则大渴，求水者易愈。恶水者剧。（虚家下之为重虚，内竭津液，故令大渴，求水者阳气未竭，而犹可愈。恶水者阳衰已甚，则病剧矣。）

9. 脉濡而弱，弱反在关，濡反在颠，弦反在上，微反在下，弦为阳运,微为阴寒,上实下虚,意欲得温,微弦为虚,虚者不可下也。(成注:虚家下之,是为重虚。)

10. 微则为咳,咳则吐涎(脉经有沫字),下之则咳止,而利因不休,利不休,则胸中如虫啮,粥入则出,小便不利,两胁拘急,喘息为难,颈背相引,臂则不仁,极寒反汗出,身冷若冰,眼睛不慧,语言不休,而谷气多入,此为除中,口虽欲言,舌不得前。(脉经以本节连上节为一节,则不待注释而义已显,因此节冠首之微字即上节微反在上之微也。误下致此,医之罪也。)

11. 脉濡而弱,弱反在关,濡反在颠,浮反在上,数反在下,浮为阳虚,数为无血。浮为虚,数为热。浮为虚,自汗出而恶寒,数为痛,振寒为栗。微弱在关,胸下为急,喘汗而不得呼吸,呼吸之中,痛在于胁,振寒相搏,形如疟状。医反下之,故令脉数。发热,狂走,见鬼,心下为痞,小便淋沥,小腹甚硬,小便则尿血也。(张璐谓此系虚阳陷于阴分。魏荔彤谓虚寒忌下易知,虚而兼热之忌下难知。故列于此以与上节比较。数为无血之无,医统本作亡。振寒而栗,脉经作振而寒栗,成注文同。盖血不足荣木,则少阳胆经不降,相火升炎,必当发热。少阳不降而脉数,则经气壅遏而为痛,振寒而战栗。土虚胃逆,碍胆经降路,故胸胁满急而痛作。喘促汗出而不得呼吸,医不知系胆胃逆郁之故,反投下剂,风木陷泄,胆胃更逆,故令脉数发热较前更剧,加以狂走,见鬼,心下为痞,小便淋沥,小腹胀满,小便尿血也。)

12. 脉濡而紧,濡则卫气微,紧则营中寒。阳微卫中风发热而恶寒,营紧胃气冷,微呕心内烦。医谓有大热,解肌而发汗。亡阳虚烦躁,心下苦痞坚。表里俱虚竭,卒起而头眩。客热在皮肤,怅怏不得眠。不知胃气冷,紧寒在关元。技巧无所施,汲水灌其身。客热应时罢,栗栗而振寒。重被而复之,汗出而冒颠。体惕而又振,小便为微难,寒气因水发,清谷不容间。呕变反肠出,颠倒不得安。手足为微逆,身冷而内烦。迟欲从后救,安可复追还。(此节明系不多的可汗之文只以脉经列于病不可下中,《伤寒论》汪赵诸本亦然,故张志聪谓此节不言下,但举发汗水灌,所以触类引申,诚医者须审慎也。疑系当时医生的口诀,如后世之医药歌括。便记诵也。)

13. 脉浮而大，浮为气实，大为血虚，血虚为无阴。孤阳独下阴部者，小便当赤而难，胞中当虚，今反小便利而大汗出。法应卫家当微，今反更实，津液四射，营竭血尽，干烦而不得眠，血薄肉消而成暴液，医复以毒药攻其胃，此为重虚。客阳去有期，必下如污泥而死。（暴液，津液被邪热火气煎熬而出也。此言气实血虚之脉，小便利而大汗出者不可下也。）

14. 脉数者，久数不止，止则邪结，正气不能复，正气却结于脏，故邪气浮之，与皮毛相得。脉数者不可下，下之则必烦，利不止。（下之虚其里，邪热乘虚而入，里虚则上烦而下利不止。盖盛于外者，必虚于内，见其外盛，而知其内虚，是为良工。）

15. 脉浮大，应发汗，医反下之，此为大逆。（浮大属表，故不可下。）

16. 病欲吐者不可下，呕多，虽有阳明证，不可攻之。（邪热尚在上焦，未全入腑，固不可下，胃虚亦不可下，故成注谓邪犹在胸中也。可参阅阳明篇第二百二十一节。）

17. 太阳病，外证未解，不可下，下之为逆。（程应旄谓未解较不解稍异，势虽欲下，仍须俟之。）

18. 夫病阳多者热，下之则硬。（成注阳热证多则津液少，下之虽除热，复损津液必便难也。或谓阳多者表热也，下之则心下硬。）

19. 无阳阴强，大便硬者，下之必清谷腹满。（阴盛而便硬者，下之则土败木菀，故清谷腹满。）

20. 伤寒发热，头痛，微汗出。发汗，则不识人。熏之则喘，不得小便，心腹满。下之则短气，小便难，头痛，背强。加温针，则衄。（此伤寒两字，非麻黄证之伤寒，应作一切外感之总外看。盖温热病也。汗下温针，均在所禁。）

21. 伤寒脉阴阳俱紧，恶寒，发热，则脉欲厥，厥者脉初来大，渐渐小，更来渐渐大，是其候也。如此者恶寒，甚者，翕翕汗出，喉中痛，热多者，目赤脉多，睛不慧，医复发之，咽中则伤。若复下之，则两目闭，寒多者便清谷，热多者，便脓血。若熏之，则身发黄。若熨之，则咽燥。若小便利者，可救之。小便难者，为危殆。（张璐谓脉来厥者，知厥逆之寒热交胜也，初来大者为邪气鼓动，渐渐小为正气受伤，更来渐渐大为邪气复进也。小便利者津液未竭，小便难者津液已绝，为危殆也。粗工见此脉证，只从太阳篇第三节联想，而不细心体会禁汗下熏熨之理，则终身不能入仲景之室矣。）

22. 伤寒发热，口中勃勃气出，头痛，目黄，衄不可制，贪水者必呕，恶水者厥。若下之，咽中生疮，假令手足温者，必下重，便脓血。头痛目黄者若下之，则两目闭，贪水者（赵本有"若下之，其"四字。）脉必厥，其声嘤，咽喉塞。若发汗，则战栗，阴阳俱虚，恶水者若下之，则里冷不嗜食，大便完谷出。若发汗，则口中伤，舌上白苔，烦躁。脉数实，不大便六七日，后必便血。若发汗，则小便自利也。（口中勃勃气盛而出，头痛，目黄，衄不可制，是湿热上壅，肺胃不能肃降，致阳邪深入营血之中，肝木菀枯，相火上僭之证。渴而贪水者，火升胃逆，必呕。恶水者，热邪深入营血之中者，亦多发厥而不渴饮。此则指阳虚脏寒之证，因下文有恶水者，若下之则里寒不嗜食，大便完谷出云云可据也。若下之，则里虚下寒相火上炎，咽中生疮。假令手足温者，肝脾阳陷，菀热伤阴，必下重而便脓血。头痛目黄者，若下之则两目闭者，热气内伏，液伤干涩也，贪水者，若下之，其脉必厥，厥者初来大，渐渐小，更来渐渐大，乃气结而不流畅，正虚邪盛之故也，其声嘤，嘤者声细欲绝，乃气败而不发扬之故，咽喉塞。塞者，孔窍梗阻，乃气蔽而不宣通之故，益肺主卫气，职司降敛，渴而贪水者胃逆火升，肺已受其熏灼，下之而湿邪甚旺，浊气上填，气道壅塞，肺更被其冲逆，故脉证如此。若发汗损其卫外之阳，则战栗振摇，气脱津伤，阴阳俱虚。恶水者若下之，则胃阳颓败，里冷不嗜食，脾阳颓败，大便完谷出，若发汗阳泄火升，口中伤烂，舌上白苔，心肾不交而躁烦也。若脉数实，不大便六七日，则邪留中土而胃气实，若不下之，后必便血，若便血更予发汗，则小便自利而不禁也。）

23. 下利，脉大者，虚也，以其强下之故也。设脉浮革，因尔肠鸣者，属当归四逆汤主之。（凡证虚而脉反大者皆元气不固也。此以不应下而强下之，遂致虚也。设脉浮革，则为虚寒之象。因虚寒而肠鸣，气不通和，法当以当归四逆汤补虚散寒也。方见厥阴篇第三百六十九节。）

辨可下病脉证并治

1. 大法秋宜下。(邪实于中土者，应予下之，日晡为一日之秋，于阳气肃降之时服下药，亦顺天时之大法也。)

2. 凡服下药(赵本作凡可下者)用汤胜丸(赵本有散字)中病即(赵本作便)止，不必尽剂也。(承气汤方后云：分温再服，得下，余勿服。因下之太过，则胃气并伤，故中病即止。不必尽剂也。)

3. 下利三部脉皆平，按之心下硬者，急下之，宜大承气汤。(参看金匮讲义第十七篇第三十七节简释)

4. 下利脉迟而滑者，内实也，利未欲止，当下之，宜大承气汤。(参看《金匮讲义》第十七篇第三十八节简释。)

5. 问曰：人病有宿食，何以别之？师曰：寸口脉浮而大，按之反涩，尺中亦微而涩，故知有宿食，当下之，宜大承气汤。(此节见《金匮要略》第十篇第二十一节。成注：寸以候外，尺以候内，浮以候表，沉以候里，宿食郁格表阳，故寸口浮大，阻碍里气，故按之反见滞涩，尺中亦不见实大而见微而涩者，中气阻滞，致水谷之精气不能逮下也。是因宿食为病宜大承气下之。或疑尺中微字系大字之伪者，非是。)

6. 下利，不欲食者，以有宿食故也。当下之，宜大承气汤。(此节见《金匮要略》第十篇第二十三节，应参看其简释。)

7. 下利差后，至其年月日复发者，以病不尽故也，当下之，宜大承气汤。(此节见《金匮要略》第十七篇第四十节，应参看其简释。)

8. 下利脉反滑，当有所去，下之乃愈，宜大承气汤。(脉经有滑而数者有宿食，当之下，属大柴胡承气证。《金匮要略》第十篇第二十二节，脉数而滑者，实也，此有宿食，下之愈，宜大承气汤，足见涩者滞象，主宿食；滑者实象，亦主宿食；脉相反而病相同。又如紧脉主宿食，迟而滑者内实，数而滑者内实，是一病可见数脉，一脉可主数病，必须审证明确，乃能洞识脉理。不识脉理者，不足与之论证；不熟于望闻问，而仅凭切诊者，更不足与之论脉也。世俗相传有舍脉从证，舍证从脉之说，不可从而和之。盖脉即证象之一纵偶见脉证相反，但细心体察，实无一不符合于病理。应参看《金匮要略》第十七篇第三十九节简释。）

9. 病腹中满痛者，此为实也，当下之，宜大承气汤。（腹中既满且痛，实邪壅遏，不得下泄，自当下之。应参看《金匮要略》第十篇第二节简释。）

10. 伤寒后，脉沉，沉者内实也。下解之，宜大柴胡汤。（伤寒后，指六淫外感病差已之后。应参阅差后劳复篇第四百一十节简释。大柴胡和解少阳，清涤阳明，肠胃疏荡，经脉舒适，表里俱解矣。脉经作伤寒后脉沉、沉为内实，下之解，属大柴胡汤证。《玉函》作伤寒后，脉沉实，沉实者下之解。宜大柴胡承气汤。有解为脉气沉沉而郁荡及脉沉沉而有力，以沉沉两字作形容词者，非是。）

11. 脉双弦而迟者，必心下硬，脉大而紧者，阳中有阴也。可下之，宜大承气汤。（脉双弦为寒，迟为在脏，今见证心下坚，是寒邪深入凝坚重证，多由误下而成。若脉大而紧者，阳中有阴，是阳强而阴亦实也。如阳明胃中有未消之宿食，而燥火太盛，津液受灼，则紧有变涩之虞，故当趁脉大而紧时下之。以存阴液也。本节脉双弦为寒，见《金匮要略》第十二篇第十二节。后段脉大而紧阳中有阴见《金匮要略》第十篇第二十节。自应温下，应详察证象，细心研求治法。成无己张志聪对本节解释均嫌疏忽。唯王丙注意到温下，且据《千金翼》本，无宜大承气汤五字，《金匮要略》第十篇第二十节亦与翼本同，应注意研究，并参阅《金匮要略》关于本段之简释。）

编后附记

《伤寒论》自宋以来通行本均首冠辨脉,平脉,序例,辨痉湿暍篇于前,于六经,霍乱,易复经文之后,殿以可与不可各篇,与唐人所录略同。或系叔和搜辑编次原式,亦未可知。解之者多援杜预"先经以始事,后经以终义"之说,谓王、杜俱晋人,文例或相同也。本篇为尊崇经典计,原拟概行删削。总思叔和附入之文,亦有羽翼经典之处其间或存仲景遗言,故仍录附于经文之后,以资参考。

金匮要略讲义

凡　例

　　一、《金匮要略》为仲景治杂病之宝典，与《伤寒论》相表里。本讲义赓续《伤寒论讲义》编辑，体例完全相同。其中有已见《伤寒论》的条文，即注明见某篇某节，以便检查。

　　二、仲景《伤寒杂病论》集中已指出撰用的书籍，故本讲义简释经文时，即先从撰用各书中探求其义，或节录原书以资参证。

　　三、金匮注家远较伤寒论注家为少。明代始有赵良衍义，《四库全书》子部医家类未予著录，仅自清代徐彬论注采起，当时校纂之疏，已可想见。本讲义于赵注以下均有采录，唯尤恰《金匮心典》选录较多，其浮夸贯通而背经旨者，不录。

　　四、遇有注家未释明之经文，或误解之经文，则旁采皇甫谧、葛洪、王叔和、陶弘景、巢元方、杨上善、孙思邈、王焘、王冰诸家之言以资说明，决不望文生义、穿凿附会。

　　五、唐以前学术重传授，不轻逞臆说，又距汉季较近，多见古籍，多闻古义，可据以考证之处较多，宋元以降，医学渐无，而各家经验所得亦足珍视。本讲义多择要采入简释中，其偏执私见，显违经旨者，概不采用。

　　六、本讲义经文采用明徐镕校刊宋林亿等诠次本为主，间以明赵开美刊本、俞桥本、玉函本、影宋脉经校订之。

　　七、本编选集前贤名言以释经文，无片言只字出于杜撰，其选采容有未精，去取必多失当之处，尚希同道指正，以便修改。

金匮要略题解

　　"金匮"二字，始见于《素问》，为古人珍藏书籍之器。《晋书》葛洪云：洪著金匮药方百卷。据《肘后方》《抱朴子》自云所撰百卷名曰《玉函方》，是葛洪亦以"金匮玉函"名其自撰之书，而《汉书·艺文志》且有《堪舆金匮》，由此可知古人尊重其书，即用此名。颜师古谓以金为匮，保慎之义。例如《周书》"金縢"之类，本不全指医书，但周官疾医职，贾疏已引张仲景《金匮》，可见唐代已将仲景论杂病之书，称为《金匮》，必非五代时改名，徐镕失考，其说不足据，后人竟有疑《金匮》为伪书者（如姚际恒《伪书考》之属），是未入门之语，更不可误信。至于"要略"两字互训，段玉裁谓凡举其要而用功少者曰略，是此书为医门精要中之最精要者，一切杂病证治之宝典，必须精而熟之。

脏腑经络先后病脉证第一

论十三首　脉证二条

本篇因脏腑经络，隐不可见，而外著之声臭色脉，寒热痛痒喜怒爱憎，便溺饮食，皆可即显以知微，故于此篇中提示望闻问切的方法，实具有全书纲领的意义，学者应先注意研究。

各篇篇名之下，都标明论若干首，脉证若干条，或方若干首等，但与各篇内容不完全符合，或系传本错简所致。当阙疑待考。

《伤寒论》每篇首冠以辨字，《外台》引本书有辨疟病，辨疟脉等字，可见本书为后人妄删，或传写脱误。

经文：（一）问曰：上工治未病，何也？师曰：夫治未病者，见肝之病，知肝传脾，当先实脾，四季脾王不受邪，即勿补之。中工不晓相传。见肝之病，不解实脾，惟治肝也。夫肝之病，补用酸，助用焦苦，益用甘味之药调之。酸入肝，焦苦入心，甘入脾，脾能伤肾，肾气微弱，则水不行，水不行，则心火气盛，即伤肺，肺被伤，则金气不行，金气不行，则肝气盛，则肝自愈，此治肝补脾之要妙也。肝虚则用此法，实则不在用之。经曰：虚虚实实，补不足，损有余，是其义也。余脏准此。

（四季脾王之王字，应读去声，俗作旺，即王盛（旺系唯之或作字，光美也，王篇：日晕俗借作王盛之王，因研究经典医书，必须先了解原字，故附注于卷首。）的意思。四季末期各十八天，是脾王的时候。这里的经曰，是指的《灵枢·九针十二原》和《难经·七十七难》，《难经·八十一难》，所说的话。）

简释：本节是用五脏配五行的克制规律，来说明人身五脏病相传的道理。见肝之病以下九句，是答上工治未病之辞。酸入肝以下十五句，疑不是仲景原文，或系后人注语误入。仲景治肝补脾的要义，在于实脾而不受肝邪，其用甘者，也就是《难经·十四难》所谓，损其肝者缓其中，《内经》所谓：肝苦急，急食甘以缓之之义，并不是要补土以伤水，纵火以刑金。夫肝之病，补用酸，至益用甘味之药调之四句，是指示肝虚正治之法，观下文肝虚则用此法，实则不在用之，就更明白了。余脏均照此例类推，故曰余脏准此。

经文：（二）夫人禀五常，因风气而生长，风气虽能生万物，亦能害万物；如水能浮舟，亦能覆舟，若五脏元真通畅，人即安和，客气邪风，中人多死，千般疢难，不越三条，一者，经络受邪，入于脏腑，为内所因也；二者，四肢九窍，血脉相传，壅塞不通，为外皮肤所中也；三者，房室金刃，虫兽所伤。以此详之，病由都尽，若人能养慎，不令邪风，干忤经络，适中经络，未流传脏腑，即医治之，四肢才觉重滞，即导引吐纳针灸膏摩，勿令九窍闭塞，更能无犯王法，禽兽灾伤，房室勿令竭乏，服食节其冷热苦酸辛甘，不遗（一作遣）形体有衰，病则无由入其腠理。（腠者，是三焦通会元真之处为血气所注，理者，是皮肤脏腑之文理也。）

（禀，徐彬本、沈明宗本，均作秉。才，赵开美本作纔。五常，是指的五行，见《礼记·乐记篇》，道五常之行，郑玄注，五常、五行也。《庄子·天运篇》：天有六极五常。成玄英疏：五常，谓五行，木火土金水，人类常性也。人禀阴阳五行之常，而其生其长，则实由风与气，因非八风不能动荡而协和，非六气不能变易而长养，《灵枢》所谓实风长养万物者，然六气失正，则为六淫，和风变为邪风，《灵枢》所谓虚邪贼风伤人者，故云客气邪风，中人多死。元真是指的正气，正气通畅，客邪不能入，人自安和，否则中人多死。疢，音趁，病也，难，读去声，疢难，是为疾病所苦的意思。导引，见《异法方宜论》，即摇筋骨，动支节，华陀所谓熊经鸱顾，以却病延年，是古代一种治病方法。吐纳，见《庄子·刻意篇》，即由口呼出腹中浊气，由鼻吸入清气；《淮南子》所谓吐故纳新以养身也，是古代一种调息养生却病的方法。针灸，详见《医经》诸篇，不必赘释。膏，指以膏涂搽，如《灵枢·经筋篇》以马膏膏其急者，上膏字，指药物，下膏字，指治法。

摩，是指按摩，如《素问·血气形志篇》，经络不通，病生于不仁，治之。以按摩。）

简释：本条是说明人要注意五脏元真通畅，防备外来客气邪风的重要，并将一切病患，归纳为三条，一者中虚，经络受邪，即入脏腑，二者中实，虽感于邪，脏腑不受，惟外病躯休，四肢九窍，血脉壅塞，此为外所中。三者房室金刃，虫兽所伤，非由中外虚实感召其邪，是为不内外因。与陈言所说六淫邪气所触为外因，五脏情志所感为内因，饮食房室跌仆金刃所伤为不内外因有别。因仲景是论客气邪风，故不以内伤外感为内外，而以经络脏腑为内外。可以互相参证。人能慎养，使邪风客气不犯，则无病，倘邪中经络，未入脏腑，即应趁早治之，勿合流传腑脏，此应内因一段，若四肢才觉重滞，即导引吐纳，针灸膏摩，则不致壅塞不通，此应外因一段。更能不犯国法虫兽灾伤，房室勿令竭乏，服食节其冷热苦酸辛甘，则形体不衰，病无由入其腠理，此应房室一段。末指明通会元真之处，实全书之纲领。

经文：（三）问曰：病人有气色见于面部，愿闻其说。师曰：鼻头色青，腹中痛，苦冷者死；鼻头色微黑者，有水气；色黄者，胸上有寒；色白者亡血也；设微赤非时者死；其目正圆者，痉，不治，又：色青为痛，色黑为劳，色赤为风，色黄者便难，色鲜明者，有留饮。

简释：本节是说凭气色可以辨别疾病，也就是望而知之之法。鼻头为脾之部，青为肝之色，腹中痛，是土受木贼，冷则阳亡而寒水助邪，故主死。肾属水藏，黑为水色，脾负而肾气胜之，故见微黑色而有水气，色黄，是说面黄而病在脾，脾病则湿停而生，故胸上有寒，寒是指寒饮。白色，是说面白，亡血者，不华于色，故白，血亡则阳不可更浮，设微赤而非火令之时，其为虚阳上泛无疑，所以主死。目正圆，指直视而黑珠不能转动，表现阴绝，痉为风强病，阴绝阳亢，所以不治。痛则血凝泣（同涩）而不流，所以色青，劳则伤肾，所以色黑，风从火发，火色赤，所以现赤色，色黄脾病不能运化，所以便难。色鲜明者，有留饮，《内经》所谓水病人目下有卧蚕，面目鲜泽也。

经文：（四）师曰：病人语声寂寂然喜惊呼者，骨节间病。语声暗暗然不彻者，胸膈间病。语声啾啾然细而长者，头中病。

（喑音阴，与瘖同，周官典同职，微声。郑玄注，声小不成也。啾音秋，形容声音细小，有以头中病之头字为腹字者，非是。）

简释：此节是略谈医家闻而知之之法。《素问·金匮真言论》：肝病发惊骇。《阴阳应象大论》；在体为筋，在脏为肝，在声为呼，肾主骨，筋会于节，故病人语声寂寂然喜惊呼者，是病在肾肝，为筋髓有寒而疼痛时作。语声喑喑然不彻者，因病在胸膈间，肺主声，肺气不清，则气道塞而音不彰。语声啾啾然细而长者，其在音为羽，羽为肾之音，肾合督脉交颠会足厥阴经以入于脑，故主头中脑髓之病。因病头中，则声不扬，但胸膈气道自如，故虽细而仍长，此声之辨，虽未详备，学者自应一隅三反。（宫商角徵羽五音，应五脏，见《素问·金匮真言论》。）

经文：（五）师曰：息摇肩者，心中坚；息引胸中上气者，咳；息张口短气者，肺痿唾沫。

简释：此节是谈望而闻之诊法，一呼一吸谓之息，息摇肩者，是息时而肩动，胸中坚，是邪气壅满于胸中，格阻其正气之升降，故息而摇肩。息引胸中上气者咳，咳气乱而逆，肺气愈不能降，更引胸中之气上逆。息张口短气者，乃肺脏津液气耗，为肺痿吐涎沫，此肺病之洞然者。本节合下节更是闻法之最细者。于呼而认其病之在心肺，然竟不言呼而息者，盖出气虽大，中无小还，不能大呼，故揭出摇肩、息引、张口八字，而病之在呼者，就很显明了。

经文：（六）师曰：吸而微数，其病在中焦实也。当下之则愈。虚者不治。在上焦者，其吸促，在下焦者，其吸远，此皆难治。呼吸动摇振振者，不治。

（有疑促远两字误倒者，非是。）

简释：息是兼言呼吸，吸则专言入气。中焦实则入气不得下行，故吸而微数，数就是促，下之则病邪去而气自通，自愈。若不系邪实而系正虚，则为无根失守之气，快要自散，故曰不治。或认为中焦实而元气虚者，既不能任受攻下，又不能自和，故不治。这也说得通。至于病邪在上焦，气入而随部外出，则吸促，促就是短，病邪在下焦，气欲归而不能骤至，即吸远，远就是长，上下二病，并关脏气，也是中气溃败，升降失职，上逆下陷，极不易治之候，非若中焦之实，可以下而去，故曰难治。呼吸动摇振振者（振振，是形容全身振动不宁），是气盛而形衰，形气快要相离，所以也属不治之证。本节是闻诊方法之一。

经文：（七）师曰：寸口脉动者，因其王时而动，假合肝王色青，四时各随其色，肝色青而反白，非其时色脉，皆当病。

简释：寸口本肺之动脉，因肺朝百脉，故越人以来，即以寸口候五脏六腑吉凶死生，兹特举寸口之脉象以论平常和疾病之理，王时是指时至而气王，脉乘之而动，而色亦相应，例如肝王于春，而脉是弦，色也是青，这是合乎常规而无病的，若五脏配合四时，色都能合乎常规才好，假如肝王于春时，色应青而反白，脉弦而反浮涩，这为非其时而有其色脉，是应该病的，余脏准此类推。本节是论望而知之和切而知之的例证。

经文：（八）问曰：有未至而至，有至而不至，有至而不去，有至而太过，何谓也？师曰：冬至之后，甲子夜半，少阳起。少阳之时，阳始生，天得温和，以未得甲子，天因温和，此为未至而至也；以得甲子，而天未温和，为至而不至也；以得甲子，而天大寒不解，此为至而不去也；以得甲子，而天温如盛夏五六月时，此为至而太过也。

简释：这一节是说明天气之至有过与不及，人在气交之中往往因之而病。必须因时制宜，乃能不为病。未至而至，上至字，是指的时令至，下至字是指的气候至，时令则有一定，气候则或有变化，冬至为二十四节气之一，冬至后之甲子，是说的冬至以后六十日，雨水节气到了，古历以十一月甲子朔夜半冬至为历元，依此推出冬至后六十日当复得甲子，则正当雨水之候，但冬至不一定为甲子日，只应从冬至历一甲子，即六十日，为雨水节，也即是天气温和之始，所谓少阳起，是阳方起而出地，所谓阳始生，是阳始盛而生物，气候合乎时令，乃天气之常规。如其未得甲子，而天已温和，那就是时令未至而气候已至，如其已得甲子，而天未温和，那就是气候当至而不至，如其已得甲子，而天气不但不温，反大寒不解；那就是时令已至，而冬寒气候至而不去。如其已得甲子，而天不仅转温，竟热如盛夏（即所谓春行夏令）的气候，那就是至而太过。本节系撰用《难经·七难》之文，虽未述三阳三阴之王脉，也是发挥上节因王时而动之义。以前节举厥阴为例，此节举少阳为例，皆为四时六气同首风木阳和，天然秩序，不能紊乱，应参考《难经·七难》及《素问·至真要大论》，可能与时消息而得察脉与审证方法。

经文：（九）师曰：病人脉浮在前，其病在表，脉浮在后，其病在里；腰痛背强不能行，必短气而极也。

简释：这又是撰用《难经》以寸口分寸关尺三部的诊法，以关脉前后分表里，而辨别内伤外感之病症，前，是指关前寸脉，寸属阳主表，浮在前，是邪在表，即风中于前之外感。后，是指关后尺脉，尺脉属阴主里，浮在后，是病在里，即内伤精血之疾病。两尺主肾，其脉贯脊，阴虚阳不能潜，则见脉浮，精血虚而受邪，痹著不行，不能上贯于脊，腰痛背强不能行。精虚不能摄气归源，气反上逆，必短气而极，极者因病疲困，如六极之极。本节也是谈切而知之之法，可参考《难经·十四难》。

经文：（十）问曰：经云：厥阳独行，何谓也？师曰：此为有阳无阴，故称厥阳。

简释：厥阳，即是阳厥，《素问·厥论》云：阳气于下，则为寒厥，阴气衰于下，则为热厥，由于阳性上行，有阴以吸之，则升极而降，阴性下行，有阳以煦之，则降极而升，有阳无阴，则阳有升而无降，故谓之厥阳独行，如眩仆猝倒，不能言，暴死，怒狂，妇人产后血虚、晕闷、汗淋、高年亢阳神昏等现证，皆属此类，宜早注意。

经文：（十一）问曰：寸脉沉大而滑，沉则为实，滑则为气，实气相搏，血气入脏即死，入腑即愈，此为卒厥，何谓也？师曰：唇口青，身冷，为入脏即死，如身和汗自出，为入腑即愈。（搏，徒官切，音团，说文，圜也，坊本作搏，非是，按本节脉经题云，平卒尸厥脉证，不设问答，卒厥下无不识人三字，唇下，无口字，身和作身温和，巢源则载此节于尸厥候中。）

简释：实，是说的血实，气，是说的气实，气实相搏，是血与气并而皆实，实邪入脏，神明昏愦，卒倒无知，叫作卒厥。若唇口青而身冷，正气不能出入，也就是五脏元真不能通畅，脏气壅塞，升降将绝，所以主死。《素问·调经论》所说：血气并走于上，则为大厥，厥则暴死，气复反则生，不反则死。这是指这一类的病。若身和汗出，是邪气入腑，不得出入，一时卒倒，与脏气欲绝者不同，不到很久的时候，正气仍能外达，邪气随之外泄，故知入腑即愈。此承上节厥阳之病而论卒厥，亦切而知之和望而知之法。应参考《素问·阳明脉解篇》《素问·调经论》。

经文：（十二）问曰：脉脱入脏即死，入腑即愈，何谓也？师曰：非为一病，百病皆然。譬如浸淫疮，从口起流向四肢者可治，从四肢流来入口者不可治，病在外者可治，入里者即死。

简释： 脉脱，是因邪气乍加，正气被阻遏，以致经隧不通，脉也壅塞，象虚脱，其实不是真脱，这也是属于卒厥之类的病。《素问·大奇论》所谓，暴厥者，《伤寒论·平脉篇》有曰：趺阳脉不出，脾不上下，身冷肤硬。又曰：少阳脉不至，肾气微，少精血，为尸厥。也就是指的这类的脉证。厥病入脏，则正气阻塞，邪入深而难出，故死。若病邪只浅在易通之腑，则气行脉出而愈。譬如浸淫疮，从口流向四肢的可治，从四肢流来入口的不可治。因病由里向外者可治，由外入里者难治。百病皆然。此承上节申论入脏入腑之证，脉象不同，亦切而知之之法。

经文：（十三）问曰：阳病十八，何谓也？师曰：头痛、项、腰、脊臂、脚掣痛。阴病十八，何谓也？师曰：咳上气，喘、哕、咽、肠鸣胀满，心痛拘急。五脏病各有十八，合为九十病；人又有六微，微有十八病，合为一百八病，五劳、七伤、六极，妇人三十六病，不在其中，清邪居上，浊邪居下，大邪中表，小邪中里，䅽饪之邪，从口入者，宿食也。五邪中人，各有法度，风中于前，寒中于暮，湿伤于下，雾伤于上；风令脉浮、寒令脉急，雾伤皮腠，湿流关节，食伤脾胃。极寒伤经，极热伤络。

（荣与馨同，《金鉴》谓系糜字之讹，非是，饪，徐镕本，沈明宗本，作饦非是。哕音月，就是呃逆。咽音噎，就是哽咽。五劳，指五脏之劳，即肺劳、心劳、肝劳、肾劳、脾劳。有以久视伤血，久卧伤气，久坐伤肉，久立伤骨，久行伤筋，为五劳者。又有以志劳、思劳、心劳、忧劳、疲劳,为五劳者,应以五脏之劳为最确切。七伤,指忧伤、食伤、饮伤、房室伤、饥伤、劳伤,经络营卫气伤。又有以大饱伤脾,大怒气逆伤肝,强力举重,久坐湿地伤肾,形寒饮冷伤肺,忧愁思虑伤心,风雨寒暑伤形,大怒恐惧不节伤志,为七伤者。又有以肝伤善梦,心伤善忘,脾伤善饮,肺伤善痿,肾伤善唾,骨伤善饥,脉伤善嗽为七伤者。又有以远思强虑伤人,忧恚悲哀伤人,喜乐过度伤人,忿怒不解伤人,汲汲所愿伤人,戚戚所患伤人,寒暄失节伤人为七伤者。又有以阴衰、精清、精少、阴消、囊下湿、腰胁苦痛,及腰厥痛不欲行,骨蒸,远视泪出、口渴,腹中鸣,时有热,小便淋沥,茎中痛或精自出为七伤者。巢氏《诸病源候论》:又以阴寒,阳萎,阴急,精连连,精少,阴下湿,精清,小便苦数,临事不举为七伤者。仍以本经血痹虚劳篇所示为最正确。且能包括巢源、千金以下各家之说。六极:指气极、血极、筋极、骨极、肌极、精极。杨雄方言:极,疲也,刘义庆《世说新语》:顾和谒王导,导小极,对之疲睡,是极训疲,为汉晋以来通行语,唐以后医书,则训为极虚,又有以六腑之极虚解六极者,亦非是。妇人三十六病,指,十二症,九痛,七害,五伤,三痼。十二症者,所下之物,一如膏,二如黑血,三如紫汁,四如赤皮,五如脓痂,六如豆汁,七如葵根羹,八如凝血,九如清血,血似水,十如米汁,十一如月浣,乍前乍却,十二经度不应期也。九痛者:一阴中伤痛,二阴中淋痛,三小便即痛,四寒冷痛,五月水来腹痛,六气满痛,七汁出阴中如有虫啮痛,八胁下痛,九腰胯痛也。七害者,一害食,二害气,三害冷,四害劳,五害房,六害娠,七害睡也。五伤者:一窍孔痛不利,二中寒热痛,三小腹急坚痛,四脏不仁,五子门不正。三痼者:一月水闭塞不通,二绝乳,三羸瘦不生肌肉。按三十六病名称,巢源、千金,大致相同,字句略有参差,大抵古妇科家相传之语,有以《金匮》无明文分析三十六病,即指《金匮》所提妇科三篇之病,为三十六病者,但无旁证,姑存待参考。六微:越人十难,心脉急甚者,肝邪干心也,微急者,胆邪干小肠也,大甚者,心邪自干心也,微大者,小肠邪自干小肠也……凡脏邪则甚,腑邪则微,故六腑之病,谓之六微。范晔《后汉书》,郭玉传,学方诊六微之技,有谓即指六腑之病证并治法者,但清殿本作六征，似未可据。若诗《小雅·巧言》，既微且尰，则微系指骭疡，为久居水草湿地人所患之病，与此有别。)

简释：本节所谓阳病，是指躯壳以外的病，阴病，是指躯壳以内的病，例如头、项、腰、脊、臂、脚，六者，病兼上下而通谓之阳病。咳，上气，喘，哕，咽，肠鸣，胀满、心痛、拘急，九者病兼脏腑而通谓之阴病。在外者有营病，卫病，营卫交病之殊，是一病而有三，三六得十八，故曰阳病十八。在里者，有虚实之别，是一病而有二，二九得十八，故曰阴病十八。五脏病各有十八，六微病又各有十八，则皆风寒暑湿燥火六淫之邪所中，而脏腑之受邪者，又各有气分、血分、气血并受之三端，六而三之，则为十八病，以十八之数推之即五脏合得九十病。六微合得一百八病，至于五劳七伤六极，则起居饮食情志之所生；妇科三十六病，则月经产乳带下之疾；均非六淫外感所致，故曰不在其中。清邪，指风露之邪，故居于上；浊邪，水土之邪，故居于下；大邪，指漫风，虽大而力散，故中于表，小邪，指户牖隙风，虽小而气锐，故中于里。槃饪饮食之属伤胃，故知邪有清浊大小之殊，人身亦有上下表里之别，莫不各随其类以相从，所谓各有法度也。如风为阳而中于前（前，午前也。），寒为阴而中于暮，湿气浊而伤于下，雾气清而伤于上，经脉阴而伤于寒，络脉阳而伤于热，合而言之，无非阳邪亲上，阴邪亲下，热邪归阳，寒邪归阴之理。本节前段是就经络脏腑举病证数目，故除去内伤不论。后段说五邪分三项，先就其性之名。次论所中部位，最后以极寒极热之伤经络结之。《素问·太阴阳明论》：伤于风者上先受之，伤于湿者下先受之。《灵枢·百病始生》：风雨则伤上，清湿则伤下。《辨脉法》：寸口阴阳俱紧者，法当清邪中于上焦，浊邪中于下焦，文虽异而要旨则同。陶弘景《本草序例》：邪者，不正之目，谓非人之常理，风寒暑湿饥劳逸皆为邪也。所以邪字应作如是解。

经文：（十四）问曰：病有急当救里救表者，何谓也？师曰：病，医下之，续得下利清谷不止，身体疼痛者，急当救里；后身疼痛，清便自调者，急当救表也。

简释：本节已见《伤寒论》太阳中篇简释，第一百节，文字微别，应参看。因表病被医误下，诛伐无过，致伤脾胃，所以下利清谷不止。

身痛：表证未解，权衡先后缓急，当先救里，后因清便自调，而表邪未去，势必入里增患，故仍当急救其表。

经文：（十五）夫病痼疾，加以卒病，当先治其卒病，后乃治其痼疾也。

（痼音固，说文：久病也，通作锢，固。卒，族，通作猝，急也，暴也。）

简释：病已沉锢，非旦夕所能愈。卒病，是新感的病，如病势急暴，缓治则或致命，所以应当先治卒病，后治痼疾。当治新病时，又须兼顾旧疾，慎勿忘其旧疾，任意攻伐，其有卒病痼疾混淆难辨者，尤须详问经证状，乃不致误。以上两节，示治病先后缓急之序。为医家圭臬，尤宜细心研究。

经文：（十六）师曰：五脏病，各有所得者愈。五脏病，各有所恶，各随其所不喜者为病。病者素不应食，而反暴思之，必发热也。

（得，音德，合也，恶，去声，憎也，暴思之思楼英作食，颇合理，但无佐证，存疑俟考。）

简释：五脏病，是指心肝脾肺肾各脏有某一脏患病而言，非谓五脏齐病。各有所得，指各有所合，如肝病苦急，得甘缓之剂而愈之类。各有所恶，指脾恶湿，肾恶燥之类。不喜，谓凡与不相合者，皆是。不仅指其所恶者而言。"病者素不应食，而反暴思之，必发然也"三句，是说病平素不喜食某物，今反卒然思食，既恐病邪变其气，或胃气绝而为除中，又恐暴食转助病气，增长胃家邪热，而病食复。此节应参考《素问·藏气法时论》《宣明·五气》《灵枢·五味》，及《伤寒论》厥阴篇三百五十节、三百五十一节，劳复篇四百零九节、四百一十四节的简释。有疑素不应食以下，应是另条者，存疑待者。

经文：（十七）夫病在脏，欲攻之，当随其所得而攻之，如渴者，与猪汤。余皆仿此。

（《金鉴》注："如渴者"之下，当有"小便不利"四字，颇合理，因无可考证，姑存疑。）

简释：脏病深而难治，腑病浅而易治，今病在脏治当随其所合之腑而治之。例如肾主五液，遇有湿邪隔其君相之火不能下行，而上烁津液者，即与猪苓汤利其腑——膀胱。俾湿热从小便出，津液自能周布。即病在脏者，治其腑之法。注家既明攻字古训治，不专训攻下。得字训合，即五脏所合之六腑，如心病治小肠，肺病治大肠，肝病治胆，脾病治胃之定理，已可类推。而三焦为六腑之所与合，又正与第二节五脏元真会合于三焦腠理之文相应，故曰余皆仿此。本节应参考《灵枢·本输》。

痉湿暍病脉证第二

论一首、脉证十二条、方十一首

俞桥本第二上有治字，是。痉，论文：强急也，从疒巠声，金匮旧本误作痓，说文无痓字，盖痓字之衍，宋人所撰集韵，雅俗不辨，曾收痓字，声厕，恶也，一曰风病，不足据。湿，说文：幽湿也，从水从一。一，复也，复土而有水，故湿也。俗作溼，徐铉曰：湿乃水名，与漯同，又与隰通，后以为干字，故金匮旧本，亦多有从俗作溼者。暍，说文：伤暑也，玉篇：中热也。《伤寒论》辨痉湿暍脉证云：伤寒所致（金匮玉函经无伤寒所致四字。）太阳篇痉湿暍三种，宜应分别论，以为与伤寒相似，故此见之。（当系王叔和编次时所附注语）此痉湿暍合为一篇之由来也。有谓痉虽燥病，而曰若发其汗者，寒湿相得，其表益虚，即恶寒甚，是痉病之有湿也。暍，火病也，而曰夏日伤于水，水行皮中所致，是暍病之有湿也。而湿病则有挟热挟寒挟风等等之别，三病虽殊，溯本源，颇多类似。必须分辨明晰，故合为一篇。

经文：（一）太阳病，发热无汗，反恶寒者，名曰刚痉。（反恶寒之反字，衍文，《甲乙经》引本节文可证，总病论；作反不恶寒未可从）

简释：痉病为津枯血燥所致，治宜柔润息风，固为医家所熟知，但《素问·至真要大论》所谓：诸痉强直，皆属于湿，是湿为痉病之因。《素问·气厥论》又谓：肺移热于肾，传为柔痉。是即《千金》所云温病热盛入肾之痉，《千金》谓：太阳中风，重感于寒湿则变痉；是痉之由于风寒湿者，至于痉病有灸疮难治，是尤忌火气之重伤津液。故知六淫之邪，皆能致痉。本节则指太阳病发热无汗恶寒之刚痉，是太阳表实有寒，痉病紧张，故曰刚痉，痉病本属恶候，所谓太阳病者，即《素问

·诊要经终论》所谓太阳之脉,其终也,戴眼反折瘛疭等证,不仅如《伤寒论》太阳篇提纲所言诸证候,证以本篇第七节痉病证候可知。

经文:（二）太阳病,发热汗出,而不恶寒,名为柔痉。(《诸病源候论》作恶寒)

简释: 太阳病发热汗出表虚,痉病之现于表者,亦较松软,所以称之为柔痉,既云痉病,必具有第七节所有各证象。

经文:（三）太阳病,发热脉沉而细者,名曰痉,为难治。

(《伤寒论》《玉函经》《甲乙经》《脉经》均无"为难治"三字)

简释: 太阳病,发热,脉沉而细,是阳证阴脉,而名曰痉者,必现有第七节所举之痉证。是乃表里兼病,营卫俱虚,故为难治,医者当尽心力治之,因难治与不能治之死证有别。有谓本节之证,可用麻黄附子细辛汤者,有谓当用瓜蒌桂枝汤加附子者,均未注意痉病宜应别论之故。

经文:（四）太阳病,发汗太多,因致痉。

简释: 太阳病,指表病,误发汗太过,脱液伤津,筋脉失其濡养,而强直不柔,致成痉病。

经文:（五）夫风病,下之则痉,复汗,必拘急。

简释: 风病有柔润息风法,有舒筋和解法,有平治风淫各种正方,乃误下伤其津血,致成痉病,复误发其汗,致损其卫阳,必更加拘急。

经文:（六）疮家,虽身疼痛,不可发汗,汗出则痉。(疮本作创,包括疮疡及金创出血等。)

简释: 疮家身痛,似有表证,但津血已亏,汗则筋脉益燥,致成痉病。或指为破伤风,或以为金创中风中水所致,与经文欠合。

以上三节,说明病因于血燥津枯,而未出方治,以病因既明,则方自可随证制宜,有于四节拟真武汤。五节拟附子汤。六节拟芍药甘草附子汤。补注方治者,反令后人泥方误事。又有因本篇只有瓜蒌桂枝汤,葛根汤,大承气汤,遂误以三方为仲景治痉病之主方。或以刚痉柔痉为痉病两大纲,将一切痉病,分隶于刚柔两痉之下,并以寒伤营,风伤卫,为刚柔二痉之因者,皆由不明六淫之邪,俱能致痉之故。

经文:（七）病者,身热足寒,颈项强急,恶寒,时头热,面赤目赤，独头动摇，卒口噤，背反张者，痉病也。若发其汗者，寒湿相得，其表虚，即恶寒甚，发其汗已，其脉如蛇。

《伤寒论》病下无者字。目赤间有脉字。无若发以下二十五字。《玉函》《脉经》均无若发以下十七字。脉如蛇上有浛浛两字。林亿等诠次原注，一云其脉治，徐镕本同，魏荔彤本、俞桥本同作沧沧。《金鉴》以若发其汗六句，与下节文义相属，宜冠于下节之首，证以脉经，痉病发其汗已，其脉浛浛如蛇，暴腹胀大者为欲解，脉如故，反伏弦者必痉。一云痉脉出欲已，《玉函》文同，惟伏字作复字，并于暴字断句，亦似可从。）

简释：病者至痉病也，三十三字，说痉病的证候。以太阳经脉所至之处均血枯筋燥（太阳经脉，已详见《伤寒论》简释，太阳篇提要）成痉。若认为太阳表邪而发其汗，卫阳复伤，汗液之湿与外寒相合，则寒气得湿而转增，当恶寒甚。发汗后，其脉如蛇，乃肝之真脏脉见（《本经》第十一篇肝死脏，浮之弱，按之如索不来，或曲如蛇行者死），是液竭筋脉益燥之征。或谓其脉如蛇，非谓其左盘右折，脉只一条，安能左右转折，其曰如蛇者，则以寸关尺三部，各有抑扬高下之殊，正与紧而弦，直上下行者迥别，知紧而弦脉直上下行者，为痉不解，则知脉如蛇而不直弦者，为欲解，或又谓如蛇即紧而弦直上下行，虽各有理由，但必须察其证象，参究病因，未可专执一家之说。

经文：（八）暴腹胀大者，为欲解，脉如故，反伏弦者，痉。

（伏，玉函作复，有以暴字属上节蛇字读者（其脉浛浛然蛇暴），亦足形容其脉，如水和泥中有蛇突出，为脉出欲已之象。）

简释：本节与上节可合为一节读。言太阳痉病，若发其汗而未合法者，寒湿相得，其表又因汗而益虚，即恶寒甚，其脉必现痉病脉紧而弦，直上下行，而痉不解。若发其汗而得法者，汗已后，其脉变紧而弦，直上下行之脉象，为水和泥而有蜿蜒如蛇状暴出之象，是不伏弦也。变背反张为腹大，乃阴来和阳，其痉为欲解。若发汗后，脉仍不缓和外出，反加伏弦者，其痉不解也。［按：经文或有错简与阙文，待考。］

经文：（九）夫痉脉按之紧如弦，直上下行。

（一作筑筑而弦，《脉经》云：痉家其脉伏坚直上下。如，读若而，因古如作而字解，例甚多，今直读而可也。）

简释：按之两字，应注意，自病者身热足寒至此三节，合作一大节读，则不待解释，而痉之证脉与汗之得法与否自明。

经文：（十）痉病有灸疮，难治。

简释：痉病津枯血燥，如再误灸见灸疮，艾火燔灼，焦骨伤筋，津血消烁，未易卒复，故难治疗。

经文：（十一）太阳病，其证备，身体强几几然，脉反沉迟，此为痉，瓜蒌桂枝汤主之。

简释：太阳证备者，是其经脉所过之处，均发现病证，身体强几几然，脉反沉迟，迟却不是内塞，乃津液少而营卫之行不利，伤寒项背强几几汗出恶风者，脉必浮数，为邪风盛于表，此证身体强几几然脉反沉迟者，为风淫于外而津伤于内，故用桂枝则同，一加葛根以助其散，一加瓜蒌根兼治其内，不同。有谓本方和葛根汤，售治伤寒为主，适用于刚柔两痉，非通治痉之方，故仲景先提明太阳证三字，又申之曰，其证备，以见纯是太阳伤寒之证，而本非痉病，特项强几几，兼有痉象，而非痉之本证，仍当以风寒麻桂法加瓜蒌根葛根兼治之。

瓜蒌桂枝汤方：

瓜蒌根二两　桂枝三两　芍药三两　甘草二两炙　生姜三两　大枣十二枚擘

上六味，以水九升，煮取三升，分温三服，取微汗，汗不出，食顷，啜热粥发之。

简释：桂枝汤方义，已见伤寒简释。此加瓜蒌根苦寒清热生津，火退则中气安，津液复则血气和而绝伤续，故能外和营卫，内滋津液，足见经方原于本经，而其气味配合，又悉根于内经，学者首须注意及之。

经文：（十二）太阳病，无汗而小便反少，气上冲胸，口噤不得语，欲作刚痉，葛根汤主之。

简释：无汗而小便反少，是风寒湿甚，与气相持，不得外达，亦不能下行，势必逆而上冲，为胸满为口噤不得语，渐致面赤头摇，项背强直，欲作刚痉。葛根汤桂枝汤加麻黄葛根，乃是刚痉无汗之治法，非谓所有痉病，均可发汗也。

葛根汤方：

葛根_{四两} 麻黄_{三两去节} 桂枝_{二两去皮} 芍药_{二两} 甘草_{二两炙} 生姜_{三两} 大枣_{十二枚擘}

上七味，㕮咀，以水一斗，先煮麻黄葛根，减二升去滓，温服一升，复取微似汗，不须啜粥，余如桂枝汤法将息及禁忌。

简释：已见《伤寒论》简释第三十五节，葛根甘平，起阴气，能引膀胱水中之阳气以上达于经脉，故能治项背强，惜自张元素以来，指为阳明专药，对太阳病不敢用，盖不读本经，即不能解经方义蕴。

经文：（十三）痉为病，胸满，口噤，卧不着席，脚挛急，必齘齿，可与大承气汤。

齘，音械，齘齿：系牙齿切磋有声，原注：一本痉字上有刚字，《脉经》作刚痉为病，必上有其人二字。）

简释：六淫之邪，皆是痉病之因，六淫皆有痉病，此节为痉病燥热实证之须下者，急下存阴，乃能滋液救焚，盖生津养血，和筋脉，息风燥，固为治痉正法，设遇土燥水涸如本节之证，而不敢急下，反拘泥于第五节之文，是不善审证，读书而误人者，其曰可与者，以见痉在筋脉，本不应径与承气，而因其胸满口噤里热更甚，则可与之，不徒为治筋脉而已，言外见痉，本不可攻，而有时亦可攻，教人须审别之。

大承气汤方：

大黄_{四两酒洗} 厚朴_{去皮半斤} 枳实_{五枚炙} 芒硝_{三合}

上四味，以水一斗，先煮二物，取五升，去滓，内大黄煮取二升，去滓内芒硝，更上微火一二沸，分温再服，得下止服。（火微，宋本《伤寒论》作微火）

简释：已见伤寒简释阳明篇第二百二十五条，徐大椿云：痉病之实者，因下得生，徐氏虽拙于治痉，尚能知用下之法，可见仲景于戒下之后，复垂此应变之方，用意深矣。惟不可误执为治痉正方，而不于仲景治痉正法上参考，故于方后附识之。

经文：（十四）太阳病，关节疼痛而烦，脉沉而细者，此名中湿，亦名湿痹，湿痹之候，小便不利，大便反快，但当利其小便。

（《玉函》《脉经》细作缓，一本此字下无"名中湿亦"四字）

简释：湿为六淫之一，故其感人，亦如风寒之先在太阳，但风寒伤于肌腠，而湿则流入关节，风脉浮，寒脉紧，而湿脉则沉而细，湿性濡滞而气重着，故亦名痹，痹者闭也，然中风必先有内风而后召外风，中湿亦必先有内湿而后感外湿，故其人平日土德不及而湿动于中，是由气化不速，而湿侵于外，内外合邪，为关节疼痛，为小便不利，大便反快，治之者，必先逐内湿，而后可以除外湿，故曰当利其小便。利小便，即能通阳气而开湿痹也。

经文：（十五）湿家之为病，一身尽痛，发热，身色如熏黄也。

（《玉函》作一身疼烦，成无己谓熏黄非正黄色）

简释：湿盛于外者，阳必郁于内，湿胜于外者，则一身尽痛，阳郁于内，则发热，湿邪充塞，郁于肌肉肢节之间，则身色如烟之熏黄而带黑色，但湿热发黄，则黄而明，所谓身黄如橘子色也。

经文：（十六）湿家，其人但头汗出，背强，欲得被复向火，若下之早则哕，或胸满，小便不利，舌上如胎者，以丹田有热，胸上有寒，渴欲得而不能饮，则口燥也。

（哕，音月，俗名呃，胎同苔，指病人舌上所起之垢腻之苔，丹田：道家谓脐下三寸曰丹田，又谓两眉间为上丹田，心下为中丹田，脐下为下丹田，此处当指下丹田，即任脉之石门穴，在脐下二寸，关元穴在脐下三寸，不利《玉函》作利，胸上，赵注本作胸中，《总病论》，烦作故。）

简释：寒湿居表，阳气不得外通，而但上越为头汗出，为背强，欲得被覆向火，是宜驱寒湿以通其阳，乃反下之，则阳更被抑，而哕乃作矣。或上焦之阳不布而胸中满。或下焦之阳不化而小便不利。随其所伤之处而为病也。舌上如胎者，本非胃热，而舌上津液燥聚如胎之状，实非胎也。盖下后阳气反陷在下，而寒湿仍聚于上，于是丹田有热而渴欲得饮，胸上有寒而反不能饮，其口舌燥烦，乃津液不布所致。有谓胸中有寒之寒字，当作痰字解，胸中有痰，故舌上如胎，其津液为痰所阻，故口燥烦，而痰饮乃水之凝结，故虽渴而不能饮也。

经文：（十七）湿家下之，额上汗出，微喘，小便利者，死。若下利不止者，亦死。

（小便利下，原注有一云不利四字）

简释：湿病在表者宜汗，在里者宜利小便，苟非湿热蕴结成实，未可遽用下法，额上汗出微喘，阳已离而上行。小便利，下利不止，阴复决而下走。阴阳离决故死，一作小便不利者死，阳上浮而阴不下济也，亦通。但小便不利者，如阴阳未至离决，尚可挽救。

以上二节言湿家不可下，上节指误下变证，此节指下死证。

经文：（十八）风湿相搏，一身尽疼痛，法当汗出而解，值天阴雨不止，医云：此可发汗，汗出之病不愈者，何也？盖发其汗，汗大出者，但风气去，湿气在，是故不愈也，若治风湿者，发其汗，但微微似欲出汗者，风湿俱去也。

（《伤寒论》《玉函》《脉经》，冒问曰二字，盖，作答曰二字，《玉函》雨下有溜字，湿气在，作湿气仍在，脉经，作湿气续在，《玉函》《脉经》医，作师，成本作似欲出汗。）

简释：风湿虽并为六淫之一，然风无形而湿有形，风气迅速而湿气濡，当雨淫湿胜，发汗太多，则风气虽去而湿气独留，故病不愈。须知治风湿之法，应使阳气内蒸而不骤泄，肌肉关节之间，充满流行，而湿邪自无地可容矣，所谓微微似欲汗出之状，风湿才可一齐消散，宜参究《伤寒论》简释太阳篇第十五条桂枝汤方后文。

经文：（十九）湿家，病身痛发热，面黄而喘，头痛鼻塞而烦，其脉大，自能饮食，腹中和，无病，病在头中寒湿，故鼻塞，内药鼻中则愈。

（原注《脉经》作病人喘，而无湿家病以下至而喘十三字［按：十三当作十一）《伤寒论》作湿家病身上疼痛，头中寒湿之中字，应读去声。］

简释：此湿淫于上，与湿从下受不同也。湿邪感于太阳，与肺气相合，气郁于表，故身疼发热面黄而喘，头痛鼻塞而也。邪居于表，故脉大，自能饮食者，腹中和而无病，当责病在头中寒湿，寒湿者，以湿属阴故也，盖鼻为肺窍，肺气受湿则鼻塞，故当纳芳香辟秽之药于鼻中搐出黄水，俾肺气通调，大气一转，肌腠开而湿痹解矣，宋朱肱，明王肯堂俱主用瓜蒂散纳鼻内，使黄水流出则愈，后人多采之，近有以白芷、苍术、川芎、桂枝，等分研末内鼻中，治湿疟颇效者，其义亦同本节。

经文：（二十）湿家身烦疼，可与麻黄加汤，发其汗为宜，慎不可以火攻之。

（汉季俗医习用火攻方法，故仲景屡提之）。

简释： 湿兼寒而在表，令人身痛，故用麻黄散寒，白术除湿，惟湿易化热，最忌火攻，故特戒之。有疑本节叙证过略者，应知汉文简质，可就其方考之，自知风湿之属表实者，必发热恶寒无汗，其脉浮紧可据，乃以麻黄汤发散郁邪，加术以祛湿。

麻黄加汤方：麻黄三两　桂枝二两　甘草一两炙　杏仁七十枚去皮尖　白术四两（分白、始于《名医别录》，此白字当系后人所加）。

上五味，以水九升，先煮麻黄减二升，去上沫，内药，煮二升半，去滓，温服八合，复取微似汗。

简释： 喻昌谓麻黄得术，则虽发汗，不致多汗，而术得麻黄，并可以行表里之湿，不可以火攻者，恐湿与热合，而反增发热也。

经文：（二十一）病者一身尽疼，发热，日晡所剧者，此名风湿。此病伤于汗出当风，或久伤取冷所致也。可与麻黄杏仁薏苡甘草汤。

（《玉函》《脉经》作日晡即剧，非。）

简释： 汗出当风，或暑汗当出之时而纳凉太过，闭其皮毛，窍开汗出，流溢经隧，营卫壅滞，故身痛发热，午后湿土当令，故更加剧，治以麻黄散寒，薏苡除风湿痹，杏仁利气，助通泄之用，甘草补中胜湿。

麻黄杏仁薏苡甘草汤方：

麻黄半两去节　甘草一两炙　薏苡仁半两　杏仁十个

上剉麻豆大，每服四钱匕，水一盏半，煮八分，去滓，温服，有微汗，避风。

简释： 方义已见上文。惟此方剂量煎法与诸方异，盖后人所改定，《外台》十九卷风湿门当是原方，应参看。

经文：（二十二）风湿脉浮，身重汗出，恶风者，防己黄芪汤主之。

简释： 风湿在表，法当从汗而解，乃汗不待发而自出，表尚未解而已虚，故不用麻黄，而用防己黄芪，发表泄湿，白术甘草，助黄芪建中气而使卫阳复振，其服后如虫行皮中，及从腰下如冰，皆湿下行之征。

防己黄芪汤方：

防己一两　黄芪一两一分　甘草半两炙　白术七钱半

上剉麻豆大，每抄五钱匕，生姜四片，大枣一枚，水盏半，煎八分，去滓，温服，良久再服，喘者加麻黄半两，胃中不和者，加芍药三分，气上冲者加桂枝三分，下有陈寒者，加细辛三分，服后当如虫行皮中，从腰下如冰，后坐被上，又以一被绕腰下，温令微汗差。

简释：方义已见上文。惟本方亦被后人改定，《千金》风痹门所载当是原方，《脉经》《玉函》作防己汤，应参看。[按：当临证处方用药时，可按证斟酌分量，至研究经方时，必须注意仲景原方，及方后文句。不忽略只字为是]。

经文：（二十三）伤寒八九日，风湿相搏，身体疼烦，不能自转侧，不呕不渴，脉浮虚而涩者，桂枝附子汤主之，若大便坚，小便自利者，去桂加白汤主之。

（渴下，《千金翼》有下己二字，《外台》有下之二字，太阳下篇，若下有其人二字，坚作硬，脉作去桂枝加术附子汤）。

简释：本节已见《伤寒论》太阳下篇一百九十节简释。

桂枝附子汤方：

桂枝四两去皮　附子三枚炮去皮破八片　甘草二两炙　生姜三两切　大枣十二枚擘

上五味，以水六升，煮取二升，去滓，分温三服。

简释：本方与桂枝去芍药加附子汤方，药味同，而分量不同，治病迥殊，方亦异名，方分量之不可忽如此，故学者于古方加减处，须深究其义。

去桂枝加白汤方：（宋本名白附子汤，《千金翼》名术附子汤，《外台秘要》名附子白汤）。

白术二两　附子一枚半，炮去皮，破八片　甘草一两炙　大枣六枚擘　生姜一两半，切

上五味，以水三升，煮取一升，去滓，分温三服，一服觉身痹，半日许再服，三服都尽，其人如冒状，勿怪，即是术附并走皮中，逐水气

未得除故耳。

经文：（二十四）风湿相搏，骨节疼烦，痛不得屈伸，近之则痛剧，汗出短气，小便不利，恶风不欲去衣，或身微肿者甘草附子汤主之。

（疼烦：成本《伤寒论》作烦疼。）

简释： 本节已见《伤寒论》一百九十一节简释。

甘草附子汤方：

甘草二两炙　附子一枚炮　白术二两　桂枝四两

上四味，以水六升，煮取三升，去滓，温服一升，日三服，初服得微汗，则解，能食，汗出复者，服五合，恐一升多者，宜服六七合为妙。（妙，宋本《伤寒论》作始，徐沈黄诸注本作佳。）

简释： 见本节经文简释下，可参阅。

风湿在表，本当汗解，麻黄加术汤，麻黄杏仁薏苡甘草汤，其正法也。而汗出表虚者，则有防己黄芪法。阳虚湿盛，则有白术附子汤法。表虚无热，则有桂枝附子汤温经散湿法。甘草附子汤，则补中以散湿，表里同治者，按证应用变化无穷，但尚有怀疑于本篇治湿诸方，多属温剂，只能治寒湿之证，于湿而兼温热之证，尚未示方者，不知所谓丹田有热，发热如熏黄等证，治法已详于《伤寒论》中，此篇自无赘述之必要，因《伤寒杂病论》，原为一书也。

经文：（二十五）太阳中暍，发热恶寒，身重而疼痛，其脉弦细芤迟，小便已，洒洒然毛耸，手足逆冷，小有劳，身即热，口开前板齿燥，若发其汗，即其恶寒甚，加温针则发热甚，数下之则淋甚。

（《玉函》《脉经》，作发热甚，《脉经》淋上有复字）。

简释： 夏月人身之阳，以汗而外泄，人身之阴，以热而内耗，阴阳俱伤，故仲景于中暍禁汗下温针，此节所叙，乃表里俱病之候，发热恶寒身重疼痛者，表中暍也。小有劳，身即热者，谓劳，动其阳而暍即发也。口开前板齿燥者，里有热也。《素问·生气通天论》云：因于暑汗，烦则喘暍，口开，谓喘暍也，以喘暍不止，故前板齿燥，若发汗以去表邪，则阳气外虚，故恶寒甚，若以温针助阳，则火热内攻，故发热甚，若下之亡津液，则复淋甚。观此治法三禁，则仲景虽未立方，而甘凉撤热存津之当用，已可不言而喻矣。赵良，方有执，主用白虎加人参汤，殆从三阳合病比例而出，昧者不察，以清暑气汤，藿香正气散，施之热炽津枯之候，误人不浅，特附出之。

经文：（二十六）太阳中热者，暍是也，汗出恶寒，身热而渴，白虎加人参汤主之。

（《玉函》《脉经》，与"加人参"三字。）

简释：汗出恶寒，身热而不渴者，中风也。渴者，中暍也。夏令炎暑，热地如炉，伤人最速，汗出多者，无不恶寒，如以其恶寒汗出，而误认为寒，妄用热剂，则立危矣。白虎加人参汤，清热生津，补耗损之元气也。

白虎加人参汤方：

知母六两　石膏一斤，碎，绵裹　甘草二两炙　粳米六合　人参三两

上五味，以水一斗，煮米熟汤成，去滓，温服一升，日三服。

简释：白虎、西方七宿之总称（见《尚书·尧典》日短星昴昂傅），其令为秋，其政清肃，凉风至，白露降，则溽暑潜消，本方能清肃肺胃，退热生津，故以白虎名之、石膏辛寒散表热，知母苦寒除里热，甘草粳米，和胃补中，人参生津益气，因壮火食气，本方泻火，即所以生气也。

经文：（二十七）太阳中暍，身热疼重，而脉微弱，此以夏月伤冷水，水行皮中所致也。一物瓜蒂汤主之。

（《玉函》《脉经》无一物二字，《十金翼》无所致二字。）

简释：中暍，则脉虚身热，伤冷水，则身疼重，瓜蒂苦寒，能治身面四肢浮肿，故散皮肤中水气，此夏月因暑而伤冷水之治法。

一物瓜蒂汤方：

瓜蒂二十个

右剉，以水一升，煮取五合，去滓，顿服。

简释：暑之中人也，阴虚多火者，则汗出而烦渴，阳虚多湿者，则身热而疼重，本方治阳虚多湿而中暍者，以一味苦寒下水之瓜蒂，行水湿之滞，则湿去而暑邪自解，乃奇方之最善者。

以上暍病，经文虽只三节，首节详述症状，指示不可温针汗下，次节指示治暑热正法，末节指示暑挟水湿的治法。

百合狐惑阴阳毒病证治第三

论一首、证三条、方十二首

百合狐惑阴阳毒，病源不同，而狐惑之神思迷乱（惑感篆文相似致讹，今标题仍旧余悉改正），有似百合，阳毒之脓血腐败颇类狐惑，故列为一篇，以便参互比较，研究其病原与治法。

经文：（一）论曰：百合病者，百脉一宗，悉致其病也。意欲食复不能食，常默然，欲卧不能卧，欲行不能行，饮食或有美时，或有不用闻食臭时，如寒无寒，如热无热，口苦，小便赤，诸药不能治，得药则剧吐利，如有神灵者，身形如和，其脉微数。每溺时头痛者，六十日乃愈；若溺时头不痛淅然者，四十日愈；若溺快然，但头眩者，二十日愈。其证或未病而预见，或病四五日而出，或病二十日或一月微见者，各随证治之。（溺，奴吊切，与尿同，默然，赵本作默默，不用闻食臭之用字，徐、沈、黄、陈，均作欲，微见，巢源作复见，《千金》作后见。）

简释：百合病多见于伤寒前后，由于热邪熏蒸，肺气不能清肃下降所致。或因汗吐下失法，致肺虚而燥，或因平时多思不断，情志不遂，或因偶触惊疑，猝临异境，抑郁生热，上烁肺金，亦致行、住、坐、卧、饮食等皆若不能自主，如经文所云之证象，虽种种不可名言，而口苦溲赤，脉微数，乃肺热的证。以其溺时头部见证定愈期者，因肺朝百脉而主气化，肺能肃降则头脑清爽，逗留之热得解。各随其证以治，具如下文。

经文：（二）百合病发汗后者，百合知母汤主之。（《千金》作已经发汗之后更发者，《外台》作发汗已更发者，下二节仿此。）

简释：百合病见于发汗之后者，其阳分之津液必伤，余热留连而不去，用百合知母汤，清其余热。

百合知母汤方

百合七枚，擘　知母三两，切

上先以水洗百合，渍一宿，当白沫出，去其水，更以泉水二升，煎取一升，去滓，别以泉水二升煎知母，取一升，去滓，后合和煎取一升五合，分温再服。（《外台》滓别之间，有置之一处四字）

简释：《本经》：百合味甘平，主邪气，腹胀心痛，利大小便，补中益气，是既可治肺气不舒之病，又能清补肺阴。知母：味苦寒，主消渴热中，除邪气，肢体浮肿下水，补不足，益气，甘苦合化，具宁肺养阴之功，泉水甘平，解热，调中，以之煎药，更能下热利溺，此方不仅用药悉宗本经，即煎法亦为经方规范之一，未可忽视。

经文：（三）百合病下之后者，滑石代赭汤主之。（《千金》、《外台》俱作百合滑石代赭汤）

简释：百合病见于下之后者，下则伤阴，热邪深入，胃气上逆，肺更受烁，用百合滑石代赭汤，百合清肺化热，代赭滑石，镇逆而渗泄。

滑石代赭汤方

百合七枚，擘　滑石三两，碎，绵裹　代赭石如弹子大一枚，碎，绵裹

上先以水洗百合，渍一宿，当白沫出，去其水，更以泉水二升，煎取一升，去滓，别以泉水二升煎滑石，代赭取一升，去滓，后合和重煎，取一升五合，分温服。

简释：已见上文。

经文：（四）百合病吐之后者，用后方主之。

简释：百合病见于吐之后者，较发汗更损中气，阴火上乘，清窍为之蒙蔽，用百合鸡子黄汤，百合清肺热，鸡子黄润燥安中。

百合子黄汤方

百合七枚，擘　鸡子黄一枚

上先以水洗百合，渍一宿，当白沫出，去其水，更以泉水二升，煎取一升，去滓，内鸡子黄，搅匀，煎五分，温服。

简释：已见上文。

经文：（五）百合病不经吐下发汗病形如初者，百合地黄汤主之。

简释：病形如初者，谓病证如首节所叙之证候也。百合地黄，两清气血，气血既治，百脉俱清。肺气清降，膀胱气化得复正常，胃肠燥邪，亦从下泄，病当即愈大便当如漆者，谓地黄泻出之色，且夹有排出之瘀浊也。

百合地黄汤方

百合七枚，擘　生地黄汁一升

上以水洗百合，渍一宿，当白沫出，去其水，更以泉水二升，煎取一升，去渣，内地黄汁煎取一升五合，分温再服，中病勿更服，大便当如漆。（当，徐镕本作常）

简释：方义已见上文。

经文：（六）百合病一月不解，变成渴者，百合洗方主之。

简释：洗能止渴者，皮毛为肺之合，洗其所合，以滋其燥也，淡食煮饼，以益胃气，勿食碱食者，恐其增渴也。

百合洗方：

上以百合一升，以水一斗，渍之一宿，以洗身，洗已，食煮饼，勿以盐豉也。（《伤寒总病论》：作百合一升，如煎洗，先渍一宿，当白沫出，去其水，更以水一斗煎数沸，洗周身，仍食白汤饼，勿与盐豉也。煮饼，是切面条，汤煮，水淘过，热汤渍食之。）

简释：方义已见上文。经方洗法最有效，后世仅以药为治，不考究古人治法，陋矣。

经文：（七）百合病渴不差者，瓜蒌牡蛎散主之。（本节《千金》《外台》均与上节合）

简释：百合病用洗方后，口渴不见减轻，则内服瓜蒌牡蛎散。瓜蒌根苦寒，主消渴，身热烦满，大热，补虚安中，续绝伤，故能清肃肺胃，生津止渴。牡蛎，咸平，主伤寒寒热，温疟洒洒惊恚怒气，除拘鼠瘘，女子带下赤白，久服强骨节，杀邪气，故能引热下行，不使上烁也。

瓜蒌牡蛎散方

瓜蒌根，牡蛎，熬，等分右为细末，饮服方寸匕，日三服。（牡蛎熬，一本作煅，非是。）

简释：方义已见上文。

经文：（八）百合病变发热者，百合滑石散主之。（一作发寒热）

简释：百合病本如寒无寒，如热无热，今变发热，是病邪久郁，而外淫于肌表，热归阳分也，百合滑石散：滑石甘寒，主身热泄澼，女子乳难，癃闭，利小便，荡胃中积聚寒热，益精气，故能开窍散表，利尿清热，以之配佐百合，更能退热邪，益阴精也。

百合滑石散方：

百合一两炙　滑石三两

上为散，饮服方寸匕，日三服，当微利者，止服，热则除。（《千金》：一本云治百合病小便赤涩，脐下坚急，《外台》同。）

简释：方义已见上文简释中。

经文：（九）百合病见于阴者，以阳法救之；见于阳者，以阴法救之。见阳攻阴，复发其汗，此为逆；见阴攻阳，乃复下之，此亦为逆。（攻，治也，非攻伐也，有以汗吐下解攻字者，非是。）

简释：见阴见阳，指表证里证。阳法阴法，指治表治里的方法。见于阴，如上文变成渴而在里也。以阳法救之，如洗方从表治是，见于阳，如上文变发热而在表也，以阴法救之，如滑石散从里治之，是。故见阳之表证，而攻治其阴，乃正法也。若发其汗，则为逆。见阴而攻治其阳，亦正法也。乃复下之，此为逆。以上第一节论病象，第九节论治法，中间诸节，分叙方剂，其以百合为病名者，犹伤寒之称桂枝证，柴胡证耳，学者能知百合病系热邪逗留肺经之证，则治之之法，可比类而知。

经文：（十）狐惑之为病，状如伤寒，默默欲眠，目不得闭，卧起不安，蚀于喉为惑，蚀于阴为狐，不欲饮食，恶闻食臭，其面目乍赤，乍黑，乍白，蚀于上部则声喝。甘草泻心汤主之。

（《脉经》《千金》《外台》，无甘草二字，然方则载甘草泻心汤，喝一作嗄，喝音餲，声嘶，嗄，音沙去声，声破，二字古籍多互用，惑系蜜字之讹。）

简释：百合病是热邪留连于气机者，狐惑病是热毒停积于幽阴者，狐惑，水虫也，肉眼不易见，本病邪毒蚀于幽阴处，今人目不能见，故以狐惑名之，如巢源所载䘌病之类，皆热毒所结，湿热之邪，蒸腐气血而成瘀浊，风化所腐而成虫，喉与二阴，为肺肝经脉所循，津液湿润之处，最易先受其腐蚀，其病状颇像伤寒，进行迅速，但内热熏蒸，营卫运行失度，必致神态恍惚，默默欲眠，而目不得闭，起不安。热毒内入脾胃，故不思饮食，恶闻食气，而目乍赤、乍黑、乍白者，因热邪腐坏气血之际，毒热上攻，则乍赤，血败脓成，或瘀阻经脉，则乍黑，营卫阻带，或加剧痛，则乍白，蚀于喉部为惑者，谓此虫暗处害人，不易见其形状也，仅以病者声嗄，证明其喉被蚀而病在上部，甘草泻心汤，旨在助运中焦升降机能而化湿热，且苦辛杂用，可肝而杀虫也。

甘草泻心汤方

甘草四两　黄芩三两　人参三两　干姜三两　黄连一两　大枣十二枚　半夏半升

上七味，水一斗，煮取六升，去滓，再煎，温服一升，日三服（《伤寒论》味下有以字，再煎下有三升二字，药品只六味无人参。）。

简释：方义见《伤寒论》太阳篇第一百七十三节简释。

经文：（十一）蚀于下部则咽干。苦参汤洗之。

简释：本节是指前阴，因肝肾经脉循阴器而上咽喉，故前阴蚀烂则咽干，苦参味苦寒，疗恶疮，下部䘌，故以之作汤洗治，肛门蚀烂者，亦可用，故文以下部综括言之。

苦参汤方

苦参一升（一作斤）

以水一斗，煎取七升去滓，熏洗，日三（此方衍义本缺，据徐、沈、尤、黄诸本补入，徐镕附遗以庞安时总病论苦参汤补之，即本方加槐白皮狼牙根煎洗，经人考究，仍以苦参一味为佳。）

简释：苦参苦寒，《本经别录》载其功用甚详，徐大椿谓其味与黄连相近而较，故长于泻下陷之热毒，专用则力宏。

经文：（十二）蚀于肛者，雄黄熏之。（《千金》，《外台》，肛下有外字，直解本黄下有散字。）

简释：风湿热毒下陷生虫，自应用外治法消毒杀虫，徐镕本于本节有原注，引《脉经》云，病人或从呼吸上蚀其咽，或从下焦蚀其肛阴，蚀上为惑，蚀下为狐，狐惑病者，猪苓散主之。按：《证类本草》猪苓条记载，《图经》引仲景云，黄疸病及狐惑病并猪苓散主之，即《金匮·呕吐哕下利病》之方，特录备研究。

雄黄熏法：

雄黄一味为末，筒瓦二枚合之，烧向肛熏之。

简释：《本经》云：雄黄苦平寒，主寒热鼠瘘，恶疮疽痔死肌，杀精物恶鬼邪气百虫毒，以之消毒杀虫。治恶疮，《至本经》所谓恶鬼邪气，即病毒令人目不易见，如诗所谓为鬼为惑，则不可得之意，非同世俗迷信鬼神之说。

经文：（十三）病者脉数，无热，微烦，默默但欲卧，汗出，初得之三四日，目赤如鸠眼，七八日，目四眥黑，若能食者脓已成也，赤小豆当归散主之。（《玉函》，《脉经》，作四眥皆黄，《总病论》，眥作周，原注，四眥下一本有黄字。）

简释：脉数微烦，默默但欲卧，是热甚于里。无热、汗出，是病不在表。血分伏热郁蒸所致，三四日目赤如鸠眼者，是肝藏血中之热，随经上注于目也。经热如此，脏热可知，其为蓄热不去，将成痈脓无疑。至七八日，目四眥皆黑，是热瘀血腐，故眥络黑，若不能食，是其毒尚蕴伏于里，若能食者，是化脓已成，邪毒独聚于疡部，不复散漫于脏腑，故主用赤小豆当归散治之。

赤小豆当归散方：

赤小豆三升浸令芽出，曝干，当归十两（当归原本缺两数，今依宋本及俞本补作十两，《千金》作三两，徐镕附遗引《总病论》作一两，有作十分者，是二两半，应按证配制。）

上二味，杵为散，浆水服方寸匕，日三服。（浆，酢也，炊粟米熟，投冷水中浸五六日，生白花，色类浆者。）

简释：赤小豆清热，排痈肿，散血。当归驱瘀生新，治恶疮，浆水清凉解热，调和脏腑，三味为治痈脓已成之剂，故蚀于肛门者当用之。先血后便，此近血也，亦用此汤。以大肠肛门本是一源。病虽不同，其解脏毒，排脓血，除湿热，则一也。

经文：（十四）阳毒之为病，面赤斑斑如锦文，咽喉痛，唾脓血，五日可治，七日不可治，升麻鳖甲汤主之（《脉经》作阳毒为病，身重，腰背痛，烦闷不安，狂言，或走，或见鬼，或吐血下利，其脉浮大数，面赤斑斑如锦文，咽喉痛，唾脓血，五日可治，七日不可治也，有伤寒一二日便成阳毒，或服药吐下后变成阳毒，升汤主之。《千金》《外台》文并同。）

简释：阳毒为疫邪犯于阳分，阳邪上壅，故面赤，热极伤血，故遍体斑斑如锦文，毒热伤津，有立时腐烂之势，故咽喉痛，吐脓血，五日经气未周。毒犹未遍，故尚可救治，七日则邪毒已遍，正气已消，故不可治，方用升麻鳖甲汤，解毒活血，方并入下节作解。

经文：（十五）阴毒之为病，面目青，身痛如被杖，咽喉痛，五日可治，七日不可治，升麻鳖甲汤去雄黄蜀椒主之。（《脉经》作阴毒为病，身重，背强，腹中绞痛，咽喉不利，毒气攻心心下坚强，短气，不得息，呕逆，唇青，面黑，四肢厥冷，其脉沉细紧数，身如被打，五六日可治，至七日不可治也，或伤寒一二日便结成阴毒，或服药六七日以上至十日变成阴毒，甘草汤主之，《千金》《外台》文并同。）

简释：阴毒为疫邪犯于阴分，阴中于邪，故面目青，邪毒阻塞经络，故身痛如被杖，阴分热毒上壅，故咽喉痛，病毒伤人最速，故其日数与阳毒同，治法用升麻鳖甲汤去雄黄蜀椒者，因阴分已受热邪，不堪再用椒雄也。

升麻鳖甲汤方：

升麻二两　甘草二两　鳖甲手指大一片，炙　当归一两　雄黄半两，研　蜀椒炒去汗，一两

上六味，以水四升，煮取一升，顿服之，老小再服，取汗。（《肘后》，《千金方》，阳毒用升麻汤，无鳖甲，有桂，阴毒用甘草汤，无雄黄。）

简释：升麻主解百毒，杀瘟疫瘴气虫毒，甘草主脏腑寒热邪气，解毒。鳖甲主癥瘕坚积寒热，去恶肉。当归活血。雄黄苦，蜀椒辛，均主杀虫。是方汇集解毒杀虫活血行瘀之品，以治阳分所感的疫疠。其分量制法，均应注意，如升麻甘草分量特重，而以升麻鳖甲命名，是甘草为升麻佐药，鳖甲只用手指大一片，故所配之当归只用一两，苦燥之雄黄

用至半两，故以蜀椒辛温去死肌，逐痹痛者佐之，特注明炒去汗者，既欲其芳香透表，又恶其燥烈太过，故必去其刺激太甚之油质，后人不解其芳香透达之意，或解为导火归元，或疑为系用于阴毒之方，而传写错误所致，不知阳毒阴毒，悉为疫毒所致，治应迅速消毒，使之外透，毒火方炽之际，决无用导火归元之法。且阴毒亦非如后人所谓阴寒极盛之阴毒，更不宜治以蜀椒之辛温，故知经文未误，惟方剂之配合，与单用某一药的功能不同，如常熟赵氏家传喉风药甚效，而不传人，一日赵氏子旅居客邸，忽患喉痛不可忍，乃求同居者，为之购猪牙皂角，捣为末，以酸醋和漱，并服之，痰大吐，痛立止，盖辛酸互用消肿化毒之效。本方蜀椒除杀虫外，或有反佐之功，可存俟研究。况时疫流行之际，各地气候不同，治法亦异，决不能执一方以应之，学经方者，贵在研究其立方之精义耳。

[按：明倪洙龙《伤寒汇言》附载：袁云龙云：细详此二证，俱有咽喉痛三字，窃论疡科书有镇喉风，缠喉风，铁蛾缠三证，其状相似，有面色赤如斑者，有面色青而悽惨者，有吐脓血者，有身痛如被杖者，有气喘息促，谵语烦燥者，总以咽喉痹痛为苦，骤发之间，三五日可治，至七日不减，即无生理，岂非阳毒阴毒之类乎，再察其脉，缓大者生，细数紧促者死，概用喉科方：以硼砂二钱，火硝六分，米醋一盏，姜汁小半盏，用鹅翎探入喉中，吐痰碗许，活人不少，袁氏所云，盖即后世所称烂喉痧之类，王叔和所谓温毒，治法忌用温散，宜用清化。]

疟病脉证并治第四

证二条、方六首、（证上当脱脉字）

本篇专论疟病，虽止五节，远不及《素问》之详，但析理精微，治法周密，论证处方，足补刺法所不及。

经文：（一）师曰：疟脉自弦，弦数者多热，弦迟者多寒，弦小紧者下之瘥，弦迟者可温之，弦紧者，可发汗针灸也，浮大者可吐之，弦数者风发也，以饮食消息止之。（《外台》：师曰上有辨疟脉三字，《脉经》：弦紧下有数字，风发，《外台》作风疾。）

简释：疟病不专属少阳，弦脉亦不专属少阳，本节辨疟脉颇细致，足补《素问》疟脉之简略，其首云疟脉自弦者，系证明伏邪，即《素问》疟论所谓痎疟皆生于风之义也。其证象蓄作有时，与少阳寒热往来之证象迥殊。其主治三方，亦足补《素问》刺法之未备。后人误认唐贤所用柴胡汤，为仲景经方，致有疟不离少阳之说，遗误不少，沿习已久，应亟正之。此云弦数者多热，弦迟者多寒，应注意多字。弦小紧者下之差，必参诸证象，弦迟者多内寒，必审明寒证显然，乃予温里，寒疟脉弦紧，乃可发汗针灸。浮大而有邪须吐者，应引而越之，上文已云弦数者多热矣，复云弦数者风发，是言热极生风，风木侮土，而传热于胃，燥热耗津，须以饮食消息止其炽热，正风淫于内，治以甘寒之旨也。

经文：（二）病疟以月一日发，当以十五日愈，设不瘥，当月尽解，如其不瘥，当云何？师曰：此结为癥瘕，名曰疟母，急治之，宜鳖甲煎圆。

（《脉经》：自病疟至师曰此止，三十字，结上有疟疾二字，无急治之三字，《外台》：病疟上有问字，其作期，赵本圆作丸，宋人避桓字嫌名，改丸为圆。）

简释：五日为一候（如吕氏春秋，月命，所述之七十二候），三候为一气（即二十四节气，王冰注素问，列举气候，可参看。），人之气，亦随气候变更（平人不自觉，若老人病人，则逢气候变更，极易觉知），如病疟者经一再改变气候而不愈，其邪必假血依痰，结为癥瘕，僻处胁下，将成负固不服之势，故宜急治，鳖甲煎丸，行气逐血以攻散之。

鳖甲煎丸方：（《外台》作大鳖甲煎，引仲景《伤寒论》，云出十五卷中。）

鳖甲十二分，炙（《千金》作成死鳖十二片，注云，《要略》作三两。），乌扇三分，烧，黄芩三分，柴胡六分，鼠妇三分，熬，干姜三分，大黄三分，芍药五分，桂枝三分，葶苈一分，熬，石苇三分，去毛，厚朴三分，牡丹五分，去心，瞿麦二分，紫葳三分，半夏一分，人参一分，䗪虫五分，熬，阿胶三分，炙，蜂巢四分，炙，赤硝十二分，蜣螂六分，熬，桃仁二分。

上二十三味，为末，取煅灶下灰一斗，清酒一斛五斗，浸灰，候酒尽一半，着鳖甲于中，煮令泛烂如胶漆，绞取汁，内诸药，煎为丸，如梧子大，空心服七丸，日三服。（原注：《千金方》用鳖甲十二片，又有海藻三分，大戟一分，䗪虫五分，无鼠妇赤硝二味，以鳖甲煎和诸药为丸。）

按：今《千金》有大戟海藻䗪虫，无鼠妇赤硝，共二十四味，分量亦颇异，原注所校，尚未核实，应参看《千金》为是。

简释：疟邪经久不退，则营血结聚，卫气不通，而为癥瘕，疗治之法，当以攻利营血为主。行痰降气为辅。鳖甲，《本经》称其味咸平，主心腹癥瘕坚积，寒热，去痞，息肉，阴蚀，痔，恶肉。经煅灶灰所浸酒制炼之后，更能深入肝脏，消瘀凝而破癥瘕，故重用之，以攻坚散结，配用四虫，桃仁，牡丹，大黄，芍药，赤硝，紫葳，以破血消瘀，推陈致新，厚朴，半夏，葶苈，乌扇，瞿麦，石苇，以理气化痰利小便，人参干姜佐柴胡黄芩半夏为小柴胡汤之法，阿胶助芍药桂枝疏达肝气而润风燥，为桂枝汤法，硝黄厚朴，又即承气汤法，以之复入方内为佐使，宜其收效甚伟也。胡有形癥瘕，按之不移者，即非疟母，亦可借以缓消。

经文：（三）师曰：阴气孤绝，阳气独发，则热而少气烦冤，手足热而欲呕，名曰瘅疟，若但热不寒者，邪气内藏于心，外舍于分肉之间，令人消烁肌肉。（肌，超本作脱，与《素问》同，《外台》引师曰上有辨疟病三字，则热而，作而脉微者其候也必七字，瘅，劳也，见《尔雅·释诂》，说文：从疒、单声，劳病也。王注训为热，张氏集注解为单，均不及《说文》确切。）

简释：疟论谓"但热不寒者，阴气先绝，阳气独发，则少气烦冤，手足热而欲呕，名曰瘅疟"。又谓"肺素有热，气盛于身，厥逆上冲，中气实而不泄，因有所用力，腠理开，风寒舍于皮肤之内，分肉之间而发，发则阳气盛，阳气盛而不衰则病矣，其气不反于阴，故但热不寒，气内藏于心而外舍于分肉之间，令人消烁脱肉，故命名瘅疟"。本节盖约内经之言，以明瘅疟之病理也。阴气孤绝者，指少阴之阴虚，故热而少气，心中烦冤，邪气能内藏于心中，是少阴阴气孤绝之证也。阳气独发者，指太阳无寒水以化气生津布护周身，独发为纯热，合于阳明则手足热，合于少阳则欲呕，外舍于腠理分肉之间，则合肌肉燥烁。

本节上段卢之颐谓失治则多致身体灼热，目盲，狂走。或致热气所过，则为痈脓，或致胃疸肠腐。下段则谓失治多致喘咳，血溢，毛发焦折，或致肺痿肺痈，吐涎沫及脓血。按：分两段解释，与《素问》疟论相合，可备参考。

经文：（四）温疟者，其脉如平，身无寒，但热，骨节疼烦，时呕，白虎加桂桂汤主之。（呕下，《千金》有"朝发暮解，暮发朝解名温疟"十一字，脉经：作但见热者温疟也，其脉平，身无寒，但热，骨节烦疼，时呕，朝发暮解，暮发朝解，名曰温疟，白虎加桂枝汤主之。巢源曰：夫病疟，六七日，但见热者，温疟矣，《外台》《千金》交互异，不繁载。）

简释：此节与《素问》疟论专论病因者不同，仲景特举脉如平三字，以证明岐伯伏气发为温疟之论，正《五十八难》所谓温病之脉，行在诸经，不知何经之动也，各随其经所在而取之之义，病非外感，而身无寒，但热，骨节烦疼，时呕，为伏气化热外出之征，寒蓄久而变热，故不作寒，热从少阴出外，舍于肾之所合，故骨节烦疼，而火必就燥，故上并阳明而时呕，治以白虎加桂枝汤，白虎清金泄热，益气生津，桂枝则因势而引骨髓之热外达于表也。

白虎加桂枝汤方：

知母六两，甘草二两，炙，石膏一斤，粳米二合（按：《千金》作六合，据《伤寒论》作六合为是。），桂去皮三两（愈本作桂枝为是）。

上锉，每五钱，水一盏半；煎至八分，去滓，温服，汗出愈。（俞本出下有即字，徐、沈、尤、黄、孙、王、陈、本均同白虎汤煎服法，即以水一斗，煮米熟汤成，去滓，温服一升，日三服。按：诸本用古法同于《伤寒论》，应从之，徐镕本作钱作盏，乃宋人改定，不可从。）

简释：邹澍曰：或问桂枝与白虎寒热天渊，安可兼用，且论谆谆以表不解禁用白虎，既可兼用，则何不加此，而必待表解乎？曰：表不解不可与白虎条上文言脉浮发热无汗，乃麻黄证，非特不得用白虎，且不得用桂枝矣。白虎证者，脉大也，汗出也，烦渴欲饮水也，三者不兼，即非是。今云其脉如平，身无寒，但热，时呕，皆非白虎证，亦未必可用桂枝。特既与白虎，则三者必具，再加骨节烦疼之表，则无寒不得用柴胡，有汗不得用麻黄，热多又不得用附子，不用桂枝和营通络而谁用者。且古人于病有分部，非如后世多以阴阳五行生克为言。（因此，遂成议药不议病之世界，积重难返。）伤寒有伤寒用药之例，温疟有温疟用药之例。盖伤寒自表入里，故有一毫未化之寒，即不可与全入者并论，温疟自内出外，里既全热，但有骨节烦疼一种表证，即不得全认为热而单用白虎，故必兼用桂枝，使之尽化，而顷刻致和矣。

按后世如朱肱用人参白虎加苍术，张介宾用白虎加地黄等法，果能审证施用，亦可得效，惟须记清白虎证象与禁例，乃不致误。

经文：（五）疟多寒者，名曰牡疟，蜀漆散主之。（宋本《外台》作牡疟，明末程衍道校刻时臆改作牝，不可从。）

简释：疟多寒者，非真寒也，阳气为痰饮所遏，不得外出肌表，内伏心间，脉要精微输；称心为牡藏，故名牡疟，蜀漆散：蜀漆能吐疟痰，痰去则阳伸而寒愈，佐云母龙骨者，以蜀漆上越之猛，恐动心中之神与气耳。

蜀漆散方：

蜀漆洗去腥（赵本作烧去腥，谓裹泥土烧去腥。），云母烧，二日夜，龙骨等分。

上三味，杵为散，未发前以浆水服半钱。

温疟加蜀漆半分，临发时服一钱匕。（半钱下应有匕字，尤本删温疟以下十四字。）

简释：云母之根为阳起石，下有云母，上有云气，乃升发阳气之物，龙骨潜阳安神，蜀漆辛平，主疟及咳逆寒热，腹中症坚痞积聚邪气蛊毒鬼注（《太平御览》作蛀），得浆水更能排疟病之顽痰。牡疟于未发前服，温疟于临发时服，蜀漆分量有改变，所服之分量亦不同，用方时须注意。（据《刺疟》篇云，凡治疟，先发如食顷，乃可以治，过之，则失时也，王注谓：先其发时，真邪异居，波陇不起，故可治，过时则真邪相合，攻之反伤其气，故曰失时，可说明本方服法义蕴。）

附《外台秘要》方：系宋林亿等校正时所采入的，后人多误以为金匮方，金鉴，直解，均不载，本讲义因其可资研究，仍录存。

牡蛎汤方：治牡疟（附方均先列方，后记治证，以别于《金匮》本方，下仿此。）

牡蛎四两、熬，麻黄去节、二两，甘草二两，炙蜀漆三两。

上四味，以水八升，先煮蜀漆麻黄去上沫，得六升，内诸药，煮取二升，温服一升，若吐，则勿更服。

（此亦蜀漆散之意，而外攻之力较猛，牡蛎软坚消结，麻黄非独散寒，且能发越阳气，使通于外，结散阳通，其病自愈。）

柴胡去半夏加瓜蒌根汤方：治疟病发渴者，亦治劳疟。

柴胡八两　人参　黄芩　甘草各三两　瓜蒌根四两　生姜二两　大枣十二枚

上七味，以水一斗二升，煮取六升，去滓，再煎取三升，温服一升，日三服。

（柴胡、黄芩，清解少阳之热，姜枣调和营卫，参甘扶正，瓜蒌根生津止渴，攻补兼施，故云亦治劳疟。）

（应参阅《伤寒论》简释太阳篇一百零五节，小柴胡汤方后加减法及方论。）

柴胡桂枝姜汤方：治疟寒多微有热，或但寒不热。（原注服一剂如神。）

（本方见《伤寒论》简释太阳篇一百六十二节，应参看。）

柴胡半斤　黄芩三两　桂枝三两去皮　牡蛎二两熬　干姜二两　瓜蒌根四两　甘草二两炙

上七味，以水一斗二升，煮取六升，去滓，再煎取三升温服一升，日三服，初服微烦，复服汗出便愈。

（柴胡和解少阳表里，桂枝牡蛎和解太阳表里，干姜瓜蒌根和解阳明表里，甘草调和得宜，故初服微烦，复服汗出得愈。）

中风历节病脉证并治第五
论一首、脉证三条、方十二首

中风历节，皆内伤而感外邪之病，故合为一篇。

经文：（一）夫风之为病，当半身不遂。或但臂不遂者，此为痹，脉微而数，中风使然。（不遂，指要动不能动，必至切，音畀，从广畀，不从卑，《素问·痹论》，三气杂至，合而为痹，中风，指气血郁滞，偶触外风，致内风暴发之病。）

简释：风病，灵素论之甚详，仲景复指出脉证三条，为辨治方针，本节言风之为病，或中于左，或中于右，手足偏枯，所以称曰半身不遂。若但臂不遂者，乃风寒湿三气杂至之痹病，非气郁血凝，内风乍发之病也。此则风与痹之辨。至于脉因正虚而微，因风发而数，更可证明病者早已气血运行失常，偶因外风感袭，内风暴起，则中风大病成矣。或谓中风两字病名，与《伤寒论》中风两字病名相同，恐系古书传写之，又以刘守真主火，李杲主气，朱震亨主痰，张介宾更创非风之论，均言之成理，不知金匮所论杂病之中风，系内伤而兼风邪外中，与伤寒外感之中风迥异，春秋正名，而公羊家谓贵贱不嫌同号，美恶不嫌同名。诸家昧于内外合邪暴病之理，又不解人之本气各别，以致误果为因，昔人已经辨明，兹不繁引。

经文：（二）寸口脉浮而紧，紧则为寒，浮则为虚，寒虚相搏，邪在皮肤。浮者血虚，络脉空虚，贼邪不泄，或左或右，邪气反缓，正气即急，正气引邪，喎僻不遂，邪在于络，肌肤不仁，邪在于经，即重不胜，邪入于腑，即不识人，邪入于脏，舌即难言，口吐涎。（《脉经》：作口吐痰涎，不仁指麻木无知觉）。

简释：脉浮紧而不见太阳伤寒证象，则当如本节经文所解寒虚相合，邪在皮肤矣，其至浮之原因，则为血虚而不能充实络脉，贼邪乘隙，客于其间。而不外泄，或左或右，随其正气之偏虚而中之，邪中之处，筋缓而长，无邪之处筋急而短，故口鼻㖞僻而不遂，《素问·缪刺论》，邪中于经，左盛则右病，右盛则左病，即此理也，邪在络而正气不达，则肌肉皮肤不知痛痒，经者，脉之大者也，十二经皆起于手足，奇经亦纵贯周身，邪客之，则阻断经脉循行之路，气滞血死，为凝瘀，为痰水，是以重不能胜。腑指胃腑，亦指奇恒之腑，言邪入于胃，胃脉上通于心，风火上逼，生痰聚血，阻塞神明，必昏愦不能识人，抑或风火入胃，化燥而烁肾水，真阴有立竭之势，脑髓被燥火熏蒸，热血上升不能下降，危险极矣（奇恒之腑指脑髓，见《素问·五脏别论》）。脏指五脏，家解释欠核，应依尤怡诸阴皆连舌本，脏气厥，不至舌下，则机息于上，故舌难言而涎自出之注语为是。

侯氏黑散——治大风，四肢烦重，心中恶寒不足者。（原注《外台》治风癫程林尤怡等均云，林亿等所附，然巢源寒食散发候云，仲景经有侯氏黑散，外台风癫门载本方，方后云仲景方，乃知隋唐时人，以为仲景方，是六朝人，早已附入矣。虽去风除热补虚下痰之法咸备，究非经方，故《金鉴》，《悬解》均删去不录，本编姑存备参考。）

菊花四十分　白术十分　细辛三分　茯苓三分　牡蛎三分　桔梗八分　防风十分　人参三分　矾石三分　黄芩五分　当归三分　干姜三分　芎䓖三分　桂枝三分

上十四味，杵为散，酒服方寸匕，日一服，初服二十日，温酒调被，禁一切鱼肉大蒜，常宜冷食，六十日止，即药积在腹中不下也，热食即下矣，冷食自能助药力。（六十日止即药积七字，赵刻本作自能助药力五字）

经文：（三）寸口脉迟而缓，迟则为寒，缓则为虚，营缓则为亡血，卫缓则为中风，邪气中经，则身痒而瘾疹，心气不足。邪气入中，则胸满而短气。

简释：迟者数之反，是行之不及，缓者繁之反，是至而无力，不及为寒，无力为虚，沉缓为营不足，浮缓为卫中风，卫在表而营在内也，风邪中于经络，郁遏营血，则身痒而生瘾疹，若心气不足，邪风乘虚而入，壅遏中气，则胸满而短气。

风引汤——除热瘫痫。

大黄　干姜　龙骨各四两　桂枝三两　甘草　牡蛎各二两　寒水石　滑石　赤石脂　白石脂　紫石英　石膏各六两

上十二味，杵，麤，筛，以韦囊盛之，取三指撮，并花水，三升，煮三沸，温服一升。原注治大人风引，少小惊痫瘛疭，日数十发，医所不疗，除热方，巢氏云，脚气宜风引汤（《外台·风痫门》紫石汤，与此方同，云本仲景《伤寒论》方，是孙奇等校书之前所附，存备参考）。

防己地黄汤——治病如狂状，妄行，独语不休，无寒热，其脉浮。（据《千金·风眩门》此方系徐嗣伯方）。

防己一分　桂枝三分　防风三分　甘草一分

上四味，以酒一盃，渍之一宿，绞取汁，生地黄二斤，㕮咀，蒸之如斗米饭久以铜器盛其汁，更绞地黄汁，和，分再服。（《千金》：防己地黄汤，治言语狂错，眼目霍霍，或言见鬼，精神昏乱，方用防己甘草各二两，桂心防风各三雨，生地黄五斤，别切，勿合药渍，疾小，轻，用二斤，右五味，㕮咀，以水一升渍一宿，绞汁，著一面，取滓，着竹箦上，以地黄着药滓上，于五斗米下蒸之，以铜器承取汁，饭熟，以向前药汁合绞取之，分再服。本方，直解，金鉴，悬解，均不载，与《千金方》相似，大抵宋人校书时附入，徐大椿谓此方他药轻而生地独重，乃治血中之风，此等法最宜细玩，盖附方之较为醇正者）。

头风摩散方——（千金作头风散方）

大附子一枚炮　盐等分

上二味为散，沐了，以方寸匕，已摩疢上，令药力行。（已徐沈注本作以，尤注本无，疢赵注本作疾，《千金》无已字，疢作顶，《外台》有此方，云引《千金》。沐是洗头，已摩疢上，已作止解，即是止摩患痛部位，此宋人附方之善者，后世如朱震亨摩腰膏，及其他外治法，多取法于此。

经文：（四）寸口脉沉而弱，沉即主骨，弱则主筋，沉即为肾，弱即为肝，汗出入水中，如水伤心，历节黄汗出，故曰历节。（肾主水，骨与之合，水性下，故脉沉者，病在骨，肝藏血，筋与之合，血性濡，血虚则脉弱，故脉弱者，病在筋也。巢源历节风候云，历节风之状，短气，自汗出，历节疼痛不可忍，屈伸不得是也）。

简释：此证若非肝肾先虚，则虽得水气，未必便入筋骨，非水湿内浸，则肝肾虽虚，未必便成历节，仲景举其标而先究其本，以为历节多从虚得。按：后水气篇，黄汗之病，以汗出入水中浴，水从汗孔入得之，可知历节黄汗为同源异流之病，其瘀郁三焦腠理，滞于隔间，则为黄汗，其并伤筋骨，则为历节，至汗出入水，水入膜腠膏油气分，蒸为黄汗，不干血分，故不发痛。惟水入血分，血凝而气不得通，故历节发痛。此言肝肾虚弱，外感风寒湿之历节病。

经文：（五）趺阳脉浮而滑，滑则谷气实，浮则汗自出。（趺阳，即冲阳穴，在足背上内庭穴上五寸）

简释：趺阳脉浮为气，滑为谷气盛，汗生于谷，而风性善泄。此言阳盛而谷气实，内有积热而招外风之历节病。

经文：（六）少阴脉浮而弱，弱则血不足，浮则为风，风血相搏，即疼痛如掣。（少阴脉指神门穴，在掌后锐骨之端陷中，及太溪穴，在足内踝后五分，跟骨动脉陷中）

简释：风血相搏者，少阴血虚而风入扰之，故疼痛如掣。此言血虚而受风邪之历节病。

经文：（七）盛人脉涩小，短气自汗出，历节病不可屈伸，此皆酒汗出当风所致。（盛人指肥盛之人）

简释：盛人脉涩小短气者，形盛于外，而气欠于内也。自汗出，历节痛，不可屈伸，皆由饮酒汗出当风，外风乘气虚湿重而内袭所致。风性疏泄，故汗自出，《素问》饮酒中风，则为漏风，以汗孔不合，水湿易入，肺气不得下达，故气短，气阻血滞，故脉涩小。此言饮酒汗出当风之历节病。

经文：（八）肢节疼痛，身体尪羸，脚肿如脱，头眩短气，温温欲吐，桂枝芍药知母汤主之。（尪羸：编注，心典，衍义补，论注，金匮，本义悬解，浅注，直解，俱作尪羸，徐镕俞桥作魁羸，脉经作魁羸，郑玄注檀弓云，尪者疾病之人，其面向天，或云短小曰尪，许慎云，羸瘦也，是尪羸指，短小瘦弱，非历节主证，赵刻本作魁羸，不误。魁羸者，形容关节之肿大，玉篇有膕膭字，云肿貌，尔雅魁瘣：郭注，盘结碨磊，是指痛处肿状如绘，即金匮本义，后人因本篇第九节有身体羸瘦之文，而魁瘣字又不习见，所以致误，徐俞作尪，即魁字之误，应依《脉经》为是）。

简释：诸肢节痛，历节病已成，身体魁羸，指关节痛处肿起如碨礌之状，脚肿如脱，湿热下注使然，头眩短气，温温欲吐，湿热且从下而上冲矣。与脚气冲心之候颇同。桂枝芍药知母汤，术甘培土泄湿，附子暖水而驱寒，知母生姜，清肺降浊，麻桂防风，驱风通经而开痹塞。

桂枝芍药知母汤方：

桂枝四两　芍药三两　知母四两　麻黄二两　生姜五两　白术五两　甘草二两　防风四两　附子一枚炮（一作二两）

上九味，以水七升煮取二升，温服七合，日三服。（本方药多水少，疑误）。《外台》引《古今录验》防风汤，即本方去麻黄，煮法：以水一斗，煮取三升，当从改。防风汤证云，身体四肢节解，疼痛如堕脱，肿，按之皮急，头眩，短气，温温闷乱如欲吐。

简释：方义见上文。

经文：（九）味酸则伤筋，筋伤则缓，名曰泄，咸则伤骨，骨伤则痿，名曰枯，枯泄相搏，名曰断泄，荣气不通，卫不独行，荣卫俱微，三焦无所御，四属断绝，身体羸瘦，独足肿大，黄汗出，胫冷，假令发热，便为历节也。（御指统驭摄言，四属指四肢及皮肉脂髓，《金鉴》谓断泄之泄，当是绝字，因无旁证，未敢从。）

简释：酸味太过则伤筋，筋伤则不能束骨而利机关，筋缓而不能收持，故名曰泄，咸味太过则伤肾，肾伤则髓竭精虚而骨痿，故名曰枯，枯泄相合，故名断泄，言其生气不续，而元真不能通会于三焦腠理，泄越于外也。血涩而营气不通，卫亦不能独行如常，不通不行，营卫俱微，三焦无气充实四肢，皮肉脂髓四属，失营卫之养，故身体羸瘦，元阳既不能下达，故足肿大，胫冷，黄汗出，此病类似历节黄汗，而实非水湿为病，所谓肝肾虽虚，未必便成历节，而虚病不尽发热，历节则无有不发热者，故曰假令发热，便成历节。水气篇，谓黄汗之为病，两胫自冷，假令发热，此属历节，盖即黄汗历节而又致其辨也。此言内伤肝肾而由于滋味不节者，应与第四节参看，《脉经》列此节于四节之下，用意在比例易明也。

经文：（十）病历节不可屈伸，疼痛，乌头汤主之。（《脉经》作疼痛不可屈伸）

简释：风寒湿三气合而为痹，此风少寒湿居多，痹于筋脉关节肌肉之间，疼痛不可屈伸，即寒气胜者为痛痹也。乌头汤甘草芍药培中滋肝，黄芪麻黄通经泄湿，乌头开痹逐寒也。

乌头汤方：治脚气疼痛，不可屈伸。（本所载方例不于方名下列主治证）

麻黄　芍药　黄芪　甘草炙各三两　川乌五枚㕮咀，以蜜二升，煎取一升，即出乌头。

上五味，㕮咀四味，以水三升，煮取一升，去滓，内蜜煎中，更煎之，服七合，不知，尽服之。（方后有亦治脚气，疼痛不可屈伸十字，坊本多列于乌头汤方之下，故《直解》，《金鉴》，均疑而删之，兹从多数本存备研究）。简释：方义已见上文。

矾石汤——治脚气冲心。（冲心，赵刻本作冲心，今依镕本改，杂疗篇作矾石半斤，煎法中无浆字，脚气之病，始自永嘉（307—312）以后，脚气之名，始自隋唐以后，明是后人所附，非仲景方，可参考《千金》七卷，《外台》十八卷。）

矾石二两

上一味，以浆水一斗五升，煎至三五沸，浸脚良。

矾石酸寒，坚筋骨，亦能杀虫，用以外浸，足辅内治，可参考。

附方：

《古今录验》续命汤——治中风，痱，身体不能自收，口不能言冒昧不知痛处，或拘急不得转侧。原注姚云与大命汤同，兼治妇人产后去血者，及老人小儿。（古今录验，乃唐以前方书，今佚，《千金》《外台》引其方颇多，宋人校《金匮》时，择附于每篇之末，方首必载其所本之书，古人之不苟如此）。

（出《外台》十四卷风痱门，冒昧下有不知人三字，煮服法后云范汪方，汪云是仲景方，本久两味，故林亿等取附篇末，范汪东晋人，其言或有所据。《千金》《外台》所载中风方，以续命名汤者，无虑数十首，其方不过数味出入，皆以麻桂为主药）。

麻黄　桂枝　当归　人参　石膏　干姜　甘草各三两　杏仁四十枚（《千金》用芎䓖三两，《外台》麻黄三两　芎䓖一两，余各二两，俞本芎䓖一两五钱非）

上九味，以水一斗，煮取四升，温服一升，当小汗，薄覆脊凭几坐，汗出则愈，不汗，更服，无所禁，勿当风，并治但伏不得卧，咳逆上气，面目浮肿（浮，外台作洪）。

（风为百病之长，善行数变，无微不入，其中也易，其发病也速，人惟营卫调和，肝风不动，则邪风无隙可乘。仲景继岐伯论中风之病理，而不出方者，欲人注意治风先调其肝也，后人附入诸方，可存备参考，不加注释，欲学者研究其方治本义，考查原书。）

《千金》三黄汤——治中风手足拘急，百节疼痛，烦热心乱恶寒，经日不欲饮食。（《千金》贼风门，拘急作拘挛）。

麻黄五分　独活四分　细辛二分　黄芪二分　黄芩三分

上五味，以水六升，煮取二升，分温三服，一服小汗，二服大汗，心热加大黄二分，腹满加枳实一枚，气逆加人参三分，悸，加牡蛎三分，渴，加瓜蒌根三分，先有寒加附子一枚。（出《千金》八卷偏风门，心热，《千金》作心中热，《千金翼》亦云此仲景方，神秘不传，但分量与方文均不似汉人法，待考。）

《近效》方术附汤——治风虚头重眩苦极，不知食味，暖肌补中益精气。（近效方，乃唐以前之书，今佚，《外台》引其方颇多。）

白术二两　附子一枚半炮　甘草一两

上三味，剉每五钱匕，姜五片，枣一枚，水盏半，煎七分，去滓，温服。（出《外台》第十五卷风头眩门，药同于《金匮》第二篇之白术附子汤，亦即外台第一卷伤寒日数门之附子白术汤，分量服法，当系宋人所改。）

崔氏八味丸——治脚气上入，少腹不仁。

干地黄八两　山茱萸　薯蓣各四两　泽泻　茯苓　牡丹皮各三两　桂枝　附子炮各一两

上八味，末之，炼蜜和丸，梧子大，酒下十五丸，日再服。（出《外台》第十八卷，脚气不随门，载崔氏方云张仲景八味丸，崔知悌撰崔氏纂要方十卷，见《旧唐书·经籍志》，《新唐书·艺文志》则作崔行功撰，即所谓崔氏其人也，不知者以为仲景引崔氏之方，特详及之）。

《千金》越婢加术汤——治肉极，热则身体津脱，腠理开，汗大泄，厉风气，下焦脚弱。

麻黄六两　石膏半斤　生姜二两　甘草二两炙　白术四两　大枣十五枚

上六味，以水六升，先煮麻黄，去上沫，内诸药，煮取三升，分温三服，恶服加附子一枚炮。（《千金》十五卷肉极门不出方，云方出七卷中，第七卷风毒脚气汤液门所载越婢汤，有白术附子，共七味，《外台》第十六卷肉极门引《千金》越婢汤有附子，无白术，一名起脾汤，注云，本方有附子，删繁同，第十八卷风毒脚弱门亦引《千金》越婢汤而有术附，注云此仲景方，本云越婢加术汤，又无附子，胡洽云，若恶风者加附子一枚，多冷痰者加白术，是千金但有越婢汤，无越婢加术之名，其方则《金匮》越婢汤加术附也，此所附者，乃《金匮》水气篇之越婢加术汤，而缀以千金之主疗，又用胡洽恶风加附子之说，盖宋林亿等凑合为之，故与《千金》《外台》小有出入，至于石膏协麻黄，附子协术，皆所以逐水祛湿，若谓附子石膏寒热相制，则俗医之浅见矣。）

血痹虚劳病脉证并治第六

论一首、脉证九条、方九首

血痹虚劳，非一病也，而证有相通，血痹之病，必因于虚劳，所谓骨弱肌肤盛，重因疲劳汗出，加被微风，遂致血痹滞而不通，是也。虚劳之病，起因虽多，终必至于血痹，所谓中有干血，肌肤甲错，两目黯黑等证是也。故虚劳血痹，合为一篇。

经文：（一）问曰：血痹病从何得之？师曰：夫尊荣人骨弱肌肤盛，重因疲劳汗出，卧不时动摇，加被微风遂得之，但以脉自微涩在寸口，关上小紧，宜针引阳气，令脉和紧去则愈。（重，平声，《脉经》，但上有"形如风状"四字，《千金》同，重因赵本作重困，《仓公传》，为重困于俞，忿发为疽，言累困也，《金鉴》重字连上句读，魏荔彤亦然，似不及连下句读义长，待考，《素问·五藏生成篇》，卧出而风吹之，血凝于肤者为痹，此即血痹也，易纬：太阳脉虚，多病血痹。郑玄注，痹者气不达，血痹之名，昉于此。诸家注释，多以脉微涩断句，非是。寸口上在字宜玩味。）

简释： 尊荣人，精髓空虚，肌肉空虚，肌肉肥盛，劳时少，逸时多，故阳气不能卫外而为固，乃因疲劳汗出，卧不时动摇，微风亦得乘虚而入，阴遏阴血运行，阳气不能畅达，则成痹也。脉微为阳微，涩为血滞，紧则血痹之征也。故必针引阳气，使之通畅，则阳出而邪去，邪去则脉和紧去，气血调畅而愈。此言血痹之因，与针刺之理。

经文：（二）血痹阴阳俱微，寸口关上微，尺中小紧，外证身体不仁，如风痹状，黄芪桂枝五物汤主之。

简释： 阴阳俱微，指营卫俱微，邪入血分而成痹也。有谓指脉说，则该人迎趺阳太溪为言，即就气口诊之，亦是寸口关上微，尺中小紧，乃阳不足而阴为痹之象，不仁者，机体顽痹，痛痒不觉，如风痹状，黄芪桂枝五物汤，和营血之滞，助卫气之行，亦如上节针引阳气之意，以阴阳俱微，故不可针而可药，经所谓阴阳形气俱不足者，勿刺以针而调以甘药也。此言血痹之证，与调以汤液之法。

黄芪桂枝五物汤方：

黄芪三两　桂枝三两　芍药三两　生姜六两　大枣十二枚

上五味，以水六升，煮取二升，温服七合，日三服。（原注：一方有人参。《千金》用人参三两，凡六味，故方名无五物二字）。

简释：方即桂枝汤去甘草之缓，加黄芪之强有力者于气分中调其血，倍用生姜以宣发其气，气行则血不滞而痹除，此气行血从之理也。

经文：（三）夫男子平人，脉大为劳，极虚亦为劳。（男子指五六十岁以下之壮盛年龄男子，不包括十五岁以下者，男子二字，又见消渴篇，黄疸篇，因为五劳六极，男子为多，七情中房室伤，又全是男子之病，篇中多标男子字者，欲医者首须注意也。人指脉病形不病，难及《平脉篇》均已论及，此则指劳伤房室伤，在盛年体强，自以为无病如常人，而其劳损之脉已著者）。

简释：肾精损，则其真水不能配火，故脉大，脾气损，则谷气不能内充，故脉虚，二脉俱曰为劳者，言其势将成也。此以大虚二脉，提出虚劳脉象之大纲。

经文：（四）男子面色薄者，主渴及亡血，卒喘悸，脉浮者里虚也。（卒，同猝，悸音季，心动也，气不空也，通痒，后世医书所谓怔忡，里，别本有作重者，不可从）。

简释：亡血，则无以华色，故面色薄而无神采。乃气虚不统营血于面也。血弱液耗，则内热而渴，热盛火炎，则上烁肺津，气逆而喘，肺失清降之职，则阴血妄行而吐衄，心血既虚，肝燥生风，郁冲而生悸动，故喘悸虽系猝发，实精夺于内，气散于外，血虚肝风郁冲所致，如切脉而浮，益足证里虚，阴亏太甚，阳浮不能内交于阴，为虚劳重证。

经文：（五）男子脉虚沉弦，无寒热，短气里急，小便不利，面色白，时目瞑，兼衄，少腹满，此为劳使之然。（脉作时时目瞑。）

简释：虚极为劳，前已言之，本节复详其证，脉虚者空虚而不实，沉者，阳陷而不升，弦者阳郁于内也，故外无寒热，短气里急，小便不利，目瞑兼衄，少腹满，皆阴虚内热壅发之证，面色白，颇似虚寒，实肝气郁遏血不华也，目瞑，为阳浮而眩晕也，衄，乃肺不能清降，少腹满，为肝不能条达，是皆劳伤中气使然（或解无寒热三字，为阴阳虽俱不足而不相乘，是未通观本文例，试读第九篇、第十六篇、第二十篇，均应作无表证解，即可比类而明）。

经文：（六）劳之为病，其脉浮大，手足烦，春夏剧，秋冬瘥，阴寒精自出，酸削不能行。（《脉经》行下有少阴虚满四字，巢源，酸削作痠痹，外台作痠削，周体疾医，瘠首疾，注云，酸削也，疏云：人患头痛，则有酸嘶而痛，酸削，则酸嘶也，《千金》酸嘶恍惚，不能起居，含义均同，可参证，阴寒，即阴冷，七伤之一。）

简释：脉大为劳，前已言之，本节复举证之显著者，如脉浮大，为阳浮于外，阴孤于内，手足烦者，阳气内虚而外盛也，春夏阳气浮升，内愈寒而外愈热，故剧，秋冬阳气沉降，外热而内寒减，故瘥。中气虚，不能交济水火，肾水冷不能蛰藏阳气，故阴寒精自出，酸削不能行。

经文：（七）男子脉浮弱而涩为无子，精气清冷。（《脉经》，巢源，浮，作微，巢源虚劳无子候云，丈夫无子者，精清如水，冷如冰铁，皆为无子之候）。

简释：脉浮为阳虚不敛，弱为阴衰不振，清为血寒而滞，气血既，元阳外浮，精气清冷，生意将竭，何能有子，此则或由天禀之不足，其为少年戕伐致虚而无子者亦多，故不可不慎。

经文：（八）夫失精家少腹弦急，阴头寒，目眩，发落，脉极虚芤迟，为清谷亡血失精，脉得诸芤动微紧，男子失精，女子梦交，桂枝龙骨牡蛎汤主之。（目眩，《脉经》作目眶痛，脉得诸芤动微紧以下，《脉经》别为一节，程林注本从之，脉极虚芤迟二句，有疑为衍文者，有疑为后人旁注传写误入正文者，均非是盖经文将清谷亡血两证之属虚寒者，得见此脉，提出以证明此节失精脉象证候之确为虚寒也。）

简释：肾主蛰藏，肝主疏泄，失精由于肾虚不能蛰藏，而肝则过于疏泄，故少腹弦急也，阴头为宗筋之所聚，真阳随精而过泄，故阴头阳亏而寒也。精衰阳浮则目眩，肾亏血枯则发落，是以脉极虚芤迟也。至脉之极虚芤迟，乃亡血虚寒与劳病之征，清谷亡血者见之，失精家亦见之，正可切脉而审其属肾寒阳虚，肝脾下陷之为病也。脉得诸芤动微紧者，阴阳并乖而心肾不交也。故男子失精，女子梦交。治以桂枝龙骨牡蛎汤者，以阳虚不能收摄精血，浮而不敛也。桂枝汤对外证能解肌和营卫，对内证能补虚调气血，龙骨牡蛎《本经》称其通神明，杀邪气之功效，以失精梦交，为神精间病，非此不足以收燮理阴阳之绩，不仅以之敛其浮越也。

桂枝龙骨牡蛎方：（《脉经》枝下有加字）

桂枝　芍药　生姜各三两　甘草二两　大枣十二枚　龙骨　牡蛎各三两

上七味以水七升，煮取三升，分温三服。（原注：《小品》云虚弱浮热汗出者除桂，加白薇附子各三分，故曰二加龙骨汤。）

简释：方义已见上文。小品已佚，此出于《外台》第十六卷虚劳梦泄精门；云小品龙骨汤，疗梦失精，诸脉浮动，心悸少急，隐处寒，目眶痛，头发脱者，方与桂枝龙骨牡蛎汤方，药品全同，惟分量系用分数，与经方不同。故二加龙骨牡蛎汤系用分数。又：深师桂心汤，一名喜汤，疗虚喜梦与女邪交接，精为自出，其方与桂技龙骨牡蛎汤方药物全同，分量微异。（古人用桂皮刮去外面之粗糙浮皮，留其附木之皮，名曰桂心，与后世所用之桂心不同，经方桂枝下有去皮二字，后人竟将其皮去尽，致无辛味，呼为桂枝木，小非是，特识于此。）

天雄散方：（此方载于桂枝龙骨牡蛎汤之后，而经文无天雄散亦主之之文，则属后人附入之方无疑，附方通例，方下应载所治之证，乃竟不载只字，故程林《直解》，《金鉴》，《悬解》，均删此方，李氏《纲目》，则曰，此仲景治男子失精之方，然则旧本有脱简，今已不可考正，惟《外台》载范汪疗男子虚失精，三物天雄散，即本方无龙骨。注云：张仲景方有龙骨，文仲同，是晋以来，即指为经方，唐人尚重之，本方或非宋人校正时所附，存备参考。）

天雄三两炮　白术八两　桂枝六两　龙骨三两

上四味，杵为散，酒服半钱匕，日三服，不知稍增之（此补阳摄阴之方）。

经文：（九）男子平人，脉虚弱细微者，喜盗汗也。（喜，赵本作善，汗下《脉经》有出字，巢源虚劳盗汗候云，因睡眠而身体流汗为盗汗。）

简释： 男子平人，指外形若无病者言也，形虽不病，而脉已虚弱细微，是阴阳均损，营卫皆虚，卫气不交于阴分，外泄而不敛，故多盗汗，久则羸瘦枯瘠，津液亡矣。此虚极为劳之脉证。

经文：（十）人年五六十，其病脉大者，痹侠背行，若肠鸣、马刀、侠瘿者，皆为劳得之。（痹，是麻木不仁，侠同夹，痹侠背行，是指沿脊柱骨两旁有麻木感，足太阳经行身之背，升而不降，则经气痹着而侠背行也，肠鸣腹满属虚，见《素问·脏气法时论》，肠鸣飧泄，见《灵枢·师传篇》，皆寒证，马刀侠瘿，为足少阳经脉病，见《灵枢·经脉篇》及《痈疽篇》，又《灵枢·寒热篇》云：寒热瘰疬在于颈腋者，此皆鼠瘘寒热之毒气也。盖在颈则为侠瘿，在腋则为马刀，未溃称为瘰疬，已溃称为鼠瘘，皆由虚劳得之。侠，或作挟，或作夹，瘿，或作婴，或作䭉，均通。）

简释： 人年五六十，精气衰矣，而病脉反大者，是其人当有风气也。痹侠背行，痹之侠脊者，由阳气不足而邪气从之也。若肠鸣马刀侠瘿者，阳气以劳而外张，阳外张则寒动于中而腹鸣，火上逆则痰相搏而为马刀侠瘿，是皆劳伤脾肾，不能滋培肝气，致风动火升痰凝，亦虚劳病之常见者。此亦脉大为劳之证。

经文：（十一）脉沉小迟，名脱气，其人疾行则喘喝，手足逆寒，腹满，甚则溏泄，食不消化也。（脱气，见《灵枢·经水篇》，《素问·缪刺论》，指阳虚而气损也。喘喝，见《素问·生气通天论》，《灵枢·经脉篇》，指气急喘逆也，腹满，指腹胀，溏泄，指大便稀，皆脾淫气陷之证，故食入不能消化。）

简释： 脉沉小迟，为脾肾阳虚，血寒不能升达，故名脱气，脱气者，指胸中大气既泄而不足，肾气复不能收纳，中气虚而升降失职，故疾行则喘喝也。阳虚则寒，寒甚于外，四末不温，故手足逆冷也，寒盛于中，故腹满泄，食不消化也。此亦虚极为劳之脉证。

经文：（十二）脉弦而大，弦则为减，大则为芤，减则为寒，芤则为虚，虚寒相搏，此名为革，妇人则半产漏下，男子则亡血失精。（弦脉如张弓弦，大脉较阔，芤脉如葱而虚其中，革脉如按鼓皮，中沉俱空，此以弦大之脉，按之豁然，说明革脉形态，更易使学者明晰。本节又见于本经十六篇，二十二篇，《伤寒论》辨脉篇，应互相参证，虚寒相搏，即是虚寒相合。）

简释：革脉不易明，以弦减芤虚二脉形容之，则不易明者明矣，浮阳不能摄阴，阴不抱阳，则精血下陷，中寒可知，后世不明经旨，误用清凉滋润，致水火不济，阳浮阴陷，故见此脉者，妇人则不能安胎而半产，不能调经而漏下，男子不能统血而亡血，不能藏精而失精。

经文：（十三）虚劳里急，悸，衄，腹中痛，梦失精，四肢痠疼，手足烦热，咽干口燥，小建中汤主之。（里急，《素问·六元正纪大论》，谓厥阴所至为里急，指肝木郁陷，迫急而不和也。悸，即怔忡，与水欲之心下悸，及欲发奔豚之脐下悸有别。衄，为肺金失敛，腹痛，为肝胆与脾胃之气不能调和，与实证腹痛有别，咽干口燥，乃津液少，非有火也。衄，音忸，鼻出血也。省作衂，痠音酸，筋不舒适而作痛也。）

简释：虚劳云云者，概虚劳之证而，非谓虚劳之证止于此也。故下节有储不足之句，主以小建中汤者，乃和阴阳，调营卫之法也。所以必用建中者，则以中者脾胃也，营卫生成于水谷，而水谷转输于脾胃，故中气立则营卫流行而不失其和。《十四难》治五脏之损，益气，调营卫，调其饮食，适其寒温，缓其中，益其精，与本节建中之旨，完全符合。惟阴虚火旺，吐血咳嗽，乃血证，似虚劳实非虚劳，另有治法，辛甘温法忌用，尤须辨明。

小建中汤方：

桂枝三两去皮　甘草三两炙　大枣十二枚　芍药六两　生姜三两　胶饴一升

上六味以水七升，煮取三升，去滓，内胶饴，更上微火消解，温服一升，日三服，呕家不可用建中汤，以甜故也。（原注：《千金》疗男女因积冷气滞，或大病后不复，常苦四肢沉重，骨肉酸疼，呼吸少气，行动喘乏，胸满气急，腰背强痛，心中虚悸，咽干唇燥，面体少色，或饮食无味，胁肋腹胀，头重不举，多卧少起，甚者积年，轻者百日，渐致羸弱，五脏气竭，则难可复常，六脉俱不足，虚寒乏气，少腹拘急，羸瘠百病，名曰黄芪建中汤，又有人参二两。）

简释：原注和引千金，出第十九卷补肾门，又《千金》第十七卷肺虚实门，治肺与大肠俱不足，用本方。《外台秘要》引《古今录验》，疗虚劳腹中痛，梦遗精，四肢酸疼，手足烦热，咽干口燥，并妇人少腹痛，用芍药汤，即本方。方义已见《伤寒论》太阳篇一百一十一条简释。

经文：（十四）虚劳里急，诸不足，黄芪建中汤主之。

简释：所谓虚劳里急不足者，亦包括上节诸不足证在内。黄芪建中汤建立中气以调内外虚损，非仅治里急一证，急者缓之必以甘，不足者补之必以温，黄芪尤擅充虚塞空专长也。

黄芪建中汤方：于小建中汤内加黄芪一两半，余依上法。若气短胸满者，加生姜。腹满者，去枣加茯苓一两半，及疗肺虚损不足，补气加半夏三两。

简释：方义已见上文。其加减法，则因气短胸满而加生姜者，以阳气上虚，故气短，阴干阳位故胸，加生姜以散之。腹满之去枣加茯苓者，腹满为太阴湿聚，防枣之滋腻壅阻，加茯苓淡以泄湿，及疗肺虚损不足。补气加半夏三两者，以肺为主气之脏，水滞于膈上，则气虚而喘促，故纳半夏以降胃而去水，水湿下降，则肺气自调，后世庸工，仅知以补为补，而不知以泻为补也。

经文：（十五）虚劳腰痛，少腹拘急，小便不利者，八味肾气丸主之。（方见第十三篇消渴门）

简释：肾为阴藏而中有元阳，所以温经藏行阴阳司开者也。虚劳之人，损伤少阴肾气，是以腰痛，少腹拘急，小便不利，八味肾气丸，补阴之虚，可以生气，助阳之弱，可以化水，补下治下之良剂也。

经文：（十六）虚劳诸不足，风气百疾，薯蓣丸主之。（风气，唐人谓是两种病，风病之状百二十四，气病之状八十，治不以时，则死及之，又本方《千金》载第十四卷风眩门。《外台》载第十七卷杂疗五劳七伤门。药品微有出入。唐代宗名豫，改下一字为药，宋英宗名曙，又改为山药或山芋。）

简释：虚劳诸不足者，谓五劳诸虚百损也，人之元气在肺，元阳在肾，既剥削，则不易遂复，全赖后天谷气资益其生，是营卫非脾胃不能通宣，气血非饮食无由平复，仲景故为虚劳诸不足，风气百疾立此方，用薯蓣补肺气而敛精为君，辅以参术苓甘姜枣豆卷神曲地黄桂芍芎归胶麦补其气血，调其营卫，佐以柴敛杏桔防风，共建去风行气之功也。

薯蓣丸方：

薯蓣三十分　当归　桂枝　干地黄　豆卷各十分　甘草二十八分　人参七分　芎䓖　白芍　白术　麦门冬　杏仁各六分　柴胡　桔梗　茯苓各五分　阿胶七分　干姜三分　白敛二分　防风六分　大枣百枚为膏

上二十一味末之，炼蜜和丸，如弹子大，空腹酒服一丸，一百丸为剂。

简释：方义已见上文。

经文：（十七）虚劳虚烦不能眠，酸枣仁汤主之。

简释：虚劳虚烦不能眠者，肝虚而火气乘之也，人寤则魂寓于目，寐则魂藏于肝，虚劳之人，肝气不荣，故以枣仁补敛之，然不眠由于虚烦，必有燥火痰气之扰，故以知母甘草，清热滋燥，茯苓川芎，行气除痰，皆所以求肝之治而宅其魂也。

（《灵枢·本神篇》云：随神往来者谓之魂，徐注谓指知觉之灵处也，《三十四难》云：肝藏魂，藏者所舍藏也。《素问·调经论》，肝藏血，血虚肝燥，卫气不入于阴分，故瞑不眠也。可以证之。）

酸枣仁汤方：

酸枣仁二升　甘草一两　知母二两　茯苓二两　芎䓖二两（原注深师有生姜二两）

上五味以水八升，煮酸枣仁得六升内药煎取三升，分温三服。

简释：方义已见上文。深师小酸枣汤，见《外台秘要》第十七卷虚劳虚烦不得眠门，可参看《千金翼》第十八卷压热门，有大酸枣汤，《千金》第十二卷胆虚实门有酸枣汤，亦可参看。

经文：（十八）五劳虚极羸瘦，腹满，不能饮食，食伤，忧伤，饮伤，房室伤，饥伤，劳伤，经络营卫气伤，内有干血，肌肤甲错，两目黯黑，缓中补虚，大黄䗪虫丸主之。（五劳，《素问·宣明五气篇》：久视伤血，久卧伤气，久坐伤肉，久立伤骨，久行伤筋，是为五劳所伤。七伤，本节经文已备言。血瘀而干，则肌肤甲错而不润，两目黯黑而不华。《灵枢·五阅五使篇》，所谓肝病者色青也。血枯筋燥，故《十四难》谓损其肝者，缓其中也。）

简释：虚劳挟瘀，即后世医书所谓干血劳，病虽虚极羸瘦，腹满不能饮食，仍应攻逐病邪，盖因治虚劳，最忌不分析证象，滥用补剂，如风气不除，则足以贼正气而生长不荣，十六节所以示薯蓣丸之制，干血不去，则足以留新血而渗灌不周，去之不可不早，本节又垂大黄䗪虫丸一法，以活血行瘀之大黄䗪虫为君，水蛭、蛴虫、蛴螬、桃仁、干漆、地黄、芍药、杏仁、黄芩、甘草，泻火通络、行气、滋血之品佐之。不仅擅攻邪之长，且能缓中补虚，历代医哲，治验甚著，昧者不察，疑为错简，殆为议药不议病之俗所误也。

大黄䗪虫丸方：

大黄十分蒸　黄芩二两　甘草三两　桃仁一升　杏仁一升　芍药四两　干地黄十两　干漆一两　蛴虫一升　水蛭百枚　蛴螬一升　䗪虫半升

上十二味末之，炼蜜和丸，小豆大，酒饮服五丸，日三服。

简释：方义已见上文。

附方：

《千金翼》炙甘草汤方：治虚劳不足，汗出而闷，脉结悸，行动如常，不出百日，危急者十一日死。原注一名复脉汤。

甘草四两炙　桂枝　生姜各三两　麦冬半升　麻仁半升　人参　阿胶各二两　大枣三十枚　生地黄一斤

上九味以酒七升，水八升先煮八味取三升，煮滓，内胶消尽，温服一升日三服。（出《千金翼》第十五卷五脏气虚门、名复脉汤，悸上有心字，十一日，作二十一日，药味分量微别，煎法只用水，服法亦异，又注云：仲景名炙甘草汤见伤寒中，考《千金翼》第九卷伤寒太阳病杂疗法门所载名炙甘草汤，主治药量煮服法，皆同《伤寒》《金匮》，可参看《伤寒论》太阳篇一百九十三节，一百九十四节简释。此本仲景滋阴正法，《千金翼》云出仲景，故宋人附于此。）

肘后獭肝散方：治冷劳，又主鬼疰，一门相染。

獭肝一具

炙干末之，水服方寸匕，日三服。（《肘后》云：尸注鬼注病者，即是五尸中之尸疰，又挟诸鬼邪为害也。其病变动，乃有三十六种，至九十九种，大约使人寒热淋沥，恍恍默默，不的知其所苦，而无处不恶，累年积月，渐就顿滞，乃至于死，后复注易旁人，乃至灭门，觉知此候者，宜急疗之，《千金》《外台》引崔氏并同，均云阴干捣末，不云炙干，肝后无治冷劳之文，《本经》云：獭肝甘温有毒，《别录》主治鬼疰蛊毒，止久嗽，除鱼鲠，烧灰酒服。苏颂圆经，治传尸劳极，虚汗、客热，四肢寒疟及产劳。刘熙释名云：注，注也，相灌注也。巢源鬼注候云：注之言住也，言其连滞停住，死又注易旁人也。疰，即注之从疒而省去水字旁者。）

肺痿肺痈咳嗽上气病脉证治第七

论三首、脉证四条、方十五首

痿、音义同萎，痈、音义同邕，咳嗽上气，病名，逆喘也。肺痈肺痿咳嗽上气三病，不仅见证类似，且多互相影响，故从血痹虚劳篇后，特列三病为一篇，叔和《脉经》以之与饮病咳嗽合为一篇，实不及本经特列三病为一篇之至当不易也。（邕从川、从邑。《说文解字》：四方有水，自邕城池者，是也。故与壅同义。）

经文：（一）问曰：热在上焦者，因咳为肺痿。肺痿之病，从何得之？师曰：或从汗出，或从呕吐，或从消渴，小便利数，或从便难，又用快药下利，重亡津液，故得之。曰：寸口脉数，其人咳，口中反有浊唾涎沫者何？师曰：为肺痿之病。若口中辟辟燥，咳即胸中隐隐痛，脉反滑数，此为肺痈。咳唾脓血，脉数虚者为肺痿，数实者为肺痈。（《脉经》快作駃，分本节为三节，曰上有问字，另可为条。咳唾脓血以下，《脉经》《千金》，分为另条。程氏《直解》，《金鉴》，以咳唾脓血属上肺痈，非是。因肺痿肺痈，虽有虚实之别，均有脓血症也。肺痿，巢源作肺痿。消渴，见第十三篇。浊唾，指稠痰。辟辟，形容干燥。）

简释： 此设为问答，以辨肺痿肺痈之异。热在上焦二句，见第十一篇五脏风寒积聚。因师有此语，而因之为问也。汗出、呕吐、消渴，二便下多，皆足以亡津液而生燥热，肺虚且热，则为痿矣。肺既痿而不用，则饮食游溢之精气，不能分布诸经，上溢于口而为浊唾涎沫。口中辟辟燥者，因肺痈之痰涎脓血，蕴蓄结聚于肺脏之内，故口中反干燥，咳即胸中隐隐作痛，脉反滑数，此为肺痈。至咳唾脓血之脉象，有数而实者为肺痈，数而虚者为肺痿，因肺痿原于亡津液，肺痈由于热邪壅阻，病源脉证，均有虚实之别也。

经文：（二）问曰：病咳逆，脉之何以知此为肺痈，当有脓血，吐之则死，其脉何类？师曰：寸口脉微而数，微则为风，数则为热、微则汗出，数则恶寒，风中于卫，呼气不入，热过于营，吸而不出，风伤皮毛，热伤血脉，风舍于肺、其人则咳、口干、喘满、咽燥不渴，多唾浊沫，时时振寒，热之所过，血为之凝滞，畜结痈脓，吐如米粥始萌可救，脓成则死。（脉之即诊之，振寒，发寒战，畜同蓄，救同救，类，指类似，多唾浊沫之多字，赵本作时，血为之凝滞，脉经无之字，热之所过，热过于营，两过字都作至字解，风舍于肺的舍字，作留住解，始萌，指血凝痰裹为痈之初，脓成，指全肺化脓烂完，不是说有脓，因肺痿肺痈，均有脓血也。）

简释： 此论肺痈由于风热蓄结不解而成也。风脉多浮或缓，此云微者，风入营而增热，故脉不浮而反微，且与数脉俱见也。微则汗出者，气伤于热也，数则恶寒者，热邪深入血分，寒反在外也，呼气不入者，气得风而浮，利出而艰入也。吸而不出者，血得热而壅，气亦为之不伸也。肺热壅塞，故口干而喘满，热在血中，故咽燥而不渴，且肺从热迫而反从热化，为多唾浊沫，热盛于里，而外反无气，为时时振寒，由是热蓄不解，血凝不通，而痈脓成矣，吐如米粥，未必便是死证，至浸淫不已，肺叶腐败，则不可治矣，故曰，始萌可救，脓成则死。

经文：（三）上气，面浮肿，肩息，其脉浮大，不治，又加利尤甚。（咳嗽上气，古病名，汉时则为逆喘，故郑玄注上气以逆喘二字释之，《本经》用经言，述古法，仍以古书病名著于篇，肩息，上气喘息时肩为之竦也，见《灵枢·本藏篇》，《刺节·真邪篇》，《素问·通评虚实论》，不治，指上气喘促，至于面目浮肿，肩息，是肺气壅阻，无下行之机，脉复浮大，气将外泄而脱，故云不治，良工苦心，以渐收摄其气，顺从膀胱之化，尚可得生，故不全等于死，加利尤甚四字，即可证明其应设法挽救矣。）

简释： 气上逆，而面浮肩息，气但升而不降矣；脉复浮大，则阳有上越之势；医所不治，若加下利，更为危急。际此存亡关头，医者当尽心力以期挽回。

经文：（四）上气喘而躁者，此为肺胀，欲作风水，发汗则愈。（风水，病名。见《本经》十四篇及《素问·水热穴论》、《评热病论》、《大奇论》，肺胀病名，见《灵枢·胀论》，《本经》本篇详论之，此为二字，应从徐本作属字。）

简释：上气喘躁者，水性润下，风性上行，水为风激，气凑于肺，欲作风水，发汗以泄及皮毛而消肺胀，通调膀胱，则愈。

经文：（五）肺痿吐涎沫而不咳者，其人不渴，必遗尿，小便数，所以然者，以上虚不能制下故也。此为肺中冷，必眩，多涎唾，甘草干姜汤以温之，若服温已，渴者，属消渴。（若以下九字，《脉经》无。《千金》作渴者属消渴法。盖假设之词，与《伤寒论》阳明篇二百六十节与吴茱萸汤得汤反剧者属上焦也，同例。眩，指眩晕，上气不足，目为之眩，见《灵枢·口问篇》。）

简释：举肺痿之属虚冷者，以见病变之不同。因肺为娇脏，热则气烁而痿，冷则气沮而痿，其但吐涎沫而不咳者，则其人不渴，必当遗尿，小便数。所以然者，以上虚不能制下，气不摄水故也。为此肺中寒冷，必头眩，多唾涎。故用甘草干姜汤。甘草甘平补中，干姜辛温温肺，甘辛合化为阳，以散寒淫。若服后病不去，而加渴者，则属消渴。盖小便数而渴者为消，不渴者，非下虚，即肺冷也。

甘草干姜汤方：

甘草四两炙　干姜二两炮

上㕮咀，以水三升，煮取一升五合，去滓。分温再服。

简释：方义已见上文。应参看《伤寒论》太阳篇第三十二节三十四节。

经文：（六）咳而上气，喉中水鸡声，射干麻黄汤主之。（《外台》引小品，水上有如字。巢源云：肺病令人上气兼胸膈痰满，气行壅滞，喘息不调，致咽喉有声，有如水鸡之鸣也。苏颂曰：水鸡，即蛙，指鸣声连连不绝，又庸渠一名水鸡，即本草纲目所谓田鸡，大小如鸡，夜鸣达旦，谓喉中痰鸣似之。）

简释：风寒外闭，肺气郁遏，水气上逆，呼吸不利，声如水鸡，宜外解表邪，内降肺胃逆气，射干麻黄汤，下冲逆而破壅塞，发汗而泄表寒也。

射干麻黄汤方：

射干十三枚（一法三两）　麻黄四两　生姜四两　细辛　紫菀　款冬花各三两　五味子半升　大枣七枚　半夏大者洗八枚（一法半升）

上九味，以水一斗二升，先煮麻黄两沸，去上沫，内诸药煮取三升，分温三服。

简释：《脏气法时论》，肺苦气上逆，急食苦以泄之，肺欲收，急食酸以收之，以酸补之，以辛泻之。本方射干紫菀之苦以泄逆气，麻黄生姜细辛半夏款冬花之辛以泻风邪，五味子之酸以补不足，大枣之甘以补脾，所谓虚则补其母也。

经文：（七）咳逆上气，时时唾浊，但坐不得眠，皂荚丸主之。（唾，赵刻本作吐，浊作稠痰。）

简释：时时唾浊痰，但坐不得卧，是肺中积痰随上气而时出，痰虽出而病不减，较上节如水鸡声者更重，应速涤其汗垢，开其壅闭，降其逆气，皂荚涤痰通窍，故主之。

皂荚丸方：皂荚八两刮去皮、用酥炙。

上一味末之，蜜丸梧子大，以枣膏和汤服三丸，日三，夜一服。

简释：皂荚，《本经》称其主风痹死肌，邪气，利九窍，为祛痰之猛剂，故审证应用时，其制法与每次服用量，均极有法度。且必须用枣膏和汤调下，以兼顾脾胃。所谓驱邪不离养正之法。

经文：（八）咳而脉浮者，厚朴麻黄汤主之。（《千金》载本方，药味相同，列证较详，文如下：咳而大逆上气（注：大逆指肺胃之气大逆而上），胸满，喉中不利，如水鸡声，其脉浮者，厚朴麻黄汤。）

简释：咳嗽上气，皆肺胃之邪冲逆所致，脉浮者，尚挟表邪，故于破壅降逆清金润燥剂中，复入解表药。

厚朴麻黄汤方：

厚朴五两　麻黄四两　石膏如鸡子大　杏仁半升　半夏半升　干姜二两　细辛二两　小麦一升　五味子半升

上九味，以水一斗二升，先煮小麦熟，去滓，内诸药，煮取三升，温服一升，日三服。

简释：厚朴杏仁半夏姜辛五味破壅降逆，石膏小麦清金润燥，麻黄散寒。

经文：（九）脉沉者，泽漆汤主之。(《千金》载本方云：夫上气其脉沉者，泽漆汤。本节徐沈尤黄诸家注本，合上节为一节，兹依宋本另列，与《千金》同。)

简释：咳嗽上气而脉沉，是水邪上泛，相火壅阻肺气而不降，故于培土降逆清金破壅疏木泄火剂中，重用泽漆决瘀而泄水也。

泽漆汤方：

半夏半升　紫参（一作紫菀）五两　泽漆三斤以东流水五斗煮取一斗五升　生姜五两　白前五两　甘草　黄芩　人参　桂枝各三两

上九味㕮咀，内泽漆汁中，煮取五升，温服五合，至夜尽。

简释：参甘姜半，培土降逆，紫菀白前，清金破壅，桂枝黄芩疏木泻火，泽漆苦寒，决瘀利水，其力侔于大戟，用之适当，收效极速。（紫参，《千金》作紫菀，甘草有以大枣十五枚代者，可存备参考。）

经文：（十）大逆上气，咽喉不利，止逆下气者，麦门冬汤主之。（大逆两字，自楼英徐忠可以来，诸家注本，皆改为火逆上气，惟程林《金匮直解》，仍照原文，应依原文为是。）

简释：大逆上气，则为喘为咳，咽喉为之不利，麦冬半夏以下气，粳米大枣以补脾，甘草人参以补肺，脾肺相生，则气得归原，而大逆上气自止。

麦门冬汤方：

麦门冬七升　半夏一升　人参二两　甘草二两　粳米三合　大枣十二枚（《千金》《外台》麦门冬作三升，《外台》半夏下有洗字，甘草下有炙字。）

上六味，以水一斗二升煮取六升，温服一升，日三夜一服。

简释：此胃中津液干枯，燥热上烁肺阴证，治本之良法也。与麦参甘粳大枣，大补中气，大生津液汤中，增入半夏之辛温一味，利咽下气。实善用半夏之功也。（《肘后方》：治肺痿咳唾涎沫不止，喉燥而渴，方同，《玉函》治病后劳复发热，方同。）

经文：（十一）肺痈，喘不得卧，葶苈大枣泻肺汤主之。

简释：肺痈喘不得卧，肺气壅遏已甚，故须峻药逐邪，葶苈苦辛寒入肺泄气闭而排秽浊，大枣甘温，补脾精而保中气也。

葶苈大枣泻肺汤方：

葶苈熬令黄色，捣丸如弹子大，大枣十二枚。右先以水三升，煮枣，取二升，去枣，内葶苈，煮取一升，顿服。

简释：方义已见上文。（《千金》第十九卷肺痈门载此方，《外台》第十卷肺痈引《千金》，注云：古今录验，删繁、仲景、《伤寒论》、范汪同。是乃肺痈必备之方，尤须注意在尚未成脓时用之，昧者不察，谓所治之证，实非肺痈，过矣，决不可从。）

经文：（十二）咳而胸满，振寒，脉数，咽干不渴，时出浊唾腥臭，久久吐脓血如米粥者，为肺痈。桔梗汤主之。（所见脉症，本篇第二节经文已说明其理。）

简释：此亦肺痈的证。肺气壅塞，邪热郁蒸，浊瘀腐败，化而为脓，故以桔梗之苦，甘草之甘，解肺毒而排痈脓也。

桔梗汤方，原注亦治血。（《千金》《外台》无此四字。）

桔梗一两　甘草二两

上二味，以水三升，煮取一升，分温再服，则吐脓血也。（则，《千金》作必，外台作朝暮吐脓血，则差，本方已见《伤寒论》少阴篇第三百二十九节简释，应参看。）

简释：方义已见上文，惟方以桔梗为君，倍用甘草以驾驭，分量配合甚当，宜注意。（经方不全以分量之较多者为君药。）

经文：（十三）咳而上气，此为肺胀，其人喘，目如脱状，脉浮大者，越婢加半夏汤主之。（目如脱状，是指两目外鼓，有如脱出之状，壅气使然也。巢源云：肺虚感微寒而成咳，咳则气还聚于肺，肺则胀，是为咳逆也。）

简释：外邪内饮，填塞胸中，为胀、为喘、为咳而上气，越婢汤散邪之力多，而蠲饮之力少，故以半夏辅其未逮，不用小青龙者，以脉浮且大，病属阳热，故利辛寒，不利辛热也。（肺胀之喘最多，知之者少，应加注意。）

越婢加半夏汤方：

麻黄六两　石膏半斤　生姜三两　大枣十五枚　甘草二两　半夏半升

上六味，以水六升，先煮麻黄，去上沫，内诸药，煮取三升，分温三服。

简释：姜甘大枣，培中土和营卫，石膏麻黄清肺发表，以泄热饮，半夏降逆而下冲也。（越婢，《外台》作越脾，谓发越在内之热，使脾气散精于肺，《尔雅·释言》：越，扬也，可以证之。）

经文：（十四）肺胀，咳而上气，烦躁而喘，脉浮者，心下有水，小青龙加石膏汤主之。（《千金》第十八卷咳嗽门云：咳而上气，肺胀，其脉浮，心下有水气，胁下痛引缺盆，设若有实者，必躁，其人常倚伏，小青龙加石膏汤主之，较原注为详。）

简释：此亦外邪内饮相搏之证，烦躁，则肺气壅阻，发生上热，温中散寒，降逆蠲饮药中，必用石膏，如大青龙之例也。又此条见证，与上条颇同，而心下寒饮，则非温药不能开而去之。故不用越婢加半夏，而用小青龙加石膏，寒温并进，水热俱捐，于法尤为周密。

小青龙汤加石膏汤方：

麻黄　芍药　细辛　桂枝　甘草　干姜各三两　五味子　半夏各半升　石膏二两

上九味，以水一斗先煮麻黄，去上沫，内诸药，煮取三升，强人服一升，羸者减之，日三服，小儿服四合。

简释：小青龙汤方义，已见《伤寒论》太阳篇第四十五节、四十六节。此加石膏者，以其泄热除烦，且能协同麻黄，泄去肺中热饮也。

附方：

《外台》炙甘草汤：治肺痿涎唾多，心中温温液液者。原注：方见虚劳。（见《外台》第十卷肺痈门，引仲景《伤寒论》，次于甘草干姜汤之后，应参考。并检《伤寒论》太阳篇第一百九十三节，及《本经》血痹虚劳门附方查阅其证治及方义。）

《千金》甘草汤：治肺痿涎唾多，出血，心中温温液液。

甘草二两。

上一味，以水三升，煮减半，分温三服。（原缺主治分量，方见《千金》第十七卷肺痿门，主治与《外台》炙甘草汤同，惟唾多下有出血二字，甘草用二两，《外台》肺痿门引同。《千金翼》第十五卷补五脏门名温液汤，用三两，《外台》又引集验，疗肺痿时时寒热，面颊赤，气急方，童子小便，每日晚取之，去初末少许，小便可有五合，取上好甘草，量病人中指节，男左女右，长短、截之，炙令熟，破作四片，内小便中，置于闲静处，露一宿，器上横一小刀，明日平旦，去甘草，顿服之，每日一剂，其童子勿令食五辛，甘草汤见《伤寒论》少阴篇第三百二十九节，应参考。）

《千金》生姜甘草汤：治肺痿咳唾涎沫不止，咽燥而渴。（亦出肺痿门，大枣作十二枚，《外台》引《集验》，主疗下注云，一云不渴，甘草二两炙、大枣十二枚，余并同。方后注云，《伤寒论》（即金匮）《备急》、范汪、《千金》、《经心录》同。）

生姜五两　人参三两　甘草四两　大枣十五枚

上四味，以水七升，煮取三升，分温三服。

《千金》桂枝去芍药加皂荚汤：治肺痿吐涎沫。（亦出肺痿门，涎沫下有不止二字，大枣作十二枚，煮法无微微火三字、方峻。）

桂枝　生姜各三两　甘草二两　大枣十枚　皂荚一枚，去皮子、炙焦

上五味，以水七升，煮取三升，分温三服。

《外台》桔梗白散：治咳而胸满，振寒脉数，咽干不渴，时而浊唾腥臭，久久吐脓血如米粥者，为肺痈。（治证同桔梗汤，此出第十八卷中，太峻。）

桔梗　贝母各三分、巴豆一分、去皮、熬如脂

上三味为散，强人饮服半钱匕，羸者减之，病在膈上吐脓血，膈下者，泻出，若下多不止，饮冷水一杯，则定。

《千金》苇茎汤：治咳有微热，烦满，胸中甲错，是为肺痈。

（散结通瘀，不仅为肺痈主方，亦可治肺痹危殆，洵良法也，苇茎即芦根，瓜瓣，即冬瓜子，《外台》第十卷引《古今录验》，名苇茎汤，《伤寒论》云苇茎切二升，范汪、《千金》同。）《千金》第十七卷肺痈门有此方，不立方名似是汉晋以来相传古方。

苇茎二升　薏苡仁半升　桃仁五十枚　瓜瓣半升

上四味，以水一斗，先煮苇茎，得五升，去滓，内诸药煮取二升，服一升。

再服，当吐如脓。千金作服一升当有所见吐脓血。

经文：（十五）肺痈胸满胀，一身面目浮肿，身塞清涕出，不闻香臭酸辛，咳逆上气，喘鸣迫塞，葶苈大枣泻肺汤主之。原注：方见上，三日一剂，可至三四剂，此先服小青龙汤一剂，乃进，小青龙方见咳嗽门中。（出《千金》肺痈门，胸满胀，作胸胁胀，臭下无酸辛二字，原注自先服至乃进，亦《千金》文，《千金外台》以此条接于前泻肺汤条，而《外台》引《千金》方后云、仲景《伤寒论》，范汪同，脉经亦载此条，明是仲景旧文，今列于附方之后者，当系后人编次之误。程氏《直解》及《金鉴》揭为原文，删去原注三十二字，为是，沈氏编注，魏氏本义，尤氏心典，以为附方，盖偶失考耳。）

简释：已见上文。

奔独气病脉证治第八
论二首方二首

（独字篇内俱作豚，奔一作贲，音义全同。）本篇专论奔豚病的证状和治法。

经文：（一）师曰：病有奔豚，有吐脓，有惊怖，有火邪，此四部病，皆从惊发得之。（奔豚，病名，见《灵枢·邪气脏腑病形篇》，《难经·五十六难》，为肾病。奔豚气，则属肝病，与《素问·骨空论》所指冲疝相似，但奔豚气古人亦简称为奔豚。吐脓有肺痈，及《伤寒论》厥阴篇吐脓血之别。惊怖，即惊悸。《本经》第十六篇及《伤寒论》太阳篇已经详叙其脉证治法。火邪，亦见《本经》第十六篇及《伤寒论》太阳篇，其得病皆从惊发之旨未详，或谓惊则气浮真阳外越，真阴不守，心悸筋惕，正如巢源所云：夫奔豚气者，肾之积气，起于惊恐忧思所生，若惊恐则伤神，心藏神也，忧思则伤志，肾藏志也，神志伤动，气积于肾而上下游走，如豚之奔，故曰奔豚，其气乘心，若心中踊踊，如车所惊，如人所恐，五脏不定，食饮辄呕，气满胸中，狂痴不定，妄言妄见，此惊恐贲豚之状，若气满支心，心下闷乱，不欲闻人声，休作有时，乍瘥乍极，吸吸短气，手足厥逆，内烦结痛，温温欲呕，此忧思贲豚之状，诊其脉来触祝触祝者，病贲豚也，肾脉微急，沉厥奔豚，其足不收，不得前后，可知四部病有相关证，同由惊发得之，而奔豚之由于肾积，由于惊恐了，由于伤寒外感，均可晓然。）

简释：本节诸家注释，或附会其说，其阙疑以待，惟巢源较近经旨，可备参考。至若乙癸同源，肾病则影响肝生诸病，观奔豚病，注重治肝，即其例证。

经文：（二）师曰：奔豚病从少腹起，上冲咽喉，发作欲死，复还止，皆从惊恐得之。（奔豚，张杲云：肾气奔冲为奔豚者，以豕能奔逸而不能运也。状如江豚之说，始于朱震亨、沈明宗唐宗海引之，但不及张杲说之浅显可从，肝病发惊骇，肾在志为恐，见《素问·阴阳应象大论》。）

简释：奔豚为肾肝之病，病从少腹起，上冲咽喉，如豚之奔突，故以其状名之曰奔豚，当其发作之时，奔腾逆上，腹胁心胸病皆作，喘逆闷塞，七窍火升，危困欲死，作已则气复还而暂止，病虽有微甚不同，其从惊恐得之则一也。

经文：（三）奔豚气上冲胸，腹痛，往来寒热，奔豚汤主之。（本节脉经合上节为一节，有读胸腹痛为句者，有于胸字读断者，文理均通，惟确有因冲逆而胸腹同时剧痛者。）

简释：此奔豚气之发于木邪者，故胸腹痛，往来寒热，厥阴与少阳为表里，故病则风木之邪，必延及少阳相火，故见寒热往来，主以奔豚汤，滋血息风，清降胆胃，以下冲逆也。

奔豚汤方：

甘李根白皮一升　黄芩二两　生葛五两　芎䓖二两　当归二两　芍药二两　半夏四两　生姜四两　甘草二两

上九味，以水二斗，煮取五升，温服一升，日三夜一服。

简释：《本草别录》云：李根皮治消渴奔豚，性寒无毒，为本方主药，清肝而下冲气。故《外台》述小品，《广济集验》，范汪诸家治奔豚方多选之以为主药，再按证配方。兹因风动血耗，木郁生热，故以甘草补土缓中，芎归芍芩生葛滋血而清风热，姜夏降胃逆以佐李根下冲气也。

经文：（四）发汗后烧针令其汗，针处被寒，核起而赤者，必发奔豚，气从少腹上冲心，灸其核上各一壮，与桂枝加桂汤主之。（伤寒太阳中篇无发汗后三字。）

简释：此肾中水邪乘外寒而动，发为奔豚者。汗后烧针复汗，阳气重伤，于是外寒从针孔而入通于肾，肾气乘外寒而上冲于心，故须灸其核上，以杜再入之邪。而以桂枝汤外解寒邪，加桂内泄肾气也。应参考《伤寒论》太阳篇第一百三十一节，及霍乱篇第四百零三节理中汤加减法，以资研究。

桂枝加桂汤方：

桂枝五两　芍药三两　甘草二两炙　生姜三两　大枣十二枚

上五味，以水七升，微火煮取三升，去滓，温服一升。

简释：《本经》牡桂味辛温主上气咳逆，结气喉痹吐吸，利关节，补中益气，故能为制肾中水邪主药。（桂枝即牡桂）见《纲目》，张璐等不信其说，兹仍用李时珍所考定者，以清代采其说者众，询及药业中人，又多不知《本经》牡桂名目，群察其性味，确为桂枝无疑，至桂枝汤方义已见《伤寒论》第一方，可检阅。

经文：（五）发汗后脐下悸者，欲作奔豚，茯苓桂枝甘草大枣汤主之。（本节亦见《伤寒论》太阳篇第七十节，脐字上有其人二字）

简释：此发汗致亡血中温气，水邪乘之，脐下悸动，欲作奔豚者，故重用茯苓泄水，桂枝甘草大枣滋血疏肝，而扶脾宁心也。

茯苓桂枝甘草大枣汤方

茯苓半斤　甘草二两　炙大枣十五枚擘　桂枝四两

上四味，以甘澜水一斗，先煮茯苓，减二斤，内诸药，煮取三升，去滓，温服一升，日三服。（甘澜水法：取水二斗置大盆内，以杓扬之，水上有珠子五、六千颗相逐，取用之。）（苓为方中专重之药，故必先煮。）

简释：方义已详上义，更应参阅《伤寒论》太阳篇第七十节简释文。

胸痹心痛短气病脉证治第九

论一首、证一条、方十首

胸痹、心痛、短气，三病不仅互相关联，且同时齐现者多，故合为一篇。

经文：（一）师曰：夫脉当取太过不及、阳微阴弦，即胸痹而痛，所以然者，责其极虚也。今阳虚，知在上焦，所以胸痹心痛者，以其阴弦故也。（《灵枢·本脏篇》云：肺大则多饮，善病胸痹、喉痹、逆气。巢源云：胸痹之候，胸中愊愊如满，噎塞不利，习习如痒，喉里涩，唾燥，甚者心里强否急痛，肌肉苦痹，绞急如刺，不得俛仰，胸前皮皆痛，手不能犯，胸满短气，咳唾引痛，烦闷，白汗出，或彻背膂，其脉浮而微者是也，《肘后》《千金》略同，惟白汗皆作自汗）。

简释：脉太过则病，不及亦病。寸口主上焦，其脉微为阳得阴脉，是阳不及，尺中主下焦，脉弦为阴得阴脉，是阴太过。阴邪上乘阳位，所以胸痹心痛。胸痹轻者，即今之胸满，重者即今之胸痛。宫城逼窄，是以心病，所以然者，责其上焦清阳之极虚也。

经文：（二）平人无寒热，短气不足以息者，实也。（平人，无病之人也，无寒热，无表邪也。此盖里气暴实，或痰或食或饮，碍其升降之气所致。○短气非专属胸痹之一证。此节独为一病，仲师特提出与上节作比较。）

简释：平人外无表证，忽短气不足以息者，必隧道壅塞而不通，或有宿物阻隔而不达，是实证也。实证则宜开泄。

经文：（三）胸痹之痛，喘息咳唾，胸背痛，短气，寸口脉沉而迟，关上小紧数，瓜蒌薤白白酒汤主之。（寸口，即气口，见《素问·六节脏象论》。但本节所云寸口，乃气口分为三部之寸脉。关上，指关脉言，见越人《难经》。）

简释：胸背为心肺之宫城。胸中阳气空虚，寒浊之邪滞之，升降机能阻塞，前后阴阳上下往来之气均窒，喘息咳唾，胀满、疼痛、短气，诸证齐作，寸口脉不仅如第一节所云之微，而且进而为沉滞而迟之象。关上脉不仅如第一节所云之弦，而且进而为小紧数，此系脉之阻塞于关部不能上通之故，寸部仅于沉候偶一触指，不似平时气口三部之数则俱数，迟则俱迟，注家忽略日常临证经验，徒于气口一脉不能同时迟数并见，而疑之，亦太疏矣。主以瓜蒌薤白白酒汤，用辛以开痹，温以行阳，滑以去着也。

瓜蒌薤白白酒汤方：

瓜蒌实一枚捣　薤白半斤　白酒七升

上三味同煮取二升，分温再服。

简释：瓜蒌实不及其根之苦，而其性滑涤痰去烦满之功，则远过之。薤白辛苦温滑，能散结气，白酒辛温宣达，合煮饮之，通痹止痛。效速功懋。后人因《千金》用白酨酒，《外台》亦引之。程衍道因说文有酢浆之释，主张以米醋代之，失辛散之旨，决不可从。

经文：（四）胸痹不得卧，心痛彻背者，瓜蒌薤白半夏汤主之。（彻，训通，即彻底之意，指心胸疼作之时，即通于背部作痛也，胃气不和而上逆，故不得卧，义见《素问·逆调论》。）

简释：上节胸痹胸背痛，尚能卧，以痛微而气不逆也。

此节心痛彻背不得卧，是痛甚而气上逆也，故加减前方，复加半夏以降逆和胃，不仅涤饮也。因证加减，此其一例。

瓜蒌薤白半夏汤方

瓜蒌实一枚捣　薤白三两　半夏半升　白酒一斗

上四味同煮取四升，温服一升，日三服。

简释：方义已见上文。

经文：（五）胸痹心中痞气，气结在胸，胸满，胁下逆抢心，枳实薤白桂枝汤主之。人参汤亦主之。（痞音鄙，《五十六难》，脾之积曰痞气，即痞塞不通之谓也。心中痞气，即心下痞气。抢，触也。谓胁下逆气上触至心也。《千金·胸痹门》作心中痞，无气字。《外台》作坚痞。

又引范汪作痞坚，留气结于胸中，胸满、胁下逆气抢心。《本草》枳实条图经引《金匮》，文同《外台》。又《千金》无人参汤亦主之一句。别列治中汤治胸痹一条。)

简释：胸痹本为胸中清阳之气不足，心中痞气，气结在胸，正胸痹之证状，至于胸既满而胁下之气复上逆而抢心，是痰饮水气俱乘阴寒浊邪动而上攻，胸中微阳愈难支拒，故用枳实薤白桂枝汤，行阳开郁，温中降气，若虚寒已甚，不可恣行开泄者，亦可用人参汤主之。盖急通其痞结之气，即以安正，培养中气，以补阳之不足。即以逐阴浊之邪，是在审病之久暂与气之虚实而决之。

枳实薤白桂枝汤方：

枳实四枚　厚朴四两　薤白半斤　桂枝一两　瓜蒌实一枚捣

上五味，以水五斗，先煮枳实厚朴，取二升，去滓内诸药，煮数沸，分温三服。

简释：桂枝瓜蒌涤浊瘀而下冲气，枳实、厚朴、薤白，破壅塞而消痞结也。

人参汤：

人参　甘草　干姜　白术各三两

上四味以水八升煮取三升，温服一升日三服。

简释：人参汤，即理中汤，唐人因理治同义，又名之曰治中汤，《伤寒论》桂枝人参汤，即桂枝加于理中汤中，可证也。应参阅《伤寒论》简释第一百七十四节、一百七十八节、四百零三节。

经文：(六) 胸痹，胸中气塞，短气，茯苓杏仁甘草汤主之，橘枳生姜汤亦主之。

简释：浊气阻塞胸膈，肺气不得清肃下行，则胸中气塞而短气，肺气堙塞，则津液凝瘀而化痰涎，故主以茯苓杏仁甘草汤：杏仁利肺气，茯苓导湿，甘草和中，使邪去痹开，呼吸无阻，而气短自愈，然胸痹乃胸中阳微，气不宣畅，浊阴之邪，挟外邪上逆所致，橘枳生姜汤，善于破凝开郁，散邪下浊，所以亦主之。

茯苓杏仁甘草汤方：

茯苓三两　杏仁五十粒　甘草一两

上三味以水一斗，煮取五升，温服一升，日三服，不差，更服。

简释：方义已见上文。

橘枳生姜汤方：

橘皮一斤　枳实三两　生姜半斤

上三味以水五升，煮取二升，分温再服。

简释：原注：《肘后》、《千金》云：治胸痹，胸中愊愊如满，噎塞，羽如痒，喉中涩燥唾沫。○《外台》引此方，主疗与《肘后》，《千金》同，方后云《肘后》，《小品》，文仲，深师，范汪，《古今录验》，《经心录》，《千金》同。方义已见上文。

经文：（七）胸痹缓急者，薏苡人附之散主之。（人字后世通作仁，《本草图经》引本节急之上有偏字，缓急者，筋之引纵也。）

简释：胸痹之病，君火衰微，阴邪上逆，水寒不能荣肝，肝主筋，故时引时纵，如瘛疭状，即本节所云缓急。盖阳气者，精则养神，柔则养筋，阳痹不用，则筋失养，而或缓或急。所谓大筋软短，小筋弛长者是也。薏苡附子散，舒筋通痹，故主治之。

薏苡附子散方：

薏苡仁十五两　大附子十枚、炮

右二味，杵为散，服方寸匕，日三服。

简释：薏苡仁主筋急拘挛，附子温肾散寒开痹，故本方具舒筋破壅之力也。

经文：（八）心中痞，诸逆心悬痛，桂枝生姜枳实汤易主之。（《肘后》痛下有心下牵急懊痛六字。心下痞即胸痹也。诸逆，如胁下逆抢立，之类。包括痰饮咳喘众客邪而言。悬牵、弦，音义均相近而义相通，心悬痛，指心窝部牵引痛。）

简释：心中痞塞，诸气上逆，心悬作痛，以胆胃不降，胸膈郁满，阻碍厥阴升路，冲击作痛，桂枝生姜枳实汤辛苦降逆泄痞，温以祛寒也。

桂枝生姜枳实汤方：

桂枝　生姜各三两　枳实五枚

简释：桂枝生姜味辛散寒降逆，佐以枳实之味苦气香泄痞，俾胸中阳气四布，浊阴下降，上下旋转之机能全复矣。

经文：（九）心痛彻背，背痛微心，乌头赤石脂丸主之。

（背为太阳督脉所司，脏腑之俞皆在于背，胸痹之心痛，是由胸中而通于背。此则心胸受寒邪作痛而外达于背，背亦受寒邪作痛而内达于心胸，更为剧也，故与前节治法不同。）

简释：上第四节，言胸痹不得卧，心痛彻背，是由心中清阳之气不能宣畅，胃气与浊阴上冲所致，故用瓜蒌薤白半夏汤治之。本节是指心痛不由于胸痹而成者，是阴寒之邪，冲偪阳位，致前后牵引作痛，此乃心痛之最剧者，主以乌头赤石脂丸，乌附椒姜，祛寒降逆，赤石脂护心主而安宫城也。

乌头赤石脂丸方：（方名有不冠乌头二字者，《千金》心腹痛名乌头丸。注云，范汪不用附子，崔氏用桂六两，为六味，《外台》心背彻痛门，引仲景论。（即金匮）注云，千金，必效，文仲，范汪，经心录等同，又冷气心痛门，引崔氏疗心痛与冷气痛者，特相宜乌头丸，即六味之方。）

蜀椒一两一法二分　乌头一分炮　附子半两，炮、一法一分　干姜一两，一法一分　赤石脂一两，一法二分

上五味，末之，蜜丸如梧子大，先食服一丸，日三服，不知，稍加服。

简释：方义已见上文。惟有疑本方蜀椒治蛔厥或偶乌梅，附子乌头同用，仲景书中无他例，或系乌梅之误，但《千金》《外台》所载诸家均未致疑。又外台载范汪疗久心痛方，又名乌头赤石脂丸，方内有桂心，无附子，或疑附子是桂枝之误，但证之平案治验，又觉原方用附子颇获镇阳之效，不必易桂枝。以乌头驱寒风、散阴寒，同附子共建回阳止痛之效，甚捷，又似无易乌梅之必要，姑述其疑问，备参考。

附方：

九痛丸方：治九种心痛。（《千金》心腹痛门云，九痛丸治九种心痛：一、虫心痛，二、注心痛，三、风心痛，四、悸心痛，五、食心痛，六、饮心痛，七、冷心痛，八、热心痛，九、去来心痛。此方悉主之，并疗冷冲上气，落马坠车，血疾等。其方附子干姜各二两，生狼毒

四两，无狼牙，余同本方，见《千金方》十三卷，《外台》七卷，引《千金》名附子丸。吴茱萸，作食茱萸，六味药等分，注云，必效，《经心录》同，不云仲景方，当是宋人次时附入。〇坊本多将附方二字遗落，致后人多认为经方。〇方中巴豆太重，减十分之六七为妥。有云，狼牙用橘皮代之，可参考。）

附子三两炮　生狼牙一两，炙　香巴豆一两去皮心，熬研如脂　人参　干姜　吴茱萸各一两

上六味，末之，炼蜜丸如梧子大，酒下，强人初服三丸，日三服，弱者二丸。兼治卒中恶，腹胀痛，口不能言，又治连年积冷，流注心胸痛，并冷冲上气，落马坠车血疾等，皆主之，忌口如常法。

腹满寒疝宿食病脉证治第十

论一首、脉证十六条、方十三首

腹满、寒疝，宿食三种病，皆能使人胀满滞塞不通，或偏于肾肝寒邪，或偏于中焦升降窒塞，是皆脏腑大病，或谓概属胃肠消化不良所致，至脏腑经络相关之故不讲，决不可从。

经文：（一）趺阳脉微弦，法当腹满，不满者必便难。两胠疼痛。此虚寒从下上也。当以温药服之。（《脉经》必下有下部闭塞大五字，《千金》同，《千金》虚寒下有气字，下下有向字，趺阳脉，是指足背上冲阳穴动脉。胠，音区，两胁之在腋下部分，与臂贴近，《素问·五脏生成篇》。王注云，胠，谓胁上也。）

简释：趺阳，系胃脉，微弦，为肝气不和，阴象也。以木邪上乘中土，脾胃受之，升降之机窒塞，则为腹满。设不满，则肝胆之气，必循其经脉横冲胠胁而疼痛。或疏泄失职而下闭谷道，为便难，惟其疼不从外入而从下上，则病自内生，所谓肾阳虚寒，不能荣肝，致木气郁遏，肝胆之气升降反常，故不当散而当温。

经文：（二）病者腹满，按之不痛为虚，痛者为实，可下之，舌黄未下者，下之黄自去。（《玉函》亦有此节，病者作伤寒，末有宜大承气汤五字，《脉经》连后节为一节。○《玉函》列本节于阳明篇，且冠伤寒二字，其用大承气，必于腹满拒按舌苔黄之外，更诊得阳明腑证，故指示方剂，此节只指示可下，而不出方剂者，欲人之审证制方，务期周密也。）

简释：腹满按之不痛者，无形之气，散而不收，其满为虚。按之而痛者，有形之邪，结而不行，其满为实。实者可下，虚者不可下也。舌黄者，热之征，下之实去则黄亦去。○上节言当温，此节言可下，仲景全书，总是一寒一热，一实一虚，互相参校，粗按似乎文法错杂，细按乃知比较精细。

经文：（三）腹满时减，复如故，此为寒，当与温药。

简释：腹满不减者实也，时减复如故者，腹中寒气得阳而暂开，得阴而复合也。此亦虚从内生，故曰当与温药。至腹满服下药或补药，有时减退，旋满如故，则非实与热证，应与温药治之。此承上节互详其证，以明其治也。

经文：（四）病者萎黄，躁而不渴，胸中寒实，而利不止者，死。（本节《脉经》列于呕哕下利篇，胸作胃，利上有下字，躁，衍义，编注，《心典》，《金鉴》，《悬解》，论注，均作燥，惟《直解》，《本义》，依宋本，解为阴躁。是。）

简释：萎黄，脾虚而色败也。肾气不上升而躁，中虚湿盛故不渴，胸中寒实而下利不止，是为上下俱寒，生阳将绝，故以为必死。若早投温补回阳之药，或可挽救一二。

经文：（五）寸口脉弦者，即胁下拘急而痛，其人啬啬恶寒也。（啬啬，皮肤振慄之意）

简释：首节趺阳脉弦，是木乘土，此节寸口脉弦，是肝侮肺而又乘脾也，故兼见恶寒。

经文：（六）夫中寒家善欠，其人清涕出，发热色和者，善嚏。（中寒家，盖素禀阴藏，动易感寒者，中读平声，下节亦同，作去音读者，误。）

简释：《灵枢·口问》：卫气昼日行于阳，夜半则行于阴，阴者主夜，夜者卧，阳者主上，阴者主下，故阳气积于下，阳气未尽，阳引而上，阴引而下，阴阳相引，故数欠。中寒之家，阴气下盛，阳被招引，故喜欠。肺气郁阻不得下降，上熏鼻窍而生清涕，鼻孔狭窄，积气不得畅泄，故冲激而为喷嚏，然欲嚏而即出，是阳气之稍盛者，故尚发热色和也。

经文：（七）中寒其人下利，以里虚也，欲嚏不能，此人肚中寒。（原注：一云痛，《千金》作腹中痛。）

简释：中寒下利，里阳已虚，欲嚏不能，乃阴寒凝滞于里，必肚中寒也。《灵枢·口问》：阳气和利，满于心，出于鼻，故为嚏，嚏者，肺气逆行，蓄极而通，而泄路迫狭，故激而为响，至欲嚏不能，则气虚寒盛，比上节之善嚏者，又不如也。

经文：（八）夫瘦人绕脐痛，必有风冷，谷气不行，而反下之，其气必冲，不冲者，心下则痞。（痞，病发于阴而反下之，因作痞也，见《伤寒论》简释一百四十四节。）

简释：此节盖言寒疝之病，由于肾肝阴寒乘脾所致，瘦人脏虚气弱，风冷易入，入则谷气留滞不行，绕脐疼痛，是即寒疝将作之渐，有似里实，而实为虚冷，是宜温肾肝以助脾阳之运行。乃反下之，使中气虚而肝愈抑郁，阳乃益虚，阴邪无制，势必如奔豚之上冲，若不冲者，亦必如误下之成痞，所谓履霜之渐，不可不慎也。

经文：（九）病腹满，发热十日，脉浮而数，饮食如故，厚朴七物汤主之。（《脉经》，《千金》以此节为厚朴三物汤主治。而本方主治，则为腹满气胀，注家多疑为互误。但宋本《脉经》本方下主治为腹满痛，与《外台》所引《千金》名厚朴七味汤主治腹满气胀，亦微别，可知唐人与汉晋人所著亦不能无出入之处，本节以依《金匮》原文为正确，证之所见证候，亦合用本方也。）

简释：腹满，里有实也，发热脉浮数，表有邪也，而饮食如故，则当乘其胃气未病而攻之，枳朴大黄，所以攻里，桂枝生姜，所以攻表，甘草大枣则以其内外并攻，故以之安脏气，亦以之和药气也。

厚朴七物汤方：

厚朴半斤　甘草　大黄各三两　大枣十枚　枳实五枚　桂枝二两　生姜五两

上七味，以水一斗煮取四升，温服八合，日三服，呕者加半夏五合，下利去大黄，寒多加生姜至半斤。

简释：方义已见上文。其厚朴生姜重用，亦温下法也。

经文：（十）腹中寒气，雷鸣切痛，胸胁逆满，呕吐，附子粳米汤主之。（《千金》作腹中寒，气胀满肠鸣切痛，《外台》引范汪作腹中寒气胀雷鸣，《灵枢·师传篇》：肠中寒则肠鸣飧泄，《素问·脏气法时论》，脾虚则肠鸣腹满。）

简释：此节言肾寒肝郁，浊阴上潜，脾陷胃逆，升降失司，与上节显有虚实之别，故主附子粳米汤，附子半夏温肾祛寒，止痛降逆，甘枣粳米，补中而缓急也。（肝苦急，急食甘以缓之。）

附子粳米汤方：

附子一枚炮　半夏半升　甘草一两　大枣十枚　粳米半升

上五味，以水八升，煮米熟汤成，去滓，温服一升，日三服。

简释：方义已见上文。胸胁逆满证，由肝气郁陷，胆胃逆升所致，故重在温肾以荣肝，俾陷者得升而痛止，胃降浊，则胸胁逆满呕吐均愈矣。尤妙在甘能益脾，更能缓肝之急，方与医经无不吻合。明此，可通一毕万。

经文：（十一）痛而闭者，厚朴三物汤主之。（脉经作腹满痛。）

简释：痛而闭，六腑之气不行矣，厚朴三物汤与小承气之药品同，但承气意在荡实，故君大黄，三物意在行气，故君厚朴。

厚朴三物汤方：

厚朴八两　大黄四两　枳实五枚

上三味，以水一斗二升，先煮二味，取五升，内大黄煮取三升，温服一升，以利为度。

简释：厚朴苦温，以之为君，与小承气之以大黄苦寒为君而泻实者不同，更与治支饮之厚朴大黄汤异。考《本经》厚朴条下功用为主中风、伤寒、头痛、寒热、惊悸，气血痹死肌，去三虫，十九字，即知其性能，佐以枳黄，其功效不仅开大便之闭，实调营卫气血经络脏腑痹闭之主剂也。

经文：（十二）按之心下满痛者，此为实也，当下之，宜大柴胡汤。（《脉经》无宜大柴胡汤五字）。

简释：胆胃不降，经腑郁塞，故心下满痛，此为实证当下。大柴胡汤，柴芩芍药，清解少阳之经，枳实大黄，寒泄阳明之腑，姜枣半夏，降逆而和中，至按之而满痛者，为有形之实邪，实则可下，而心下满痛，则结处尚高，与腹中满痛不同，故不宜大承气而宜大柴胡。

大柴胡汤方：

柴胡半斤　黄芩三两　芍药三两　半夏半升洗　枳实四枚炙　大黄二两

大枣十二枚　生姜五两

上八味，以水一斗二升，煮取六升，去滓，再煎，温服一升，日三服。

简释：方义已见上文，应参考《伤寒论》简释第一百一十六节，一百五十节，一百八十节。

经文：（十三）腹满不减，减不足言，当须下之，宜大承气汤。（不足言，《千金》作不足人，这一节是说腹常满而不减，纵有时稍减，也说不出所减的程度来，《伤寒论》无须字。）

简释：腹满时满时减，虚满也，腹满常常而满实满也，腹满不减，虽减不过稍减，不足言减也，虚满当温，实满当下，故宜大承气汤下之。

大承气汤方：见前第二篇痉病中。

经文：（十四）心胸中大寒痛，呕不能饮食，腹中寒，上冲皮起，出见有头足上下，痛而不可触近，大建中汤主之。（见，音现，上读上声，下读去声，应读至上下为句，千金作胸胁中大寒大痛，呕不能饮食，饮食下咽，自知从一面下流便有声决决然，若腹中寒气上冲皮起，出见有头足上下而痛，其头不可触近。）

简释：上节言腹满者当下，此节便举腹满者当温，一是大热，一是大寒，对举以为衡，而后能于同中辨异，心胸中大寒痛，谓腹中上连心胸或兼括两胁均大痛也。名曰大寒痛者，当有厥逆脉伏，或聚，或弦，或沉迟，或细涩等大寒证象兼见也。呕逆不能饮食者，是寒甚拒格于中也。上冲皮起，出见头足上下者，是寒水风木合邪积阴冲突于外也。阴邪阻塞，上下内外之气机窒滞不通，剧痛不可触近，是宜大建中汤。蜀椒干姜、温中散寒，胶饴人参，和中而急也。

大建中汤方：

蜀椒二合去汗　干姜四两　人参二两

上三味，以水四升，煮取二升，去滓，内胶饴一升，微火煎取一升半，分温再服，如一炊顷，可饮粥二升，后更服，当一日食糜，温复之。

简释：方义已下见上文。

经文：（十五）胁下偏痛，发热，其脉弦紧，此寒也，以温药下之，宜大黄附子汤。（《脉经》无发热二字。）

简释：此亦寒从下上之证，胁下偏痛而脉紧弦，水寒木郁，阴寒凝聚，虽有发热，亦是阳气被郁所致。是以非温药不能已其寒，非下不能去其结，故曰宜以温药下之。大黄附子汤，大黄苦寒，走而不守，得附子细辛之大热，则寒性散而走泄之性存，故能建降逆祛寒开郁散结之续也。（或谓本病有便闭证，经文省略，不知大黄附子汤，为温肾平肝祛阴散寒之剂，专治肾寒肝郁阴寒凝聚之证，非专为便闭而用大黄，假令便不闭，亦当用本方以下之，医者不可不知。）

大黄附子汤方：

大黄三两　附子三枚炮　细辛二两

上三味，以水五升，煮取二升，分温三服，若强人煮取二升半，分温三服，服后如人行四五里，进一服。

简释：方义已见上文。

经文：（十六）寒气厥逆，赤丸主之。（《脉经》无此条，《千金》有之，丸中药微别。此节以上言腹满诸证候，以下言寒疝。）

简释：寒气厥逆者，下焦阴寒之气，厥而上逆，即饮邪上泛凌心，脾陷胃逆，四肢秉气于脾胃，水胜土负，四肢失秉，致现厥冷也。治以赤丸，茯苓乌头泄水而祛寒湿，半夏细辛，降浊而下冲气，真朱即丹砂，《本经》谓其味甘微寒，主身体五脏百病，养精神，安魂魄，益气明目，杀精魅恶鬼，是其性和平，以之为丸药之色，不仅取其镇逆，亦用其能护五脏而缓和药物之刺激也。（《别录》云：丹砂作末名真朱，有谓系宝珠者，非是。）

赤丸方：

茯苓四两　半夏四两洗一方用桂［按：《千金》用桂不用半夏］　乌头二两炮　细辛一两（《千金》作人参）

上四味末之，内真朱为色，炼蜜丸如麻子大，先食，酒饮下三丸，日再夜一服，不知稍增之，以知为度。

简释：方义已见上文。惟内真朱为色句，应解为在如麻子大之下。

经文：（十七）腹痛，脉弦而紧，弦则卫气不行，即恶寒，紧则不欲食，邪正相搏，即为寒疝。寒疝绕脐痛苦，发则白津出，手足厥冷，其脉沉紧者，大乌头煎主之。（腹痛，《脉经》《千金》作寸口，即为寒疝下，《脉经》又有跌阳脉浮而迟，浮则为风虚，迟则为寒疝，十六字，寒疝绕脐痛以下为别一条。白津，《脉经》，《千金》《外台》均作白汗或作自汗，或作魄汗。苦字应是若字，属下文读为若发……)

简释：弦紧脉，皆阴也，而弦之阴从内生，紧之阴从外得，弦则卫气不行而恶寒者，阴出而痹其外之阳也。紧则不欲食者，阴入而痹其胃之阳也。卫阳与胃阳并衰，而外寒与内寒交盛。肾阳垂竭，肾水洹寒，肝木失温，郁陷冲击，贼害脾胃，是以腹痛。由是阴邪无制而上冲，元阳冲极而欲亡，《素问·骨空论》：任脉为病，男子内结七疝，女子带下瘕聚，任者，诸阴之统任，少阴厥阴之气总原于任脉，肾阳秘藏，肝气调畅，则任不病寒，否则邪正相搏，即为寒疝。寒疝绕脐痛，发则白津出，手足厥冷，其脉沉紧，皆肾寒肝郁之的证。(白津，汗之淡而不咸者，为虚汗也，一作自汗，亦通。或谓白津包括溲出白淫之类言，但证诸《玉机真脏论》：疝瘕少腹冤热而痛出白，似较白汗出或自汗出之义为广，可备参考。)治宜大乌头煎，大辛大热，为复阳散阴之峻剂。故云不可一日更服。

大乌头煎方：

乌头_{大者五枚，煎，去皮，不咬咀}

上以水三升，煮取一升，去滓，内蜜二升，煎令水气尽，取二升，强人服七合，弱人服五合，不差，明日更服，不可一日再服。

简释：《本经》云：乌头，味辛温，主中风，恶风，洗洗出汗，除寒湿痹，咳逆上气，破积聚寒热。仲景取其温中壮阳，驱逐阴邪，蜂蜜缓急迫而滋润肠胃也。

经文：(十八)寒疝腹中痛，及胁痛里急者，当归生姜羊肉汤主之。(《外台》引仲景《伤寒论》作寒疝腹中痛引胁痛及腹里急者。)

简释：寒疝腹中痛及胁痛里急，较之绕脐痛苦轻矣，且无恶寒汗出手足厥冷，故不用乌头煎之大温大散，而用当归生姜羊肉汤养正为本，散寒为次，此治寒疝之和剂也，服乌头煎病势退者，亦当与之。方中当归羊肉，温润活血，舒畅肝气，生姜散寒行滞也。

当归_{三两}　生姜_{五两}　羊肉_{一斤}

上三味，以水八升，煮取三升，温服七合，日三服。若寒多者，加生姜成一斤，痛多而呕者加橘皮二两，白术一两，加生姜者，亦加水五升，煮取三升二合服之。

简释： 方义已见上文。本方又为女科良剂。另详。

经文：（十九）寒疝腹中痛，逆冷，手足不仁，若身疼痛，灸刺诸药不能治，抵当乌头桂枝汤主之。（《千金》《直解》均无抵当二字，《金鉴》云抵当二字衍文，虽无旁证，亦应存俟参考。）

简释： 寒疝腹中痛，手足逆冷不仁者，肾肝寒邪合而贼脾土，四肢失养也，身疼痛脏病而经亦病，故当温解内外，灸刺诸药不能愈者，是或攻其内或攻其外，邪气牵制不去，自非乌头桂枝汤不能抵当也。乌头煎，能散腹中寒痛，桂枝汤，能解外证身痛，二方相合，能达脏腑，利荣卫，和血气，其药行于肌肉之间，恍如醉状，则外之凝寒可解，得吐则内之冷结可去，故为中病。

乌头桂枝汤方：

乌头（脱枚数，今有按大乌头煎作五枚者，亦有作三枚者，观其用蜜多至二斤，则乌头至少亦应用三枚。《千金》用秋干乌头实中者五枚，除去角，《外台》用秋乌头实中大者十枚，去皮生用均太重。）

上一味，以蜜二斤，煎减半，去滓，以桂枝汤五合解之，令得一升，后初服二合，不知，即服三合，又不知，复加至五合，其知者，如醉状，得吐者，为中病。

简释： 桂枝汤方：见《伤寒论》，兹不录。

经文：（二十）其脉数而紧乃弦，状如弓弦，按之不移，脉数弦者，当下其寒，脉紧大而迟者，必心下坚，脉大而紧者，阳中有阴，可下之。（其脉数，《脉经》作其脉浮）

简释： 脉数为阳，紧弦为阴，阴阳参见，是寒热交至也，然就寒疝言，则数反从弦，故其数为阴。（朱熹云：疑者谓钧敌而无小大之差也）疑于阳之数，非阳气生热之数矣，如就风疟言，则弦反从数，故其弦为风从热发之弦。（见《疟病篇》弦数者风发，弦数者多热等文）而非阴气生寒之弦者，与此适相发明也。故曰脉数弦者，当下其寒。紧大而迟者，阴邪凝聚，胆胃经气上逆，故心下痞坚。脉大而紧者，是为阳中有阴，可用温药下之。因紧则为寒，内外之寒皆可令脉紧。外紧而内大者，阴盛而外束也。阳为阴束，不能外发，故内大而外紧，内紧而外大者，阴盛而内隔也，阳为阴隔，浮动不能内交，故外大而内紧，积阴内凝，非下不去，是宜温药下之。上言大黄附子汤主治之证脉，即其实例也。仲景论脉，必与现证合参、丝丝入扣，绝无空洞影响之谈，学者须就脉法会通处察之，死守脉诀者，不能知也。

附方：

《外台》乌头汤：治寒疝腹中绞痛，贼风入攻五脏，拘急不得转侧，发作有时，使人阴缩，手足厥逆。（方见上，此方出于《千金》第八卷贼风门。《外台》第十四卷，亦引《千金》，入下并有腹字，发作上并有叫呼二字，其方即乌头桂枝汤，分量不同，盖本是别一方，林亿等以本篇既有乌头桂枝汤，故省其方不录，诸家误以为即大乌头煎，皆不检外台之过也。）

《外台》柴胡桂枝汤方：治心腹卒中痛者。（方见《伤寒论》太阳篇一百六十一节，《外台》第七卷，寒疝腹痛门，引《伤寒论》云，疗寒疝腹中痛者，此云卒中痛，似误。《外台》引《金匮》皆称伤寒，因唐时仲景书，是伤寒杂病合编为一也。）

《外台》走马汤：治中恶心痛腹胀，大便不通。

巴豆二枚去皮心熬，杏仁二枚

上二味，以绵缠捶令碎，热汤二合，捻取白汁，饮之，当下，老小量之，通治飞尸鬼击病（出七卷卒疝门，又见十三卷飞尸门，兹不引卒疝文，而云治中恶，且主治文与《外台》异，待考。）

经文：（二十一）问曰：人病有宿食，何以别之，师曰：寸口脉浮而大，按之反涩，尺中亦微而涩，故知有宿食，大承气汤主之。

大承气汤方：已见第二篇痉病中。

经文：（二十二）脉数而滑者，实也，此有宿食，下之愈，宜大承气汤。

简释：涩者滞象，主宿食，滑者实象，亦主宿食，脉相反而病相同，以下又示紧脉亦主宿食，总见一病可见数脉，一脉可主数病，必须审证明确，乃可洞识脉理，故诊者不可执一也。

经文：（二十三）下利不欲食者，有宿食也，当下之，宜大承气汤。（初下利不欲食者，多属伤食不欲食，久下利不欲食者，多属脾虚，又有病中饮食不节，酸成胃实者，虽旁流下利，仍当速下，宿食证最多，有由寒湿宜温者，有由津枯宜润者，粗工只知停食用消导，误人多矣，故治宿食，宜参考阳明篇为要。）

简释：谷多则伤脾，而水谷不分，谷停则伤胃，而恶闻食臭，故下利不欲食者，知其有宿食当下也。故必详察其见证与脉象，已具备阳明实证，即可用大承气汤，速去其停谷，则气行，气行则升降机能恢复正常，邪去正复矣，若徒事消克，将宿食未去，而胃中津液既耗，生气亦消，岂徒无益，实又害之。

经文：（二十四）宿食在上脘，当吐之，宜瓜蒂散。（上脘指胃之上口，见《灵枢·四时气篇》，脘，古满切，胃之内腔也。）

简释：食在上脘者，必气痞而不通，与《伤寒论》所谓胸中痞硬，气冲上咽喉不得息之证相类似，不过此为宿食，彼为胸有寒耳。同宜瓜蒂散吐之，高者因而越之之义也。

瓜蒂散方：见《伤寒论》太阳篇简释一百八十一节。

经文：（二十五）脉紧如转索无常者，有宿食也。（《脉经》索下有左右二字，盖如锤轮转索而不定，似有左右弹动之象，或以为忽松忽紧，则欠确切。）

简释：脉紧如转索无常者，紧中兼有滑象，不似风寒外盛之紧，为紧而带弦也。故寒气所束者紧而不移，食气所束者，乍紧乍滑，如以指转索之状，故曰无常，盖寒邪犯中土，肝气抑遏不升，脾土湿寒，不能滑化水谷，致成宿食之病，非吐下所能治，故特举于此，以资辨别。

经文：（二十六）脉紧头痛，风寒，腹中有宿食不化也。原注一云寸口脉紧（《脉经》作寸门脉紧，即头痛风寒，或腹中有宿食不化也。义更显豁，因风寒与宿食二病，均能见脉紧头痛证，示人必须审证察脉也。）

简释：脉紧头痛风寒者，非既有宿食，而又感风寒也，谓宿食不化，郁滞之气，上为头痛，有如风寒之状，而实为食积类伤寒也。仲景恐人误以为外感而发其汗，故特举出，以资辨别。由此可见，宿食病之应攻下者固多，而寒盛火衰，水谷不化，壅遏升降之道，应予泄湿祛寒条达木气者，亦不少也。

五脏风寒积聚病脉证并治第十一

论二首、脉证十七条、方二首

本篇首论五脏风寒与真脏脉，次论三焦诸病症，最后论脏腑积聚脉症，条分缕析，阐发内难之要旨，应与本经首篇同视为全书纲领。浅识者疑其方少，非仲景旧文，妄肆诋諆，由其未明医理也，学者幸勿为其所惑。

经文：（一）肺中风者，口燥而喘，身运而重，冒而肿胀。（运，指旋运，即眩晕也。冒，指昏冒，即郁冒，所谓郁结而气不舒，昏冒而神不清也。）

简释：肺主气，气化津，肺中风者，气壅而津结，津结则不上潮而口燥，气壅则喘也。身运而重者，肺失相传治节之职，风火上逆而晕眩，浊气壅塞而身重，清肃之令不下行则昏冒，输化无权，气滞水停，则肿胀不消也。

经文：（二）肺中寒，唾浊涕。（浊涕即黏痰，五脏化液，肺为涕，见《素问·宣明五气篇》。）

简释：肺中寒，吐浊涕者，寒气闭肺窍而蓄藏热，则浊涕从口出也。

经文：（三）肺死脏，浮之虚，按之弱如葱汁，下无根者死。（脉法：真脏脉见者死，故曰死脏。浮之谓轻按，按之谓重按，上仿此。）

简释：肺死脏者，肺将死而真脏之脉见也。浮之虚，按之弱如葱叶者，谓有浮上之气而无下禽之阴也，《素问·平人气象论》：死肺脉来，如物之浮，如风吹毛，曰肺死。《玉机真脏论》：其肺脉至大而虚，如以毛羽中人肤，亦浮虚中空而下复无根之象。

经文：（四）肝中风者，头目瞤，两胁痛，行常伛，令人嗜甘。

（眴，儒纯切，目动也，伛，委羽切，偻也，见《说文解字》。）

简释：厥阴之脉，上过目系，与督脉会于头顶，风性动摇，故头目眴动，肝脉挟胃络胆，上贯膈，布胁肋，经气壅塞，故两胁痛，肝主筋，风胜则筋脉燥而拘急，故行常伛俯，木邪胜则侮土，甘能缓肝之急，而脾亦欲得甘以缓之补之，故令人嗜甘也。

经文：（五）肝中寒，两臂不举，舌本燥，喜太息，胸中痛，不得转侧，食则吐而汗出也。（原注：《脉经》《千金》云，时盗汗、咳、食已吐其汁，有疑此节为古代另一派医家之说，两臂不举，舌本燥，非肝病者，盖不藏灵枢之过，应不采录其说）。

简释：足之三阴，自足走头，手之三阴，自胸走手，肝中寒者，足之厥阴下陷，手厥阴之脉，入肘下臂，两臂无气，故肝中寒者而臂不举，筋受寒而筋拘急也。《灵枢·本脏》：肝合胆，胆者筋其应，筋者聚于阴器，而肝脉循喉咙之后，终于舌本，中寒者逼热于上，故舌本燥，《灵枢·经脉》：胆足少阳之经脉，动则病口苦，善太息，肝胆同气，阳盛则怒，阴盛则悲也，肝喜疏泄，中寒则气被郁，故喜太息，肝脉上行者，挟胃贯膈，故胸中痛，厥阴行身之侧，经气郁塞，转侧痛生，故不能转侧，食下之时，土困肝郁，风木疏泄，则吐而汗出也。

经文：（六）肝死脏，浮之弱，按之如索不来，或曲如蛇行者，死。（如索不来者，如绳索空悬，轻飘游移，按之应手而去，如不能复来，歇止也，如蛇行者，本畅则直，一曲一直，郁而不畅，故其状如蛇行也。）

简释：浮之弱，血虚不荣于上也。按之如索不来，有伏而不起，劲而不柔之象，且旋即去而不来，胃气将竭，其元已败，肝气绝矣，或曲如蛇行，亦肝木颓败而不能升达也。按：《平人气象论》：死肝脉来，急益劲，如新张弓弦，曰肝死，《玉机真脏论》：真肝脉至，中外急，如循刀刃，责责然，如按琴瑟弦，与此稍异，而其劲直无胃气，则一也，益彼乃肝脉之太过，此乃肝脉之不及者也。

经文：（七）肝著，其人常欲蹈其胸上，先未苦时，但欲饮热，旋覆花汤主之。（原注：臣亿等校诸本，旋覆花汤皆同，著，直药切，俗作着，旋覆花汤，即《本经》第二十二篇，妇人杂病门旋覆花汤，药味全同，《金鉴》以为衍文，后人又因《脉经》《千金》未载其方致疑，盖坐不参究经文，与无临证经验所致，决不可从。）

简释：肝脏气血郁滞，着而不行，故名肝着。然肝虽着，气反注于肺，所谓横之病也。（肝乘肺名曰横，见《伤寒论》太阳篇第一百二十二节，）故其人常欲蹈其胸上，胸者，肺之位，蹈之欲使气内鼓而出肝邪，以肺犹橐籥，抑之则气反出也，先未苦时，但欲饮热者，欲着之气，得热则行，迨既着，则亦无益矣，旋覆花汤，下气散结，和血通阳，肝着愈而肺亦和矣。

旋覆花汤方：

旋覆花三两　葱十四茎　新绛少许

上三味以水三升煮取一升顿服之。

简释：旋复花，味咸温，主结气，胁下满。葱，味辛温、主明目，补中不足。染绛之茜草，《素问》名蘆茹，俗名血见愁，味苦，主寒湿风痹，黄疸补中。合之成剂，擅通阳和肝，利气行血之功，为治肝着专方。肝血黏着不散之病，得之卸愈，盖血生于心而归于肝，气滞血瘀，着于胸前膜膈中，故欲人蹈其胸上以通之。方用葱白以通胸中阳气（如胸痹用薤白之例），用旋覆以降胸中之逆气（亦如胸满噫气用旋覆之例。），新绛乃茜草所染，用以通络活血，正是治肝血痹着之要药。故是方不仅为妇科及肝着之良方，亦通治血络诸病之要法也。

经文：（八）心中风者，翕翕发热，不能起、心中肌、食即呕吐。（翕，炽也。翕翕是指发热之状。）

简释：翕翕发热者，心为阳脏，风入而益其热也。不能起者。热则伤气，气虚乏而身不能起。心液消耗，空洞虚馁，故心中肌。食则吐者，心火过升，胃气必逆，热隔于上也。

经文：（九）心中寒者，其人苦病心如噉蒜状，剧者心痛彻背，背痛彻心，譬如蛊注，其脉浮者，自吐乃愈。（《千金》蒜下有虀字，无譬字，蛊是聚蛇虫之类，以器皿盛之，令其自相噉食，余有一个存者为蛊也，人中其毒，心闷腹痛，蚀五脏尽乃死，死则染着旁人，见巢源蛊注候，诸家不知蛊注为病名，改为虫蛀不息为虫之往来交注，不可从。）

简释：心中如噉蒜者，寒束于外，火郁于内，似痛非痛，似热非热,懊憹无奈,甚者心痛彻背,背痛彻心也。病如蛊注者,言其心闷而痛,似中蛊注之候也。若其脉浮,则邪在上焦,自吐则邪越于上,其病乃愈也。

经文:(十)心伤者,其人劳倦即头面赤而下重,心中痛而自烦,发热,当脐跳,其脉弦,此为心脏伤所致也。(《千金》作心中痛彻背自烦发热,当脐跳手。)

简释:心伤者,其人劳倦即头面赤而下重,盖血虚者,其阳易浮,上盛者,下必无气也,心中痛而自烦发热者,心虚失养而热动于中也,当脐跳者,心虚于上,而肾动于下也,心之平脉累累如贯珠,如循琅玕,又胃多微曲曰心平(见《平人气象论》),今脉弦,是变温润圆利之常,而为长直劲强之形矣,故曰此为心脏伤所致也。

经文:(十一)心死脏,浮之实如丸豆,按之益躁疾者,死。(丸,衍义,论注编注悬解,心典,诸本均作麻,《千金》豆下有击手二字,丸,指如弹丸,豆,指如豆类。)

简释:《玉机真脏论》云:真心脉至坚而搏,如循薏苡子累累然。《平人气象论》:死心脉来,前曲后倨,如操带钩,曰心死。与此浮之实如丸豆,按之益躁急者,均为上下坚紧,而往来无情也,故死。

经文:(十二)邪哭使魂魄不安者,血气少也,血气少者属于心,心气虚者,其人则畏,合目欲眠,梦远行而精神离散,魂魄妄行,阴气衰者为癫,阳气衰者为狂。(邪哭之哭字,徐彬、沈明宗、黄元御诸家均谓是入字之讹,《金鉴》谓颠狂二字互误,因无确切旁证可据,均未敢从,至诸家引二十难,重阳者狂,重阴者颠二语,误以为《内经》语,亦欠考核。惟《素问·病能论》,有病怒狂者生于阳也,与《难经》重阳者狂相合,而《厥论》则谓阳明之厥则癫疾,与《难经》所指又有别,存备参考。)

简释:邪哭者,悲伤哭泣,如邪所凭,此其标有稠痰浊火之殊,而其本,则皆心虚而血气少也,于是瘳寐恐怖,精神不守,魂魄不居,为颠为狂,有必至者矣。(《灵枢·本神》:心藏脉,脉舍神,肾藏精,精舍志,肝藏血,血舍魂,肺藏气,气舍魄,魂魄不安者,肝肺之气血少也,血虽属肝,气虽属肺,而血气之化源则皆在心,心为火藏,心火下交于水，水中之阳，乃得化为气，津液上输于心经，心火化赤，乃得变为血，故知血气少者，皆属于心也，心神不与肾精交合，则精离神散，致随神往来之魂，并精出入之魄，均不能安其宅而妄行，颠狂邪哭梦魇，诸证纷起，总缘心神之病也。）

经文：（十三）脾中风者，翕翕发热，形如醉人，腹中烦重，皮目瞤瞤而短气。（目，《千金》作肉。是。）

简释：风为阳邪，故中风必翕翕发热，脾主肌肉四肢，风行于肌肉四肢之间，则身懈惰，四肢不收，故形如醉人，腹为阴，阴中之至阴，脾也，故腹中烦重，热甚则烦，湿甚则重也。《素问·调经论》：肌肉蠕动，命曰微风，以风入于中，动摇于外，故皮肉为之瞤动，腹中烦重，湿热郁滞，隔其清肃下行之道，不能达于肾肝，故为短气也。

经文：（十四）脾死脏，浮之大坚，按之如覆杯，洁洁，状如摇者死。（原注：臣亿等详五脏各有中风中寒，今脾只载中风，肾中风中寒均不载者，以古文简乱极多，去古既远，无文可以补缀也，洁洁，千金作絜絜，又于次条出脾中寒三字，而无证候，知其阙佚在唐以前矣。）

简释：脾脉之绝，《素问·平人气象论》，但代无胃曰死，继复举其形状曰，脾死脉来，锐坚如鸟之啄，如鸟之距，如屋之漏，如水之流，曰脾死，并言浮之坚，按之如覆杯洁洁状，即但代无胃之解也。浮取似实，重按绝无，或如杯中酒空，复之绝无涓滴，或忽然上出鱼际，忽然下入尺部，初如摇荡不宁，继乃卒然中绝，后人所谓雀啄脉，《玉机真脏论》所谓诸真脏脉见者，皆死不治也。

经文：（十五）趺阳脉浮而涩，浮则胃气强，涩则小便数，浮涩相搏，大便则坚，其脾为约，麻子仁丸主之。（约下《千金》有脾约者，大便坚，小便秘而不渴也，十三字，本节见《伤寒论》阳明篇，二百六十四节，坚作难，趺阳，胃脉在足趺阳之冲阳穴，浮则阳明燥气盛，涩则太阴湿气消，湿从燥化，溲数便坚，浮涩相搏者，言相合也，不可误读为搏击之搏。）

简释：浮者阳气多，涩者阴气少，而趺阳见之，是为胃强而燥烁脾阴，脾阴虚而约缩，不能为胃行其津液，则大便坚而难下，失传导之职矣，治以麻子仁丸，麻杏芍药，养液润燥，枳朴大黄，清热通幽，蜜丸缓导，不似承气之攻下也。

麻子仁丸方：（又名脾约丸，见《明理论》，麻子仁坊本佚子字，药肆呼为火麻仁，或名为大麻仁。）

麻子仁_{二升} 芍药_{半斤} 枳实_{一斤} 大黄_{一斤} 厚朴_{一尺} 杏仁_{一斤}

上六味，末之，炼蜜和丸梧子大，饮服十丸、日三，以知为度。

简释：方义已见上文，《外台》引《古今录验》，麻子仁丸，疗大便难，小便利而反不渴者，脾约方，即本方，云本仲景《伤寒论》方，《肘后》疗脾胃不和，常患大便坚强难，于本方中去杏仁。

经文：（十六）肾着之病，其人身体重，腰中冷，如坐水中，形如水状，反不渴，小便自利，饮食如故，病属下焦，身旁汗出，衣（原注：一作表）里冷湿，久久得之，腰以下冷痛，腰重如带五千钱，甘姜苓术汤主之。（腹重，赵刻本，徐镕本，榆桥本，徐陈黄尤等诸注本，及《外台》，均作腹重，惟坊刻全书作腰重，《千金》两载此节，腰痛门作腹，《肾脏脉论》作腰。）

简释：肾受冷湿，着而不去，则为肾着，身重腰中冷，如坐水中，腰下冷痛，腹重如带五千钱，皆冷湿着臀，而阳气不化之征也。不渴，上无热也。小便自利，寒在下也。饮食如散，胃无病也。故曰病属下焦。身劳汗出，衣里冷湿，久久得之，盖所谓清湿袭虚，病起于下者也。然其病不在肾之中藏，而在肾之外腑，故其治法，不在温肾以散寒，而在燠土以胜水。甘姜苓术，辛温甘淡，本非肾药，名肾着者，以带脉络肾，水寒土湿，带脉被困，故腰重如带五千钱，是宜温土泄湿，以治带脉，因带脉既束任督，复交脾肾也。

甘姜苓术汤方：

甘草 白术_{各二两} 干姜 茯苓_{各四两}

上四味，以水五升，煮取三升，分温三服，腰中即温。

简释：方中但燥湿健脾，而不用温肾之药，以此病乃积湿下注于肾，非肾之寒水为病也，经方谨严如此。

经文：（十七）肾死脏，浮之坚，按之乱如转丸，益下入尺中者死。（益，千金作溢。）

简释：肾脉本石，浮之坚，则不石而外鼓，按之乱如转丸，是变石之体，而为躁动，真阳将搏跃而出矣，益下入尺，言按之至尺泽，而脉犹动也，尺下脉宜伏，今反动，真气不固，而将外越，反其封蛰之常，故死。(《平人气象论》云：死肾脉来，发如夺索辟辟如弹石曰肾死。《玉机真脏论》云：真肾脉至，搏而绝，如指弹石辟辟然，即肾真脏脉见，死不治也。与《本经》所示辞异义同。至若昔贤有谓肾着之病，即中寒所伤，又以肾无中风寒者，因心肾同经，心病即肾病，但无旁证可据，姑存俟研究。)

经文：（十八）问曰：三焦竭部，上焦竭善噫，何谓也？师曰：上焦受中焦，气未和，不能消谷，故能噫耳。下焦竭，即遗溺失便，其气不和，不能自禁制，不须治，久则愈。(三焦为决渎之官，职司相火，火衰受寒，则本节诸证起矣，噫音锡，不读衣，溺音料，通作尿，成无己会见旧本于中焦气之下，有中焦两字，读为上焦受中焦气，中焦未和。)

简释：此寒邪伤三焦之病也，《伤寒论》脉法中有云，寸口脉微而涩，微者卫气不行，涩者营气不足，营卫不能相将，三焦无所仰，不归其部，上焦不归者，噫而吞酢，中焦不归者，不能消谷引食，下焦不归者，则遗溺，正此之谓。缘三焦手少阳相火衰微，故现证如此，是则不可徒治下焦之遗溺失便两证，必须合五脏元真通畅，水升火降，三焦乃治，诸病自已，所谓治病必求其本也。《灵枢·九针论》曰：膀胱不约为遗溺。《本输》曰：三焦者入络膀胱，约下焦，实则闭癃，虚则遗溺，盖相火下蛰，水脏温暖，水腑清利，则脏不至于闭癃，出不至于遗溺，其病溲便不约，遗失而不能自禁制者，乃三焦相火之失职也。必先明手少阳三焦相火在人体内功用，庶可明本节见证原理，昧者妄谓经文支离，谬矣。(不归其部，即竭部之变文，竭者，负举也，凡手不能举，则负而举之，谓其力有不逮，极形竭蹶匮乏也。)

经文：（十九）师曰：热在上焦者，因咳为肺痿，热在中焦者，则为坚，热在下焦者，则尿血，亦令淋秘不通，大肠有寒者，多鹜溏，有热者便肠垢，小肠有寒者，其人下重便血，有热者必痔。(坚即燥硬，有解为腹胀坚满者，不可从，肠垢者，肠间津汁垢腻也。)

简释：此热邪伤三焦之病也。热在上焦者肺受之，肺喜清肃而恶烦热，肺热则咳，咳久则肺伤而痿也。热在中焦者，脾胃受之，脾胃者，所以化水谷而行营卫津液者也。胃热则实而硬，脾热则燥而闷，皆为坚也。下焦有热者，大小肠膀胱受之，小肠为心之腑，热则尿血，膀胱为肾之腑，热则癃闷不通，惊溏水粪杂下，大肠有寒，故泌别不职，其有热者，则脂膏腐烂而便肠垢，下重谓腹中重而下坠，小肠有寒，肝脾下陷，清阳不升，故下重而便血，其有热者，则下注广肠，魄门肿结而为痔，痔多热疾，此又于下焦之中别寒热。

经文：（二十）问曰：病有积，有聚，有䅽气，何谓也？师曰：积者，脏病也，终不移，聚者腑病也，发作有时，辗转痛移，为可治，䅽气者，胁下痛，按之则愈，复发，为䅽气。诸积大法：脉来细而附骨者，乃积也。寸口积在胸中，微出寸口，积在喉中，关上积在脐旁，上关上，积在心下，微下关，积在少腹。尺中积在气冲，脉出左，积在左，脉出右，积在右，脉两出，积在中央，各以其部处之。（诸积大法以下，言积聚之脉诊，徐尤朱黄沈陈等诸注本，俱别为一节，条理较为明晰，此依宋本，仍为一节，简释则分两段，以清眉目，并引《灵枢·百病始生篇》于后，借明积聚原因与现象，声同馨，䅽气，即声䅽之邪，前已释明，有误作声，而解为饮水者，有误解为声字，即谷字之异体者，皆非是。本节与《难经》及《灵枢·百病始生篇》所云，完全相符，可见仲景所云，撰用九卷，即《灵枢经》，《八十一难经》，确实可征，而《金匮》之文，更约而赅也。）

简释： 积者，迹也，病气之属阴者也，脏属阴，两阴相得，故不移，不移者，有专痛之处，而无迁改也。聚则如市中之物，偶聚而已，病气之属阳者也。腑属阳，两阳相比，则非如阴之凝，故寒气感则发，否则已。所谓有时也，既无定着，则痛无常处，故辗转痛移，其根不深，故比积为可治。䅽气者，食气也，食积因于太阴湿滞，水谷不消，中气郁满，肝气抑郁，故胁下作痛，按之则气行而愈，复发者，宿食未消，其气复聚也。（应参考《难经》五十二难至五十六难。）

诸积概脏腑一切积聚而言，脉来细而附骨，谓细而沉之至，诸积皆阴故也。又积而不移之处，其气血营卫，不复上行而外达，则其脉为之沉细而不起，故历举其脉出之所，以决其受积之处，而复益之曰，脉两出积在中央，以中央有积，其气不能分布左右，故脉之见于两手者，俱沉细而不起也。各以其部处之，谓各随其积所在之处而分别治之耳。

积聚者，风寒之所成也。《灵枢·百病始生》：夫百病之始生也，皆起于风、雨、寒、暑、清、湿、喜、怒。喜怒不节则伤脏。风雨则伤上。清湿则伤下。是谓三部。虚邪（虚邪指虚乡不正之邪风，见《灵枢·九宫八风篇》及《岁露论》）之中人也，始于皮肤，皮肤缓，则腠理开，开则邪从毛发入，入则抵深，深则毛发立，毛发立则淅然。（洒淅动形）故皮肤痛（邪留于皮肤），留而不去，则传舍于络脉（浮见于皮肤之孙脉络脉），在络之时，痛于肌肉（邪留于肌肉络脉之间），其痛之时息。（息，止也）大经（指经隧，即五脏六腑之大络。）乃代，留而不去，传舍于经（经，指胃腑之经隧，因足阳明之脉病，故惕然而喜惊也），在经之时，洒淅喜惊，留而不去，传舍于输（输者，转输血气之经脉，即脏腑之经隧也），在输之时，六经不通，四肢则肢节痛，腰脊乃强（脏腑之大络，通于左右上下之故），留而不去，传舍于伏冲（伏行腹内之冲脉也。）之脉，在伏冲之时，体重身痛，（邪留于内，血气不能充溢于形身）留而不去，传舍于肠胃，在肠胃之时，贲响腹胀，多寒则肠鸣飧泄，食不化，多热则肠出集（通糜），留而不去，传舍于肠胃之外，募（与膜通）原之间，留着于脉，稽留而不去，息而成积，或着孙脉（孙脉，《太素》作孙络，是），或着络脉，或着经脉，或着输脉，或着于伏冲之脉，或着于膂筋（附于脊膂之筋），或着于肠胃之募原，上连于缓筋（循于腹内之筋），邪气淫泆（泛滥太过）不可胜论，其着孙络之脉而成积者，其积往来上下。擘手孙络之居（居著也）也，浮而缓，不能句（通拘）积而止之，故往来移行肠胃之间，水凑渗（渗音逊）注灌，濯濯有音。（擘手，《甲乙》作擘乎，注擘音拍，破尽也，张志聪《灵枢集注》：解孙络为肠胃募原间之小络，而转注于大络，从大络而出于孙络皮肤，其着于内之孙络，而成积者，其积往来上下，其擘手孙络之居于外也浮而缓，不能拘束其积而止之，故往来移行于肠胃之间，如经文所指证象。）有寒则䐜满雷引（䐜，音嗔，《素问·阴阳应象大论》，浊气上升，则生䐜胀），故时切痛。其着于阳明之经（足阳明之经，直者下浮内廉，下挟脐入气街中），则挟脐而居，饱食则益大，饥则益小，其着于缓筋也，似阳明之积，饱食则痛，饥则安，其着于肠胃之募原也，痛而外连于缓筋，饱食则安，饥则痛，其着于伏中之脉者，揣之应手而动，发手则热气下于两股，如汤沃之状，其着于膂筋，在肠后者，饥则积见，饱则积不见，按之不得。其着于输之脉者，闭塞不通，津液不下，孔窍干壅，此邪气之从外入内从上下也，积之始生，得寒乃生，（四字乃成积之总诀）厥乃成积也。厥气生足悗（闷同），悗生胫寒，胫寒则血脉凝涩，血脉凝涩，则寒气上入于肠胃，入于肠胃则䐜胀，䐜胀则肠胃之汁沫迫聚不得散，日以成积（此成积之因一），卒然多食饮，则肠满，起居不节，用力过度，则络脉伤，阳络伤则血外溢，血外溢则衄血。阴络伤则血内溢，血内溢则后血（即便血），肠胃之络伤，则血溢于肠外，肠外有寒，汁沫与寒相搏（音团），则并合凝聚不得散，而积成矣。（此成积之因二）卒然外中于寒，若（作或字解）内伤于忧怒，则气从上逆，气上逆则六输不通（即上文所言输之脉，《甲乙》作穴俞，亦通。），温气不行，凝血蕴裹而不散，津液涩渗，着而不去，而积成矣。（此成积之因三）忧思伤心，重寒伤肺，忿怒伤肝，醉以入房，汗出当风伤脾，用力过度，若入房汗出浴则伤肾。此内外三部（忧思为内，重寒为外，入房当风以为内外），所生病者也，风寒积聚之义如此。

痰饮咳嗽病脉证并治第十二

论一首、脉证二十一条、方十九首

痰饮之病最多，故次于五脏风寒积聚之后。脉经作淡饮。合第七篇肺痿肺痈咳嗽上气为一篇，篇中痰字并作淡。内经全部无痰字。饮字则见于《刺志论》，《脉要精微论》等篇。后世多以黏稠者为痰，稀薄者为饮。不知今名痰涎，《金匮》则名浊唾。故知本篇以痰饮名篇，实包括一切饮病而言。（第一节所云之痰饮，则为饮病之一。）咳嗽由饮邪而发者附于本篇，示与第七篇不同。王氏合而为一，似不如仲景金匮分列为切当。学者当悉心研究。

经文：（一）问曰：夫饮有四，何谓也？师曰：有痰饮，有悬饮，有溢饮，有支饮。（此节所指痰饮，乃狭义的痰饮。）

简释：因当时分饮为四，故设问对以分别其名目。

经文：（二）问曰：四饮何以为异？师曰：其人素盛，今瘦，水走肠间，沥沥有声，谓之痰饮。饮后水流在胁下，唾引痛，谓之悬饮。饮水流行，归于四肢，当汗出而不汗出，身体疼重，谓之溢饮。咳逆倚息，气短不得卧，其形如肿，谓之支饮。（痰，《脉经》、《千金翼》作淡，通作澹。唐惠琳一切经音义云，医方作淡饮。是淡为本字。痰则为从广从淡省之后起字。支，巢源作枝，谓支撑于心膈之间，与支满，支结之义并同，王冰注《六元正纪大论》支痛云：支，挂妨也，可证。气短坊本作短气。沥沥，巢源作漉漉。）

简释：上节已分别四饮之名目，此节更就四饮命名之原因详言之。（即就其证状与饮邪流及之处而命名）如痰饮名篇，是指广义的痰饮，包括一切饮邪为病而言。此则以痰字通作澹字解，即水饮摇动之谓，乃狭义的痰饮。（澹与淡通，《灵枢·邪气脏腑病形篇》，心下澹澹，恐人将捕之，可以为证。）故《本经》云素盛今瘦，知其精津尽化水饮，不复外充形体，而反下走肠间沥沥有声也。饮水流于胁下者，咳唾鼓动，牵引作痛，则为悬饮。其归于四肢者，不能化汗外出，必身体疼重，则为溢饮。其不下行而上犯者，肺气壅阻，饮邪充塞，必咳逆倚物布息，呼吸短促，不得眠卧，饮阻气逆，其形如肿，则为支饮。

经文：（三）水在心，心下坚筑短气，恶水不欲饮。（坚，谓坚实。筑，千金作筑筑，谓筑筑然悸动也。短气，谓饮阻往来上下之气也。本篇水是指饮邪，下仿此。）

简释：此从四饮之后而言饮邪托五脏之证候也。水在心，谓饮注于心包也，水饮上凌，心阳不宣，心下坚实痞结，筑筑然悸动，而短气恶水不欲饮也。

经文：（四）水在肺，吐涎沫，欲饮水。（吐涎沫，即咳而吐痰也。）

简释：水饮支注肺脏，肺气不能清肃下行，而上吐涎沫，则津液不布，而渴欲饮水。

经文：（五）水在脾，少气身重。

简释：水饮在脾，则脾阳不运，湿盛气滞，中气不足而身重。

经文：（六）水在肝，胁下支满，嚏而痛。（支满之支，与支饮之支同义，见本篇第二节小注。）

简释：肝脉布胁肋，水饮在肝，故胁下支满，嚏而振动鼓冲作痛也。

经文：（七）水在肾，心下悸。（有谓心字为脐字之伪，太泥因脐下悸甚者多心下悸也。）

简释：水饮在肾，上逆凌心，故心下筑筑然悸也。○以上举脏即可赅腑，而三焦为水谷之道路，气之所终始，所关尤重。

经文：（八）夫心下有留饮，其人背寒冷如手大。（手，宋校本作水，今拟依通行本改为掌字，较妥。胸膈在心下，心系在背，膈有留饮，由膈而走向后背，着于心系之后，故冷如掌大，正应心之部位。）

简释：留饮者，即痰饮之留而不去者也，背寒冷如掌者，留饮之处，阳气被阻，不能温也，与第九篇心痛彻背之理相同。○饮留不散，则变证多端，四饮皆从留饮始。

经文：（九）留饮者，胁下痛，引缺盆，咳嗽则辄已。（原注一作转甚，《脉经》，《千金》，均作转甚，或谓已即甚，经典中常有此义，故辄已即辄甚，似不若直以《脉经》《千金》作转甚者为易解，亦有以饮结胁下作痛，咳嗽则振动而水饮有移动之势，故痛辄止，但旋止旋痛，或加剧耳。）

简释：缺盆者，脏腑经脉上下之道路，故饮留于胁下者，阻塞厥阴少阳经脉升降之机，其痛则上引缺盆，咳嗽则转甚者，亦咳唾引痛，嚏而痛之理也。○此悬饮之一证。

经文：（一〇）胸中有留饮，其人短气而渴，四肢历节痛，脉沉者，有留饮。（脉沉以下，《直解》为另条，《金鉴》从之，且疑渴为喘之伪，但第四节水饮在肺，亦欲饮水，沉潜水蓄，又为脉法古训，似不必致疑。）

简释：饮阻胸部，肺无降路，津液凝滞，故气短而渴，水饮自胸膈而流四肢关节，故致酸痛，若脉不浮而沉，则为留饮而非外感淬入之邪。○此支饮甚则变为溢饮之一证。

经文：（一一）膈上病痰满喘咳吐，发则寒热，背痛，腰疼，目泣自出，其人振振身瞤剧，必有伏饮。（病痰，《脉经》，《千金》，均作之病，脉经原注云：目泣自出，一作目眩，有疑满字应在喘字下者，有疑吐字系唾字之伪者，有疑吐字应属下句读者，均不可从，伏饮指水饮之久留于膈上伏而为病者。）

简释：膈上清空之地，为伏饮所踞，则肺气不能肃降，胃中浊气上逆而蒸饮为痰，痰阻窍隧，则胸满而喘促，饮邪上逆，则咳而呕吐，太阳总统营卫，肺卫为饮邪所伤，则营阴束其卫阳，是以发则寒热，背痛，腰疼，肺之志悲，故目泣自出，其人振振身瞤剧者，盖由伏饮湿盛，三阳之气，为阴邪遏抑，郁而不舒所致，此乃伏饮为病之证也。○此示伏饮之证状，以明新饮伏邪之辨，及留饮伏饮之异。

经文：（一二）夫病人饮水多，必暴喘满，凡食少饮多，水停心下，甚者则悸，微者短气，脉双弦者寒也，皆大下后喜虚，脉偏弦者饮也。（《脉经》，脉双弦以下为别条，《直解》、《金鉴》从之，编注，论注，正义，无喜字。《直解》、《本义》、《金鉴》喜作里。《千金》、《外台》，虚下有耳字。○此示饮邪有骤致与积渐之异，脉亦迥殊。饮水多二句，言骤致。食少饮多四句言积渐。可参考《伤寒论》简释，八十二节；一百四十一节。脉双弦为寒，即弦则为减也。单弦为饮，则不尽属虚寒也。）

简释：病人阳虚湿盛，火升作渴，饮水过多，不能消化，水阻肺气，必骤致喘满，凡脾胃不能运化而食少饮多者，渐积而水停心下。甚者水饮凌心而悸，微者肺气被阻遏而苦短气，脉弦为寒，所谓寒则牢坚，弦则为减是也，脉弦为饮，所谓支饮急弦是也，本节以双弦偏弦对举，为切脉断病之法。更以双弦之寒证，皆大下后喜虚，于言外指示治饮之准绳，不仅论脉也。

经文：（一三）肺欲、不弦，但苦喘，短气。（苦，《脉经》、《千金》作喜，本节九字，《脉经》连于脉双弦者寒也十八字之下为一节，盖承上论弦脉，故肺饮下无脉字。）

简释：肺饮者，肺中有水饮也，纵使脉象不弦，但仍苦喘促而短气，因饮阻肺气清降，证明确有留饮，不待切而后知。

经文：（一四）支饮亦喘而不能卧，加短气，其脉平也。（《千金》、《外台》作眠，亦字承上节言。）

简释：支饮为水饮上犯肺之病，故喘而不能卧，且短气也，其脉平，谓不必见弦象也，此亦承上两节论脉而言。

经文：（一五）病痰饮者，当以温药和之。（《外台》引范汪病痰饮者，当以温药和之。半夏汤，《千金》名之曰小半夏汤，是晋唐人均以本节与次节苓桂术甘汤合看，非以本节十字概括一切治饮方法，后人多误以温药和之，为治饮须以温热方，又误以痰稠为火热，饮稀为水寒，痰而兼饮，则用不凉不热之温和剂者，皆失考，不可从，痰，《脉经》、《千金翼》，均作谈，即本篇第二节所举之淡饮病也，淡与澹通，水摇动貌。）

简释：病痰饮须用温药和之者，具如下节经文，并须读本篇第一第二节经文，乃知方证吻合。

经文：（一六）心下有痰饮，胸胁支满，目眩，苓桂术甘汤主之。

简释：心下有痰饮，阻滞三焦腠理升降之路，故胸胁支满，厥阴风木郁遏不能疏泄，少阳相火浮越不能下行，故目眩也，苓桂术甘汤，茯苓淡渗以利水饮，桂枝宣导以行阳气，白术去湿健脾，甘草和中益气，同为补阳疏肝培土之剂。即上节所谓温药和之也。

苓桂术甘汤方：

茯苓四两　桂枝　白术各三两　甘草二两

上四味，以水六升，煮取三升，分温三服，小便则利。

（本方见伤寒简释太阳中篇第七十二节，白术作二两，用法方义已详。《千金》名本方为甘草汤，治证同，《圣剂总录》，则名之曰茯苓汤，将心下有痰饮五字，易为三焦有水气，余同，亦通。）

简释：此方温肾泄湿之法，化而裁之，淡饮之主方也。

经文：（一七）夫短气有微饮，当从小便去之，苓桂术甘汤主之，肾气丸亦主之。

简释：短气由于有微饮，自当以通阳利小便为治，苓桂术甘汤培土泄水，肾气丸，温肾利水，皆通利小便之法，必察其证而施用。喻昌援《难经》呼出心与肺，吸入肾与肝之义，而分主二方，失之太鉴，其徒徐彬、尤怡均不从其说，《金鉴》采之，浅注录之，过矣。因饮停而气不能降，水不能化，呼吸均感短气者多，自不能仅依喻说，以断定其宜用某方，必实事求是，审其兼见之证候以定之，更须注意此仅由有微饮而已，若饮之甚重者，则应遵经旨，另谋治法。

苓桂术甘汤方：见上

肾气丸方：已见第五篇附方，又详见第十三篇、第二十二篇。

经文：（一八）病者脉伏，其人欲自利，利反快，虽利，心下续坚满，此为留饮欲去故也，甘遂半夏汤主之。（此为留饮欲去故也八字，《金鉴》谓当在利反快之下。但汉文法多以最后语释上文，似不宜改。《脉经》，《千金》、《外台》，反上有者字，续坚满三字，可知心下必自初即坚满也。此为留欲，是指定病名，欲去故也，是指治法，审其利后反觉快畅，是欲去饮乃得安适，故用攻饮之剂。）

简释：上言脉沉者有留饮，此言脉伏者，饮更深潜也，其人欲自利，利反快者，所留之饮，从利而减，病者自觉轻松也，虽利心下续坚满者，留饮旋复注于心下也，故必攻下留饮，乃可愈也，治以甘遂半夏汤，甘遂苦寒，迅利，专决积饮，半夏辛平，主治心下坚，排决水饮，开胸膈胀塞，故以之同为主药，芍药甘草，苦甘合用，疏通血络，药去滓而和蜜者，欲其缓以留中，并取其润下之性，使内藏积垢易去也。《衍义》，《直解》，谓以甘草缓甘遂之性，《心典》则谓其有相激相成作用，《金鉴》，《浅注》从之，论者多谓未确。○审证用药，无丝毫之差，自不必拘执一切，惟药性相反，使人惊疑，不能不加意谨慎，学验肤浅者，尤以不用为稳。

甘遂半夏汤方：

甘遂大者三枚　半夏十二枚，以水一升，煮取半升，去滓　芍药五枚（《千金》作二枚，《外台》作一两）　甘草如指大一枚（一本作无，四字未详，《千金》有水一升，煮取半升）

上四味，以水二升，煮取半升，去滓，以蜜半升合药汁，煎取八合，顿服。（《千金》作右四味，以蜜半升，内二药汁，合得一升半，煎取八合，顿服之。盖甘遂半夏同煮，芍药甘草同煮，后合二汁，加蜜再煮也，《本草》谓甘遂甘草相反，此煮法似有深意，当遵《千金》煮法为是。）

简释：方义已见上文。

经文：（一九）脉浮而细滑，伤饮。

简释：脉浮，本非饮也，浮中而见细，滑，则为伤饮，谓饮水过多所伤，乃初病饮邪未深之诊也。

经文：（二〇）脉弦数，有寒饮，冬夏难治。

简释：脉象与病证未合，遇冬严寒夏酷热之时，治之不易，戒医家病家，均应慎之，非谓死而不可治也。

经文：（二一）脉沉而弦者，悬饮内痛。病悬饮者，十枣汤主之。

简释：沉主里而饮脉弦，故悬饮内聚，阻碍厥阴少阳上下之路，是以冲击而痛，故治悬饮，非排决渠隧蓄饮不可，攻之不嫌峻。十枣汤甘遂大戟芫花苦辛峻厉，攻破水饮窠囊，实去菀陈莝之猛剂，故为维护真元剂，特主之以大枣，则不致伤脾而损正气也，观方后服药，必于平旦，羸人必须减其量，若服药不下者，亦必俟明日乃可更服，仲景教人慎重之意，学者不可忽也。

十枣汤方：

芫花_熬　甘遂　大戟_{各等分}

上三味捣筛，以水一升五合，先煮大枣十枚，取八合，去滓内药末，强人服一钱匕，羸人服半钱匕，平旦温服之，不下者，明日更加半钱，得快利后，糜粥自养。（捣筛，《伤寒论》作各别为散。）

简释：已见上文应参看《伤寒论》太阳下篇，一百六十七节，经文及简释。

经文：（二二）病溢饮者，当发其汗，大青龙汤主之，小青龙汤亦主之。（《脉经》，《千金》，并作小青龙汤主之，《千金》注云，范汪用大青龙汤，《外台》云，范汪，溢饮者，大青龙汤主之。）

简释：水气流行，归于四肢，当汗出而不汗出，身体重痛，谓之溢饮，故治溢饮，应发其汗，其阳气郁阻而肺热者，宜大青龙汤，其阴气逆冲而肺寒者，宜小青龙汤，必审其证状而施之。

大青龙汤方：

麻黄_{去节六两}　桂枝_{去皮}　甘草_{炙各二两}　杏仁_{去皮四十个}　生姜_{三两}　大枣_{十二枚}　石膏_{碎如鸡子大}

上七味，以水九升，先煮麻黄减二升，去上沫，内诸药，煮取三升，去滓，温服一升，取微似汗，汗多者，温粉粉之。

小青龙汤方：

麻黄_{去节三两}　桂枝_{去皮三两}　芍药_{三两}　甘草_{炙三两}　细辛_{三两}　干姜_{三两}　半夏_{汤洗半升}　五味子_{半升}

上八味，以水一斗，先煮麻黄减二升，去上沫，内诸药，煮取三升，去滓，温服一升。

简释：大青龙方后温粉，小青龙方后加减法，应参看《伤寒论》太阳中篇第四十二节至第四十六节简释。

经文：（二三）膈间支饮，其人喘满，心下痞坚，面色黧黑，其脉沉紧，得之数十日，医吐下之不愈，木防己汤主之。虚者即愈，实者三日复发，复与不愈者，宜木防己汤去石膏加茯苓芒硝汤主之。（木防己，俞桥本及坊刻全书本，并作心防己非是，《千金》膈间下有有字。面色鳌黑阳明病也，见《灵枢·经脉篇》。）

简释：膈间有支饮，阻碍肺胃下行，则三焦窒塞不通，肝胆经气郁结，遂为喘满，为心下痞坚，水饮深积胃中，升降失职，故血不华色，面色鳌色，脉象沉繁，是为饮邪实证，实证虽可吐下，而饮邪之实，不仅在上焦或中焦与下焦，其黏瘀缠绵于三焦者，固非专吐专下所能愈，宜其得之数十日医吐下之而不愈也，是宜木防己汤，防己桂技，苦辛合化，能行水气而疏木郁，肺胃浊气逆升，三焦伏饮化热，津液受烁，故必佐石膏人参，清肺生津，助肺胃清降也。肺虚津亏者，服此自当即愈。若水饮凝结，浊唾滞塞窍隧，则非石膏所能清解，必易芒硝软坚化滞，茯苓利水泄湿也。

木防己汤方：

木防己_{三两}　桂枝_{二两}　石膏_{十二枚鸡子大}　人参_{四两}

上四味，以水六升，煮取二升，去滓，分温再服。（石膏十二枚鸡子大，《千金》同，《外台》作三枚，但宋本《外台》仍作十二枚，按本方石膏无碎字。）

木防己加茯苓芒硝汤方：

木防己　桂枝_{各二两}　芒硝_{三合}　人参　茯苓_{各四两}

上五味，以水六升，煮取二升，去滓，内芒硝，再微煎，分温再服，微利则愈。（《千金》《外台》均作木防己三两，存参）

简释：方义已见上文。

经文：（二四）心下有支饮，其人苦冒眩，泽泻汤主之。（冒者指昏冒而神不清，如有物冒蔽，眩者，指目眩而乍见空华，或晕甚欲仆地。）

简释：心下停有支饮，其人阳不下潜而苦眩冒，泽泻汤泽泻利水排饮，辅白术补中燥湿也。

泽泻汤方：

泽泻_{五两}　白术_{二两}

上二味以水二升，煎取一升，分温再服。

简释：世医见本方只二味，多谓其治支饮之轻者，及其治常苦冒眩之由于心下有支饮者，又滥用杂方以误之，由其不注意经方并本经也。

经文：（二五）支饮胸满者，厚朴大黄汤主之。（胸满，有疑系腹满之伪者，非是，《千金》云酒客咳者，必致吐血，此坐久饮过度所致也。其脉虚者必冒，胸中本有支饮，支饮胸满厚朴大黄汤主之。可证本节，是治湿热血瘀气阻之方，因湿热停滞胸部，则胆胃经脉，均上逆不降，湿热化燥，肺被熏烁，故宜下泄。）

简释： 胸次为支饮所踞，肺气不能清肃下行，膈间壅满，胃脘堙塞。不能降运，厚朴大黄汤，枳朴降逆而下气，重用大黄泄胃而通瘀滞，留滞胸部之水饮，亦顺降而下矣。经方量别，则方名与所治之证均异，不可误作厚朴三物汤及小承气汤论。

厚朴大黄汤方：

厚朴一尺　枳实四枚　大黄六两

上三味，以水五升，煮取二升，分温再服。

简释： 方义已见上文。

经文：（二六）支饮不得息，葶苈大枣泻肺汤主之。（方见第七篇肺痈中）

简释： 支饮留精，气塞胸中，故呼吸不利，以气壅则液聚，液聚则热结，所以治法同乎肺痈也，葶苈大枣泻肺汤，葶苈入肺，通闭泄满，用大枣者，不使伤正也。

葶苈大枣泻肺汤方： 见第七篇肺痈门。

经文：（二七）呕家本渴，渴者为欲解，今反不渴，心下有支饮故也。小半夏汤主之。

简释： 外邪上溢而呕。必伤津液，自当作渴，故曰呕家本渴，渴则病从呕去，谓之欲解，今反不渴，当是心下有支饮停蓄上逆而呕，故呕不渴，则当治饮，小半夏汤半夏味辛性燥，辛可散结，燥可蠲饮，生姜制半夏之悍，且以散逆止呕也。

小半夏汤方：

半夏一升　生姜半斤

上二味，以水七升，煮取一升半，分温再服。

简释： 方义已见上文。

经文：（二八）腹满口舌干燥，此肠间有水气，己椒苈黄圆主之。

（圆，宋人避赵桓嫌名所写，应作丸。）

简释：肠间有水气，即前言水走肠间沥沥有声之痰饮病也，三焦水道不通，升降之机窒塞，则水饮停而腹胀满，水不化气而口舌干燥。己椒苈黄丸，防己疗水湿，利大小便，椒目治腹满，去十二种水气，葶苈大黄泄热以去其闭也。渴由热结胃肠所致，故加芒硝软坚，以促其下泄也。

防己椒目葶苈大黄丸方：（《千金》名椒目丸）

防己　椒目　葶苈熬　大黄各一两

上四味末之，蜜丸如梧子大，先食，饮服一丸，日三服，稍增，口中有津液，渴者加芒硝半两。

简释：方义已见上文。

经文：（二九）卒呕吐，心下痞，膈间有水，眩悸者，半夏加茯苓汤主之。（卒音猝，据《千金》、《外台》，半字之上应有小字。）

简释：水饮上逆，则猝然呕吐，膈间停饮，则心下痞，决渎之官失职，升降之机窒，则悸眩诸症齐见，半夏加茯苓汤，半夏生姜，止呕降逆，加茯苓去其水饮也。

小半夏加茯苓汤方：

半夏一升　生姜半斤　伏苓四两

上三味，以水七升，煮取一升五合，分温再服。

简释：方义已见上文。

经文：（三〇）假令瘦人，脐下有悸，吐涎沫而癫眩，此水也，五苓散主之。（癫，《论注》、《编注》、《心典》、《悬解》、《本义》、《正义》，均作颠，金鉴谓当作巅。按：颠，通作巅，自以作颠为是。假令瘦人之瘦字，《金鉴》谓当是病字，非是，因素盛今瘦为痰饮见证，此处明言假令，即第二节所指证象之一也。）

简释：瘦人，即素盛今瘦之人，颠弦，即目眩之欲颠仆者，吐涎沫，水逆于肺也，皆痰饮为患，决渎之官与州都之官均失其职，肝气不能疏泄，郁陷于膀胱，肾阳不能蒸化膀胱之水，是以如欲作奔豚之脐下悸，亦有时而见矣。法当于苓桂术甘、泽泻、半夏加茯苓诸汤之外，以五苓散治之，二苓术泽，淡渗泄湿而燥土，桂能疏肝化气而伐水邪也，曰多服暖水汗出者，盖欲使表里分消其水，非挟有表邪而欲两解之谓。

五苓散方：

泽泻一两六分　茯苓　白龙各三分　桂枝二分去皮

上五味为末，白饮服方寸匕，日三服，多饮暖水，汗出愈。

简释： 方义已见上文，应参看《伤寒论》简释，太阳中篇七十七节，下篇一百五十五节，阳明篇二百六十一节。及其他论本方各节，以资研究。

附方

《外台》茯苓饮：治心胸中有停痰宿水，自吐出水后，心胸间虚，气满，不能食，消痰气，令能食。（《外台》第八卷痰饮食不消及呕逆，不下食门引延年，注云、仲景方同，是本经方，而《金匮》脱佚者。宋人校补，仍录书名。后之学者应师之。又本方痰饮吐后气虚不能食者，宜之，即胸痹门橘枳姜汤加苓术人参，病后调理，用姜甚重，橘枳苓术，利水行气，则人参有益于脾胃，无助饮之弊，李杲治脾胃诸方，多脱胎于此。）

茯苓　人参　白术各三两　枳实二两　橘皮二两　生姜四两

上六味，以水六升，煮取一升八合，分温三服，如人行八九里进之。（味下《外台》有切以二字，合下有去滓二字。）

经文： （三一）咳家其脉弦，为有水，十枣汤主之。（咳家，指水饮内蓄，气逆上冲之咳嗽者，脉弦为有水饮，此论因水饮而咳嗽者，故列于本篇痰饮诸节之后。与肺胀痈痿咳嗽上气不同。）

简释： 咳家有由于水饮者，其脉眩，其见证亦必有饮邪可踞，例如《外台秘要》载许仁则论饮气咳者，由所饮之物，停滞在胸，水气上冲，肺得此气，便成咳嗽，经久不已，渐成水病，其状不限四时昼夜，遇诸动嗽物即剧，乃至双眼突出，气如欲断，汗出、大小便不利，吐痰饮涎沫无限，上气、喘气、肩息，每旦眼肿，不得平眠，此即咳家有水之明证也，十枣汤逐水饮自大小便出，则肺气宁而咳自愈。

十枣汤方：见前。

经文： （三二）夫有支饮家，咳烦胸中痛者，不卒死，至一百日，或一岁，宜十枣汤。

简释：曰，夫有支饮家，则支饮之由来旧矣，乃因循失治，病气变迁，有加无已，始仅乘肺而咳逆，今则乘心而烦，始仅倚息不得卧，今则胸中宗气为饮邪搏结，有似悬饮之痛，其甚者，营卫遏绝，神气乃亡而猝死矣。否则延久不愈，至一百日，或一岁，仍应逐去水饮，乃可挽救，审其人形气俱实者，宜十枣汤攻之。

十枣汤方：见上。

经文：（三三）久咳数岁，其脉弱者可治，实大数者死，其脉虚者，必苦冒，其人本有支饮在胸中故也，治属饮家。

简释：此承上节论咳嗽之因于饮邪者，虽经时颇久，亦应从饮家治法，而续论久咳医数岁之脉证也。久咳数岁，不属于虚劳者，乃脾肺素虚，肺气滞而不能清降，津化为饮，上溢肺叶空窍之处，即支饮伏饮之类，偶有外感，内之伏饮，即应之而发，世俗所谓痰火久不愈者是。然久咳必邪正两衰，脉弱乃与证合，故为可治。实大数者，邪盛正亏，故不易治，甚或主死。其脉虚者，乃膻中宗气不布，痰饮浊气，上溢胸中，气逆不降，所以苦冒。因其人本有支饮在胸中，故必治支饮，则咳自愈。仲景不云某方主之，而曰治属饮家，其教人施治之法，至为深切。

经文：（三四）咳逆倚息不得卧，小青龙汤主之。（倚几而息，能俯不能仰，名曰倚息，即第二节所举之支饮证也，肺主声，变动为咳，胸中素积支饮，壅阻肺气，则咳逆倚息不得卧。肺主卫，肺为水饮所溃，则固卫周身之卫气亦病矣，纵无外感，亦必营卫不和，使太阳不能护卫于表。饮邪既阻肺气清肃下行之路，则胃逆而失其消化之力，脾必病湿，而中气不能升降于里，故治以青龙汤双解之。）

简释：支饮在胸膈，气阻不降，营卫郁遏，必致行愆其度，故宜小青龙汤，通表泄水，下气止咳，补中涤饮而降逆也。此节以下五节，《金鉴》合为一节。

小青龙汤方：见上。

经文：（三五）青龙汤下已，多唾，口燥，寸脉沉，尺脉微，手足厥逆，气从小腹上冲胸咽，手足痹，其面翕热如醉状，因复下流阴股，小便难，时复冒者，与茯苓桂枝五味甘草汤治其气冲。（下已者，服毕也，唾，指浊唾，即稠痰，痰稠为饮去之征。如今之患支饮者，及其欲愈，必吐稠痰。从本节起，开始即叙上节约验，继则随征转方，即古人之医案。然系举例，学者当细参其精义，以应万变之病情。若拘执六方以逆测病证，则非仲景诲人之旨矣。坊本误唾字为喝字，致注家曲解，应正之。）

简释：小青龙汤，固为内饮外寒咳嗽之主方，但病者本身体质不一，所患兼证亦异，用方时，必审虞依证处理，仲景恐后学忽略，故特示救逆诸方，以备隅反。例如本节叙多唾口燥，一面固指小青龙服后表寒已退，支饮所现之咳逆倚息不得卧诸证已平，惟其人支饮虽散，他证续见，是由其人本身体质尚有弱点，则多唾口燥，一面又为肺津受烁之征。寸脉沉、尺脉微、手足厥逆，气从少腹上冲胸咽，是由其人根蒂不固。汗后亡阳，而风木郁冲也，手足痹，其面翕热如醉状，汗泄血中温气，经络滞塞，冲任之气，尽同阳明之燥气上冲于面也，冲已而降，复下流阴股，而不行决渎，故小便不利。疏泄失职，郁冲不已，胸中支饮，阻遏升降，阳不归根，故时复昏冒。此与发汗后脐下悸者欲作奔豚用茯苓桂枝大枣甘草汤之理略同。（见《伤寒论》太阳中篇第七十节，金匮第八篇第五节）。但彼用大枣之甘以补土制水，此用五味之酸以敛肺而纳肾气，因痰饮本肺胃之病为多，而小青龙汗后，肾虚阳浮，冲任之火上逆，非速治其冲气不可，故用茯苓桂枝，抑冲气使之下行。甘草补中而伏虚火。五味子酸温，降肺强阴，以收纳肾阴也。仲景五味子必与干姜同用，此方专用之者，因服小青龙之后，发泄已甚，冲气大动，故暂以之专敛耳。

苓桂五味甘草汤方：

茯苓　桂枝各四两　五味子半升　甘草三两炙

上四味，以水八升，煮取三升，去滓，分温三服。

简释：桂枝，《千金》作二两，《外台》作一两，皆非也。方义已见上文。

经文：（三六）冲气即低，而反更咳，胸满者，用桂苓五味甘草汤去桂加干姜细辛，以治其咳满。（低，平也，下也，指服方后冲气已平也，更咳者，以原病咳逆倚息不得卧，因服小青龙汤后，咳已减轻，现又咳甚也，胸满者，冲气虽平，而胸膈水饮之伏匿者，又因脾湿胃逆，肺气不降而续出壅遏于胸次也，桂枝伐肾邪，泄奔豚，今冲气已平，故去桂枝。）

简释：服前方而冲气已平，反更咳胸满者，饮邪壅逆胸中，肺不得宁也。故去桂加干姜细辛合方中之五味，以治其咳满，茯苓甘草培中土以排水饮之源也。

苓甘五味姜辛汤方：

茯苓四两　甘草　干姜　细辛各三两　五味子半升

上五味，以水八升，煮取三升，去滓，温服半升，日三服。

简释：已见上文。

经文：（三七）咳满即止，而更复渴，冲气复发者，以细辛干姜为热药也。服之当遂渴，而渴反止者为支饮也，支饮者法当冒，冒者必呕，呕者复内半夏以去其水。

简释：咳满即止，谓服苓甘五味姜辛汤后，咳嗽胸满皆已也。而更复渴，冲气复发者，谓桂枝茯苓五味甘草汤证又作也。以细辛干姜为热药也，是咳满止而作渴者，为冲气非饮也，治宜酌用桂枝茯苓五味甘草汤，不得仍用干姜细辛等药。若不作渴而咳满不止者，则为支饮而非冲气，仍当用细辛干姜，不得误作冲气治之。惟冲气有时复冒证，支饮亦有冒证，其不同者，冲气之冒不呕，支饮之冒必兼呕证，以饮邪犯胃也。宜仍用苓甘五味姜辛汤加半夏以去冒中之饮。（汉文简奥，后人因不易领会，致生误解者不少，有分作两截读者，以咳满即止至为热药也作一截看。服之以下接上节治其咳满句读者，亦接引初学之法。）

茯苓甘草五味加干姜细辛半夏汤方：

茯苓四两　甘草二两　五味子半升　干姜二两　细辛二两　半夏半升

上五味，以水八升煮取三升，去滓，温服半升，日三服。

简释：气冲之由于肾虚阳浮者，用茯苓桂枝。水饮之上逆而冲肺胃者，用半夏桂姜细辛，经方之定则也。至五味子除苓桂五味甘草汤一方之外，无不偕细辛干姜同用者。后世因其补敛而滥施之，过矣。

经文：（三八）水去呕止，其人形肿者，加杏仁主之。其证应内麻黄，以其人遂痹，故不内之，若逆而内之者，必厥，所以然者，以其人血虚，麻黄发其阳故也。

简释：服苓甘五味加姜辛半夏汤后，水去呕止，其人形肿者，此水饮去，胃气已和，而肺卫尚壅滞未通也，麻黄泄卫郁可以通之，因其人服小青龙汤后，阳随汗泄，手足麻痹，故不纳之。若逆而纳之者，则汗泄血中温气，必手足厥冷，而血虚之人，最易厥脱，故只加杏仁以疏肺壅而泄卫气也。

苓甘五味加姜辛半夏杏仁汤方：

茯苓四两　甘草　干姜　细辛各三两　五味子　杏仁　半夏各半升

上七味，以水一斗，煮取三升，去滓，温服半升，日三服。

简释：方取适证，如本方之不用麻黄，与小青龙汤加减法中之喘者去麻黄加杏仁，皆应深研其义蕴也。

经文：（三九）若面热如醉，此为胃热上冲熏其面，加大黄以利之。

简释：服小青龙汤后，或服苓甘五味加姜辛半夏杏仁汤之后，面热如醉，审其脉证确为胃热上冲熏其面者，即加大黄以利之。以大黄苦寒，主下瘀血留饮宿食，有推陈致新之功，与姜辛之热各自为功而无妨也。

苓甘五味加姜辛半夏大黄汤方：

茯苓四两　甘草二两　干姜　细辛各三两　五味子　半夏　杏仁各半升　大黄三两

上八味，以水一斗，煮取三升，去滓，温服半升，日三服。

经文：（四〇）先渴后呕，为水停心下，此属饮家，小半夏加茯苓汤主之。

简释：水停心下，火升作渴，饮而新水又停，是以作呕，此属饮家。小半夏止呕降逆，加茯苓去其停水，盖因始由停饮致渴，终因渴饮更益其水饮而致呕。故当治饮邪而不必治其渴，更不可疑半夏性燥而不敢用，盖饮邪既去，则呕止津通，而渴自已也。

小半夏加茯苓汤方：见上。

消渴小便利淋病脉证并治第十三

脉证九条、方六首

（淋、癃，皆小便不利之病，古音同为一声，汉殇帝名隆，改隆虑系为林虑系，可证，说见戴侗六书故。《本草经》、《内经》本用癃字、作淋，则为后人所改。故标题小便利淋。注家欲于利上加不字者，盖疏于考核耳。）

病有消渴而小便反多或不利，有小便不利，有淋。诸病综合而现者有之，单一而现者有之，病虽遍涉各脏腑经络，而厥阴为病则一，仲景列于一篇以便研究。《内经》只称消证，如《灵枢·师传篇》，胃中热则消谷，令人悬心善饥。《素问·气厥论》：心移寒于肺，肺消。移热于肺，传为膈消，《阴阳别论》：二阳之病……其传为风消，二阳结谓之消。至消渴为引饮不止，释名释疾病篇已有之。司马相如常病消渴，则迁，固，同有记载。可见汉代通用此名，仲景承而用之。若六朝通行渴利，内消等名，巢源，《千金》记述颇详。宋元以后，分消渴为上、中、下三消，现尚通行。近人以消渴中有肾虚溺甘证（《外台》已载六朝人消渴尿甘之论），遂概指消渴为糖尿病，其实本篇所论消渴，原不限于尿甘一证，自不可用糖尿病三字易消渴之名也。

经文：（一）厥阴之为病，消渴，气上冲心，心中痛热，饥而不欲食，食则吐蛔，下之不肯止。（《脉经》冠有师曰二字。食则吐蛔，作食即吐。是。《金鉴》误从喻昌谬说，谓系错简。不知喻昌臆说，尤怡、徐彬、俱不以为是。清代官修之书，反朵之，鄂尔泰辈不足责，当时医风可想见矣。厥阴指心包络和肝，以相火从风木化气之名。本节与《伤寒论》厥阴篇三百四十节之文，除后二句外，完全同。可知六经之为病，非专指伤寒外感，实包括一切杂病也。）

简释： 厥阴与少阳为表里，因肝脏与包络木火之脏合化风木，胆腑与三焦木火之腑合化相火。平调即上清下暖，水升火降，疾疢不作，否则肝木郁陷而生风燥，包络相火不降而热炽，益以中见之少阳相火与风木相煽，势必血枯津竭，熏灼肺胃，则消渴，饥而不欲食，食则吐逆。血耗液涸，风气上冲心中，则疼热。误投下剂，益损其中气，肝愈郁陷而风燥愈甚。邪热逆升不已，诸证更不易止。此论消渴之根源于风火。昧者谓系后人从《伤寒论》采入，是不明厥阴之为病必现诸证，固无分乎外感与内伤也。可参阅《伤寒》简释导言及厥阴篇提要，以资贯通。学者能明消渴根源于木火，则知宋元以降俗工强分上消、中消、下消，为三段，而不明诸证之相因而致之误矣。

经文：（二）寸口脉浮而迟，浮即为虚，迟即为劳，虚则卫气不足，劳则营气竭。（诸本及《脉经》，皆合下为一节，《金鉴》分为二节，且误解为错简，不可从。）

简释： 首节论消渴之原因于木火内烁，次即论脉象以明之。二三两节本为一节，论太阴阳明之脉变，由于厥阴纵横乘侮所致（乘脾曰纵，乘肺曰横，外感有之，内伤亦然，《金匮》首论治肝，并群叙风气能生物害物，后贤又称风为百病之长，皆此义也），故举寸口趺阳合论，以明太阴阳明虚实之理。更可证明仲景诊脉，是依《内经》，故《伤寒杂病论集》，曾议当时医工，按寸不及尺，握手不及足，人迎趺阳，三部不参，等语。非若后世仅诊寸口也。

经文：（三）趺阳脉浮而数，浮即为气，数即消谷而大坚（一作紧），气盛则溲数，溲数即坚，坚数相搏，即为消渴。（诸本及《脉经》，皆连上节为一节，《金鉴》误分，不可从。《脉经》坚字均作紧。搏，音团，合也。大坚之大音泰，即阳明燥甚而坚硬紧张之谓，昔贤有土被火烧，坚硬如石之喻，故坚与紧字虽异而义则同，至胃肠太坚，则大便坚亦包括在内，《金鉴》谓大下应有便字。由其未忆及《阴阳别论》，二阳结谓之消。只记大便坚为熟习文句耳。不可从。气盛，指阳明受厥阴风火之害，燥气更盛也。）

简释： 太阴行气于三阴，脉候于寸口；阳明行气于三阳，脉候于趺阳。太阴主升，阴中之阳，升于脉络则经气盛，阳明主降，阳中之阴，降于肠胃则腑气和。太阴虚而经气衰，故寸口浮而迟；阳明盛而腑气旺，故趺阳浮而数。虚劳伤其营卫，为发热作渴之原；燥热耗其津液，为消谷引饮之渐；皆缘厥阴风火内炽，致太阴之湿不足，阳明之燥太盛。诊要经终论。厥阴终者，中热嗌干心烦善溺，故消渴，大便坚，小便数，所谓壮火食气证也。

经文：（四）男子消渴，小便反多，以饮一斗，小便一斗，肾气丸主之。（消渴病男女皆有之，此云男子，亦如第六篇血痹虚劳之提男子两字也，应参看。消渴之病率多小便不利，今饮一溲一，故云反多。）

简释： 此承上节而论消渴之治法，特举男子消渴之由于肾虚房劳者为例，以说明厥阴为病之理也。厥阴风木，母水而子火，病则风木之气疏泄太过，火不归根，下寒上热，上热则善渴，故饮水一斗，下寒则善溲，故小便亦一斗，因上热则烁肺而渴，下寒则肾失蛰藏之职而多溲也。肾气丸，附子桂枝温补肾气而舒畅肝木，薯蓣地丹敛疏泄之太过，滋营血之干燥，苓泽泄湿而辅脾肾之气化也。

肾气丸方： 已见第五篇附方，又见第十二篇第十七节，又详见第二十二篇妇人杂病门，治转胞不得溺，为利尿之药，此治尿多者何，盖调摄肾气，而决渎与州都之机关均可恢复其职能也。由此易知肾气丸以附子为君，余药乃其辅佐，学者从此悟入，则于经方之运用，能左右逢源矣。

经文：（五）脉浮，小便不利，微热，消渴者，宜利小便发汗，五苓散主之。（此节应参看《伤寒论》太阳中篇七十七节简释。）

简释： 上节既论肾失蛰藏之虚证，此节复论其腑膀胱不能化气所现之实证并治法以明之。《素问·灵兰秘典论》，膀胱者，州都之官，津液藏焉，气化则能出矣。故膀胱化水下出为小便，化气外出于皮毛，主周身之表，即太阳卫外之阳气也，今脉浮微热小便不利而消渴，是宜利水发汗，俾能化气生津，而消渴自止。五苓散，二苓泽术，通三焦之闭塞而渗湿生津，桂能化膀胱之气而疏肝以助其疏泄也。

五苓散方： 见第十二篇三十节。

经文：（六）渴欲饮水，水入则吐者，名曰水逆，五苓散主之。（此节参看《伤寒论》太阳中篇第八十节简释。）

简释：此赓续上节论水停作渴欲饮水而水入则吐之水逆证，亦宜五苓散之利水泄湿化气而生津也。

经文：（七）渴欲饮水不止者，文蛤散主之。（《金鉴》误袭陈言之说，谓文蛤即五倍子所制之百药煎能生津止渴云云，非是。仍以吴人谓之花蛤者为是。本节应参看《伤寒论》太阳下篇第一百五十五节简释。）

简释：《伤寒论》太阳下篇第一百五十五节，病在阴应以汗解之，反以冷水潠灌，致热被遏不得去，内烦而肉上粟起，意欲饮水，反不渴者，服文蛤散，不差者与五苓散，何以不直用五苓散而必先用文蛤散，注家谓其散水寒之在表者。兹以之治渴欲饮水不止，亦有取其咸寒退火，有益水润燥之功。心以下交于肾为补。急食咸以补之。以免炎上而移热于肺，传为膈消也。俗工多以是否真消渴为疑，过矣！

文蛤散方：

文蛤五两

上一味，杵为散，以沸汤五合和服方寸匕。

简释：方义已见上文。

经文：（八）淋之为病，小便如粟状，小腹弦急，痛引脐中。（《脉经》于本节经文上下均有文字，第九节经文亦与本节合在一节之内，文繁未录，可参看《脉经》原文）。

简释：厥阴为病，中见少阳相火，肝木郁陷，则生下热，纵则乘脾，横则乘肺，上文已备言之。三焦者，决渎之官，水道出焉，《灵枢·本输篇》：手少阳之脉，入络膀胱，约下焦，实则闭癃，虚则遗溺。《气厥论》：胞移热于膀胱，则癃，溺血。故淋之为病，全在下焦。前十一篇第十九节言热在下焦者则尿血，亦令淋秘不通，则知三焦相火，不能随水下蛰于肾脏，而肾失闭藏之职。厥阴风木不条达而下陷于膀胱，致膀胱热涩而不能藏津液，司气化。此言小便如粟状，即膀胱热盛，煮海为盐之石淋，其小腹弦急，痛引脐中，则由肝木郁结，经脉气血失其常度所致，后世所谓劳淋、气淋、血淋、膏淋等病，俱不外乎本节所示之理也。

经文：（九）趺阳脉数，胃中有热，即消谷引食，大便必坚，小便必数。(《脉经》于本节经文上下有文句与前节合列在一节之内，应检阅《脉经》原文，以资参考)。

简释：本节据晋人编述于上节之内，研究其理由，易知消渴与淋之悉缘于厥阴少阳风火为病也，郁陷于下焦，则为癃闭，淋秘溺血，弦急、引痛；熏灼脾胃，则胃热消谷引饮便坚溲数，而为后世之所谓中消，注家未达此旨者，多误指为错简，移置于三节之火，非是。

经文：(一〇) 淋病不可发汗，发汗则必便血。(此节已见《伤寒论》太阳中篇第九十二节，应参看)。

简释：膀胱蓄热，肝气陷陷，则为淋家。若发其汗，则迫血下行，即后世所谓血淋。

经文：(一一) 小便不利者，有水气，其人苦渴，瓜蒌瞿麦圆主之。(苦，赵刻本误作若，非是。圆应作丸，说见前。)

简释：水寒木郁，决渎失职，膀胱气化不行，故苦渴而小便不利，水气阻滞，不能升清降浊，则上热下寒，治以瓜蒌瞿麦丸，瓜蒌根薯蓣，清润肺燥，茯苓、瞿麦利水开闭，附子温肾，则寒退木荣，腹中温，则膀胱得阳和而气化津生矣。此方清上温下，与肾气丸之制相类，其利水生津，又与五苓散相类，学者宜细心辨之。

瓜蒌瞿麦丸方：

瓜蒌根二两　薯蓣三两　茯苓三两　瞿麦一两　附子一枚炮

上五味，末之，炼蜜丸梧子大，饮服三丸，日三服，不知，增至七八丸，以小便利，腹中温，为知。

简释：瞿麦苦寒，主关格，诸癃结小便不通，出刺、决痈肿，明目去翳，破胎堕子，下闭血。是其利水决壅之力甚巨。瓜蒌根苦寒，主消渴身热，烦满大热，补虚安中续绝伤，是其清上热生津液之力不小。但本方旨在利水化气，其用瓜蒌根为主药者，以其不仅擅生津之长，且有行水气之功，观柴胡桂枝干姜汤，牡蛎泽泻散，均用之以清肃肺气，治水之上源，可证本方以二味为主之义。茯苓薯蓣，补泻同用，以奠中土；附子温肾阳以暖下荣肝，助其疏泄，则三焦之气均调而决渎之职复其正常矣。

经文：(一二) 小便不利，蒲灰散主之。滑石白鱼散，茯苓戎盐汤并主之。（蒲灰即蒲黄，白鱼即石首鱼之干者，俗名曰鲞用其头中石，或因本经衣鱼亦名白鱼，直用衣鱼者，虽言之成理，但未武验，又有直用轿头尾之白鱼者，亦有去水之力，存备研究。）

简释：本篇本论消渴小便利淋（癃）病脉证，方虽少而理法已备，此栉承上节小便不利证而详示治法也。上节因有水气而苦渴，故以清上温下培土泄水丸剂利决渎之法治之，此则仅举小便不利一语，而不言其他兼证，直指三方，以备审证施用，似嫌太简，不知此正仲景教人研究药录本草，以资辨证施治之旨。如蒲灰散之蒲黄，《本经》谓甘平，主心腹膀胱寒热，利小便，止血消瘀血。正厥阴血分化瘀行血疏利之药，辅以甘寒主癃闭，利小便之滑石，为淋因于肝郁血滞之正方。后世因蒲灰有注为蒲席烧灰者，故不知即是蒲黄。《千金》第二十一卷治淋痛方，有用蒲黄滑石二味者，可证。滑石白鱼散，乱发，主癃闭，利小便，滑窍散瘀，血分药也，佐入滑石白鱼，下气利水剂中，能治木郁发热，水停血瘀之证。茯苓戎盐汤，重用茯苓淡渗为主，以白术辅之，戎盐滋肾而清膀胱，令邪热退，小便利，而阴液复也。

蒲灰散方：

蒲灰七分　滑石三分

上二味，杵为散，饮服方寸匕，日三服。

滑石白鱼散方：

滑石二分　乱发二分烧　白鱼二分

上三味，杵为散，饮服方寸匕，日三服。

茯苓戎盐汤方：

茯苓半斤　白术二两　戎盐弹子大一枚

上三味，先将茯苓白术煎成，入戎盐再煎，分温三服（先将以下十七字，赵、徐、俞本均缺，今依坊行本补）。

简释：均见上文。

经文：（一三）渴欲饮水，口干舌燥者，白虎加人参汤主之。（本节见《伤寒论》阳明篇第二百四十节，首冠有若字，盖承二百三十九节叙脉浮紧咽燥口苦腹满而喘，发热汗出不恶寒，反恶热……而示治法宜忌。此节叙消渴杂病，用方审证时，亦当注意参考伤寒所叙证象为宜。）

简释：风火炽盛，肺胃受烁，不能润泽脏腑而润口舌，故口干舌燥，渴欲饮水，治以白虎加人参汤，知母石膏泄热而清金，参甘粳米益气而和中土，气充津化，解渴祛烦之圣药也。应参考《伤寒论》阳明篇第二百四十节，暨其他关于白虎加人参汤各节的简释。

白虎加人参汤方：见第二篇暍病门。

经文：（一四）脉浮，发热，渴欲饮水，小便不利者，猪苓汤主之。（本节见《伤寒论》简释阳明篇第二百四十一节，首亦冠有若字，仍系承二百三十九节、二百四十节而言，故所叙证状，虽似五苓散证，而不致误治，因二百三十九节已说明经过证象及治法宜忌也。此节叙消渴杂证，固不似伤寒外感之经过，但其病机与治法，理实相通，应注意参考。）

简释：承前节而论风火炽盛之消渴也。彼以肺胃受烁而渴欲饮水口干舌燥，则用清金益气法治之。此以膀胱受烁而渴欲饮水，小便不利，脉浮发热，乃邪郁既深，液耗而干燥，不能疏泄，故治以猪苓汤。猪茯淡渗，与泽泻咸寒，同于五苓。不用桂术之温燥，特易滑石阿胶，泄三焦之火而利水，息厥阴之风燥而滋血，则诸证皆退矣。因是篇本论消渴小便利，淋，故以此节终焉。

猪苓汤方：

猪苓　茯苓　泽泻　滑石　阿胶各一两

上五味，以水四升，先煮四味，取二升，去滓，纳胶烊化温服七合，日三服。

简释：方义已见上文。

水气病脉证并治第十四

论七首、脉证五条、方十首

本篇论水气病，虽分列风水、皮水、正水、石水、黄汗，及五脏水、里水、气水诸名目，其源则多由土虚水泛，内郁于脏腑，则有气血之分，外溢于经络，则有气湿之别。发汗利水去宛（同郁）陈莝为施治之法，与《灵素》相符。后世肿胀虫证固已包括，即积聚病源治法亦多赖本篇阐发其义。或疑方法详于发汗逐水，对渗利攻下方剂缺而不备，不知经典医学重在指示病源并治疗法则，经方示范，不须于每节各示一方，学者悉心研究，自能触类旁通，固不必取后世方剂补注于各节中也。

经文： （一）师曰，病有风水、有皮水、有正水、有石水、有黄汗。

风水其脉自浮，外证骨节疼痛，恶风。

皮水其脉亦浮，外证胕肿，按之没指，不恶风，其腹如鼓，不渴。当发其汗。

正水其脉沉迟，外证自喘。

石水其脉自沉，外证腹满不喘。

黄汗其脉沉迟，身发热，胸满，四肢头面肿，久不愈，必致痈脓。

（胕音肤，与跗，肤通。《素问·水热穴论》，水病下为胕肿大腹。如鼓不渴，《脉经》注，巢源作如故而不满又不渴。有执《千金》胕肿作浮肿而以胕作肤解者，非是。《金鉴》从喻昌说。读胕为跗与经旨同，应从之。没指，指以手按肿处则陷凹，所谓窅而不起也。不恶风，指见风亦不畏也。）

简释： 风水，是得之内有水气，外感风邪，内水为外风所激而上行，故头面浮肿，其脉自浮，骨节疼痛，恶风。（证与风湿及中风相似，应互相参究。）

皮水或起于中喝伤冷水，水行皮中所致，或起于风湿未得术附并走皮中逐水气之治法所致，或由脾阳虚而湿盛，肺失节制，水溢于皮肤而为肿。肺主卫，其合皮毛，病则累及太阳不能总统营卫而固护周身。膀胱气化不行，水停于下，而为胕肿。按之没指，水在皮间而不在里，故脉浮而不渴，其腹亦外实中空如鼓也。治当发其汗，则玄腑通而气化行矣。（当发其汗虽包括风水治法处方则迥异。）

正水者，水之正病于肺膏。少阴水旺，故其脉沉迟，水上冲肺，气道壅遏，故外证自喘，《素问·水热穴论》，肺者，太阴也，少阴者冬脉也，其本在肾，其末在肺，皆积水也，故水病下为胕肿，大腹，上为喘呼，不得卧者，标本俱病。此水之自下而泛溢于上者也。（此肾藏阳虚，水凝气滞，脾肺之脉俱寒结，即阴阳别论三阴结谓之水之正病。所谓正者，即病生于水之本脏与水性本寒也。）

石水之病，亦起于肾寒。其脉沉，外证腹满不喘者，水寒凝结于腹内，坚满如石，《阴阳别论》所谓阴阳结邪（原作斜，音义均通。），多阴少阳，曰石水，少腹肿。即此病也。巢源谓水停聚脐间，小腹肿大，柳（音报，硬而突出之意）如石，故云石水，其候引胁下胀痛而不喘是也。

黄汗脉亦沉迟，与正水石水水邪在内无异，因水湿客于皮毛者盛，水邪内郁营血者深，故身发热，胸满，四肢头面肿，久延不愈，凝瘀蕴酿，致成疮痈，清烂成脓，本系水病因其汗出如柏汁色，故名黄汗，汗黄而身不黄，与黄疸异，身体肿而不黄，与一身面目黄肿无汗之里水证亦殊。虽身发热而两胫冷，与两胫亦热之历节病不同，临证时应注意。

经文：（二）脉浮而洪，浮则为风，洪则为气，风气相搏。风强则为瘾疹，身体为痒，痒为泄风，久为痂癞。气强则为水，难以俯仰。风气相击，身体洪肿。汗出乃愈。恶风则虚，此为风水。不恶风者，小便通利，上焦有寒，其口多涎，此为黄汗。（《伤寒论·平脉篇》：脉浮而大，浮为风虚，大为气强，风气相搏必成瘾疹，身体为痒，痒者名泄风，久久为痂癞。成注云：眉少发稀，身有干疮而腥臭。经谓脉风成疠，本书第五篇邪气中经，则身痒而瘾疹，均足证明，营卫壅阻，风毒深入血分。俛同俯，洪脉指浮而有力，来盛去衰，洪肿指水不循行常道，逆行而肿，即浮肿由于水逆之重者，此节应依唐宗海分段解为宜，《金鉴》《医碥》妄事删改，不可从。）

简释：脉浮而洪，浮为风邪之外袭，洪为卫气之内郁，风性疏泄，气性敛闭，外风与内气相搏，脉象如是。非仅据脉象而不详察证状也，继即举是脉所见病证之一二例以明之。如风邪因卫闭而深入营分，营郁热盛，不能疏泄而透出汗孔，停滞于腠理，则为瘾疹，为泄风，久延不已，营血之郁热莫宣，凝结为毒，腐溃肌肉，则为痂癞，为脉风，是当泄卫气之闭遏，清营血之郁热，则痂癞平矣，若气强而风不能外透于汗孔，且卫气敛闭太甚，即皮内腠理亦不能达，则气闭必化为水，以气为水母，气行则水行，气郁则水郁，气水鼓胀喘满难以俯仰。是当按水气治之。若风气相击（清代注家多改为相系，与第四句不相应，故仍以从宋本作击为是。）身体洪肿（巢源有身面卒洪肿候），必须汗出而营卫和谐，风与水俱得外泄，乃愈。若恶风则卫阳不固，是乃脏象，亦为风水应见之证，最后复言不恶风，小便利，上焦有寒，其口多涎之黄汗证以与风水比较。昧者不知此为仲景论水气病脉证举例，而谓系专从脉测证。于病理药效无近似处，过矣！

经文：（三）寸口脉沉滑者，中有水气，面目肿大，有热，名曰风水。视人之目窠上微拥，如蚕新卧起状，其颈脉动，时时咳，按其手足上陷而不起者，风水。(《脉经》，《千金》，《外台》均无蚕字，据《灵枢·论疾诊尺篇》，《水胀篇》无蚕字为是，惟《素问·平人气象论》有蚕字。目裹是从《素问》。目窠是从《灵枢》。拥与臃，癕，痈，壅，邕，通。）

简释：此承上节详示风水之证候与脉象也，脉法浮主表，寸亦主表，沉滑而见于寸部。乃水犯于表之诊，故断为风水，与浮洪，浮紧之断为风水同义，因浮为风，兼洪兼紧乃为风而兼水，沉滑本仅可断为水，见于寸口，乃为水犯于表而兼风也，仲景文法细密，学者应玩索体会脉理，并详察现证，面目肿大，有热者，中有水气，风阳上冲所致也。故名曰风水。后述《水胀篇》与《论疾诊尺篇》之文以为望诊示范，曰：魂人之目窠上微肿，如新卧起状，其颈脉动，时时咳，为水始起之征矣。至按其手足上陷而不起者，则为脾湿胃逆水邪四布之风水肤胀也，是仲景述经文以说明风水之义，或谓系风水之变证者，因未考《灵枢》原文也。（颈脉者，足阳明之人迎，动于结喉之旁，颈脉动时时咳者肺胃水气上逆也，按其手足陷而不起者，肿胀深厚也。）

经文：（四）太阳病，脉浮而紧，法当骨节疼痛，反不疼，身体反重而酸，其人不渴，汗出即愈，此为风水。

恶寒者此为极虚发汗得之。

渴而不恶寒者，此为皮水。

身肿而冷，状如周痹，胸中窒，不能食，反聚痛，暮躁不得眠，此为黄汗。

痛在骨节，咳而喘不渴者，此为脾胀，其状如肿，发汗即愈。

然诸病此者，渴而下利小便数者，皆不可发汗。

（本节《脉经》与上节连为一节，酸通作痠，痛楚也，周痹病名，风寒湿气客于分肉间之痛病也，详见《灵枢·周痹篇》，脾胀之脾字，注家多谓系肺字之伪，虽无古本可据，但上文咳喘不渴，水邪犯肺致胀之证显然，似以改作肺字解为宜。暮躁不得眠，水郁于外，营热炽盛也。）

简释： 太阳病，因于寒，则脉紧骨疼，因于渴则脉濡身重，因于风则脉浮体酸，此常例可辨者，今脉浮紧而骨节不疼，身体反重而酸，即非伤寒，乃风水在表其人不渴，汗出即愈。若恶寒者，即《伤寒论》所谓发汗病不解，反恶寒者虚故也，芍药甘草附子汤主之之类（见《伤寒论》太阳篇第七十三节），故云此为极虚发汗得之。其有渴而不恶寒者，卫阳未泄，水气外流于皮，内薄于肺，故口渴，此为皮水。若身体浮肿而冷，状如周痹之痛随经脉上下。胸中窒塞，不能下食，气反聚痛于膈上，暮躁不得眠睡，此为黄汗。（黄汗既云状如周痹，故知痛在骨节属下。）至于寒伤太阳之表，痛在骨节，皮毛不开，肺气内闭，咳而发喘不渴者，水逆上冲致成肺胀，水外溢皮毛而现肿状，自当发汗以泄其水气。惟须注意，诸病中有渴而下利小便数者，津液内耗，皆不可发汗。（前云风水外证骨节疼，此云骨节反不疼，身体反重而酸，前云皮水不渴，此云渴，盖风与水合而成病，其流注关节者则为骨节疼痛，其浸淫机体者，则骨节不痛，而身体酸重，由所伤之处不同故也，前所云皮水不渴者，因病方外盛，而未入里也，此所谓渴而不恶寒者，所以别于风水之不渴而恶风也。）

经文：（五）里水者，一身面目黄肿，其脉沉，小便不利，故令病水，假如小便自利，此亡津液，故令渴也，越婢加术汤主之。

（黄肿，《脉经》作洪肿，《脉经》注云，一云皮水，其脉沉，头面浮肿，小便不利，故令病水，假令小便自利，亡津液，故令渴也，《直解》云，越婢加术汤当在故令病水之下。因渴而小便自利者，应依上节所禁以免重伤其津液也。里水，有据《外台》引《古今录验》之文，谓即皮水者，唐宗海则谓里字对皮字言，即指皮内之腠理，居皮之内，故名之曰里。据《临证》所见，肿而发黄者不少，则黄肿之名似可形容其证状。里水既指皮里膜腠，虽不见列于首节，似亦可在皮水内分列此名，以便治疗，不必斤斤辨析。）

简释：黄汗病四支面目皆肿，而其脉沉迟，里水则四支面目黄肿，而其脉亦沉，所别于黄汗者，特暮夜无盗汗耳，其一身面目黄肿，水盛于内而溢于外也。沉为水脉，水病小便当不利，假令小便自利，是风动而行疏泄，耗伤津液故令发渴。越婢加术汤；麻黄为肺家专药，协石膏清肺金泄热之品，以发散肺卫水邪，甘草姜枣和中以调营卫，白术燥土而生津液，盖湿淫之病，善伤津液，以其木郁风动疏泄失藏故也，白术气味醇厚，既能燥土，亦能生津，湿证发渴之要药，理中汤方后加减法可证。至上节所示不可汗之禁例，亦当注意审证，顾及津液为要。（见伤寒论霍乱篇第四百零三节简释。）

越婢加术汤方：

麻黄六两　石膏半斤　甘草二两　生姜三两　大枣十五枚　白术四两

上六味，以水六升，先煮麻黄，去上沫，内诸药，煮取三升，分温三服，○恶风，加附子炮一枚。

简释：方义已见上文。恶风加附子炮者，预防其亡阳也。

经文：（六）趺阳脉当伏，今反紧，本自有寒，疝瘕，腹中痛，医反下之，下之即胸满短气。趺阳脉当伏，今反数，本自有热，消谷，小便数，今反不利，此欲作水。

（趺阳，即冲阳穴动脉，凡患水气者多胕肿，故动脉伏而难触知，今乃现紧，或数，故即此以审宿疾与寒热，并察水病之根源，消谷，《脉经》注云一作消渴。）

简释：水之将成必有其因，水病多由肾阳虚寒，脉本当沉，况水盛则趺阳脉必伏，反见紧者，则以向有疝瘕腹痛诸证。医反用寒下法，使外寒更乘虚而入，肾气益寒，水邪上逆，遂见胸满短气之证。其反见数者，以本自有热，当得消谷而小便数，今反不利，便可知热结膀胱而蓄水也。

经文：（七）寸口脉浮而迟，浮脉则热，迟脉则潜，热潜相搏，名曰沉。趺阳脉浮而数，浮脉即热，数脉即止，热止相搏名曰伏。沉伏相搏，名曰水。沉则络脉虚，伏则小便难，虚难相搏，水走皮肤，即为水矣。

（搏音团，合也，寸口为手太阳肺之动脉。趺阳为足阳明胃之动脉。不可臆解为寸关两部。浮迟浮数，指脉象言，热潜，热止，指脉理言，沉与伏则指病理，病情言，本节谈脉象以明病水之根源，恐人不明沉伏之义，故父曰沉则络脉虚，伏则小便难，虚难相合，水走皮肤，即为水矣。《脉经》同。）

简释：此举脉象以释水病之所由成也，《素问·水热穴论》谓水病之本在肾，其末在肺，肾为胃之关，以一脏而将两腑（肾脏水火同宫，所配之腑为膀胱寒水与三焦相火），故水病除肾与三焦膀胱外，无有不责诸肺胃者，兹肺脉浮而迟，则浮为肺气不降而现上热，迟为营血虚不能升达而沉潜，故络脉虚，现证多为身冷无汗，胃脉浮而数，则浮为胃有邪热，数为热盛气滞而不能通降，以致决渎不行，止水伏热，膀胱癃闭，小便难也，水停气滞，升降失职，三焦混乱，则乘络脉之虚而逆窜于皮肤，水证齐现，乃必然之势也。

此节注家多求之过深，或疑为错简，均未敢从。兹从浅显处简释，学者可进而参究之。

经文：（八）寸口脉弦而紧，弦则卫气不行，则恶寒。水不沾流，走于肠间。

（卫气不行下，《脉经》更重卫气不行四字。沾，系添之本字，益也。坊本作活，非是，流，指水流之常道，则三焦膀胱，为水之正流也。）

简释：此举脉象与证状以释水病之所由成也。寸口肺脉，主卫气，脉见弦紧，乃肝肾阴寒之征，是卫气为阴寒所束。而不能畅行以卫外，故恶寒。卫气不行，则太阳失职，水不化气，而下泄于水道者必多。今乃决渎失职，水不循行正流而走于肠间。既带化机，又益肾寒，水病成矣。

经文：（九）少阴脉紧而沉，紧则为痛，沉则为水，小便即难。

（《脉经》连下节为一节，水病之本在肾，故尤当察足少阴之太溪动脉，非谨切气口之尺部也。）

简释：少阴肾脉，紧而沉，紧为寒为痛，沉为阴为水，肾气互寒，肝气郁陷，膀胱不泄，三焦不畅，小便即难也。此亦举脉象与证状，以释水病之所由成也。水病肾为本，肺为标，故列举寸口太溪之诊法以明之，拘于后世脉诀者不能识此义，学者须就《素问》《灵枢》及论略各节细心求之，《三部九候论》，《脉要精微论》，尤应作第一步研究，方不被俗诀所误，特于此处发之。

经文：（一〇）脉得诸沉，当责有水，身体肿重，水病脉出者死。

（《脉经》冠师曰二字，以上节合为一节，脉出，指脉暴出而无根，其理与《伤寒论》少阴篇第三百三十三节所示正同，应参看。）

简释：脉法谓沉潜水蓄，因阴寒不能化气，当责有水也，水溢皮肤，身体肿重，是其证也。水病脉沉，乃其常例，若阳根下断，升浮无归，脉反暴出（出与浮不同，浮者，盛于上而弱于下，出则上有而下绝无也），故主死。

经文：（一一）夫水病人目下有卧蚕，面目鲜泽，脉伏，其人消渴，病水，腹大，小便不利，其脉沉绝者，有水，可下之。

（《脉经》文同。《直解》《金鉴》以病水腹大以下另作一节，非是。面目鲜泽者皮下有水也，与首篇第三节色鲜明者有留饮之义同。《平人气象论》：目裹微肿如卧蚕起之状曰水。《部热病论》：水者，阴也，目下亦阴也，腹者，至阴之所居，故水在腹者，必使目下肿也。水病脉沉，甚则伏也。消渴已详前篇，此节特提其人消渴病水腹大小便不利，是其人水泛火逆，木郁风动，阳气被郁而生热也。盖始水病而生渴，继因消渴而益病水，于是腹大，小便不利。其脉沉绝，脉道被水气壅遏而不出，其水势亦太甚矣，故可酌量证情，下其水以通其脉。本节夫水至脉伏论水病望与切的诊法，其人以下论证脉及治法，至下法之应用，则须经四诊合参，斟酌处方，故汤液醪醴论于去宛陈莝，开鬼门，洁净府之先，必平治于权衡也，苑读如郁，或作菀。宛指积滞，陈指宿物，莝指腐秽，鬼门指汗孔，又名玄府。净府指膀胱，平治于权衡，指察脉浮沉以调升降机能，而定治法也。开与洁，即本篇十八节之发汗与利小便。）

简释：《千金》云，凡水病之初，先两目下肿起，如老蚕色，侠颈脉动，股里冷，胫中满，按之没指，腹内转侧有声，此其候也。审其确由积滞宿物腐秽停水为病，则当从《素问》去苑陈莝之法下去病邪，以存元气。惟须调剂其寒热虚实与其人之体质强弱而相机行之。此仲景示治法不示方剂之微意也。

经文：（一二）问曰：病下利后，渴饮水，小便不利，腹满，因肿者，何也？答曰：此法当病水，若小便自利及汗出者，自当愈。

（因，《直解》，《金鉴》作阴肿，宋本《脉经》作因，应以宋本为是。自当愈，《千金》注云一作满月当愈。下利包括泄泻滞下等而言。法指自然规则，治疗有规则，病势之自然进展亦有规则。）

简释：《千金方》以下利为脾病，本节病下利之后，脾虚未复，津液不升，而渴欲饮水。湿滞不运，则小便不利，水湿停渍，则复满，因而肿胀，故于法当病水也。若得小便自利，是三焦决渎已通而能行水，则腹满愈。从而太阳膀胱化气上行而不渴，外达而汗出，水从汗泄，肿必自退故曰当自愈。

经文：（一三）心水者，其身重而少气，不得卧，烦而躁，其人阴肿。

（身重《千金》注云一作身肿。阴下《脉经》有大字。）

简释：心水者，水凌火也，阴盛阳虚，故身重而少气，阳不根阴，故烦而且躁，而不得卧寐，火种垂绝，肝肾寒凝，故阴器肿大也。

水道行于三焦膀胱，故六腑有水，五脏不当有水，此言某脏水著，以五脏之经络部分与脏气之受病言之也，即司水之肾脏，亦只是肾阳衰惫，阴寒随少阴之脉下注为患，非谓肾脏中蓄水若干也。

经文：（一四）肝水者，其腹大，不能自转侧，胁下腹痛，时时津液微生，小便续通。

（腹痛，《脉经》作腹中痛。）

简释： 肝水者，水乘木也，木郁贼土，是以腹大，肝脉自少腹而循胁肋，行身之侧，脾胀肝郁，经脉迫急，故不能转侧而胁下腹中时痛也。风木疏泄，故时时津液微生小便续通于下也。

经文：（一五）肺水者，其身肿，小便难，时时鸭溏。（身下《千金》有体字。）

简释： 肺水者，水乘金也，肺主气，卫气不行，故其身肿，气不肃降，则不能通调水道，下输膀胱而为溺，故小便难。肺为太阴，化气于湿土，下与大肠为表里，大肠燥金亦从湿化，收敛失职，故时时鸭溏，鸭溏者，水粪杂下也。

经文：（一六）脾水者，其腹大，四肢苦重，津液不生，但苦少气，小便难。

简释： 脾水者，水侮土也。脾为太阴湿土，水盛土湿，木气不能升达，郁怒而贼脾土，脾湿胀满，是以腹大。脾主四肢，湿流关节，故四肢苦重。津液生于谷，脾阳困乏，不能运化，肝郁风动，肺精伤耗，故津液不生而少气，肝脾下陷，不能疏泄，决渎失职，故小便难。

经文：（一七）肾水者，其腹大，脐肿，腰痛，不得溺。阴下湿如牛鼻上汗，其足逆冷，面反瘦。（《脉经》注云，一云大便反坚。）

简释： 肾水者，水脏自病也。《水热穴论》：肾为胃关，关门不利，故聚水而生病。病则水盛侮土，土湿木郁，是以腹大而脐肿。《脉要精微论》：腰者，肾之府，水寒木郁，盘塞不舒，是以腰痛，肾阳衰败，不能化膀胱水府之气，故不得溺，肾开窍于二阴，前阴者，宗筋所聚，肝木之所司也。水寒土湿，肝木下陷，湿气外蒸，故阴下湿如牛鼻上汗。肾足少阴之脉自足走胸，寒盛则经脉不升，故其足亦逆冷也。头为诸阳之会，肾病沉寒，气血随水性而下趋，故不能如风水里水等病之面目浮肿，而其面反瘦也。

以上论五脏之水，以补《内经》所未备，示人察其致病之脏而审其虚实以治之。

经文：（一八）师曰：诸有水者，腰以下肿，当利小便，腰以上肿，当发汗乃愈。

（诸，犹言一切，诸有水者，指凡患水气病的人。）

简释：首提师曰，示述《汤液醪醴论》开鬼门洁净府之法也，注家谓治水病当知表里上下分消之法，因势利导，是已。惟于腰以下肿，当利小便，则用五苓猪苓。腰以上肿，当发汗乃愈，则用麻黄越婢，泥于成方，不知因证化裁（甚或局守五皮饮济生肾气丸之属，为沈明宗陈念丽所讥）最易误事，须知利小便与发汗之法，均应视其虚实寒热，临机应变，亦有当利小便之证，必先行发汗而小便始通者，并有当发汗之证，必兼利小便而始愈者，又有汗利失时，不能复施者，变通治之。即得汗利之果者。当博考成案，以宏经旨。

经文：（一九）师曰：寸口脉沉而迟，沉则为水，迟则为寒，寒水相搏。趺阳脉伏，水谷不化，脾气衰则鹜溏，胃气衰则身肿，少阳脉卑，少阴脉细。男子则小便不利，妇人则经水不通，经为血，血不利则为水，名曰血分。

（《脉经》注，一云水分。寸口脉二部配各经脏腑，论，略无明文。仲师诊脉多依内经三部九候古法，本节应是寸口趺阳，与少阳之和髎，颔厌，少阴之神门，太溪同候。注家以寸口三部左右强配，非诂经之法，万不可从。鹜音务即鸭，与十五节交异义同。）

简释：寸口脉沉而迟，沉则为水，迟则为寒，寒水相合，则脾胃不能运化，湿盛气滞，故脉则趺阳脉代，证则水谷不化，脾气衰，则水粪杂下，而为鹜溏。胃气衰则水逆行，而为肿胀。少阳之脉卑，卑者营气弱也，营弱者肝木必郁陷而疏泄不利，少阴之脉细，细者血少水寒也，水寒木郁，男子则小便不利，妇人则经水不通，皆阳气不通，阴气凝结之故也。曰血分者，谓病虽在水，而实由于阴凝血寒也。

此论石水本虚病程。

经文：（二○）师曰：寸口脉沉而数，数则为出，沉则为入，出则为阳实，入则为阴结，趺阳脉微而弦，微则无胃气，弦则不得息。少阴脉沉而滑，沉则为在里，滑则为实，沉滑相搏，血结胞门，其瘕不泻，经络不通，名曰血分。

（本节宋校本佚，今从诸家注本补入。血结胞门，即血寒积结胞门，瘕指石瘕之类。《灵枢·水胀篇》，石瘕生于胞中，寒气客于子门，子门闭塞，气不得通，恶血当泻不泻，衃以留止，日以益大，状如怀子，月事不以时下，皆生于女子，可导而下。经旨重在先泻其瘕以通其经络，瘕去则水自利也，泻不限于攻下，学者首应知之。）

简释： 此承上节又以古诊法而论水病之属于血分者。寸口脉沉为阴结，即《阴阳别论》所谓三阴结谓之水也。数为阳实者，荣郁发热，欲从外泄，而被水抑遏，不能透出也。（久必身甲错，或发恶疮等证）趺阳脉因水盛土败而现微，因肝气肆侮而现弦，血凝气滞，呼吸自不得调畅，胃气将竭矣。少阴脉沉为病深在里，滑为瘀结胞门而为实邪，故与《本经》第二十二篇妇人杂病门所示证象相同，盖肝肾既伤，其瘕不泻不散，经络不通，而水肿大作，肿由血滞，故名曰血分也。

此论石水标实病程，尤怡谓上节之结，为血气之虚少，而行之不利也，此节之结，为阴阳壅郁而欲行不能也。

仲景并列于此，以见血分之病虚实不同。

经文：（二一）问曰：病有血分水分，何也？师曰：经水前断，后病水，名曰血分，此病难治；先病水，后经水断，名曰水分，此病易治，何以故，去水其经自下。

（本节宋校本佚，宋本《脉经》亦不载，今从诸家注本补入，惟坊本《脉经》有之，其女云，问曰：病有血分，何谓也？师曰：经水前断，后病水，名曰血分，此病难治，问曰：病有水分何也？师曰：先病水，后经水断，名曰水分，此病易治。浅显明白，不待解释。）

简释： 此论血分水分之异与两病之深浅不同，治有先后也。

经文：（二二）问曰：病者苦水，面目身体四肢皆肿，小便不利，脉之不言水。反言胸中痛，气上冲咽，状如炙肉，当微咳喘。审如师言，其脉何类？师曰：寸口脉沉而紧。沉为水，紧为寒，沉紧相搏，结在关元。始时当（尚）微，年盛不觉，阳衰之后，营卫相干，阳损阴盛，结寒微动，肾气上冲，咽喉塞噎，胁下急痛。医以为留饮而大下之，气击不去，其病不除。后重吐之，胃家虚烦，咽燥欲饮水，小便不利，水谷不化，面目手足浮肿。又与葶苈丸下水，当时如小差，食饮过度，肿复如前，胸胁苦痛，象若奔豚，其水扬溢，则浮咳喘逆。当先攻击冲气令止，乃治咳，咳止，其喘自差。先治新病，病当在后。

（脉之，即诊之，脉之之上，《脉经》有师字。审是详尽的意思，营卫相干，即指不能和谐，由于阳损阴盛之故，气击，《论注》作系，《本义》作气急，始时当微之当字，注家多作尚，亦可从。关元，任脉穴，在脐下三寸。噎，音咽，《说文》：饭窒也。浮咳，《脉经》引《四时经》云，土亡其子，其气衰微，水为洋溢，浸渍为池，走击皮肤，面目浮肿，归于四肢，愚医见水，直往下之，虚脾空胃，水遂居之，肺为喘浮。注云：肺得水而浮，故言喘浮。巢源：水停心下，则肺为之浮，肺主于咳，水气乘之，故咳嗽，又水肿候中有云，肺得水而浮，浮则上气而咳嗽也，浮咳之义如此，注家多删去浮字，非是。阳衰以后，指女子五七，男子六八，阳明脉衰也。见《素问·上古天真论》。炙肉即《本经》二十二篇所谓炙脔，指凝痰结气阻塞咽中之状也。）

简释：问曰至其脉何类，是记问者之言，故师将脉象并病水之原因及误治经过情况与施治方法程序逐一揭示，是最精采最能启悟学者之一节。昧者谓其文义难明不释，或于所示病源不深加研讨，仅拟方剂于经文句下；或疑非仲景之言。均非是。

经文：（二三）风水，脉浮，身重汗出，恶风者，防己黄芪汤主之，腹痛者，加芍药。

（此节已见第二篇湿病门，惟风水作风湿，或疑后人误编入，或疑水与湿不同，用方应有差别，均非是。）

简释：风水脉浮身重汗出恶风者，因风性发扬，是以脉浮。水渍经络，是以身重。风性疏泄，是以汗出。病因外感风邪，是以恶风。其证与风湿之在表者无异，故用方亦相同也。可互相参证。本方方后已云胃中不和者，加芍药，此又云腹痛加芍药，以芍药味苦，主邪气腹痛，破坚积寒热疝瘕，止痛，利小便，平肝气，和脾胃也。

经文：（二四）风水恶风，一身悉肿，脉浮不渴，续自汗出，无大热，越婢汤主之。

简释：风水恶风，一身悉肿者，水胀于经络也，脉浮不渴，续自汗出而无大热者，表郁作热，热蒸于内，风泄于外，是以汗出，而泄之未透，故外无大热。越婢汤麻黄石膏并用，内清外散，与上节治法不同（其无大热与《伤寒论》太阳篇六十八节、一百七十七节麻杏石甘证之无大热的病理相同。）

越婢汤方：（《外台》风水门引《古今录验》云，此本仲景方。云理水，越婢加术汤主之，越婢之名，可参阅《伤寒论》太阳篇第三十节简释。）

麻黄六两　石膏半斤　甘草二两　生姜三两　大枣十五枚

上五味，以水六升，先煮麻黄，去上沫，内诸药，煮取三升，分温三服。恶风者，加附子一枚，炮，风水加术四两（原小注《古今录验》）。

简释：石膏味辛微寒，主中风寒热，心下逆气，清降肺胃，麻黄苦温，主中风，除寒热。止咳逆上气。两者合用能升降清浊，清里解表，生姜草枣补中以调营卫，能使水邪退而正气充，至恶风甚者加附子，湿盛水泛者加术，皆不易之法也。《外台》风水门于本方后附有咳肺胀加半夏五合洗，一服五合，稍稍增之，忌猪羊肉，余忌同前，又皮水门云，《古今录验》：皮水越婢加术主之。范汪同。本出仲景，是风水加术应作皮水。

经文：（二五）皮水为病，四肢肿，水气在皮肤中，四肢聂聂动者，防己茯苓汤主之。

（聂聂，形容动而轻微之貌，见《素问·平人气象论》。巢源水分候云，水分者，言肾气虚弱，不能制水，令水气分散流布四肢，故名水分，但四肢皮肤虚肿，聂聂而动者，名水分也，本节证，据巢源即为水分。）

简释：太阳水气不能作汗外泄，为表寒所遏，则皮毛之气悉化为水，而渐渍于肌肉，使脾阳不达于四肢而四肢肿，肿则阳气被郁而筋脉跳动，肌肉瞤颤。防己茯苓汤，防己茯苓甘草培土泄水，桂枝黄芪发表而透营卫之郁阻也。

防己茯苓汤方：(《外台》引深师，名木防己汤，云出仲景《伤寒论》。)

防己三两　茯苓六两　黄芪三两　桂枝三两　甘草二两(外台有炙字)

上五味，以水六升，煮取二升，分温三服。

简释： 方义已见上文。

经文： (二六)里水越婢加术汤主之，甘草麻黄汤亦主之。

(里水即皮里膜腠之水，见本篇第五节引唐宗海注，《金鉴》谓里字当是皮字之讹，未明里水即皮水内之一种。唐氏本节注可参看。)

简释： 里水两字指本篇第五节所述证象。越婢加术汤主之，已于第五节释明其义。本节特提甘草麻黄汤亦主之者，以寒凝于里应以甘草和中麻黄发表，卫阳宣发，汗尿均行，一身面目尽肿者，可立退矣。

甘草麻黄汤方：

甘草二两　麻黄四两

上二味，以水五升，先煮麻黄去上沫，内甘草，煮取三升，温服一升，重复取汗出，不汗再服，慎风寒。(《外台》引范汪方后有数日乃出入。忌海藻菘菜。应注意。)

简释： 麻黄味苦温，主中风伤寒头痛温疟，发表出汗，去邪热气，止咳逆上气，除寒热，破癥坚积聚，此《本经》原文，徐大椿谓其能深入积痰凝血之中，透出皮肤毛孔之外，配以味厚入脾之甘草，则能深入脾脏，发越其阳气，令积水从汗尿而外泄也。

经文： (二七)水之为病，其脉沉小，属少阴，浮者为风，无水虚胀者为气水，发其汗即已。脉沉者宜麻黄附子汤，浮者宜杏子汤。

(魏荔彤于气水之下添一病字，气字断句。尤怡读为气作句。凡添字解经，是不宜从。况一无佐证，硬改气为风，或肆意删去无水虚胀者为气水一句，谓系衍文者，更属非是。须知水道中如雾如沤如渎因所在部位高下不同而异名。湿郁卫分而虚胀，势将成为水肿之时称为气水，而不称为风水，犹水在膜腠称为里水而不称为皮水也。)

简释： 水病脉沉小者属之少阴，肾寒脉沉小也。脉浮者为风，风性发扬也。无水虚胀者，为气水，实是气滞而郁于卫分之风湿势将成水，尚未成为水也，故发其汗即已。然发汗之法，亦必须审察脉证，用药必有温清之不同。沉者宜麻黄附子汤，温经而发表，浮者宜杏子汤，清肺而发表也。

麻黄附子汤方：

麻黄三两　附子一枚　甘草二两

上三味，以水七升，先煮麻黄，去上沫，内诸药，煮取二升半，温服八合，日三服。

简释：麻黄附子汤药味同于《伤寒论》少阴篇第三百二十节之麻黄附子甘草汤，而分量与煮服法均异，故命名亦别，盖麻附通阳开窍，得甘草则深入中土，固阳气以散阴结，为治水妙剂。今人惟用肾气汤补其内，致阳气不宣，转补转壅，邪无出路，水肿日增，咳血而死者不知凡几矣。俗医见其偶效，以为良方，误人甚多，肾气之方制自仲景，使其可以治水而无弊，仲景何以不用，而待后世之加减耶。

杏子汤方：阙。

疑是麻杏甘石汤，魏荔彤谓麻杏石甘汤挟热者可用，否则可用甘草麻黄汤加杏子。《金鉴》从之。或云麻黄杏仁薏苡甘草汤可用，者云，只以杏仁一味为汤，温通郁气，不以急汗犯里虚之忌。均无确据，姑存备参考。

经文：（二八）厥而皮水者，蒲灰散主之。

（原注方见消渴中，厥同瘚，《说文解字》，屰气也。《素问·厥论》：阳气衰于下为寒厥，阴气衰于下为热厥，皮水，具有如本篇关于皮水各节所示证象也。蒲灰散，见上篇，有谓系治皮水溃烂，用蒲灰散敷之者，有谓敷饮并用，能消水肿者。）

简释：水在皮肤，郁遏阳气，不能四达，故手足厥冷，去其水则阳气外发矣，蒲灰滑石利其小便，乃通阳之正法也。

经文：（二九）问曰：黄汗之为病，身体肿（一作重），发热汗出，而渴，状如风水，汗沾衣，色正黄如蘗汁，脉自沉，何从得之？师曰：以汗出入水中浴，水从孔入得之，宜芪芍桂酒汤主之。

（蘗正作櫱。不从草。俗医写作柏，不可从，身体肿，《脉经》、《千金》作身体洪肿而渴，《脉经》注云一作不渴，沉下，《外台》有也字，《脉经》作黄芪芍药桂枝苦酒汤，赵本櫱作药，非。本节言黄汗之为病。下节言黄汗之病，此论黄汗病源，下论黄汗辨证也。）

简释：黄汗之病，与风水相似。但风水脉浮，而黄汗脉沉，风水恶风，而黄汗不恶风为异。其汗沾衣色正黄如蘗汁，则黄汗之所独也。此以汗出入水中浴，水从汗孔入里，浸淫经络，阻其营卫，卫郁而为肿，营郁而为热。经热郁蒸泄而为汗，肌肉滋湿，汗色正黄，热伤津液是以发渴。营气遏陷，是以脉沉。黄芪芍药桂酒汤，黄芪桂枝，行营卫之郁，芍药苦酒泄经络之瘀热也。

黄芪芍药桂枝苦酒汤方：

黄芪五两　桂枝　芍药各三两

上三味，以苦酒一升，水七升，相合，煮取三升，温服一升，当心烦，服之六七日乃解，若心烦不解者，以苦酒阻故也。（苦酒，指醋，醋之本字为酢，故古籍多作酢字。）

简释：方义见上文。

经文：（三〇）黄汗之病，两胫自冷。假令发热，此属历节。食已汗出，又身常暮盗汗出者，此劳气也。若汗出已反发热者。久久其身必甲错。发热不止者，必生恶疮。若身重汗出已辄轻者，久久必身瞤，瞤即胸中痛，又从腰以上必汗出，下无汗，腰髋弛痛，如有物在皮中状，剧者不能食。身疼重，烦躁，小便不利，此为黄汗。桂枝加黄芪汤主之。

（劳气，宋校原本本作荣气，坊本有伪作劳者，注家多望文生义，周旋于荣劳之间，非是。应从宋校原本为当。盗字上宋本有卧字，是。髋同臗，音坤，又音宽，臀也。此节《金鉴》疑有错简，据唐宗海分四段解，较易明白，首二句为一段，假令发热此属历节二句为二段。食已汗出至必发恶疮为三段，若身重至末为四段。一四两段为黄汗正文。三两段为借宾定主之亲文。因本节系辨明黄汗证状。瞤音瞬，说文，目动也，引申为肉动掣。如筋惕肉瞤、肤瞤、身瞤等是。）

简释：湿就下而流关节，故黄汗病两胫自冷。若两胫热，则非黄汗病，而属历节之病。其食已汗出，为胃气外泄，暮卧盗汗出为营中之热，因气之动而外浮，乘阳之间而潜出，故曰此荣气也。若盗汗既出后而热退者，是热气随汗外泄，荣血尚得暂为安静。不入暮即不发热，设汗出已，而热不为汗衰，久久荣血凝涩，卫气熏灼而为干血，身必甲错。血为气蒸则化脓，故发热不止而不盗汗者，则气更不得泄，必蒸为恶疮，此则湿热久郁，血凝气滞，腐烂成毒，非黄汗之发热出汗也。以下乃申说黄汗之证。

若身重汗出已辄轻者，因黄汗是湿病必身重，得汗出已，其湿略泄，则身辄轻。久久必身瞤，瞤者阳气欲通而不得通，且因久汗阳耗，故身瞤即胸中痛，上焦阳虚，则腰以上汗出，下焦湿胜，则下无汗，如身热而两胫自冷之例也。腰髋弛痛，如有物在皮中状，皆由阳气不能达下，下无汗，故如有物在皮中，亦即《伤寒论》（213节）如虫行皮中状之例也。剧者水气阻遏而不少通，胸中窒而不能食。壅于经络腠理而身体疼重，郁于三焦升降失职，决渎不行上下不通，则烦燥，小便不利。此为黄汗之的证也。桂枝加黄芪汤，桂枝汤调和营卫。加黄芪助卫阳以达皮毛。欲热稀粥以取汗，而泄郁热也。

桂枝加黄芪汤方：

桂枝　白芍各三两　甘草二两　生姜三两　大枣十二枚　黄芪二两

上六味以水八升，煮取三升，温服一升，须臾啜热稀粥一升余，以助药力，温服取微汗，若不汗，更服。

简释：本方桂枝白芍疏肝养血条达郁结之气，姜枣甘草培土和中，芪助卫气以外运皮毛，于调补药剂收泄湿开郁利水之效。是知经方，运用首在审证。

经文：（三一）师曰：寸口脉迟而涩，迟则为寒，涩为血不足，趺阳脉微而迟，微则为气，迟则为寒，寒气不足，则手足逆冷，手足逆冷，则营卫不利，营卫不利，则腹满胁鸣相逐，气转膀胱，营卫俱劳，阳气不通，即身冷，阴气不通，即骨痛，阳前通则恶寒，阴前通则痹不仁，阴阳相得，其气乃行，大气一转，其气乃散，实则失气，虚则遗溺，名曰气分。

（胁鸣，《直解》，本义并作肠鸣，实则，论注，编注拌作寒则，均非是。）

简释：寸口脉迟而涩者，迟为阴盛而寒。涩为血少也。趺阳脉微而迟者，微为气虚，迟为阳虚而寒也。寒而气血俱虚，则手足逆冷，逆冷则营卫凝涩不利，不利则经络壅塞，升降之机能失职，脏腑郁遏，而腹满，两胁滞气雷鸣相逐，气下转于膀胱，太阳不能化气卫外。营卫俱病乏竭而郁结不行，营卫郁结不行，则太阳为病而阳气不通即身冷。少阴为病而阴气不通即骨痛（少阴与太阳为表里，肾水渐寒，则膀胱不能化气利水。），阳欲前通而未能遽通，则寒慄而不舒，阴欲前通而未能遽通，则麻痹而不仁，必阴阳调和而相得，其气乃行（阴不乘阳，则卫气外行，阳不乘阴，则营气内行，是谓营卫相得。），行则大气一转，膀胱之滞气乃散，散则滞气泄于二阴之窍，邪实则失气于后阴，正虚则遗溺于前阴，滞气开泄，则水道通矣。

以上诸水证虽有表里脏腑之别，名称不一，证状不同，其究不过气分血分二者而已，气分之病，心肺之阳虚，血分之病肾肝之阴盛也。非诸水证之外又别有气分血分之病。

经文：（三二）气分，心下坚，大如盘，边如旋杯，水饮所作，桂枝去芍药加麻辛附子汤主之。

（气分两字，即指上节证象而言，以下补叙，心下坚证并指明病因为水饮所作，巢源气分候云：夫气分者，由水饮搏于气，结聚所致，气之流行，常无壅滞，若有停积，水饮搏于气，则气分结而住，故云气分，时后卒心痛门载枳术汤云：心下坚痛大如碗边如旋伴（即盘字）名为气分，水饮所结，《外台》心痛癥块门引张文仲，亦同，则知本节所叙证象为气分正证。而气分之病正因水饮所作也，《脉经》载本节全文无伪，足见具有三十节之证，复有本节补叙之证者，用桂枝去芍药加麻黄细辛附子汤，毫无错误，诸家误谓衍文，谬妄甚矣。注家删去水饮所作四字，亦非是。）

简释：此承上节而补叙本节证状并出方治也。（上节证侯手足逆冷，腹满胁鸣相遂，或身冷，或骨痛，或恶寒，或痹不仁。）故用桂枝汤去芍药之阴凉，加温经通阳之麻黄附子细辛。调潜太阳少阴，使阴霾消而阳和布，水欲潜消矣，昧者误投行气，或利水剂，则水反不能下行。

桂枝去芍药加麻黄细辛附子汤方：

桂枝三两　生姜三两　甘草二两　大枣十二枚　麻黄二两　细辛二两　附子一枚炮

上七味，以水七升，煮麻黄去上沫，内诸药，煮取二升，分温三服，当汗出如虫行皮中即愈。

简释：方义已见上文，其服后汗出如虫行皮中即愈者，能令既结之气复散行于周身也。

经文：（三三）心下坚，大如盘，边如旋盘，水饮所作，枳术汤主之。

（心下，胃上脘也。胃弱，则所饮之水入而不消，痞结而坚，必强其胃，乃可消痞，因未兼具上节气分各证，故仅用枳术汤，而不用桂姜草枣麻辛附子也，盘盛物之器或木或铜锡为之，大小浅深方圆不一，《难经·五十六难》：痞气在胃脘，复大如盘。旋盘诸本多作旋杯，《本经》第十一篇十四节浮之大坚按之如复杯，《史记·食公传》痞根在右胁下如复杯，《灵枢·邪气脏腑病形篇》曰：肥气在胁下若复杯，可见旋盘旋杯均为复杯之伪，或谓旋训反，即复杯，亦通。）

简释：心下坚大如盘，边如旋盘，此缘水饮所作，故以枳实泄水而消痞结，白术燥湿而补中气也。

以上三节皆论气分，缘上历言血分能成水病，此则补论气分尤为水之所由成也，第三十一节大气一转，其气乃散八字，是一节之主。其意谓宗气乃太阳膀胱所化之气上达至胸，乃能散达，三十二节叙心下坚大如盘，边如旋杯，则为大气不转之证，故用桂甘姜枣麻辛附子以转其大气，大气，即宗气，转则水病不作矣。本节又申论气结不散为水饮所由起，审无其他证象，直用枳术治其水饮。以示水病多起于气分，较起于血分者为多。女字错综应详究之。

枳术汤方：

枳实七枚　白尤二两

上二味，以水五升，煮取三升，分温三服。腹中软，即当散也。

简释：方义已见上文。严用和以枳术汤治饮癖气分心下坚硬如杯，水饮不下。即本方加桂附细辛桔梗槟榔甘草生姜。李杲称张元素治痞消食强胃用枳术丸。李彣谓水欲所作，则用汤荡涤之，食积所伤，则用丸以消磨之。汤与丸各有所宜。故知方剂使用必须遵依法度。

附方：

《外台》防己黄芪汤：治风水脉浮，为在表，其人或头汗出，表无他病，病者但下重，从腰以上为和，以下当肿及阴，难以屈伸，方见风湿中（《脉经》其人下有能食二字，无或字，但下有言字。《外台》二十卷风水门引深师，名木防己汤，方后注云本仲景方，其方术作四两，余同《千金》卷八风痹门所载，说见第二篇第二十二节简释。和犹云无病，本方既治风水在表。又治风水在下，以防己泄脏腑经络水湿，术补中益卫而发表，甘枣生姜调和营卫也。）

黄疸病脉证并治第十五
论二首、脉证十四条、方七首

（疸音亶，黄病也，坊本多作瘅，非，瘅，指劳病，自颜师古误以二字通用，后世方书中承伪袭谬，甚至谓瘅为正写，疸为省写者，非是。）

本篇继水气病篇论黄汗之后专叙黄疸，条分缕析，治法周群。或有疑黄疸病起于寒湿者，经方尚嫌未备，不知论略古未分编，仲景于阳明篇二百七十七节，明示于寒湿中求之，学者审证施治，法不可胜用矣。

经文：（一）寸口脉浮而缓，浮则为风，缓则为痹，痹非中风，四肢苦烦，脾色必黄，瘀热以行。

（《脉经》本节首冠师曰两字。有疑痹为疸字之伪，痹非中风四字为衍文者。有将此句连下句四肢苦烦读为一句者，均迂曲不足采。本节应参阅《伤寒论》第二百零四节及二百九十六节。坊本苦作若，不可从。）

简释：寸口脉浮而缓，浮则为表中于风，缓则为肌肤之痹，是乃风痹，非中风也。风痹于表，则四肢苦烦，脾色必黄瘀热以行，以脾为湿土，其色为黄，脾气内遏，不得四达，故湿瘀为黄色，见于外也。脾病不能行气于四肢，四肢失秉而苦烦也。《素问·平人气象论》：溺黄赤安卧者黄疸，目黄者曰黄疸。《灵枢·论疾诊尺》：身痛而色微黄，齿垢黄，爪甲黄，黄疸也。盖土湿而木郁，肝主五色，入脾为黄（见《四十九难》），溺者，肝木之疏泄，目者，肝木之开窍；爪甲者，筋之余，肝木之主司，安卧者，脾倦而肝木克之也。肝木郁陷，血分瘀滞，乃成黄疸，故首揭黄疸成病之原因也。

经文：（二）趺阳脉紧而数，数则为热，热则消谷，紧则为寒，食即为满。尺脉浮为伤肾。趺阳脉紧为伤脾。风寒相搏，食谷即眩。谷气不消，胃中苦浊，浊气下流，小便不通，阴被其寒，热流膀胱，身体尽黄，名曰谷疸。额上黑，微汗出，手足中热，薄暮即发，膀胱急，小便自利，名曰女劳疸。腹如水状，不治。心中懊憹而热，不能食，时欲吐，名曰酒疸。

（《脉经》：女劳疸，酒疸各为别条，诸家注本并同，应从之以醒眉目，尺脉浮为伤肾，趺阳脉紧为伤脾，两句似系注文，指女劳疸谷疸二证之脉，传写者混入正文所致，谷疸，女劳疸，酒疸，均就成疸之原因命名，本节撮要举其脉证以明之，其后各节多补述证象以明本节之义。阴被其寒之阴，指三阴，有谓专指脾言或兼指肾言者，非是。因肝因肾寒脾湿乃下陷不能疏泄而为疸病也。）

简释：趺阳脉紧而数，数则为热，热在胃也，故能消谷。紧则为寒，寒在脾也，故湿滞脾阳不能运化水谷而为胀满。尺脉浮有由于风伤于肾者，有由于肾虚而阳不能下潜者，均为伤肾。趺阳脉紧为寒伤于脾，脾伤则湿盛阳虚，肝气郁陷，胆胃上逆，风火逆升，故食谷即眩。谷气不消，胃中浊垢填塞，化生瘀热，弥漫三焦，决渎不行，浊气下流，水道阻梗，小便不通，脾湿肾寒，肝木不得疏泄，热陷膀胱蒸于周身，腠理经络，无处不黄，是即胃热脾寒谷气不化所致之谷疸也。足太阳之经起睛明（在目内眦），上额交颠而后行于背，太阳寒水气逆而不降，则额见黑色。湿气蒸泄则微汗出，手厥阴之经起胸中而走掌中，脉出于劳宫（在手心中），足少阴之经起小指而走足心，脉出于涌泉（在足心中），手中热者，少阳相火之逆也，少阳与厥阴为表里，故热在手心，足中热者，厥阴风木之陷也，乙木生于癸水，木陷于水温气下郁，故热在足心，日暮阳衰，寒湿下动，木火郁陷，是以病发，寡欲者，肾阳充，充则下焦水道调适，膀胱得阳和而化气行水，多欲则肾阳虚，虚则阳气不及州都，膀胱以虚寒而急，肾关不固，小溲不能自禁，故小便自利，所谓火败水寒，蛰藏失政，是即女劳疸之所由成也（巢源女劳疸候谓女劳疸之状，身目皆黄，发热恶寒，小腹满急，小便难，由大劳大热而交接，交接竟，入水所致也，不仅小便难与本经异，即交接竟入水所致，亦只是说明其病源之一耳。须知女劳疸乃血瘀不行，积于少腹血室，故小便自利，与蓄血小便自利同例），久而腹满如水状，则瘀积既深，脾肾复败，不可治矣。心中懊𢙐而烦热不能下食，时欲呕吐，名曰酒疸。因酒性最动下湿而生上热，醉醒之后，往往烦渴饮冷，伤其脾阳，久而脾阳颓败，下湿愈滋，上热弥甚，遂生懊𢙐烦热呕吐不食等证。酒客不慎，多酿成酒疸。

经文：（三）阳明病脉迟者，食难用饱，饱则发烦而头眩，小便必难，此欲作谷疸，虽下之，腹满如故，所以然者，脉迟故也。（发，《伤寒论》作微。）

简释：本节已见《伤寒论》阳明篇第二百一十二节。盖中焦郁满，故烦而头眩，土湿则木郁不能疏泄，热陷膀胱，小便必难，湿无泄路，谷气陈宿郁而作疸，即上节所示，阴被其寒，热流膀胱之义。所谓阳明虚证，太阴湿盛阳明燥衰之征也。（腹满如故，系承上文言其如故也，由此可知食难用饱句下有腹满证在，读仲景书，须于文法明暗处细心体会。）

经文：（四）夫病酒黄疸，必小便不利，其候心中热，足下热是其证也。

（湿热成疸者，必小便不利。）

简释：酒之湿热积而成疸。必上熏心胞，致心中发热，心胞移热于三焦，则决渎不清，必小便不利，足下热者，因酒味厚入血分，血瘀发热，肝气郁陷不能升达也。

经文：（五）酒黄疸者或无热，靖言了了，腹满，欲吐，鼻燥，其脉浮者，先吐之。沉弦者，先下之。

（靖，注家不一致，了了不重，或将靖字改谵字，均非是，兹据《脉经》，《千金》作靖言了了，靖通净，清静。谓言语不乱。或无热，承上节，谓心中足下不热也。了了即神志清楚之意，先吐先下之先字宜注意，盖吐下之后，须清解余邪。）

简释：此承上节而论酒疸之无心中热足下热证而可吐下者（可见上节必有因热而谵语不清之候。），由于心中不热，故神清语晰。惟湿热蕴结中焦，故脾陷胃逆，腹满欲吐。肺因胃逆而不能清降，津液不生，是以鼻燥。其脉浮者，邪在上，宜先吐，沉弦者，邪在下，宜先下，吐下之后，腐物涌泄，则心肺下降而脉不浮，肾肝上升而脉不沉弦矣。或吐或下，均因其势而利导之。此施治先后之通则也。

经文：（六）酒疸，心中热，欲吐者，吐之愈。（欲吐之吐，赵注本作呕。）

简释：上节心中不热，凭脉以知邪之在上在下，而定其宜先吐或宜先下。本节心中热而欲吐，以湿热郁蒸，化生败浊，浊气上冲，故欲作呕吐。按证施治，因其高而越之，吐其腐败，则恶心呕哕止矣。

经文：（七）酒疸下之，久久为黑疸，目青面黑，心中如噉蒜齑状，大便正黑，皮肤爪之不仁，其脉浮弱，虽黑微黄故知之。

（虽黑微黄四字，巢源引此文无，《外台》同。《脉经》有。爪，搔也，程注本从俗作抓。巢源：黑疸之状，苦小腹满，身体尽黄，额上反黑，足下热，大便黑是也，夫黄疸，酒疸，女劳疸，久久多变为黑疸，千金：黄发已久多变作桃皮色，心下有坚，呕逆不下饮食，小便极赤少，四肢逆冷，脉深沉，极微细迟者，不宜下，下必哕，所谓桃皮色即带黑不明润也。据巢源《千金》，诸疸皆八则则为黑疸，虽黑微黄，盖通言之，不特自酒疸变者，尤怡谓为血变而瘀之征，甚确。齑音鸡。哕音噎。）

简释：酒疸虽有可下之例，必审其脉证施之，若误下则湿热乘虚内陷于血中，肝郁不能条达，脾胃之伤。日甚一日，久之变为黑疸。目青面黑，大便如黑漆，皮膏不仁，皆血瘀使然。其心中辣如噉蒜齑状者，湿热熏蒸，积滞不解，更甚于懊忱之无奈，血瘀气滞，阳浮阴弱，正气已衰，故脉浮弱，其色虽黑而黑中微见黄色，故知是黄疸所变化也。

酒疸与女劳疸，皆病在血分，故同见皮肤变黑，足心热，腹满等证。其分辨处，则酒疸有心中热，懊忱，或如噉蒜齑状，小便不利，欲吐等证。女劳疸则有膀胱急，小便自利等证。故治酒疸宜注重心胃。治女劳疸宜注重胞室三焦。

经文：（八）师曰：病黄疸，发热，烦喘，胸满口燥者，以病发时，火劫其汗，两热所得。然黄家所得，从湿得之，一身尽发热而黄，肚热，热在里，当下之。

（两热所得之所字，《直解》，《金鉴》作相，非，而黄有作面黄属下句读者非。肚字《说文》，《玉篇》俱不载，盖起于隋唐时，所谓胃中热则消谷，脐以上皮热，肠中热则出黄如糜，脐以下皮寒，俗以胃为肚，肚热即胃热，此肚热热在里之义也，见《灵枢·师传篇》。两阳相熏灼其身发黄，已见于《伤寒论》太阳中篇一百二十四节，应参考。)

简释：本节言黄疸有因火劫得之者，如病黄疸发热，烦喘，胸满，口燥者，以此疸病发时，原有内热，后以火劫逼其汗，两热相合，表里熏蒸，肺金受烁，故见证如此。然一般黄家，所以得病不仅热郁，必兼从湿得之者，原不可一下而尽除其病。今以火劫致一身尽发热而黄，肚热特甚，胃里燥热如焚，津液有立涸之势，法当急下以救其阴。不可拘泥黄家从湿得之之例也。

经文：（九）脉沉，渴欲饮水，小便不利者，皆发黄。

（本节之首，《脉经》冠有"凡黄候，其寸口脉近掌无脉，口鼻冷，并不可治"，十八字。故云皆发黄，沉，较近掌无脉不同，渴欲饮水，小便不利，与鼻口冷不同，可知上段不可治之证与下段即本节经文，均有发黄证候。一为不可治，一为可治耳，有谓沉为病得之于内因，浮缓紧数为得之于外因，分用汗下二法者，非是。）

简释：脉法，沉为在里，而现证为渴欲饮水，小便不利，则知脉沉为厥阴肝木之下陷，疏泄失职，决渎不行，风火上炎而燥烁津液，遂致上渴下癃，积湿热而发黄矣。

经文：（一○）腹满，舌痿黄，躁不得睡，属黄家。原注：舌痿疑作身痿。（赵良说黄疸之黄深，属实热，痿黄之黄浅属虚热，但平时会见痿黄而色极黯黄，不能认为浅黄者，至证之虚实，当凭全部脉证群审，望色只其一端耳，舌痿证，临床上时遇到，舌痿而色黄证，亦时遇见，不必致疑。）

简释：瘀热内积为腹满，心脾之脉络舌上下，凡舌本黄燥，即是内热，况舌痿乎，土湿胀满，阳明浊气上逆，君火不得下降，火土合邪，湿热熏蒸，故舌痿而发黄，血少营微，阳不能潜，胃中燥热，益不能下降，故躁不能睡，此属黄疸之候也。

经文：（一一）黄疸之病，当以十八日为期，治之。十日以上瘥。反剧，为难治。

（瘥《脉经》作差，上有为字，首冒师曰二字，是指示疸由湿成，治宜缓也，难治，指须详细审察从事，乃戒慎之意，非谓不治。此本经文例，应首先知之。）

简释：本节自来注家多以疸病属脾，脾寄旺于四季之末各十八日，故以十八日为期，解之，及有以十八为三六阴数之和，十日为中土成数为解者。其余臆测之说颇多，甚至疑经训为无理而不释。不知经文本自明白，原不待解释。盖以疸由湿热积渐而成，师特指示治宜采抽丝剥茧的方法，特定三六一十八日为治病日程，十日以上为一般疸病愈期，设十日以上未愈而证反剧者，必须详细审查其病证之根源，与治法之当否，施治则万勿习用套方，轻率从事，必须妥善处理。（六日，为平人及病人经传一周之期，因历三周，则湿土滞邪可渐退，故师于治疸经验上得出治疸程限，举以示后学也，万不宜泥旧注致违经旨。）

经文：（一二）疸而渴者，其疸难治，疸而不渴者，其疸可治，发于阴部，其人必呕。阳部，其人振寒而发热也。

（阳部之上，《脉经》有发于二字，难治两字与上节义同。阴部指足太阴脾，阳部指足阳明胃。承疸病根源于中土脾胃而言，本节之首脉经冠又曰二字。）

简释：疸而渴者，湿热熏蒸，致津液内涸，药忌燥剂劫津，润剂滞湿，必须审慎处治，未可轻易之。其不渴者则较易施治，至疸病虽由湿热积渐而成，究以脾胃升降失职为根源。《素问·太阴阳明论》所谓入阴行气于三阴，阳明行气于三阳。《灵枢·经脉篇》：脾是动者呕，胃是动者洒洒振寒。阴湿发于里，故必作呕吐，阳热发于表，振寒而发热也。

经文：（一三）谷疸之为病，寒热不食，食即头眩，心胸不安，久久发黄，为谷疸，茵陈蒿汤主之。

（发黄下，《肘后》有失饥大食，胃气冲熏所致十字，第二节论谷疸不言寒热，而有小便不通，第三节论谷疸，不言心胸不安，而有小便必难，此节独不言及小便，盖谷疸证有微甚缓急不同，前所云小便不通，乃势之最急者，此云久久发黄，则寒热亦非二三日之证，观方后小便当利，尿如皂角汁状色正赤，一宿腹减，黄从小便去也之文，知本节亦必小便不利而腹胀，此读古典医书之法，应注意及之。）

简释：此遥承第二第三两节而论谷疸之为阳明湿热瘀滞病也。初病寒热不食，食即头眩，心胸不安，皆湿热壅遏中焦，升降失职，营卫不和。治之失当，或延而未治，致瘀热发黄，湿热因与食积合化为实热。则当用茵陈蒿汤泄热除烦，荡涤浊秽，使湿热从小便出也。

茵陈蒿汤方：

茵陈蒿六两　栀子十四枚炒　大黄三两

上三味，以水一斗先煮茵陈蒿，减六升，内二味，煮取三升，去滓，分温三服，小便当利，尿如皂角汁状，色正赤，一宿腹减，黄从小便去也。

简释：此汤煎法颇精，先煮茵陈，则大黄从小便出，《伤寒论》阳明篇第二百五十三节，二百七十八节与本节现证虽异，其为瘀热滞结，须用本方则同。本经茵陈蒿味苦平，主风湿寒热邪气，热结黄疸，久服轻身益气耐老。栀子苦寒，除胃热以通水道。大黄苦寒，主下瘀血血闭寒热，推陈致新，通利水谷。故以栀子大黄佐茵陈蒿建下热通瘀之绩也。

经文：(一四) 黄家日晡所发热，而反恶寒，此为女劳得之，膀胱急，少腹满，身尽黄，额上黑，足下热，因作黑疸，其腹胀如水状，大便必黑，时溏，此女劳之病，非水也，腹满者难治，硝石矾石散主之。

（之病二字，《千金》作疸一字，日晡申酉时也。阳明燥热，太阴湿热，均发热于日晡。）

简释：此遥承第二节而论女劳疸也。湿热为患之黄家，日晡所本当发热，不恶寒。今发热而反恶寒者，此为女劳伤肾，阴虚阳浮，肝木郁陷，血瘀胞宫精室所致。与酒疸谷疸不同。膀胱急，少腹满，身尽黄，额上黑，足下热，因作黑疸，其腹胀如水状，大便必黑，时溏，皆凝血之征。乃女劳所致之病也，非水湿为病，腹满即腹如水状，瘀血凝坚，寒热相错，虚实互呈，治应顾虑周详，故云难治，戒医者必须慎重从事也，硝石矾石散，硝石咸寒，能直达精室以攻其瘀热，矾石煅枯，能燥湿化浊，大麦粥汁益气养脾，俾结瘀之邪从大小便出，故服后则小便正黄，大便正黑也。

硝石矾石散方：

硝石　矾石烧等分

上二味为散，以大麦粥汁和服方寸匕，日三服，病随大小便去，小便正黄，大便正黑，是候也。（硝石下《外台》有熬黄二字。《本草图经》引同，候也下，《图经》，有大麦用无皮者六字，《外台》作大麦须是无皮麦者。候上应有其字。）

简释：硝石即火硝，李时珍辨之甚详。矾石有主张用皂矾者，证之平日经验，仍以用白矾煅枯为宜。喻昌于本方注释颇详，可参阅《医明法律》黄疸门。

经文：（一五）酒黄疸，心中懊憹，或热痛，栀子大黄汤主之。

简释：此承上酒疸各节而论其治法之一也。酒热内结，上熏心胞，故心中懊憹，或热痛。栀子大黄汤，栀子香豉，清宣湿热，枳实大黄，泄实而荡瘀结也。

栀子大黄汤方：

栀子十四枚　大黄一两　枳实五枚　豉一升

上四味，以水六升，煮取二升，分温三服。

简释：《伤寒论》阳明篇第二百一十六节，阳明病无汗，小便不利，心中懊憹者，身必发黄，是知热甚于内者，皆能成此病，非独酒也，《伤寒论》劳复篇四百零九节枳实栀子豉汤加大黄，药品同。分量异，应参考。

经文：（一六）诸病黄家，但利其小便。假令脉浮，当以汗解之，宜桂枝加黄芪汤主之。

（方见水气病中。利小便，治黄正法，亦定法也。此后汗下温补诸法，皆是变例。故其文法以假令二字别之。盖以世多知正治法，惟变例则恐有不知者，故凡正法多简言之，反于变例特加详焉，此仲景立言通则，读者幸勿玩其所详，而忽其所略也。）

简释：诸病黄家，由湿盛闭癃，下无泄路，故通常治法，是利其小便，以泄湿热。假令脉浮，则湿在经络而不在脏腑，此则当以汗解，桂枝加黄芪汤，泄其营卫以散湿邪郁于肌表之病也。（应汗之证状略而未言，非仅据脉浮一端也，学者应心知其意。）

经文：（一七）诸黄猪膏发煎主之。

（《肘后》女劳疸者，身目皆黄，发热恶寒，少腹满急，小便难，由大劳大热交接后入水所致，用本方治之。喻昌谓女黄疸，血瘀，非直入血分之药必不能开。徐彬谓友人病疸，腹大如鼓，服此药各四两，一剂而愈，是本节所谓诸黄，盖指湿热经久，变为坚燥之证也。）

简释：赵良引《伤寒类要》云，男子，女子黄疸，饮食不消，胃中胀热生黄衣，胃中有燥屎使然。猪膏煎服则愈，因明此方为治燥而设，配以乱发消瘀开关格，利水道，故黄疸之宜滋血导滞者，主以此方。

猪膏发煎方：（《外台》引仲景《伤寒论》方，云：时后，备急，文仲，千金，录验，深师，范汪同。）

猪膏半斤 乱发如鸡子大三枚

上二味，和膏煎之，发消药成，分再服，病从小便出。（味下，《外台》有内发二字，药成作尽研绞去膏细滓七字，方后云太医校尉史脱家婢黄病服此，胃中燥粪下，便差神验。）

简释：方义已见上文。（《本草经》谓发主五癃，关格不通，利小便水道，消瘀之功甚懋，后世只用诸止血方中，所见太隘。陈元犀注本方甚妥，可参阅浅注。）

经文：（一八）黄疸病茵陈五苓散主之。原注，一本云茵陈汤及五苓散并主之。

（《金鉴》疑病字下当有小便不利者五字，但无旁证，惟《素问·平人气象论》目赤溺黄赤安卧者黄疸，本节首冠黄疸病，则以上诸证必具。）

简释：黄疸病之由湿热郁结而成者，故以茵陈泄湿而清热，佐入五苓利水而燥土开郁也。

茵陈五苓散方：（《外台》引仲景《伤寒论》方，云《小品》，《录验》，女仲，《经心录》同。）

茵陈蒿末十分 五苓散五分方见痰饮中。

上二味和，先食，饮方寸匕，日三服。（外台作右二味和，先食白饮和方寸匕，服之，日三，先食指食前服药也。）

简释：《本草经》云茵陈蒿味苦平，主风湿寒热邪气，热结黄疸，久服轻身益气耐老。是其擅清热消瘀利湿退黄之专长矣，佐以五苓散燥土达木通经泄湿，实为湿热成疸者之正治法也。

经文：（一九）黄疸腹满，小便不利而赤，自汗出，此为表和里实，当下之，宜大黄硝石汤。（宋本俞桥本硝石误作滑石，不可从。）

简释：黄疸腹满，小便不利而赤，为里实，自汗出为表和，是湿热不在经络，而在脏腑，且已积而化为实热也。下之使热下实去，则病可愈。方中大黄硝石，泄阳明实热，栀子黄柏清三焦相火之郁结也。

大黄硝石汤方。（《千金》名大黄黄柏汤，《千金翼》名大黄汤，《外台》引仲景《伤寒论》名大黄黄柏栀子硝石汤。《小品》，《千金翼》，深师，范汪并同。）

大黄四两　硝石四两　栀子十五枚　黄柏四两

上四味，以水六升煮取二升，去滓，内硝石，更煮取一升，顿服。

简释：湿热郁蒸而发黄，经久而变为坚燥者，轻则润利，重则下夺，本方栀子清上焦湿热，黄柏清下焦湿热，大黄泻中焦湿热，硝石味苦寒，主五脏积热，胃胀闭，涤蓄结饮食，推陈致新，除邪气，使积热郁结之病悉退也。

经文：（二〇）黄疸病，小便色不变，欲自利，腹满而喘，不可除热，热除必哕，哕者，小半夏汤主之。方见痰饮中。（小便色不变，指不似黄疸病者之溺黄也。哕即呃逆，音月。）

简释：此示脾肾湿寒清气下陷之黄疸病，与上列各节病证比较辨论也。溲溺清长，大便欲自利，是脾肾湿寒，清气下陷也。腹满而喘，是肺肾寒湿浊气上逆也，从外现热象，亦不可惑于外象而径除热。若误除之，则胃中虚冷呃逆，《伤寒论》阳明篇第二百一十一节所谓攻其热必哕也。哕者则用小半夏汤，生姜半夏降冲逆而止呕哕，温寒湿而行郁满也。（渴寒黄疸，患之者甚多，庸工多株守栀子大黄一法，以施于一切黄疸，含冤者众矣！）

经文：（二一）诸黄腹痛而呕者，宜柴胡汤。原注必小柴胡汤，方见呕吐中。（呕者胆胃上逆，痛者木邪乘土，《伤寒论》太阳篇一百零五节小柴胡汤方后语及简释可参者，胆胃不和而为黄疸病，非此法不能治。顾世之医者多妄议柴胡汤非专治黄之方，必加入茵陈为妥者，又有疑上节小半夏亦非治黄之剂者，盖坐不明脏腑相关与升降原理所致，腹痛有作腹满者，诸黄有作诸劳者，均非是。）

简释：诸黄腹痛而呕者，是胆木上冲贼伤胃土而上逆也。宜小柴胡汤清疏肝木而泄相火，培脾土而补中气，已腹痛而止呕吐也。

经文：（二二）男子黄，小便自利，当与虚劳小建中汤。方见虚劳中。（男子两字，见第六篇第三节注，应参考。）

简释：小便自利者，不能发黄，《伤寒论》第二百零四节，第二百九十六节已详言之。本节言小便利而身黄，知黄非湿热所致。本篇女劳疸亦云膀胱急小便自利，本节自未言膀胱急，可证精室之内尚未瘀结，而肾阳虚惫则同，是知男子黄而小便自利者，当原于虚劳，致现痿黄也。故以小建中汤调和营卫气血而补益中土，所谓损其肾者益其精，精生于谷也。

附方：

瓜蒂汤——治诸黄。方见喝病中。（即——物瓜蒂汤，乃治诸黄之原于湿客皮中者。可参考第二篇二十七节简释。）

《千金》麻黄醇酒汤——治黄疸。（见《千金》十卷伤寒发黄门。云治伤寒热出表发黄疸。采录附方者因其与瓜蒂汤寒温不同，同为治黄疸奇（音畸）方，欲学者审辨应用也。）

麻黄三两

上一味，以美清酒五升，煮取二升半，顿服尽，冬月用酒，春月用水煮之。（《千金》作煮取一升半，神农称为普通衡量十分之一。汉之一两合药用称三分三厘零，孙思邈之说有黍米算法可证。）

惊悸吐衄下血胸满瘀血病脉证并治第十六

脉证十二条、方五首

本篇专载瘀血类病，其源多起于肝木郁动、营血失调。故致惊悸吐衄下血胸满诸病，虽现证不一，而原因则同，后世医法失传，将血证混列于虚劳中，误人不少。益知《金匮》分篇垂训意义之大。

经文：（一）寸口脉动而弱，动即为惊，弱则为悸。

（悸音季，《说文》：心动也，动脉，《脉经》谓其见于关上，无头尾大如豆，厥厥然动摇。弱脉：《脉经》谓其极软而沉细，按之欲绝指下。《伤寒脉法》则云：阴阳相搏名曰动，阳动则汗出，阴动则发热，形冷恶寒者，此三焦伤也，若数脉见于关上、上下无头尾，如豆大，厥厥动摇者，名曰动也。又云：诸弱发热，弱则血虚，卫气弱名曰惵，营气弱名曰卑，惵卑相搏，名曰损。证之平素经验，则动脉多见于关，其见于寸或尺者，与脉法所示汗出发热相合，惟本节动而弱同时并见，是指动见于三部中之一部，余则见弱，与所示无头尾而动者异，须知寸口实包括三部言，惵、怯也。）

简释：《本经》第八篇第一节已云奔豚、吐脓、惊怖、火邪四病，皆由惊发得之。盖示人以病发于肝也。（《素问·金匮真言论》：肝病发惊骇。《大奇论》：肝脉骛暴，有所惊骇。肝壅两胠满，卧则惊），本篇首言惊悸脉象者，固欲以脉象阐明病源，且示人知吐衄下血胸满瘀血悉由木火失调血瘀为病，昧者竟云惊悸与血证无关，由其不解经旨。学者切勿被其迷惑。尤怡谓惊则气乱，故脉动，悸属里虚，故脉弱，动即为惊者，因惊而脉动，病从外得，弱则为悸者，因弱而为悸。病自内生，其动而且弱者，则内已虚而外复干之也。惜未将脉证之由于木火失调，升降机窒，致脉现动而弱之理说明，故特引证补释。

经文：（二）师曰：尺脉浮，目睛晕黄，衄未止。晕黄去，目睛慧了，知衄今止。

（尺脉之尺有误作夫字者，不可从，《脉经》云：问曰：病衄连日不止，其脉何类，师曰：脉来轻轻在肌肉，尺中自溢。"一云尺脉浮"，《素问·五脏生成篇》，诸脉者皆属于目，故血瘀则目晕黄也。晕，陆德明音义云又作辉，音运。郑司农谓为日光气。刘熙谓晕，转也，气在外转结之也，日月皆然。以之形容血热上冲瘀滞不降之证象，极肖。）

简释： 尺脉浮者，肝木郁陷，而三焦相火不能蛰藏于肾也。目睛晕黄者，肝郁积热，风火上逆，肺失清肃下降之职，故血逆行而衄未欲止。若晕黄去，目睛慧了知风火已清，肝肾热退，肺胃清降之职已复，故知衄今可止。（是知本节不仅明衄之病源，且能兼明目病原理。所示晕黄之晕，不止后世所谓眩晕，昏厥之晕，即郑、刘所解之义推之，实肝气抑郁，郁血风火上僭，将成云翳之证。更可明《难经》肝主五色，入脾为黄之义。）

经文：（三）又曰：从春至夏衄者太阳，从秋至冬衄者阳明。

简释：《灵枢·百病始生》，阳络伤，则血外溢，血外溢则衄血。阳络者阳经之络，故《伤寒论》衄证悉在太阳、阳明二经。因鼻根上接太阳经脉，鼻孔下夹阳明经脉，阳络之血伤于太阳者由背上循经脉至鼻为衄，春夏衄者多属之。伤于阳明者由胸而上循经至鼻为衄，秋冬衄者多属之。陈念祖谓四时宜活看。（上节所谓尺脉浮，目睛晕黄，乃言里热风火自肝肾出，非谓衄属阴经之血也。此所谓太阳阳明者，言衄所从出之路耳。）

经文：（四）衄家不可汗，汗出必额上陷，脉紧急，直视，不能眴，不得眠。

（此节见《伤寒论》简释太阳篇九十四节，应参看。）

简释： 素患衄血者，阴血已伤，尚赖气分水津充实虚耗，若发其汗，则犯夺血者勿汗之戒。因阴伤津竭，诸脉失养，必致额上塌陷，经脉紧急，目睛直虚见，不能眴转而不得眠。此庸工妄汗亡津所致。危候也，应慎之于早。

经文：（五）病人面无血色，无寒热，脉沉弦者衄。浮弱，手按之绝者，下血。烦咳者必吐血。

（《脉经》截至衄为一节，浮弱以下另为一节，《金鉴》谓浮沉两字应互易、非是。巢源寒热上无无字。编注。论注、心典均无血色之血字。仍以《脉经》为是。诸家注本虽有缺血字者，但以肝藏血之脏，而主五色，与心合脉，其荣色之义论之，是纵不言血色而单提色字，亦可知其为肝所主心所荣之色也。烦本训热头痛，或心烦面赤，或烦懑。烦咳即指血分瘀热上僭，肺失肃降之力而逆冲作咳也。

简释：面无血色，谓面色白，即本经首篇第三节所谓色白者亡血也，无寒热，谓病系内伤，非外感也。脉沉为阳陷而不升，弦为阳郁于内而气滞血瘀也。瘀积生热，上刑肺金，气不肃降，故上逆而衄。至脉之浮弱按之绝者，乃阳气升泄而不降，里虚之证也。阴血阳气失其交纽之带，男子下血，女子崩中。《灵枢》中焦受气取汁变化而赤是为血，故其上逆不能不降胃，下陷不能不升脾，若证现烦咳，肺胃不能清降，瘀热上冲不已，必致吐血。此节所述脉象证象，应参阅本经第六篇第四节第五节。

经文：（六）夫吐血，咳逆，上气，其脉数，而有热不得卧者死。（巢源：数下有浮大二字）。

简释：吐血咳逆上气不得卧，即上节烦咳吐血相类之证，而脉由浮弱变数，无寒热变发热者，气血交病、阳浮根断，阴精消亡，故主死。（经言死证，本不能治，但医家于病者尚未死去之前仍当竭智尽力，于无可设法之中求生机在亿万分之一。即以本节证候言，由于误治者实占多数，使早期如法施治，勿误偏于庸工之说，损其中气，则不遽死，可期挽回，陈念祖用二加龙骨牡蛎汤加阿胶治愈多人，虽未能尽起死人而回生，亦仁者之用心也。）

经文：（七）夫酒客咳者，必致吐血，此因极饮过度所致也。

简释：酒之为性，善生上热，而动下湿，酒客咳者，湿盛胃逆而肺气不降也，咳久不已，肺失清肃收敛之职，必致吐血，此固急饮过度，湿热积滞胃中，上熏于肺所致，而酒后烦渴，饮冷食凉，久而脾阳伤败，必病寒湿，是以酒客吐血证，确有湿热与寒湿之异，临证时，必须详细诊察。

经文：（八）寸口脉弦而大，弦则为减，大则为芤，减则为寒，芤则为虚，寒虚相搏，此名曰革，妇人则半产漏下，男子则亡血。

（搏音团，合也，本节已见第六篇第十二节，彼血下有失精二字，因彼为虚劳言，此专为失血言也，应参看彼处简释。）

简释： 亡血之证：有从虚寒得之者，其脉强大，外证不露虚寒之象，所以后世方书偏于滋清者多，学者必须注意仲景辨证论治之法，免为庸工所愚。

经文：（九）亡血不可发其表，汗出则寒栗而振。（亡血指一切失血而言，不仅吐衄下血，即外伤亡血亦包括在内。）

此节见《伤寒论》简释太阳篇九十五节，应参看。栗，中心悚惧貌，振通震，即振怖意。）

简释： 凡血液亡者不可再发汗亡其气分之津，与疮家发汗则痓，衄家不可发汗之例相同，应参看本篇第四节及第二篇第六节。

经文：（一〇）病人胸满、唇痿、舌青、口燥、但欲漱水，不欲咽，无寒热，脉微大来迟，腹不满，其人言我满，为有瘀血。

（《脉经》于本节文末尚有当汗出不出，内结，亦为瘀血，十一字。《外台》《小品》《千金》芍药地黄汤下与《脉经》文同，是以十一字当系唐前原文，宋校遗落者，故校阅古籍、不能不求诸唐贤遗文也，可参阅《千金》十二卷，《外台》二卷，又：本节与下节，《脉经》合为一节。）

简释： 胸满者，血瘀而气滞也。唇痿舌青心脾之血瘀而色不荣也。口燥欲漱水者，结血气滞而津液不布，故口燥也。无寒热表病，而脉微大者，乃气升于上，故胸满也。其来迟者，乃血积膈下阴经之隧道，不似气积于阳经之肓膜，阳湿阴隐，气在肓膜，则壅胀显于外，血积隧道，惟闭塞而已，故腹不满，病者因阴塞而自觉其满。所以知其有瘀血。

经文：（一一）病者如热状烦满，口干燥而渴，其脉反无热，此为阴伏，是瘀血也，当下之。

（徐彬谓瘀血证轻则但漱水，重则亦有渴者，是有经验之语，非望文生义。《脉经》将本节合上节为一节，中多十一字。）

简释： 如有热状者，无热而似热，即下文所谓烦满口干燥而渴也。其脉反无热者内原无火，故脉不现浮滑数大洪实等象也。有热证而无热脉，知为血瘀阻气不能运布津液所致，故曰此为阴伏。阴伏者，阴血郁结而伏于内也。血既凝瘀，较之外亡者更重，故亦当下之。

经文：（一二）火邪者，桂枝去芍药加蜀漆牡蛎龙骨救逆汤主之。

（编注：本不载此节，《直解》则云本节当在第八篇中，错简在此，《外台》奔豚气门引《小品》云师曰病有奔豚、有吐脓，有惊怖，有火邪，此四部病者，皆从惊发得之，火邪者桂枝加龙骨牡蛎汤主之，《直解》据之以云错简，似是，悬解竟将师曰云云一节移入本篇列于本节之前，虽便于检查，但擅改古本编次，亦非注经体例。火邪治法应参考《伤寒论》太阳篇简释第一百二十四至一百三十三节。）

简释： 此但举火邪二字而不详其证，按《伤寒论》云，伤寒脉浮，医以火迫劫之，亡阳必惊狂，起卧不安，又曰，太阳病，以火熏之，不得汗，其人必躁，到经不解，必圊血，名为火邪。医误以火劫发汗，汗大出必亡阳，成无己注本方云，汗者，心之液，亡阳则心气虚，心恶热，邪内迫，则心神浮越，故惊狂起卧不安与桂枝汤除未尽表邪。以芍药益阴，非亡阳所宜，故去之，火邪错逆加蜀漆之辛，以散之，加龙骨牡蛎，收敛神魂之浮荡也。（本方所治之亡阳，与少阴汗出之亡阳不同，少阴之亡阳是亡阴中之阳。故用真武四逆辈回其阳于肾中，今乃以火逼汗亡其阳中之阳，致惊狂起卧不安，故用安神之品。镇其阳于心中，用各有当，不可易也。）

桂枝去芍药加蜀漆牡蛎龙骨救逆方：

桂枝三两去皮　甘草二两炙　龙骨四两　牡蛎五两　生姜三两　大枣十二枚　蜀漆三两洗去腥

上为末以水一斗二升，先煮蜀漆减二升，纳诸药煮取三升，去滓，温服一升。（为末《伤寒论》作七味，是。）

简释： 应就经文下注中所指《伤寒论》条文及简释细心研究，以明本方治火逆之理。

经文：（一三）心下悸者，半夏麻黄丸主之。

简释： 心悸之由，不越二种：一者气血虚而风木不宁。二者停饮上逆中气不能升降水邪凌心也，伤寒二三日心中悸而烦者，小建中汤主之，脉结代，心动悸，炙甘草汤主之。此气血虚之例也。食少饮多，水停心下，甚者则悸，厥而心下悸者，宜先治水，当服茯苓甘草汤，此停饮上逆之例也。至若阳衰土湿，太阳寒水内陷，水气凌心，则心下悸，此非漫用镇心之剂所能治者，因水气上逆日久，化为黏滞之湿痰，非同暴感之水气尚易外泄于汗溺也，半夏麻黄丸，半夏蠲饮气，降胃逆而驱浊阴，麻黄发阳气，泄痞塞而开经络，作丸缓服，能和养中气，不治悸而悸当自定，诚经方之最小而最效者。

○惊悸多缘于土湿胃逆而致阳浮不寐。《灵枢·邪客篇》卫气独行于阳不入于阴，阴虚故目不瞑，饮以半夏汤一剂，阴阳已通，其卧立至，即降胃涤饮调和营卫，升降阴阳之效也。味者只习用庸俗滋阴诸方，于经方治饮安胃宁心之正法反疑为错简，不知研求。误人甚矣！

半夏麻黄丸方：

半夏　麻黄各等分

右二味末之，炼蜜和丸小豆大，饮服三丸，日三服。

简释：伤寒论，心下悸，用桂枝以宣心阳，用茯苓以利水邪，此用半夏麻黄，非故岐而二之也，盖水气凌心则心下悸，用桂枝助心中之火以敌水也，用麻黄者，通太阳之气以泄水也，彼用茯苓是从脾利水以渗入膀胱，此用半夏，是从胃降水以抑其冲气，冲降则水随而降，用意各别学者正宜研究以尽治法之变。

经文：（一四）吐血不止者，柏叶汤主之。

简释：吐血不止，由于中寒胃逆而肺金失敛者，柏叶汤干姜温中而降逆，柏艾马通敛肺而止血也。

柏叶汤方：

柏叶　干姜各三两　艾叶三把

上三味，以水五升，取马通汁一升，合煮取一升，分温再服。

简释：吐血无止法，强止之则积为瘀血，而病变不测，本方用苦涩微寒清血分之侧柏叶，以除肺脏之热。又恐其血之凝滞也，用温脾之干姜以和之。更用逐寒湿理气血之艾叶以调之，惟马通汁不易制，徐彬、陈念祖均谓无马通汁，可用童便代之，引上逆之血而道之下行，则不止血而血自止矣。（《褚氏遗书·津润篇》云，血证饮溲溺则百不一死，服寒凉则百不一生。是知童便为治血之要药，至褚书虽云伪；其用溲溺之法，则百试百验，可宝也。）○柏叶汤与泻心汤是治血证两大法门，仲景示人一寒一热，以见气寒血脱当温其气，气热血逆，当清其血，女子血崩多属气寒，女子倒经多属气热。

经文：（一五）下血先便后血，此远血也，黄土汤主之。

简释：下血先便后血者，脾虚肾寒，肝木郁遏而生风燥。冲泄于肠胃也，脾去肛门远，故曰远血，即《素问·阴阳别论》所谓结阴，今人所谓便血也，黄土汤黄土温燥入脾，合白术、甘草、补中燥湿止血，以复健行之气。阿胶地黄黄芩滋肝血，清风燥而泄热，附子温肾暖水而荣肝木也，肝木荣畅，万无风动血亡之理，故原注黄土汤亦主吐血衄血。《千金》以之治卒吐血，盖深知血证之必须治肝脏，而治肝脏又必须顾及肾寒脾湿也。

黄土汤方：亦主治吐血衄血。

灶中黄土半斤　甘草三两　白术三两　阿胶三两　地黄三两　黄芩三两　附子炮三两

上七味，以水八升，煮取三升，分温三服。

简释：见上文。

经文：（一六）下血先血后便，此近血也，赤小豆当归散主之。（方见狐惑中。）（应参看第三篇第十三节及简释。）

简释：下血先血后便者，此近血在大肠之下者也，即《素问·生气通天论》所谓肠澼为痔下血，今人所谓脏毒肠风下血也，证由肝脾湿热下陷，蕴伏肠内，致血腐化脓，故用赤豆当归散，赤豆发芽排脓，能通血分之毒。（狐惑有脓者用之可证）当归主诸恶疮、金疮，能引血归经，且举血中陷下之气也。

经文：（一七）心气不足，吐血，衄血，泻心汤主之。

简释：心气不足者，心中之阴气不足也。阴不足则阳独盛，血为热迫而妄行不止矣，大黄黄连黄芩，泄其心之热而血自宁。

泻心汤方：

大黄二两　黄连　黄芩各一两

上三味，以水三升煮取一升，顿服之，亦主治霍乱。

简释：方义已见上文。

呕吐哕下利病脉证治第十七

论一首、脉证二十七条、方二十二首

本篇论脾胃升降失职之病，胆木逆冲犯胃，则病呕吐，肝木郁陷贼脾，则病肠澼洞泄而下利，按证施治，固有寒热补泻之殊，而始终必须调护中气，条达风木。仲景垂训于厥阴篇者，复叮咛于本篇，其救人之意至深切矣。（《难经》论泄，实包括五种，仲师论下利亦包括肠澼与越人同，意在参互比较，后人议其混而不分。不知本篇重在比较其证候而定治法，虽不分列病名，实较分列为妥善也。）

经文：（一）夫呕家有痈脓，不可治呕，脓尽自愈。（痈脓下《伤寒论》有者字）

简释：本节已见《伤寒论》厥阴篇三百九十三节简释，所谓不可治呕者，恐用止呕药阻脓之出路，非谓治内痈之药亦不可用也。

经文：（二）先呕却渴者，此为欲解，先渴却呕者，为水停心下，此属饮家。呕家本渴，今反不渴者，以心下有支饮故也。此属支饮。（此属饮家四字，《千金》作小半夏加茯苓汤主之，与《本经》第十二篇同，呕家本渴以下亦见十二篇，此属支饮，彼作小半夏汤主之，《千金》则作小半夏加茯苓汤，此合两节为一节，与《脉经》同，与十二篇异，却十二篇《脉经》作后。）

简释：本节已见第十二篇第二十七节，第四十节简释。此则举呕吐原于痰饮之例，示治胃之大法也。先呕却渴者，是由胃有宿物，呕后宿物虽去，但津液随之而伤，故渴，得水即胃津自复，故曰此为欲解。先渴却呕者，乃始因停欲而渴，怒因渴而饮水过多，致水饮停蓄于胃而上逆为呕，此呕因水饮所致，故曰此属饮家。呕家本渴，水从呕去故也，今反不渴者，以宿有支饮在心下，愈动愈出，应降胃逆而涤支饮，故曰此属支饮。

经文：（三）问曰：病人脉数，数为热，当消谷引食，而反吐者何也？师曰：以发其汗，令阳微，膈气虚，脉乃数，数为客热，不能消谷，胃中虚冷故也。脉弦者虚也，胃气无余，朝食暮吐，变为胃反，寒在于上，医反下之，令脉反弦，故名曰虚。（脉弦者虚也以下，脉经为别条，金鉴谓脉弦者虚也与上文文义不属恐系错简，是应依脉经分解为是，太阳篇第一百三十六节阳微作阳气微，故也之间有吐字，无周曰及何也。师曰字，引食徐尤诸本作引饮，反与翻同）

简释：本节上段应参看伤寒论太阳中篇第一百三十六节简释。下段脉弦为寒，不曰寒而曰虚者，以寒在于上，医反下之，胃阳既虚，木邪乘犯，阳气无余，朝食暮吐，变为胃反，故令脉弦其弦非阴寒外加之弦，乃胃虚生寒之弦，读此知数脉弦脉，均有虚候，曰热曰寒，盖浅之乎言脉者耳。（巢源胃反候云：营卫俱虚，其血气不足，停水积饮在胃脘则脏冷，脏冷则脾不磨，脾不磨则宿谷不化。其气逆而成胃反也，则朝食暮吐，暮食朝吐，心下牢大如杯，往往寒热，甚者食已即吐。其脉紧而弦，紧则为寒，弦则为虚，虚寒相搏，故食已即吐，名曰胃反。○胃反病名，始见于《本经》，后世亦释反胃，《圣惠方》论云：反胃者，谓食物呕吐，胃不受食，有酒伤者，有因受怒肠结胃翻者，有因宿滞痼癖，积聚冷痰，久不全除所致者，其中有才食便吐，有食久乃反，不可一概用方，切在仔细体认。）

经文：（四）寸口脉微而数。微则无气，无气则营虚，营虚则血不足，血不足则胸中冷。（本节《脉经》是联下节为一，不如《本经》分列为善，《金鉴》以微则无气下，少数则如何之云句，疑有缺文，尤怡谓系承上节而作推论，甚是，特完全采录于后简释中，唐宗海谓本节以脉微为主而兼见数脉，故为真寒假热，无气则营虚者，津液不能化血也，血不足则胸中冷者，指血虚心包络不温通而言，致呕之由亦多有此。）

简释：尤怡谓此因数为客热而推言脉微而数者，为无气，而非有热也，气者荣之主，故无气则荣虚，荣者血之源，故荣虚则血不足，荣卫俱虚，则胸中之积而为宗气者少矣，故胸中冷。合上二节言之，客热固非真热，不可以寒治之，胸中冷亦非真冷，不可以热治之，是皆当以温养真气为主。真气，冲和纯粹之气，此气浮则生热，沉则生冷，温之则浮焰自收，养之则虚冷自化，若热以寒治，寒以热治，则真气愈虚，寒热内贼，而重病益甚矣。（尤系用赵良说，赵学于朱震亨，其释经多用其师说，时涉偏颇，学者当知之。）

经文：（五）趺阳脉浮而涩，浮则为虚，涩则伤脾，脾伤则不磨，朝食暮吐，暮食朝吐，宿谷不化，名曰胃反。脉紧而涩，其病难治。（涩则伤脾之涩，徐镕本俞桥本均作虚，但《脉经》《千金》衍义，《心典》均作涩。《千金》脉紧上有趺阳二字，本节《脉经》与上节合而为一，因上节论寸口，此节论趺阳也。）

简释： 趺阳脉轻取浮，重按涩，是浮为气之虚而不降也。胃虚而上逆，故曰浮则为虚，清为阴虚液耗，而伤在脾阴，故曰涩则伤脾，脾胃均伤，则水谷不能消磨腐化以致朝食暮吐，暮食朝吐，宿谷不化名曰胃反。若脉见紧而涩，则是胃阳脾阴两伤，补阳则伤阴，滋阴则损阳，故曰难治。〇呕吐胃反，无不兼别脏之病者，故第三节是兼膈气而脉数，兼肝气而脉弦，第四节是兼心血虚而脉微数，本节则是兼脾阴虚而脉浮涩，若脉见紧涩，则为胃反难治之证，即阴阳两损，施治多妨碍也。

经文：（六）病人欲吐者不可下之。（欲吐者，作吐而未吐，使人温温欲吐也。）

简释： 病人欲吐者陈宿在上，正当引而越之，故不可下。《伤寒论》阳明篇第二百二十一节所谓伤寒呕多，虽有阳明证，不可下之，盖下之，则里虚邪入，病势转深也。惟本节必须注意欲吐之欲字，否则何以释下节视其前后之例耶。

经文：（七）哕而腹满，视其前后，知何部不利，利之即愈。（哕音月，与呃音近，即呃逆也。编注：指本节为明实哕之治。本义谓胃气逆冲为哕，当审其大小便调否。）

简释： 本节见《伤寒论》厥阴篇第三百九十八节简释，胃逆则生呕，脾陷则生腹胀满，故须视其二便以利之。虚哕胃逆而因于肾寒阳越者当于虚寒阳浮例中求之。

经文：（八）呕而胸满者，茱萸汤主之。（茱萸之上，应从心典论注等本加一吴字，胸满，唐宗海谓指膈膜言，此是厥阴寒气逆上而为胸膈满且呕吐也。故主吴茱萸汤，下节是指厥阴寒邪之循经而上为头痛者。）

简释：呕而胸满者，中气虚寒，升降失职，胆胃浊气上逆，填塞于膈上也。主以茱萸汤者，以茱萸生姜，降逆止呕，人参大枣，补脾益气也。

吴茱萸汤方：

吴茱萸一升　生姜六两　人参三两　大枣十二枚

上四味，以水五升，煮取三升，温服七合，日三服。

简释：已见上文。

经文：（九）干呕，吐涎沫，头痛者，茱萸汤主之。（应从诸家注本加入吴字。）

简释：本节已见《伤寒论》厥阴篇三百九十五节简释。

经文：（一〇）呕而肠鸣，心下痞者，半夏泻心汤主之。

简释：寒邪冲激，则肠中雷鸣，胆胃逆升，则呕而心下痞，中焦升降失常，火无降路，必生上热，故用半夏泻心汤，芩连清上而泻火，姜甘参枣温中而补土，半夏降逆而止呕也，应参考《伤寒论》太阳下篇第一百六十四节简释。

半夏泻心汤方：

半夏半升　人参三两　甘草炙三两　黄芩三两　干姜三两　大枣十二枚　黄连一两

上七味，以水一斗，煮取六升，去滓，再煮取三升，温服一升，日三服。（煎法与柴胡汤同）

简释：方义已见上文。

经文：（一一）干呕而利者，黄芩加半夏生姜汤主之。

简释：此应参考《伤寒论》太阳下篇第一百八十八节经文及简释，因干呕而利为胆胃不和，郁遏而不能容水谷，致下泻利而上干呕，黄芩加半夏生姜汤，甘草大枣补中益脾。芩芍清胆而泻相火，半夏生姜降逆而止呕吐也。

黄芩加半夏生姜汤方：

黄芩三两　芍药二两　甘草二两　大枣十二枚　生姜三两　半夏半升

上六味，以水一斗，煮取三升，去滓，温服一升，日再、夜一服。

简释： 方义已见上文。

经文：（一二）诸呕吐，谷不得下者，小半夏汤主之。（方见痰饮中）

简释： 呕吐谷不得下者，胃气上逆，浊阴不降也，小半夏汤，半夏生姜消饮降逆而祛浊阴也。

经文：（一三）呕吐而病在膈上，后思水者解，急与之。思水者，猪苓散主之。

简释： 此遥承第二节之意而重申治法也，应作两段解，前段谓膈上有痰饮而呕吐，呕吐之后思水者，饮邪已去，病得解，惟津液因之而干，故思水以滋之，应急少少与之以滋其干，而免生他病。后段谓膈间痰饮阻其津液而作渴，渴而多饮，则旧饮未去，新饮复增，必溢而呕吐，宜乘其未呕之时，用猪苓散，祛其胸膈间痰水，俾脾津能升布，则思水之证愈而呕吐亦可不作，猪苓散二苓利水泄湿白术培土消饮益津而止渴也。（应参考《伤寒论》霍乱第四百零三节理中丸方后加减法。）

猪苓散方：

猪苓　茯苓　白术各等分（《千金》云各三两）

上三味，杵为散，饮服方寸七，日三服。

简释： 方义已见上文。

经文：（一四）呕而脉弱，小便复利，身有微热，见厥者难治，四逆汤主之。（四逆古本作回逆）

简释： 本节见《伤寒论》厥阴篇第三百九十四节简释，脾肾极虚，里阳外越当急用回逆汤救之。

四逆汤方：

甘草炙二两　附子一枚生用　干姜一两半

上三味，以水三升，煮取一升二合，去滓，分温再服，强人可大附子一枚，干姜三两。

简释： 用法、方义均详见《伤寒论》第三十三节，第一百节，一百零一节，二百四十三节，四百四十一节，三百七十节及三百九十四节，应注意研究。

经文：（一五）呕而发热者，小柴胡汤主之。（本篇呕而发热与上节迥别，故特提出对比。）

简释：本节已见《伤寒论》太阳下篇第一百六十四节及厥阴篇第三百九十六节，不赘释。

小柴胡汤方：

柴胡八两　黄芩三两　人参三两　甘草三两　生姜三两　大枣十二枚　半夏半斤

上七味，以水一斗，煮取三升，去滓，再煎取三升，温服一升，日三服。

简释：用法、方义并详见《伤寒论》简释。

经文：（一六）胃反呕吐者，大半夏汤主之。（原注云：《千金》云，治胃反不受食，食入即吐。）《外台》云治呕，心下痞硬者，今《千金》入作已，即吐作即呕吐。

简释：此为胃反证出其正方也，胃以下行为顺，胃反呕吐者，多有粪若羊矢之证，盖水谷入胃，脾虚为之不能运化，则无以化气生津滋润幽门以下，故饮食不得顺下而逆行。大半夏汤，半夏降逆，人参益津安中，白蜜润肠燥而滑可去著也。

大半夏汤方：

半夏洗完用二升　人参三两　白蜜一升

上三味，以水一斗二升，和蜜扬之二百四十遍，煮取二升半，温服一升，余分再服。

简释：本方《千金》作半夏三升，人参二两，白蜜一升，白术一升（术不应以升计，可疑。），生姜三两，治胃反不受食，食已即呕吐。《外台》作半夏三升，人参三两，白蜜一升，以泉水一斗二升，并和蜜扬之二百四十遍，治呕心下痞坚者，与《本经》不同，《金鉴》引李升玺云，呕家不宜甘味，此用白蜜何也，不知此胃反自属脾虚，《经》云，甘味入脾，归其所喜是也，况君以半夏味辛而止呕，佐以人参，温气而补中，胃反自立止矣。

经文：（一七）食已即吐者甘草大黄汤主之。原注：《外台》方，又治吐水。○《外台》引《必效》云，疗胃反吐水及吐食。（王肯堂谓欲吐者不可下之，吐而不已，有升无降，则降而折之，《金鉴》谓朝食暮吐为寒（虚），食已而吐为热（实）。有谓胃有积滞，故新谷入则不能容者，证之平素临证体验，必确有阳明燥热实证，浊气上攻，食入作呕者，乃用本方立效。经文简略，学者应通观各节所举证治，比类研究。

简释：此承上节而示治燥热实证之方也，便闭热结，上逆作吐，现种种浊气上逆证候者，非用本方不能生效。

大黄甘草汤方：

大黄四两　甘草二两

上二味，以水三升，煮取一升，分温再服。

简释：世俗有欲得南风，先开北牖之说，此以大黄泻火开其壅闭，以上呕，即此理也。

经文：（一八）胃反吐而渴欲饮水者，茯苓泽泻汤主之。原注：《外台》治消渴脉绝，胃反吐食者，有小麦一升。（此系蓄饮之吐，故吐而渴欲饮水，与上述先呕后渴者或先渴后呕者不同。盖脾虚而停水较多，阻隔君相二火不能下降之证也，故用升达疏泄淡渗利水燥土之剂治之。）

简释：此以承上各节而示治吐由蓄饮之方也，吐而渴欲饮水者，蓄饮阻于中土，津液不布也，旧水既不能因其得吐而尽去，新水反因其渴饮而愈增，遂致愈吐愈渴，愈饮愈吐，非从脾而求输转之法，其吐与渴，将何以宁。茯苓泽泻汤，茯苓泽泻利水泄湿，白术补土生津，生姜散逆，甘草和中，桂枝疏肝以宣阳化气，蓄饮既去，则津液四布，不仅吐泻可愈，即胃反之病根亦除矣。庸工于胃反之由于蓄饮者，多不能识。学者应细心研究。

茯苓泽泻汤方：

茯苓半斤　泽泻四两　甘草一两　桂枝二两　白术三两　生姜四两

上六味以水一斗，煮取三升，内泽泻再煮取二升半，温服八合，日三服。（徐大椿云，此治蓄饮之吐，内泽泻再煮，似先煮五味，后煮泽泻。）

简释：方义已见上文。《千金》用小麦煮汤去麦下药煮，亦良法也，《外台》引《千金》同，即原注所云也。

经文：（一九）吐后渴欲得水而食饮者，文蛤汤主之，兼主微风脉紧头痛。（文蛤汤，柯琴疑与《伤寒论》文蛤散互错，本经十三篇七节渴欲饮水不止者，文蛤散主之，可证。）

简释：本节渴欲得水而贪饮，与消渴小便利淋病脉证并治篇文蛤散证渴欲饮水不止，文虽异而证则同，尤怡谓吐后水去热存，渴欲得水，与前猪苓散证同，虽复贪饮，亦止热甚而然耳，但与除热导水之剂足矣，是已疑方治与见证不符，总复守不破字解经之例，强为解释，以方下有兼主微风脉紧头痛八字，谓其必兼有客邪，郁热于肺不解，乃复用麻黄杏仁等发表之药，云云，可见尤氏于本节早已悟及必兼外有应表之证乃可用文蛤汤。故注意方下云汗出即愈四字，其识见超越可佩，惜未将论略两编合而研讨其文例耳；因兼主微风八字乃文蛤汤主治之证，读《金匮》者疑本节方证不合，附注于后，后又误为正文，以是知解释经文，首当察其文例也。（参考柯琴《伤寒附翼》文蛤散论。）

文蛤汤方：

文蛤五两　麻黄　甘草　生姜各三两　石膏五两　杏仁五十枚　大枣十二枚

上七味以水六升，煮取二升，温服一升，汗出即愈。

文蛤散方：见消渴中，又见《伤寒》太阳下篇第一百五十五节。

简释：应参阅本经第十三篇第七节简释。

经文：（二〇）干呕吐逆，吐涎沫，半夏干姜散主之。

简释：干呕吐逆吐涎沫者，胃寒气逆也。与前第九节干呕吐涎沫头痛者不同。彼为厥阴寒气上攻颠顶，此是阳明寒气上逆而不降也。故以半夏止逆消涎，干姜温中和胃，浆水甘酸，调中引气而止呕哕也。

半夏干姜散方：

半夏　干姜各等分

右二味，杵为散，取方寸匕，浆一升半，煮取七合，顿服之。

简释：方义已见上文。

经文：（二一）病人胸中似喘不喘，似呕不呕，似哕不哕，彻心中愦愦然无奈者，生姜半夏汤主之。（彻，通也。愦愦，乱也。指病人自觉心胸烦闷之至而无奈者。此胃气上逆，浊阴翻腾，温温泛泛，心绪作恶之象也。有物无声曰吐，有声无物曰哕，有物有声曰呕。）

简释：寒饮结于胸中，阻遏升降之机，故合胸中似喘不喘，似呕不呕，似哕不哕，彻心中愦愦然无奈者，治以生姜半夏汤，药品同于小半夏汤，只以分量有别，而功用迥殊。因重用生姜汁为主，半夏为辅，则宣通散结之力，多于小半夏汤。乃正治寒饮，搏结升降失职之良法也。

生姜半夏汤方：

生姜汁一升　半夏半升

上二味，以水三升，煮半夏取二升，内生姜汁煮取一升半，小冷分四服，日三、夜一服，呕止停后服。

简释：经方药品制法、煎法、服法，各所法度，不可忽略，本方之与小半夏汤，其主治各异，学者应深加研究。

经文：（二二）干呕，哕，若手足厥者，橘皮汤主之。（哕，《说文》气牾也；杨上善注，气忤也；王肯堂注，于月切。）

简释：干呕哕者，豫言干呕而致哕也。李杲以干呕为轻，哕为重。《金鉴》称其识仲景措辞之意。本节提非因虚而成之哕厥以示其治法，故尤怡谓此节干呕非反胃，手足厥非无阳，胃不和则气不至于四肢，故曰橘皮和胃气，生姜散逆气，气行胃和，呕哕与厥自已，未可便认阳虚而遽投温补也。（必察其脉证确无虚寒现象，乃知由肺胃不能肃降，郁滞而生痰涎，遏抑清阳不到四布，故手足厥逆，而用本方治之。）

橘皮汤方：

橘皮四两　生姜半斤

上二味，以水七升，煮取三升，温服一升，下咽即愈。（陈元犀云，《金匮》论哕，与后世方书不同，专指呃逆而言。）

简释：方义已见上文。

经文：（二三）厥逆者，橘皮竹茹汤主之。

简释：此哕逆之属于胃虚而热乘之上逆者。故以参甘大枣补中培土，橘皮生姜竹茹降逆而平哕也。

橘皮竹茹汤方：

橘皮二斤　竹茹二升　人参一两　甘草五两　生姜半斤　大枣三十枚

上六味，以水一斗，煮取三升，温服一升，日三服。

简释：橘皮竹茹行气清胃，佐以生姜升散清阳而降浊阴，参甘大枣补虚安中也。

经文：（二四）夫六腑气绝于外者手足寒，上气脚缩。五脏气绝于内者利不禁，下甚者手足不仁。（气绝《金鉴》谓非脱绝，乃指虚绝。《朱氏正义》谓气绝二字当作病气隔绝论，若真阴阳气绝，岂止手足寒与不仁哉。二说均存备参考。）

简释：六腑为阳，其位在外，气绝于外者，手足寒，上气喘促蜷卧脚缩。五脏为阴，其位在内，气绝于内者，利不禁，下甚者，脾阳陷败，四脏俱衰，故四肢不仁。六腑以胃为主，五脏以脾为主，脾胃同主四肢，故病皆见于手足也。（肠胃燥热结塞，大便不通，熏灼阳明支脉，股下牵掣，膝外廉屈而不伸，病属阳明，脾湿下陷，肾阳虚而不能泄水，溢入回肠，则利不禁，是为阴气内绝，此云脚缩为燥实之候，亦可参究）。

经文：（二五）下利脉沉弦者下重，脉大者为未止，脉微弱数者为欲自止虽发热不死。（下重指里急后重，下利本节是指痢疾，即肠澼。因痢疾黏滞难下，故又名滞下。）

简释：此节见《伤寒论》厥阴篇第三百八十二节，论滞下之脉也。沉弦乃肝气郁陷而不能条达故里急后重。大为热邪方盛而病进，故为未止。若沉弦或大之脉转为微弱数者，乃邪衰正复，痢将自止。恰当气初复之际，虽现发热，不可执着《通评虚实论》中肠澼身热者死一语而误为不治。

经文：（二六）下利手足厥冷，无脉者，灸之不温，若脉不还，反微喘者死，少阴负趺阳者为顺也。（本节下利，是指虚寒洞泻，与上节下利指痢疾者不同。成注《伤寒论》本，《玉函》本，仲景全书本，均将少阴负阳明以下析为另节，此从林校本合而为一节，可说明土胜水负为顺之理，使人皆知上段水胜土负致死实例，此仲景救人之心法也。）

简释：此节见《伤寒论》厥阴篇第三百七十九节。论洞泻之脉证及其转逆为顺之理端赖阳明胜于少阴也。下利手足厥冷无脉，灸之不温，脉不还反微喘其阳绝矣，故必死。复举少阴负趺阳者为顺也一语以明其死于趺阳负少阴也。是知治虚寒洞泻之大法，在温肾阳以升达肝木而暖脾胃也。（此节少阴负趺阳者为顺也一句，《金鉴》误认为文义不属，不加注释，又如《伤寒论》辨脉篇中妄谓伤寒少阴病惟恐土不制水，而杂病则恶土克水，是既不知少阴尚有土燥水竭之急下证，与杂病之必须脾胃健运能制水者正多，本节死证，虚其实例，又不解杂病之治仍在六经范围之内，其为宋元以来，庸工谬说所误，并亦深矣。故学者以其书作参考之用，必须分别观之。）

经文：（二七）下利有微热而渴，脉弱者，今自愈。（今宋本《伤寒论》作令，一本无今字，《玉函》亦无，下同。）

简释：见《伤寒论》厥阴篇第三百七十七节简释。不赘言。

经文：（二八）下利脉数，有微热，汗出，今自愈，设脉紧，为未解。

简释：见《伤寒论》厥阴篇第三百七十八节简释。

经文：（二九）下利脉数而渴者，今自愈，设不差，必清脓血，以有热故也。（清同圊，说文厕清也）。

简释：见《伤寒论》厥阴篇第三百八十四节简释。

经文：（三〇）下利脉反弦发热身汗者自愈。

简释：下利脉初不弦，后乃弦，故曰脉反弦，弦而不沉，是肝气升达清阳上发遂见发热身汗而愈，以下陷之气得升举而复正常也。

经文：（三一）下利气者，当利其小便。

简释：下利而失气者，湿热盛而气滞也，当利其小便以渗湿邪。喻昌所谓急开支河者是也。（失气就是转矢气，俗呼放屁。）

经文：（三二）下利寸脉反浮数，尺中自涩者，必清脓血。

简释：见《伤寒论》厥阴篇第三百八十节简释。

经文：（三三）下利清谷，不可攻其表，汗出必胀满。

简释：见《伤寒论》厥阴篇第三百八十一节简释。

经文：（三四）下利脉沉而迟，其人面少赤，身有微热，下利清谷者，必郁冒汗出而解，病人必微厥，所以然者，其面戴阳，下虚故也。

简释：见《伤寒论》厥阴篇第三百八十三节简释。

经文：（三五）下利后，脉绝，手足厥冷，晬时脉还，手足温者生，脉不还者死。（晬音摔）

简释：见《伤寒论》厥阴篇第三百八十五节简释。

经文：（三六）下利，腹胀满，身体疼痛者，先温其里，乃攻其表，湿里宜四逆汤，攻表宜桂枝汤。

简释：见《伤寒论》厥阴篇第三百八十九节简释。近贤有谓此证温里故宜用四逆汤，而攻表则宜麻黄汤者不及尤怡所释之切当。尤怡言曰：下利腹胀满，里有寒也。身体疼痛，表有邪也，然必先温其里，而后攻其表。所以然者，里气不充，则外攻无力，阳气外泄，则里寒转增；自然之势也。而四逆用生附则寓发散于温补之中，桂枝有甘芍，则兼固里于散邪之内，仲景用法之精如此。

四逆汤方：见上

桂枝汤方：

桂枝去皮三两　芍药三两　甘草二两炙　生姜三两　大枣二十枚

上五味哎咀，以水七升，微火煮取三升，适寒温服一升，服已须臾，啜稀粥一升以助药力，温复合一时许，遍身漐漐微似有汗者益佳，不可令如水淋漓，若一服汗出病瘥，停后服。

简释：见《伤寒论》太阳上篇第十五节桂枝汤方后注文。

经文：（三七）下利，三部脉皆平，按之心下坚者，急下之，宜大承气汤。（坚，《伤寒论》作硬。）

简释：此节见《伤寒论》可下中，气口脉寸大于关，关大如尺，常人之三部脉无有不如是者，三部皆平。是肝木沉陷于尺中不能升达，故尺与关平，胆木郁于关上不能下降，故关与寸平，肝木陷，则脐下胀，胆木逆，则心下坚。若按之心下坚者，是胆胃之逆也。火燥实邪结于内，而下利旁流不止。应速涤荡胃肠积垢，后去邪存正也。此本凭脉又凭证之法。

大承气汤方：见痉病中，又见《伤寒论》阳明篇第二百五十五节，应参究其方义及用法。

经文：（三八）下利脉迟而滑者，实也。利未欲止，急下之，宜大承气汤。（《金鉴》谓脉迟不能兼滑，当是浮取之迟，沉取之滑。）

简释：此节见《伤寒论》可下中。宿食在中，阻其升降机能。故燥结实邪不去，而下利不止。应速下之以存津液而复其升降机能也。

经文：（三九）下利脉反滑者，当有所去，下乃愈，宜大承气汤。

简释：此节见《伤寒论》可下中。脉滑为实象，乃下利所不应见者，故曰反，滑必有停积须去，故曰下乃愈。宜大承气汤。

经文：（四〇）下利已瘥，至其年月日时复发者，以病不尽故也。当下之，宜大承气汤。

简释：此节见《伤寒论》可下中，下利瘥后至其时复发者，陈积在脾也，以所病之脏气未复，病由宿积误治，留邪蕴伏于内，故按期复发，是当下之，以涤除其病根也。〇以上四节大承气证，皆少阴之负跌阳下利之顺证也。

经文：（四一）下利，谵语者，有燥屎也，小承气汤主之。（初下利，继谵语，经诊视而知其由于确有燥矢，故用小承气汤。与因燥火实邪，而致下利，急用大承气汤之证有别，于本篇治下利而用下剂诸法中，可领会仲景审证处方深意。）

简释：此节见《伤寒论》厥阴篇第三百九十一节简释。

小承气汤方：

大黄四两　厚朴三两炙（赵本作二两）　枳实大者三枚炙

上三味以水四升，煮取一升二合，去滓，分温二服，得利则止。

简释：本方方义见《伤寒论》阳明篇第二百二十五节简释及论中用小承气各节论文。

经文：（四二）下利便脓血者，桃花汤主之。

简释：本节见《伤寒论》少阴篇第三百二十四节简释。脾肾寒湿，肝郁血陷，致肠被摧剥，脓血频下者，非桃花汤不能治。但实邪方炽者，则不可用，须参究同篇三百二十六节经文可刺之义。

桃花汤方：

赤石脂一斤一半剉一半筛末　干姜一两　粳米一升

右三味，以水七升，煮米令熟，去滓，温七合，内赤石脂末方寸匕，日三服，若一服愈，余勿服。（温七合者谓将药汤好为贮存，只取七合温服也。）

简释：已见《伤寒论》少阴篇第三百二十四节，《本草经》赤石脂，主下利赤白，脓血阴蚀，干姜主汤澼下利，粳米温中和胃长肌肉，由此可见《经方》与《神农本草经》无一不合也。

经文：（四三）热利下重者白头翁汤主之。

简释：本节见《伤寒论》厥阴篇第三百八十八节简释。热利为病痢之因于热者，下重即里急后重也，未言其便脓血者，因承上节而言也。病热利下重者多由肺金不清，肝木郁遏太甚，发热下注而肆其疏泄之性，则暴注里急，有不能少待之势，而大肠为肺金之腑，金性收涩，不使快利，遂为后重，主以白头翁汤泄厥阴下陷之热，自应药而瘳矣。

白头翁汤方：

白头翁三两　黄连三两　黄柏三两　秦皮三两

上四味，以水七升，煮取二升，去滓，温服一升，不愈，更服。

简释：方义已见《伤寒论》厥阴篇第三百八十八节方后注。

经文：（四四）下利后，更烦，按之心下濡者，为虚烦也，栀子豉汤主之。

简释：本节已见《伤寒论》厥阴篇第三百九十二节简释。

栀子豉汤方：

栀子十四枚　香豉四合绵裹赵本绵作绢非

上二味，以水四升，先煮栀子，得二升半，内豉，煮取一升半，去滓，分二服，温进一服，得吐则止。

简释：方义见《伤寒论》太阳中篇第八十四节。徐大椿谓此剂分量最小，凡治上焦之药皆然。古方栀子皆生用，故入口即吐，后人以栀子炒黑作汤，不复作吐，全失用栀子之意，然服之于虚烦证亦有验，因其清热除烦之性固在也。后世以其能治胸膈湿热痰涎滞气反复颠倒，心中懊憹诸证，遂又以之为治湿热暑疫转霍乱之主方。

经文：（四五）下利清谷，里寒外热，汗出而厥者，通脉四逆汤主之。

简释：本节见《伤寒论》厥阴篇第三百八十七节简释。并参阅少阴篇第三百三十五节经文及简释。

经文：（四六）下利肺痛，紫参汤主之。（原注：疑非仲景方）（肺痛二字，《内》《难》论略，除此节外，无明文可见。紫参除第七篇泽漆汤一见而又云一作紫菀外，仅本节用之，医家既未能载其究为何物，药肆中人亦不知其形状。《本草经》载紫参于中品，载桔梗于下品，两药作用不同。惟荠苨《本经》不载，《别录》有之，而荠苨形似参，则为六朝人新论中语，后人又谓荠苨即甜桔梗，故又有紫参即桔梗之说。舒诏以桔梗治肺燥痢，亦可参证。）

简释：赵良谓大肠与肺合，肠中积聚，则肺气不行，肺有所积，大肠亦不固，相互为病，病肠病而气塞于肺者痛，肺有积者亦痛，治痛须通，故用紫参汤。紫参，《本草》谓主心腹积聚寒热邪气通九窍，利大小便，佐以甘草和其中外，气通则愈，积去则利自止。原注云非仲景方者，以紫参非仲景常用也。喻昌谓肠胃之病全关肺气。程林则谓肺痛未详，或系腹字之伪，陈念祖谓方土以南山有桔梗，根似人参而松，花白蒂紫，又名紫参，正如刘子新论所云荠苨之乱人参。即指紫参与桔梗同。故知此节所云肺痛即指胸中隐隐痛或与桔梗主胸胁痛如刀刺之痛，而紫参即桔梗或荠苨一名甜桔梗者是。因桔梗固为治肺之药也，存备研究。

紫参汤方：

紫参半斤　甘草三两

上二味以水五升，先煮紫参取二升，内甘草煮取一升半，分温三服。

简释：已见上文。

经文：（四七）气利诃梨勒散主之。（诃梨勒，后人名之曰诃子。）

简释：已于本篇第三十一节说明气滞当利其小便之理，此用诃子者，以行气滞而收滑陷也。

诃梨勒散方：

诃梨勒十枚煨

上一味为散，粥饮和，顿服。原注疑非仲景方（诃子煨不透，则研不细，入咽梗塞，至顿服十枚之多，太重，林亿等疑之，不为无所见也。）

简释：诃梨勒《本经》不载，唐以前医书尚未见载其治气利，宋苏颂《图经》称仲景方，在《金匮要略》既显之后，故林亿等竟疑非仲景方，但证诸宋以后医家著述及近世医案，颇有效用，应存俟参考。

附方：

《千金翼》小承气汤：治大便不通哕，数谵语。方见上，即本篇四十一节下利谵语有燥屎用小承气汤及第七节哕而腹满视其后部不利者利之之例也。见《千金翼》十八卷霍乱门。

《外台》黄芩汤：治干呕下利。（见《外台》六卷杂病呕吐哕门。）

黄芩　人参　干姜各二两　桂枝十二两　大枣十二枚　半夏半升

上六味以水七升，煮取三升，温分三服。此方与本篇第十一节黄芩加半夏生姜汤主治之证相同，即黄连汤去黄连甘草加黄芩，半夏泻心汤去黄连甘草加桂枝，其主治相类。学者于此类加减出入，可悟用药适合病证之法。尤怡谓此方较黄芩加半夏生姜汤则温里益气之意居多，凡中寒气少者可如此取法，是善于比类者。

疮痈肠痈浸淫病脉证并治第十八

论一首、脉证三条、方六首

汉季医学昌明，擅长外科者，如华元化之流，夐乎尚矣。此篇为仲景指示外科遗著，文虽约而义甚丰，不仅外科家宜细心钻研，即内科杂病学者，亦必注意参究其理也。疮六朝人俗体字，本作创伤也。痈，肿也，又为痈疽之简称。浸淫本训随理，徐镕谓随其脉理而浸渍也。此篇包括金创、痈疡、浸淫疮、肠痈等病，故题如上，《脉经》则以疮字不能赅刀伤，改题痈肿肠痈金疮浸淫脉证，似较通俗容知。又：浸淫或作侵淫，侵寻、浸潭义均同。

经文：（一）诸浮数脉，应当发热，而反洒淅恶寒，若有痛处，当发其痈。（洒淅上所下切，下音析，寒惊貌，《伤寒》辨脉法无反字，处下有饮食如常者五字。当发其痈，作蓄积有脓也五字，因知本节系谈诊察而不在治法，故不采徐彬陈念祖诸家解发字注文。）

简释：此节见伤寒脉法，周扬俊补注云："病之将发，脉必兆之，夫浮数阳也、热也、浮数兼见，为阳中之阳，是其热必尽显于外矣，而反洒淅恶寒，证不相应，何哉，必其气血凝滞，荣卫不和，如经所谓荣气不从，逆于肉理，乃生痈肿，阳气有余，荣气不行，乃发为痈是也。况其身已有痛处乎，夫脉之见者阳地，其将发而痛者，亦属阳，故曰当发其痈。"○尤怡《心典》谓卫主行营气者也，而营过实者，反阻遏其卫，若有痛处，则营之实者已兆，故曰当发其痈。（实，指邪实）

经文：（二）师曰：诸痈肿欲知有脓无脓，以手掩肿上，热者为有脓，不热者为无脓。

简释：《灵枢·痈疽篇》：营卫稽留于经脉之中，则血涩而不行，不行则卫气从之而不通，壅遏而不得行，故热，大热不止，热盛则肉腐，腐则为脓。故知热聚者则为脓，热未聚者但肿而未作脓也，皆以手掩知之。齐德之《外科精义》云，凡疗痈疽，以手掩其上，大热者，脓成，自软也，若其上薄皮剥起者，脓浅也。其肿不甚热者，脓未成也。

经文：（三）肠痈之为病，其身甲错，腹皮急，按之濡，如肿状，腹无积聚，身无热，脉数，此为肠内有痈脓，薏苡附子败酱散主之。（本节《脉经》分作两节，近人有疑为错简者，待考证。甲错，见《本经》第六篇第十八节、第十四篇第三十节，血滞而不能滋润肌肤也，急者，缓之反，即腹皮紧张是腹皮虽现紧张，按之则软，如肿状，而腹无积聚，身无热，而脉数，就脉证观察非表证，因知肠内有痈脓也。巢源云，肠痈者因寒温不适，喜怒无度，使邪气与营卫相干，在于肠内遇热加之，血气蕴积，结聚成痈，热积不散，血肉腐坏，化而为脓。）

简释： 此肠痈现证与方治也，《灵枢·痈疽》云，寒邪客于经络之中，则血涩，血涩则不通，不通则卫气归之，不得复反，故痈肿，寒气化为热，热盛则肉腐，肉腐则为脓，是痈成为热，而其先则寒也，寒凝非得温则不散，而血凝营郁，卫气阻遏成热。薏苡附子败酱散，方中重用薏苡仁，甘而微寒，主舒筋消肿利水，以下气泄脓。败酱一名苦菜，苦平，破瘀，排脓，治暴热火创者辅之。附子辛热散结以为佐使，小便利，则气化行，污秽脓水瘀血，必从大便排泄矣。（肠痈由于喜怒不适，食饮不节，寒温不时，则寒汁流于肠中，致成痈，见《灵枢·上膈篇》，巢源，有疑本方附子者，细审其病之根源，自能洞明其理。）

薏苡附子败酱散方：

薏苡仁十分　附子二分　败瓣五分

上三味，杵为末，取方寸匕，以水二升，煎减半，顿服，小便当下。

简释： 方义见上文。

经文：（四）肠痈者，以腹肿痞，按之即痛如淋，小便自调，时时发热，自汗出，复恶寒，其脉迟紧者，脓未成，可下之，当有血，脉洪数者，脓已成，不可下也，大黄牡丹皮汤主之。（肠，原本作肿，《本义论注》，《心典》，《悬解》均同，《衍义直解》，《编注》，《金鉴》则作肠，与宋本《脉经》合。姑从之。《脉经》无痞字，巢源作小便数如淋，无小便自调四字。）

简释：此亦肠痈现证与方治也，系承上节而言，上节示痈已成脓证，此节示正痈正化脓时证，注家谓上示小肠痈，此示大肠痈，非是。盖肿则形于外，痞则著于内，少腹既已痞肿，则肠痈已成，故按之即痛如淋也。如淋者，以小腹为厥阴经脉所过，厥阴脉循阴器，故按少腹而痛引阴茎，有如淋状。病由营血瘀结，故小便尚能自调也，《灵枢·痈疽篇》谓血涩则卫气归之不得复反，营卫稽留于内，而不能卫外，故时时发热、汗出、恶寒也，其脉迟紧者是血正凝聚，而肉未腐，脓未成，应速破瘀血使之消散，迟治则脓已成，而病益深，非仅破瘀逐血所能即愈。当于排脓化毒法中求之。大黄牡丹皮汤，牡丹皮桃仁瓜子排决其脓血，芒硝大黄洗荡其郁蒸也。

大黄牡丹皮汤方：

大黄四两　丹皮一两　桃仁五十个　冬瓜子半升　芒硝三合　（《千金》引本方丹皮作三两，瓜子作一升，方后云当下脓血）

上五味，以水六升，煮取一升，去滓，内芒硝，再煎沸，顿服之。有脓当下，如无脓，当下血。

简释：本方大黄、牡丹皮、桃仁涤热下瘀，瓜子、芒硝排脓去积。故方后谓其有脓当下，无脓当下血也，后世疡医治肠痈不能出乎薏苡附子败酱散及本方范围，例如千金治肠痈用薏苡仁一升，牡丹皮、桃仁各三两，瓜瓣仁二升，以水六升，煮取二升，分再服。即就两方变化用之，《圣惠方》治肠痈皮肉状如蛇皮，及如错，小腹坚，心腹急，用败酱附子苡米，分量虽不同于《金匮》，亦遵用其药品，惟《刘涓子鬼遗方》今本于瓜子误作芥子，《圣济总录》，《外科正宗》等从之，并误，因《千金方》引《刘涓子》用本方，固用瓜子，今本当系传写之伪也。

经文：（五）问曰：寸口脉浮微而涩，法当亡血，若汗出，设不汗者云何？答曰：若身有疮，被刀斧所伤，亡血故也。（疮本字作创，伤也，若汗出之若字，作或字用。若身有疮之若字，作如字用，刀斧所伤之疮，即首篇第二节所谓金刃伤也。）

简释：脉微为阳虚，涩为血少，此常例也。故涩主亡血，微主汗出，如不汗出而身有疮，则知其被刀斧所伤而亡其血，与汗不止者，迹虽异而理则同也。

经文：（六）病金疮，王不留行散主之。

简释：徐彬论注谓此非上文伤久无汗之金疮方，乃概治金疮方也，尤怡《心典》则谓金刃所伤而成疮者，经脉斩绝，营卫沮弛，治之者必使经脉复行，营卫相贯而后已，王不留行散则行气血和阴阳之良剂也。

王不留行散方：

王不留行十分，八月八日采　蒴藋细叶十分，七月七日采　桑东南根白皮十分，三月三日采　川椒三分　黄芩二分　芍药二分　干姜二分　厚朴二分　甘草十八分

上九味，王不留行蒴藋桑皮三味，燔灰成性，勿令灰过，各别杵、筛，合治之为散，服方寸匕，小疮即粉之，大疮但服之，产后亦可服。如风寒桑东根、勿取之。前三物皆阴干百日。除燔灰外，余药不可日爆火炙方效。

简释：本方用王不留行疾行经络之血，灌溉周身，不使其湍激于伤处，桑根泄肌肉之风水，蒴藋叶渗筋骨之风水，三者皆烧灰。欲其入血去邪止血也，川椒祛疮口之风，厚朴燥刀痕之湿，黄芩退肌热，芍药散恶血，干姜和阳，甘草和阴，使其入血退肿生肌，风湿去，阴阳和，则疮口收而肌肉生矣。〇金疮陡遇，配方不及，必平素制备，乃可应急，方中载采药月日之意，当是致入蓄制待用。

排脓散方：

枳实十六枚　芍药六分　桔梗二分

上三味，杵为散，取鸡子黄一枚，以药散与鸡子黄相等，揉和令相得饮和服之，日一服。

简释：尤怡谓枳实苦寒，除热破滞为君，得芍药则通血，得桔梗则利气，而尤赖鸡子黄之甘润，以为排脓化毒之本也。唐宗海谓气行则水行，水行则脓行，故用桔梗枳实开利其气，即是排脓，脓由血化，故兼利血而用芍药，其用鸡子黄者，则以血既腐而去者必多，排去其脓是去其血分之实，即当补其血分之虚也。〇产后篇枳实芍药散方后有并主痈脓语，此用枳实芍药之意与之相似，饮以麦粥，调以鸡子黄立方之意亦近本方。枳实特重，又特加桔梗，行气血排脓水之力既锐，又复入滋养

营血之品，故为疡科排脓方，有疑为宋贤附入者，过矣。

排脓汤方：

甘草二两　桔梗三两　生姜一两　大枣十枚

上四味，以水三升，煮取一升，温服五合，日再服。

简释：尤怡谓此亦行气血和营卫之剂，方中桔梗多于甘草，与桔梗汤之甘草多于桔梗者不同，因肺痈吐脓固须用桔梗开泄，仍以重用甘草解毒缓其急以驾驶之。此方则甘缓解毒之甘草反轻于桔梗者，虑其减削桔梗开泄之力也。此以排脓为主，故分量有异，复加姜枣调和营卫也。○二方虽不见于唐贤集录诸书，但制方合乎经旨，不可疑而不用。

经文：（七）浸淫疮，从口流向四肢者可治，从四肢流来入口者不可治。（不可治者，难治之义，非当委弃不治也。《素问·玉机真脏论》，夏脉太过身热肤痛而为浸淫。《气交变大论》，岁火太过，身热骨病而为浸淫。《灵枢·痈疽》，发于足上下，名曰四淫，四淫者疮之淫泆于四肢，即浸淫之谓也，本经首篇第十二节会举浸淫疮为例。由此可见仲景是述古语，所谓勤求古训也。）

简释：巢源谓浸淫疮是心家有风热发于肌肤，初生甚小，先痒后痛，而成疮汁出，浸溃肌肉，浸淫渐阔，乃达遍体，其疮若从口出，流散四肢者轻，若从四肢生，然后入口者则重，以其渐渐增长，因名浸淫也。盖即火热秽毒浸染成疮外散则易治，内聚则难治，疮疡之淫浸不已者，皆可以浸淫疮名之，故《金鉴》谓犹今之癞疠，陈念祖、唐宗海等指棉花疮杨梅疮恶疠之类以证之，虽非诂经正法，其能发挥经旨，勿使邪毒内陷，内陷者亦必使其外泄而得生机，其功亦非细也，近有以癞疠梅毒之见诸记载，远在仲景之后，非仲景所及知，而讥之者，是未知经方与医经致人以洞明医理原则为贵，不可以普通验方手册视之。

经文：（八）浸淫疮，黄连粉主之。（原注方未见）。

简释：此承上节而明其治法也，赵良以黄连泻手少阴之火，火去而气血自复。尤怡以方未见，黄连苦能燥湿寒能除热，故以黄连粉敷治，魏荔彤《本义》引齐得之用黄柏粉调涂，即师本方之意，《千金》加胡粉水银于黄连粉中，亦师其杀虫之意。故经方虽佚，诸家仅就其方名考索，亦得窥见治法之一斑。

趺蹶手指臂肿转筋阴狐疝蚘虫病脉证治第十九

论一首、脉证一条、方五首

本篇汇集杂病之关于厥阴较深，显现于四肢之证状。魏荔彤本义谓仲景叙述男子细碎杂病未经诸篇收载者，予以补论。

经文：（一）师曰：病趺蹶，其人但能前，不能却，刺腨入二寸，此太阳经伤也。（趺蹶疑作跌蹶，论注、编注、《金鉴》均作跌蹶，似可从。跌字从失，和趺阳之趺字从夫者不同。失足仆地曰跌，蹶音厥，颠仆也。前，向前行走也，却，后退也。腨音善，父音舜，足肚也。亦谓之腨肠，有谓跌蹶系足趺硬直，能前走而不能后移，即首篇第十三节所谓湿伤于下，寒令脉急者，似有所见，可备参考，但因其误以刺腨深入二寸为治法，故未敢从。）

简释： 人身经络，阳明行身之前，太阳行身之后，跌蹶后，但能向前行走而不能后退，就足证明为太阳经脉受伤，其致伤之原因，则由误刺腨肠中法不可刺之合肠承筋间深入达二寸，遂伤其经，以致能前不能却，此则仲景自注已详，而注家多谓刺腨入二寸，是治法，则显违经旨，疑不可从，俟考。

经文：（二）病人常以手指臂肿动，此人身体瞤瞤者，藜芦甘草汤主之。

简释： 湿痰凝滞关节则肿，风邪袭伤经络则动，因肿而动者，湿盛而致木郁风生也，手指臂三者，手三阳三阴经之所循行，手之三阳自手走头，手之三阴自胸走手，经气通畅，则不肿，经络壅阻，不能流行，则气血蓄积，结而为肿，气壅而莫泄，故鼓郁而为动也，动则瞤瞤振摇而不宁，此其痰涎瘀浊阻隔经脉气道不通，故致身体瞤瞤，藜芦甘草汤，藜芦吐其瘀浊，甘草和其中气也。

藜芦甘草汤方：

原方未见。（藜芦四两，甘草三两，二味作汤，饮误服毒者，服方后，掖之行，即吐，吐至净尽，即活。是其涌吐之力甚强，可证本方必为吐剂之重要者，准本方早佚，只好阙疑。）

经文：（三）转筋之为病，其人臂脚直，脉上下行，微弦，转筋入腹者，鸡屎白散主之。（屎一作矢，本节《脉经》载于霍乱篇末。本篇特列于此者，盖指霍乱等病以外之独发病，证之平素，临证所见，固有专患转筋病者，既非霍乱痉病，阴寒拘急等同时所兼见之证，自当探查其病源论治。）

简释：此厥阴风木为病也，转筋是指经脉挛急，手足拘牵，转筋入腹，是指挛痛，牵引腹中，肝主筋，肝郁而生风燥，或挟寒或挟热，均病转筋，故其人臂脚直，脉上下行，微弦。《素问·至真要大论》诸暴强直，皆属于风即此义也。鸡矢白散，鸡矢白舒筋利便，证以《素问》治鼓胀通利大小便之用鸡矢醴，更能确知诸家列此节于霍乱门，及解为痉病之误矣。

鸡矢白散方：

鸡矢白

上一味为散，取方寸匕，以水六合，和温服。（《肘后》云，以水六合，煮三沸，顿服之，勿令病者知之，《外台》同。）

简释：鸡矢白泻下之力颇峻，用于膨胀蛊病收效尤速。其达木舒筋，疏利水道之功，非余药所能及，本方以之治转筋，即收其疏肝之效也。

经文：（四）阴狐疝气者，偏有小大，时时上下，蜘蛛散主之。（《灵枢·经脉篇》，肝足厥阴所生病者狐疝，《本脏篇》肾下则腰尻痛，不可以俯仰，为狐疝，《素问·四时刺逆从论》，厥阴滑则病狐疝风。是狐疝为肝肾之病，治之自当依其病源处方，蜘蛛应用何种，必须辨识清楚，以免误用。）

简释：此肾寒肝郁任脉为病也。《素问·骨空论》已详其理，《本经》第十篇于寒疝更备其方。至狐疝之偏属于厥阴筋病者，特列入本篇详论其治法。尤怡谓阴狐疝气者，寒湿袭，而睾丸受病，或左或右，大小不同，或上或下，出没无时，故名狐疝。蜘蛛散，蜘蛛有毒，服之能令人利，合桂枝辛温，入阴而逐其寒湿之气也。

蜘蛛散方：

蜘蛛十四枚（熬焦）　　桂枝半两

上二味为散，取八分一匕，饮和服，日再，蜜丸亦可。

简释：方义已见上文。惟蜘蛛种类颇多，应用何种，非经传授不可。

经文：（五）问曰：病腹痛有虫，其脉何以别之？师曰：腹中痛，其脉当沉，若弦，反洪大。故有蚘虫。（蚘同蛔，音回，本作虫有，若犹或也。）

简释：腹痛中焦湿土之为病也，肾寒肝郁，中土乃病，脉当现肾之沉，或肝之弦，乃木郁而生土热，脉反洪大，当知其为有蚘虫，未可断为肾寒肝郁之阴证，而应认为蚘动气厥也。但须察其兼有下节所示吐涎心痛发作有时等证，乃可确定无疑。以蚘动腹痛，亦多见脉反沉细或伏者，世有不明四诊，事恃切脉者，非愚则妄耳。

经文：（六）虫之为病，令人吐涎，心痛发作有时，毒药不止，甘草粉蜜汤主之。

简释：本节论蚘虫为病，经用毒药不止，故改服日平安胃法也。但注家自超良衍义，竟以胡粉杀三虫者置之甘药中诱而杀之之说为解释以来，徐彬、尤怡、吴谦等均依其说，兹录尤氏《心典》之言曰：吐涎，吐出清水也，心痛，痛如咬啮，时时上下是也，发作有时者，蚘饱而静则痛立止，蚘饥求食则痛复发，毒药即锡粉雷丸等杀虫之药。毒药者，折之以其所恶也，甘草粉蜜汤，诱之以其所喜也，白粉即铅白粉，能杀三虫，而杂于甘草白蜜之中，诱使虫食，甘味既尽，毒性旋发，而虫患乃除，此医药之变诈也。其解释易为人信从，然古单称粉者，米粉也，刘熙释名云：粉，分也，研米使分散也。许慎《说文解字》云：粉，傅面者也，徐镕谓古傅面亦用米粉，《伤寒论》猪肤汤所用白粉亦米粉也。（见《少阴篇》第三百二十八节）方后有熬香二字可证。本节方后有煎如薄粥四字，铅粉不能成粥，亦必用米粉乃能成薄粥也。细释经文，实以蚘病误投毒药致过剂而成病，特立甘缓解毒之挽救法，不治蚘而自除。唐人知甘草米粉蜂蜜能解毒，《千金》《外台》所载解鸩毒及一切毒药不止烦懑方，可证也。然则注家之误者何以甚多，则因既论蚘虫为病，自应杀蚘，而毒药又不见效，自当设计杀之，故欲如尤怡等之所云也，如果注意毒药不止，是非徒无益，而人已受害不浅，则必用甘缓解毒之剂，以扶其正气，使前服毒药之余燼在身者，尚可发挥其除虫之效矣。（世多改用铅粉杀虫，固有速效。但决不可施于经用毒药不止者，又不可滥用于体质虚弱者，否则虫未除而人已中毒，非策之善者也，应注意研究之。）

甘草粉蜜汤方：

甘草二两　白粉一两　白蜜四两

上三味，以水三升，先煮甘草取二升，去滓，纳粉蜜，搅令和，煎如薄粥，温服一升，瘥即止。

简释：本方中白粉，注家多谓即铅粉，乃《本经》粉锡，亦毒虫药也，既因毒药不止，何以又用毒药，证以猪肤汤之用白米粉及蜜，与《千金》方解鸩毒及一切毒药不止，烦懑方，即本方，用草米粉，《外台》引之作白梁粉，《圣济总录》用葛粉，皆为和平缓中之剂，至若改用锡粉下蚘，则为含毒剂，非本节立法本义也。

经文：（七）蚘厥者，当吐蚘，令病者静而复时烦，此以脏寒，蚘上入膈，故烦，须臾复止，得食而呕，又烦者，蚘闻食臭出，其人当自吐蚘。（令，《玉函》作今，《伤寒论》厥阴篇第三百五十六节，上有伤寒脉微而厥云云二十八字，下并次节第八字为一，脏寒之脏字即指胃腑言，《灵枢·秘典论》十二脏是并言腑也，此为脏寒之此字，《金鉴》误以为非字。）

经文：（八）蚘厥者，乌梅圆主之。（《伤寒论》本节与上节合并为一。）

乌梅汤方：

乌梅三百个　细辛六两　干姜十两　黄连一斤　当归四两　附子六两　川朴四两去汗　桂枝六两　人参六两　黄柏六两

上十味，异捣筛合治之，以苦酒煮乌梅一宿，去核蒸之五升米下饭熟，捣成泥，和药令相得，内臼中，与蜜杵二千下，丸如梧子大，先食饮服十丸，日三服稍加至二十丸，禁生冷滑臭等物。

简释：上两节经文及方剂，已见《伤寒论》厥阴篇第三百五十六节，应参究其简释。蛔厥者，内有蛔虫，而手足逆冷也，其证当见吐蛔，今病者静而复时烦，此因脏寒不能安蛔，蛔虫避寒就温上入其膈，故烦。蛔虫得温则安，故须臾复止，及其得食，脏寒不能消化，随即呕出，又烦者，蛔闻食臭，复上而求食，因此烦闷又作，蛔随胃气之呕逆而至咽，则吐出也，故曰其人当自吐蛔。以上释第七节。嗣言蛔厥者乌梅丸主之，另为一节者，因上节已明其理复另举治法为一节也。蛔厥者三字实包括第七节所示证象，第五节所举脉象及六节所举治程与方剂之变动而言。方用乌梅丸清上温下，补中疏木，以利升降，则蛔当扫迹而去，不须毒药攻杀也（柯琴于本方畅论其义，可参考《来苏集》附翼卷下）。

妇人妊娠病脉证并治第二十

证三条、方九首

自此以下三篇，论妊娠产后经带杂病。陈自明云：男子妇人伤寒杂病，仲景治法无别，至胎产经带诸病，则应另立治法。《隋书·经籍志》有仲景疗妇人方二卷，今佚。窃意《金匮要略》后三篇当是疗妇人方之遗文，或当日单行，名疗妇人方，亦未可知。○本篇论妊娠证象与养胎之法，温、凉、燥、润诸法咸备，大要则在建中培土，调和气血。徐彬云：仲景妊娠篇凡十方，而丸散居七，是妊娠当以安胎为主，攻补皆宜缓图，其药品无大寒热，亦不取泥膈之药，盖安胎以养阴调气为急也。

经文：（一）师曰：妇人得平脉，阴脉小弱，其人渴不能食，无寒热，名妊娠，桂枝汤主之。（原注：方见下利）于法六十日当有此证，设有医治逆者，却一月加吐下者，则绝之。（妊娠《脉经》作躯，此证《脉经》作娠。妊或作姙、音壬。或音袵、任。娠音申，或音振，通作身。却系卻之俗字，应依善本改正。绝音截，古作𢇍与𢇎字相似，只正反之殊，繼乃继之本字，续也。许慎谓反绝为继，古无刻本，传写易误，绝字或系继续之义。但旁证不多，文义语气均欠稳贴，应阙疑。）

简释：妇人经断，得平脉，无寒热，不见内外病证。其人渴，不能食，乃妊娠恶阻之渐也。察其阴脉小弱者，胎之初结，《难经》所谓命门者，诸精神之所舍，原气之所系也，男子以藏精，女子以系胞、子宫居肾之位，冲脉之根柢，故脉候于尺，初孕则气血翕聚于胞，脉见小弱也，故参之证情，可断为有孕。但妊娠初成，渴呕不能食，或嗜异味，或饮食下咽、少倾即吐，世人所谓妊娠恶阻。见证虽迟早不同，大率于法六十日，当有此证。设医不知是孕，而治逆其法，却一月之内即见此证也。若更加吐下者，则中气败而胎将落，应设法续其垂坠之胎也，或谓宜绝止医药，听其自愈可也。《金鉴》谓脉平无寒热，用桂枝汤与妊娠渴不能食者不合。且文义断续不纯，其中恐有脱简。尤怡则同赵良与徐彬之说，以桂枝汤能和调阴阳，益营和卫。时医以渴不能食为实邪在胸胃，或用参术，或用枳朴，固非仲圣之法，即因渴而清燥滋阴，因不能食而误投下药，更致胃逆脾陷。加吐下而败中气，则为害太甚，经文明示治逆者加吐下者则绝之。示戒深矣。（本节绝之二字，唐宗海谓治逆者断绝其妊娠。曹家达谓绝其药，斥其医，庶几勿药有喜。录备参考。）

桂枝汤方：见《伤寒论》太阳篇第十五节。

经文：（二）妇人宿有癥病，经断未及三月，而得漏下不止，胎动在脐上者，为癥痼害。妊娠六月动者，前三月经水利时胎也。下血者，后断三月衃也，所以血不止者，其癥不去故也，当下其癥。桂枝茯苓丸主之。（《脉经》无宿有癥病四字，作妇人妊娠、经断三月而得漏下，下血四十日不止，胎欲动在于脐上，此为妊娠六月云云。超良衍义本，妊娠六月动者以下另为一节，衃作不血二字，非。诸注害下为句，魏荔彤《本义》本则以害妊娠为句，亦通。陈言《三因方》以意述为：妇人宿有癥病，妊娠经断未及三月、即动，此癥也。经断三月而得漏下不止，胎动在脐上者，为癥痼害，当去其癥。其言不必有所本，但其意可参考。宿，旧也。癥指旧血积聚之邪也。痼指积久不愈之病。漏下，是经水停后又断续流血。衃，即血之凝滞作紫黑色者。

简释：本节即世俗所谓漏胎（胎漏）之由于宿有癥病者，虽在妊娠中，亦当注意缓攻其病以保养胎孕也。诸家注解多欠详明。张璐谓宿有癥病，虽得血聚成胎，胎成三月而经始断，断未三月而癥病复动，遂漏下不止，癥在下迫其胎，故曰癥痼害。所以脐上升动不安，泂为真胎无疑，若是鬼胎，即属阴气结聚，断无动于阳位之理。今动在于脐上，是胎已六月、知前三月经水虽利而胎已成，后三月经断而血积成衃，是以血下不止。吴谦等则谓：经断有孕，名曰妊娠，妊娠下血，则为漏下。妇人宿有癥痼之疾而育胎者，未及三月而得漏下，下血不止，胎动不安者，此为癥痼害之也。已及六月而得漏下，下血胎动不安者，此亦癥痼害之也。然有血𭒀块者，以前三月经虽断，血未盛，胎尚弱，未可下其癥痼也，后三月血成𭒀，胎以强，故主用桂枝茯苓丸，下其癥痼、所谓有故无殒也。

桂枝茯苓丸方：

桂枝　牡丹皮　芍药　桃仁去皮尖熬　茯苓各等分

上五味末之，炼蜜丸，如兔矢大，每日食前服一丸，不知加至三丸。

简释： 桂枝芍药疏达肝木，牡丹皮桃仁活血化瘀，茯苓泄水而渗湿，以渐而消磨之，乃妊娠除癥之法也。服法甚缓，即是治深固之病者所宜取法，不仅妊娠为然。

经文：（三）妇人怀娠六七月，脉弦发热，其胎愈胀，腹痛恶寒者，少腹如扇，所以然者，子脏开故也。当以附子汤温其脏。（原注方未见。）（愈胀，《脉经》作踰腹，扇下有之状二字。子脏即子宫，开者，不敛也。）

简释： 脉弦发热，有似表邪，而乃身不痛而腹反痛，身恶寒而少腹恶寒特甚，阵阵作冷，若或扇之者然，所以然者，肾水渐寒，肝木不荣，陷而生风，疏泄不藏，故子脏开不能阖，而风冷之气乘之也。夫脏开风入，除寒内胜，则其脉弦为阴气，而发热且为格阳矣。阴寒内逆故胎胀，温则阳回而胎安。徐彬谓应用《伤寒论》中附子汤，温里散寒。后世注家多以为是。张璐谓世人皆以附子为随胎百药长，仲景独以之为安胎圣药，非神而明之，莫敢轻试也。（近日有以附子汤原方重剂煎好，温洗、热敷者，亦收效甚大，较内服为尤稳妥。特附及之）

附子汤方：见《伤寒论》少阴篇第三百二十二节应检阅。

经文：（四）师曰：妇人有漏下者，有半产后因续下血，都不绝者，有妊娠下血者，假令妊娠腹中痛，为胞阻，胶艾汤主之。（脉经半产作中生，胞阻作胞漏，有注云一作阻。巢源作漏胞，唐宗海谓胞阻是阻胞中之血，犹恶阻是阻胃中之水。）

简释： 妇人下血大都由于冲任二经为病，或无端漏下，或半产下血，或妊娠下血，下血虽异，其源于冲任为病则一。此节漏下、与小产后下血是宾，妊娠腹中痛下血是主，三证并列，以备比较参考，假令既无宿瘕，忽然下血而腹中痛，是冲任失调、血气阻滞、不能养胎，致胎孕欲坠也。冲任既病，经脉蹇涩，必须温暖血海，滋养气血，使胎安而血自止，胶艾汤，芎芍归地调血，阿胶艾叶滋血海、暖子宫，甘草和中、补而能固，合为厥阴少阴阳明及冲任之圣方。至因证加减，则赵良程林、张璐等尚不失先圣架嬳。世俗去甘草阿胶艾叶，名为四物汤，则板实不灵。

胶艾汤方：原注一方加干姜一两，胡洽治妇人胞动，无干姜（有于方名上冠芎归二字者，不宜从）

川芎　阿胶　甘草各二两　艾叶　当归各三两　芍药四两　干地黄（原注缺分量，赵良、徐彬、尤怡、沈明宗等注本作六两　《千金》作四两　艾叶三两余各二两　《外台》引集验同。）

上七味，以水五升，清酒三升，合煮取三升，去滓，内胶令消尽温服一升，日三服，不差，更作。

简释： 方义已见上文。

经文： （五）妇人怀娠腹中疠痛，当归芍药散主之。（娠超本作妊，徐沈尤等本同。疠，说文作疛，音绞，腹中急也。古读如纠，急者，不舒缓；肝脾不和而绵绵作痛也。）

简释： 此与胞阻痛者不同，因脾有湿邪，则肝气郁陷，致湿浊下流，搏阴血而作痛。芎归芍药补血疏肝而止痛。白术苓泽健脾渗湿而固胎，洵至当之法。《金鉴》误以疠字训急痛，用此方未详其义，不释，盖坐误信徐镕于疠字解释下补一痛字之过也。（徐镕引陆法言书谓腹中急下当有痛字，遂令后世误以疠字作急痛解矣，须知疠只能训为腹中不舒缓之状，故疠字之后必加痛字乃成病名。）

当归芍药散方：

当归三两　芍药一斤　川芎三两　茯苓四两　泽泻半斤　白术四两

上六味，杵为散，取方寸匕，酒和，日三服。

简释： 方义已见上文。《三因方》以本方治妊娠腹中疠痛，心下急满，及产后血晕，内气虚乏，崩中久利，常服通畅血脉，不生痈疡，消痰养胃，明目益津。（《妇人良方》《和剂局方》同）元和纪用经则谓为六气经纬丸。分量不同。应用甚广，惜语多夸诞，不备录。

经文：（六）妊娠呕吐不止，干姜人参半夏丸主之。

简释： 此即后世所谓恶阻病也，先因脾胃虚弱饮邪素重，至妊娠后，浊气上逆，痰饮遂涌，呕吐由于中寒，故用干姜温中散寒，人参补虚，半夏生姜治痰饮而降逆气也。（有素禀阳脏，胃热上逆者，则应清降，本节指示虚寒证，应注意。）

干姜人参半夏丸方：

干姜　人参各一两　半夏二两

上三味末之，以生姜汁和丸，如梧桐子大，饮服十丸，日三服。

简释： 尤怡谓阳明之脉，顺而下行者也，有寒有热则逆，逆则饮必从之，寒逆用此方。热逆则用半夏生姜之外，可佐入麦冬、人参、竹茹、橘皮、茯苓等药，亦《本经》第十七篇法也，如《外台》治妊娠胃热气逆呕吐方，《圣惠》半夏丸方均能守经方法度，变而不失其规矩者，可参考研究。

经文：（七）妊娠，小便难，饮食如故，当归贝母苦参丸主之。

简释： 本节《金鉴》以方证不合，必有脱简，不释。尤怡《心典》解释甚明，兹录如此：小便难而饮食如故，是病不由中焦出，而又无腹满身重，则非水气不行。知其血虚热郁而津液涩少也。本草当归补女子诸不足，苦参入阴利窍治溺有余沥，贝母能疗淋历郁结，兼清水液之源也。

当归贝母苦参丸方：（原注男子加滑石半两。）

当归　贝母　苦参各四两

上三味末之，炼蜜丸，如小豆大，饮服三丸，加至十丸。

简释： 赵良、张璐均云，此小便难者，膀胱热郁，气结成燥，病在下焦，所以饮食如故，故用清热利窍之药治之。

经文：（八）妊娠有水气、身重、小便不利、洒淅恶寒，起即头眩，葵子茯苓散主之。（洒淅，恶寒貌）

简释： 尤怡《心典》谓妊娠小便不便，与上节同，而身重恶寒头眩，则全是水气为病。视虚热液少者，霄壤悬殊矣，葵子茯苓，滑窍行水，水气既行，不淫肌体，身不重矣，不侵卫阳，不恶寒矣，不犯清道，不头眩矣。（水气阻隔，升降失职，阳气升浮，故起即头眩也。）

葵子茯苓散方：

葵子一升　茯苓三两。

上二味，杵为散，饮服方寸匕，日二服，小便利则愈。

简释：葵子、茯苓是专主通窍利水，孕妇体弱者多畏其滑胎，陈元犀韪葵子从俗不必用之，以中脏经五皮饮加紫苏水煎服，亦甚效。亦可采用。

经文：（九）妇人妊娠，宜常服当归散主之。（《脉经》于主之下有即易产无疾苦六字，无常字。）

简释：本节为妊娠中偏于湿热燥气过重者，指示调治法也。《金鉴》云：孕妇无病，不须服药，若其人瘦而有热，恐耗血伤胎，宜常服此以安之。尤怡《心典》云：妊娠前虑湿热伤动胎气，故于芎归芍药养血之中用芩除热，尤除湿和胃也。朱震亨称芩术为安胎圣药，夫芩术非能安胎者，去其湿热，而胎自安耳。

当归散方：

当归　黄芩　芍药　芎䓖各一斤　白术半斤

上五味，杵为散，酒饮服方寸匕，日再服。妊娠常服即易产，胎无苦疾，产后百病悉主之。（是方疑是有安胎之效，产后百病悉主之当是错简。）

简释：妊娠中赖木气以生之，土气以养之，土病则湿，木病则燥，燥则郁热而克土，当归散归芍润肝木之风燥而养血，白术燥湿健脾，芎芩舒气血之滞而清热安胎也。

经文：（一〇）妊娠养胎，白术散主之。

简释：此承上节而指示妊娠中偏于寒湿过重者之治法也。尤怡《心典》云：妊娠伤胎，有因湿热者，亦有因湿寒者，随人脏气之阴阳而各异也。当归散正治湿热之剂。白术散，白术牡蛎燥湿，川芎温血，蜀椒去寒，则正治湿寒之剂也。仲景并列于此，其所以昭示后人者深矣。

白术散方：（原注见《外台》。）

白术　川芎　蜀椒三分去汗　牡蛎

上四味杵为散，酒服一钱匕，日三服，夜一服，但苦痛加芍药，心下毒痛，倍加川芎，心烦吐痛，不能饮食，加细辛一两，半夏大者二十枚，服之后，更以醋浆水服之，复不解者，小麦汁服之，已后渴者，大麦粥服之，病虽愈服之勿置。

简释：此方旧本三物各三分，牡蛎阙之，徐大椿云：原本无分两按方下云，日三服，夜一服。牡蛎用一分可也。方义已见前文。

经文：（一一）妇人伤胎：怀身，腹满，不得小便，从腰以下重，如有水状。怀身七月、太阴当养不养，此心气实。当刺泻劳宫及关元，小便微利则愈。原注：见玉函。（《玉函》：伤胎作伤寒。关元作小肠之募。无微利之微字。○伤胎，病名。怀身即怀娠。不得小便即无溺。与小便不利，小便难有别。如有水状，即指腹满，无尿，腰以下重等证似患水气病之形状而实非水也。怀身七月，太阴当养……，乃古代妇科家言。非徐之才所臆造。除《金匮》外，晋王叔和《脉经》九卷第二篇，巢源、《千金》、《外台》均载之。张从正陈念祖诋为齐东野语，非是。《金鉴》谓本节文义未详，此穴刺之落胎，不释。或云及字乃灸字之误，均可提出研讨。)

简释：此继上两节养胎方之后而言伤胎病状原因与治法也。所谓伤胎者，是指胎失所养也。例如怀身者腹满，不得小便，从腰以下重，如有水状、而实非水病；是即足以致伤胎之证象也。而其所以见此证状之原因，则由于怀身至七月、手太阴肺当养胎之时，因受心气邪实之害，使肺气虚而不能养胎，致周身上下气化不行，水火不交，上热下寒。治当清肃肺气，复其健运不息，包举全身之职能，则小便微利、气机畅而胎固身安矣。世传脸前宜凉之说，实出于此，不过凉之之法，非专用阴柔滋补之剂耳。（本节历来注家多误以伤胎为病因，是未明仲景是言先有腹满等证，然后伤胎也。汉人倒装文法，仲景书中不少，读者应注意。）

妇人产后病脉证治第二十一

论一首、证六条、方八首

妇人产后，阴虚阳弱，即不病，亦应妥善调摄，如因病施治，则须注意其血室空洞，阴虚之病颇多，温气亡泄，阳虚之病亦不少，仲景首提产后三病——痉、冒、便难，皆阴虚而兼阳弱者。至胃实血瘀之属于燥热阳实者，又主泄下，是确因陈宿凝滞不下不能救阴液而维生气。肤者偏执朱震亨产后宜温之说固非，而肆投阴寒肃杀之剂不顾产后虚弱者，亦医之罪也。观腹痛一证治法多端，即其实例。宋贤补录《千金》两方，寒温并举，其意可知矣。尤宜注意者，《本经》指示医门方向，义丰文约，学者当博考唐宋以来事科杂著，用备孕经方施治为是。

经文：（一）问曰：新产妇人有三病：一者病痉，二者病郁冒，三者大便难。何谓也？师曰：新产血虚，多汗出，喜中风，故令病痉。亡血复汗、寒多，故令郁冒。亡津液、胃燥，故大便难。（痉不可作痓，详见痉病中。郁冒、头眩目瞀，即血晕，又名血厥。）

简释： 产后三证，均亡血伤津所致。新产血虚——便难三十三字，已将三证原因阐明。

经文：（二）产妇郁冒，其脉微弱，呕不能食，大便反坚，但头汗出。所以然者，血虚而厥，厥而必冒，冒家欲解，必大汗出。以血虚下厥，孤阳上出，故头汗出，所以产妇喜汗出者，亡阴血虚，阳气独盛，故当汗出，阴阳乃复。大便坚，呕不能食，小柴胡汤主之。原注方见呕吐中。（赵刻及俞本连上节为一节。夺前一呕字。兹据徐镕本及诸注本析补。）

简释： 本节承上节所示三病而论郁冒与大便难之病因及其方治之一也。产妇郁冒其脉微弱者，亡血复汗致虚也。呕不能食，大便反坚者，胃气上逆，血脱津伤肠燥也。头汗出者，阴虚阳浮不能归根也。所以然者——大汗出五句，释郁冒及大汗出而解之故。以血虚下厥——阴阳乃复八句复释其义。大便坚，呕不能食用小柴胡汤，《金鉴》谓必其人舌有苔，身无汗，形气不衰者始可，故病得解，自能食也，至柴胡汤之加减法，又在临证之变通得宜也。尤怡《心典》于本节注云：郁冒虽有寒邪，而其本则为里虚，故其脉微弱也。呕不能食，大便反坚，但头汗出，津气上行而不下逮之象。所以然者，亡阴血虚，孤阳上厥，而津气从之也。厥者必冒，冒家欲解必大汗出者，阴阳乍离故厥而冒，及阴阳复通。汗乃大出而解也。产妇新虚，不宜多汗，而此反喜汗出者，血去阴虚，阳受邪气而独盛，汗出则邪去，阳弱，而后与阴相和，所谓损阳而就阴，是也。小柴胡主之者，以邪气不可不散，而正虚不可不顾，惟此法为能解散客邪而和利阴阳耳。（郁冒指郁结而气不舒，昏冒而神不清，即世所谓昏迷也。见成无己《伤寒明理论》。产后血去过多而晕者，属气脱。其证眼闭口开，手撒手冷，六脉微细或浮是也。下血极少而晕者，属血逆。其证胸腹胀满、气粗、两手握拳、牙关紧闭，是也。此二者证象与治法相异，皆产后常见之证。投药若误，生死立判。本节所论郁冒是亡血复汗、寒多、致大便坚、呕不能食之证。故用小柴胡汤。《本经》于众医周知之证治颇少指示，惟于众医所忽略之证治，必特详示之。本节即其一例也。）

经文：（三）病解能食，七八日，更发热者，此为胃实，大承气汤主之。原注方见痉病。（《脉经》连上共三节为一节，不及《金匮》分列为清晰。）

简释：此承上节而言，谓郁冒病解、已能受食，经七八日更发热，其脉证确有胃实燥热须下者，非荡涤实邪不足以救津液之垂涸也。宜以大承气汤急下之。此节示大虚之后有实证，即当以实证治之，不可因循贻误也。

大承气汤方：见第二篇。

经文：（四）产后腹中疠痛，当归生姜羊肉汤主之。（原注方见寒疝）并治腹中寒疝虚劳不足。

简释：产后腹中疠痛，与妊娠腹中疠痛不同。彼为湿浊下流，搏阴血而作痛，此为血虚而寒动于中也。孙思邈云：羊肉止痛利产妇。当归生姜温血散寒，不仅为产后血虚而腹痛之良方，亦寒疝虚劳之要药也。因上节方言当攻下，盖其变也，此节即继以当补益，乃其常也。仲景文例，学者当先知之。

当归生姜羊肉汤方：见第十篇。

经文：（五）产后腹痛烦满不得卧，枳实芍药散主之。

简释：此承上节虚痛治法之后，复示实痛证候及方治，以资比较也。产后腹痛，不烦不满，里虚也。今腹痛烦满不得卧，里实也，气结血凝而痛，故用枳实炒黑以行血中之气，用芍药利血以调腹痛，枳实必炒令黑，乃能入血行滞，同芍药为和血止痛之剂也。大麦粥滑润宜血且有益胃气，并主痈脓者，脓乃血所化，本方能行血中之滞故也，知主痈脓，即知主产后满痛矣。

枳实芍药散方：枳实烧令黑，勿太过，芍药等分，杵为散服方寸匕，日三服，并主痈脓，大麦粥下之。

简释：方义已见上文。

经文：（六）师曰：产妇腹痛，法当以枳实芍药散，假令不愈，此为腹中有干血著脐下，宜下瘀血汤主之，亦主经水不利。

简释：此承上节言产后腹中痛证有由于干血著脐下者当另谋治法也。腹痛服枳实芍药散行气利血之剂而不愈，察其证为干血凝著脐下，必须攻坚破积，乃能除其症结之根。下瘀血汤大黄桃仁䗪虫下血之力颇猛，用蜜丸者，缓其性不使骤发，酒煎顿服者，补下治下制以急且去疾务尽也。病去则虚自回，不必疑其过峻。至有经水不利，确因于瘀结者亦可用之。

下瘀血汤方：

大黄三两　桃仁二十枚（俞桥本作二两）　䗪虫二十枚熬去足

上三味，末之，炼蜜和为四丸，以酒一升，煮一丸，取八合，频服之，新血下如豚肝。（徐大椿云新字当作瘀字。）

简释：方义已见上述。

经文：（七）产后七八日，无太阳证，少腹坚痛，此恶露不尽。不大便，烦燥发热，切脉微实，再倍发热，日晡时烦燥者，不食，食则谵语，至夜即愈，宜大承气汤主之，热在里，结在膀胱也。（不大便下，《脉经》作四五日，趺阳脉微实再倍，其人发热日晡所烦燥者，不能食，谵语，利之则愈。宜大承气汤，以热在里云云，程林《直解》云：热在里下八字，当在恶露不尽之下，至夜即愈四字，衍文，《金鉴》云再倍二字，当是衍文，李文谓再倍发热者，热在里蒸蒸发于外也，阳明旺于申酉戌，日晡是阳明向旺时，故烦燥不能食，病在阳而不在阴，故至夜则愈。）

简释：产后七八日无太阳表证，但少腹坚痛，此恶露不尽也，不大便，烦燥，发热，切脉微实，再倍发热，日晡时益加烦燥，不食，此阳明之腑热太甚，胃实之病也，食入则助胃热上蒸而作谵语，至夜静阴气复长，阳明气衰而谵语暂愈，宜大承气汤主之，泄阳明之腑热也，最后复言热在里，结在膀胱者，里指阳明去之腑，膀胱指少腹，盖因产后血虚，恶露未下，少腹坚痛（脐下两旁硬且痛也），只须行血去瘀即愈，至不大便以下各证，皆由阳明胃实，土胜水负，须急下存阴之重病，若但治血，则病必不除。即瘀亦未必能去，宜大承气汤荡涤里热，兼下瘀结，为至当不易之法也。

大承气汤方：见上。

经文：（八）产后风续之数十日不解，头微痛，恶寒，时时有热，心下闷，干呕，汗出虽久，阳旦证续在耳，可与阳旦汤，原注即桂枝汤。方见下利中。（《脉经》作妇人产得风，心下闷，作心下坚，徐彬论注、沈明宗编注作产后中风续续，赵良衍义、尤怡心典、周扬俊补注作产后风续续。徐镕本作产后风续之。之字当是传抄行草与复举字相似所致。耳字《脉经》无。）

简释：产后肌表空虚颇易中风，续续云者，以其虚而易受，故时乘而续受也，续而复续，因致数十日不解，头微痛，恶寒，时时有热，心下闷，干呕，汗出，乃太阳表邪未解也，病虽久，阳旦症续在，可与阳旦汤，阳旦汤即桂枝汤，林亿等原注甚确，成无己亦谓阳旦汤为桂枝汤之别名。后人多误以《外台》《伤寒》中风门引《古今录验》阳旦汤桂枝汤加黄芩二两，注云《千金》同，今本《千金》《伤寒》发汗汤门阳旦汤条下但云桂枝汤主之，是乃为桂枝汤耳，喻昌辈误信阳旦为桂枝汤加黄芩之说，为通人所嗤，学者幸勿为其所惑。赵良以本节与上节承气为表里之例耳，尤怡谓审证用药，不拘日数，表里既分，汗下斯判，上节里热成实，虽产后七八日，与大承气汤而不伤于峻，此节表邪未解，虽数十日之久，与阳旦汤而不虑其散，非通于权变者，未足以语此也。

经文：（九）产后中风，发热面正赤，喘而头痛，竹叶汤主之。

简释：产后血虚多汗喜中风，易病痉，本篇第一节已首先指示，治宜养血滋燥熄风以舒痉挛，不待示方，医家自能按证施治矣，本节特指出中风，发热面正赤，喘而头痛，是产后正气大虚，不能胜邪气之证。风为阳邪，不解即变为热，热甚则灼筋而成痉，故于温散药中复入竹叶、桔梗、葛根清散上逆之热，姜附温下而暖水，桂枝防风，疏肝荣木，以发散风邪，人参、甘草、大枣补中培土而滋养气血之源也。盖产后中气虚弱，一感风邪，郁其表气，则肝脾下陷而生寒，胆胃上逆而生热，其发热面赤，喘促头痛，皆阳逆上热之证，即其胃逆而上热，知其脾陷而下寒，非寒水下盛君相之火不至格郁而不降也。尤怡谓此系表有邪而里适虚之证，若攻其表，则气浮易脱，若补其里，则表多不服，故用表里兼济之法。凡风热外淫而里气不固者，宜于此取则焉。唐宗海谓上两节是教人勿拘泥产后，此下共三节是教人要照顾产后。盖中风虽同，而面赤与喘为虚阳上浮，乃产后独有也。故散风补正并行。仲圣垂法，面面周到。

竹叶汤方：

竹叶一把　葛根三两　防风　桔梗　桂枝　甘草　人参各一两　大枣十五枚　生姜五两　附子一枚，炮

上十味以水一斗，煮取二升，分三服，温复使汗出，颈项强，用大附子一枚，破之如豆大，入前药扬去沫，呕者加半夏半斤，洗。（人字依赵徐诸注补）

简释：方义已见前文，诸家疑方中附子系方后所加治颈项强者，但方中附子用炮，方后所加大附子无炮字，当系生生者，应存俟研究。

经文：（一〇）妇人乳中虚，烦乱，呕逆，安中益气，竹皮大丸主之。（乳，《脉经》作产，有人执着《说文》"人及鸟生子曰乳，兽曰产"，《广雅·释诂》："乳，生也"之文，解乳中为在草褥之谓者。非

是。因本篇用乳字只此一节，应包括分娩哺乳言。小方缓治，药证相符。《金鉴》引《济阴》《纲目》语又谓证药未详，均欠研究。)

简释：妇人以阴血上为乳汁，必借谷气精微以成之。乳房居胃上，阳明经脉之所过。其在哺乳期中，乳汁去多，阴血不足，中气亦虚。阴乏则火扰而神昏烦乱，中虚则胆胃不降而呕逆。竹皮大丸：竹茹、石膏清除胆胃上逆之燥火，白薇清金退热，桂枝、甘草辛甘化阳调理肝脾，枣肉作丸缓调，俾升降复常，安中益气之效自见。其热重者倍白薇助其清降。喘者加柏实甘平安五脏益气，滋润肺脏，使肺不受烁，喘自平也。此极有节制之方，审证施用，效验甚著。若感于产后只应温补与产后不禁寒凉等偏执之见者，则对任何经方皆不能用之有效，不独本方也。故医者须潜心体会，乃可无误。

竹皮大丸方：

生竹茹二分　石膏二分　桂枝一分　白薇一分　甘草七分

右五味末之，枣肉和丸弹子大，饮服一丸，日三夜二服，有热倍白薇，烦喘者加柏实一分。(一本作枳实)

简释：方义已见上文。

经文：(一一)产后下利虚极，白头翁加甘草阿胶汤主之。(《脉经》作热利重下新产虚极，《千金》虚极上有兼字，虚极与虚弱有别。《极训》疲，为汉晋通行语，指热利壮火食气而气虚疲惫也，故不用益气药而用甘润药，徐彬谓凡治痢者，湿热非苦寒不除，故类聚四味苦寒不为过，若和血安中，只一味甘草及阿胶而有余，治痢好用参术者，由未识此理，陈念祖从其说，而不指出此节是仲景示厥阴热利之应用苦寒剂者在产后患此病时，则当顾及阴亏津耗，须复入甘润和缓之品。非指一切下利均用此剂，而禁参术。故唐宗海谓仲景举例以见其概，非谓产后患痢疾只此一方。又非谓虚寒洞泻下利亦用是方也。《金鉴》致疑，是未明乎此节只是举例耳。尤怡解释从赵良说较好，且简明。本节简释采赵尤注及《伤寒论》厥阴篇第三百八十八节及三百九十节简释文。)

简释：伤寒厥阴热利下重者，白头翁汤主之，白头翁汤逐血以治肠澼，秦皮清肝，热以散邪，黄连清心火厚肠胃，主肠澼腹痛下利，黄柏除结热止泻痢，乃苦寒泄热坚肾之剂。若患者当产后津血虚耗疲极之时，则应加阿胶滋血养阴，甘草缓中补脾，以调剂诸药之苦燥也。人之血行气畅，则利自止，此方功效甚广，不仅治产后也。

白头翁加甘草阿胶汤方

白头翁　甘草　阿胶各二两　秦皮　黄连　柏皮各三两

上六味以水七升煮取二升半，内胶令消尽，分温三服。

简释： 白头翁下利篇作三两，当据以改正，方义已见上文，不赘释。

附方：

《千金》三物黄芩汤：治妇人在草蓐，自发露得风，四肢苦烦热，头痛者，与小柴胡汤，头不痛但烦者，此汤主之。

黄芩一两　苦参二两　干地黄四两

上三味以水八升，煮取二升，温服一升，多吐下虫。（见《千金》第三卷妇人产后中风门。父《伤寒》杂治门，苦参汤药品同、分量异。）

《千金》内补当归建中汤：治妇人产后虚羸不足，腹中刺痛不止，吸吸少气，或若少腹中急摩痛引腰背，不能食欲，产后一月，日得服四五剂为善，令人强壮宜。（见《千金》第三卷产后心腹痛门，无妇人字，刺作疠，少腹中急作小腹拘急，无摩字（摩当系挛之误），食饮作饮食，强一作丁，《千金翼》同本节作强壮。宜字作内补方三字宜作方。）

当归四两　桂枝三两　芍药六两　生姜三两　甘草二两　大枣十二枚

上六味，以水一斗，煮取三升，分温三服，一日令尽。若大虚，加饴糖六两，汤成内之，于火上暖令饴消，若去血过多，崩伤内衄不止，加地黄六两，阿胶二两，合八味，汤成内阿胶，若无当归，以芎䓖代之，若无生姜以干姜代之。（《千金》生姜作六两，大枣十枚当系脱二字，一本作十八枚，煮服法中内衄作内竭，干姜下有三两字，《千金翼》与本节同，作内衄，不作内竭。）

妇人杂病脉证并治第二十二

论一首、证合十四条、方十四首

妇人杂病悉集于本篇，其第八节统论杂病根源归于审证察脉，实已穷究到胎产经带杂病之源矣。

经文：（一）妇人中风，七八日续来寒热，发作有时，经水适断，此为热入血室，其血必结，故使如疟状，发作有时，小柴胡汤主之。方见呕吐中。（来，《伤寒论》作得。断下有者字。本节见太阳下篇第一百五十九节。）

简释：妇人杂病多由外邪而起，经行之际尤易感受。本篇首叙热入血室四节，其指示妇科之意深矣，兹述成无己、赵良、尤怡诸家之注文以释之：中风七八日，邪气传里之时，本无寒热，而续得寒热，经水适断者，此为表邪乘血室之虚，入于血室，与血相搏，而血结不行，经水所以断也，血气与邪分争，致寒热如疟而发作有时，与小柴胡以解传经之邪。

经文：（二）妇人伤寒发热，经水适来，昼日明了，暮则谵语，如见鬼状者，此为热入血室，治之无犯胃气，及上二焦，必自愈。（《脉经》注，二焦字疑。本节见《伤寒论》太阳下篇第一百六十节，无治之二字。）

简释：伤寒发热者，寒已化热也，经水适来，则血室空虚，邪热乘虚入于血室。若昼日谵语，为邪客于阳明之腑而与阳争也。此昼日明了，暮则谵语如见鬼状，是邪热不入阳明之腑而入于血室，与阴争也。阳盛谵语则宜下，此热入血室，不可与下药犯其胃气。热入血室血结寒热发作有时者，与小柴胡汤和解之。热入血室胸胁满，如结胸状者，可刺期门。此虽热入血室而无小柴胡证及刺期门证。治之无犯胃气及上二焦必自愈者，以经行则热随血去，血已下，则邪热悉除而愈矣。发汗为犯上焦者，发汗则动卫气，卫气出上焦也。刺期门为犯中焦者，刺期门则动营气。营气出中焦也。（无犯胃气及上二焦，则用药方法自明。）

经文：（三）妇人中风，发热恶寒，经水适来，得七八日，热除脉迟，身凉和胸胁满，如结胸状，谵语者，此为热入血室也，当刺期门，随其实而取之。（本节见《伤寒论》太阳下篇第一百五十八节。得下有之字）

简释：中风发热恶寒，表病也；若经水不来，表邪传里，则热盛而入阳明之腑，寒盛而入三阴之脏，而不入血室也。因经水适来，血室空虚，至七八日邪气传里之时，乘虚而入于血室，热除脉迟身凉者，邪气内陷而表证罢也。胸胁下满，如结胸状，谵语者，热入血室而里实热结血凝也。盖血室者，冲任之脉，肝实主之。肝之脉布胁肋，上贯膈。其腑胆之脉亦下胸贯膈而循胁里。热结血凝，则肝气郁阻，而胆气横塞胸膈，故满如结胸。相火升炎而烁心液，血热而神病，故作谵语。当刺厥阴之期门，以泄其经中之实热，而散血室之瘀蒸也。（许叔微云：邪气畜血，并归肝经，聚于膻中，结于乳下，以手触之则痛，非汤剂可及，故当刺期门。期门，肝之募。随其实而取之者，随其结之微甚，刺而取之也。）

经文：（四）阳明病下血谵语者，此为热入血室，但头汗出，当刺期门，随其实而泻之，濈然汗出者愈。（本节见《伤寒论》阳明篇第二百三十四节）

简释：此节论阳明燥热入于血室，热迫血下，血热谵语，即如狂也。尤怡谓阳明之热，从气而之血，袭入胞宫，即下血而谵语，盖冲任之脉，并阳明之经，不必乘经水之来，而后热得入之，故彼为血去而热入，此为热入而血下也，但头汗出者，肝与冲任之脉皆上行，热气上冲，但头汗出也，此虽阳明之热，而传入血室，则仍属肝家，故亦当刺期门以泻其实，刺已，血热外散，周身濈然汗出，则血室中热邪随汗而出，故愈。

经文：（五）妇人咽中如有炙脔，半夏厚朴汤主之。（炙脔，《脉经》作炙腐状。脔音挛，块切肉也。又读如銮上声。《千金》作胸满，心下坚，咽中帖帖如有炙肉（今本肉下有脔字）。吐之不出，吞之不下。）

简释：此为气结痰凝冲气上逆阻塞咽嗌间之病，多由七情郁气凝涎而生，故用半夏、厚朴、生姜，辛以散结，苦以降逆。茯苓淡渗泄湿消痰，紫苏芳香宣通郁气。合为汤剂，以利气而散瘀积也。

半夏厚朴汤方：

半夏一升　厚朴三两　茯苓四两　生姜五两　苏叶二两

上五味，以水一斗，煮取四升，分温四服，日三、夜一服。

简释：湿浊上逆，血肉凝塞，结而不消，则咽嗌之间如有炙脔。故主本方消瘀散滞也。（喻音益，咽下之食管。）

经文：（六）妇人脏躁，喜悲伤欲哭，象如神灵所作，数欠伸。甘麦大枣汤主之。（躁，《脉经》及徐、沈、尤、朱、黄、赵、周、魏诸注本作燥。徐、陈、黄诸注本无喜字。《脉经》无伸字。欠伸，疲乏貌。郑玄谓志倦则欠，体倦则伸，俗谓阿欠，伸腰。详见《灵枢·九针论》及《口问篇》，脏指子脏，即胞宫，《素问·五脏别论》所谓奇恒之腑也。为冲任脉之根底，隶于阳明厥阴。故子脏之病多关于两经。沈明宗、尤怡均释为子宫血虚。亦可参考。兹以赵良行义颇合经旨，节取以备简释。数音朔。）

简释：此节承热入血室各实证治法，及血肉凝涩，咽中如有炙脔必须消瘀散滞之证后，续论妇人脏病属虚者之证象与治法也。子脏血枯津竭，则阴虚而燥火乘之，遂病现悲伤欲哭，象如神灵所作，数欠伸，溯其病源，实由肺乘肝虚所致。肝主血，血虚肝燥而肺气并之。《宣明五气论》所谓并于肺则悲。《阴阳应象大论》所谓在声为哭。《本神篇》所谓悲哀动中则伤魂。故躁扰不宁，神志不清，象如神灵所作。津血两虚，阴阳互引，因数作欠伸。治相并之邪，必安之和之。甘麦大枣汤，以甘草大枣之甘缓其气之苦急。小麦养肝气而止躁。躁止急缓，则脏安而悲哭愈。又曰亦补脾气者，乃肝病先实脾，不惟畏其传，且脾实而肺得母气以安。不复下并于肝，脏躁自愈。（并音立，兼也。）

甘麦大枣汤方：

甘草三两　小麦一升　大枣十枚

上三味，以水六升，煮取三升，温分三服，亦补脾气。

简释：方义已见上文。此方和平缓急润脏，极有功效。

经文：（七）妇人吐涎沫，医反下之，心下即痞。当先治其吐涎沫，小青龙汤主之。涎沫止，乃治痞，泻心汤主之。（妇人下，《千金》有霍乱吐逆四字。泻心汤上《千金》有甘草二字。）

简释：吐涎沫，上焦有寒，肺气不降，津液凝瘀而上溢也。不与温散，而反下之，土败胃逆，浊气填塞，则内入而成痞，如伤寒下早例也。然虽痞而犹吐涎沫，则上寒未已，不可治痞，当先治其上寒，而后治其中痞，亦如伤寒例，表解乃可攻痞也。泻心汤在《伤寒论》中，为方不一，亦当合《伤寒论》中痞证诸节参究其治法。

小青龙汤方，见痰饮中。

泻心汤方，见惊悸中。（惊悸中所载只三黄泻心汤。《千金》是指甘草泻心汤。应参考《伤寒论》中痞证各节辨证施治。）

经文：（八）妇人之病，因虚、积冷、结气，为诸经水断绝。至有历年，血寒积结胞门，寒伤经络，凝坚在上，呕吐涎唾，久成肺痈，形体损分。在中盘结，绕脐寒疝，或两胁疼痛，与脏相连，或结热中，痛在关元，脉数无疮，肌若鱼鳞，时著男子，非止妇身。在下末多，经候不匀，令阴掣痛，少腹恶寒。或引腰脊，下根气街，气冲急痛，膝胫疼烦。奄忽眩冒，状如厥癫，或有忧惨，悲伤多嗔，此皆带下，非有鬼神。久则羸瘦，脉虚多寒。三十六病，千变万端，审脉阴阳，虚实紧弦，行其针药，治危得安，其虽同病，脉各异源。子当辨记，勿谓不然。（本节文格与《伤寒论》不脉法相似。"妇人之病"至"经络凝坚"为第一段。"在上"至"形体损分"为第二段。"在中盘结"至"非止妇身"为第三段。"在下末多"至"非有鬼神"为第四段。（久则羸瘦）至（末句）为第五段。分段读之，即无待详解而自通。损分，指虚损而上下病异如有分界也，末多，谓经水来后尾常不断，所谓末流反多也。厥癫疾为上实下虚所致，见《素问·脉要精微论》）。

简释：此节为妇人杂病提纲。虚谓气虚血少，积冷谓久积冷气，结气谓气血菀结。经者，常也，来有常期，故名经水。失常则有迟速多少，崩中漏下，逢期则痛之象。故曰诸经水。断绝，谓经水因虚或积冷或结气而致不来也。至有历年，血寒积结，谓肾水寒则肝木不荣，血因冷滞而不流通，致菀结于内也。胞门寒伤，为寒气所伤也。经络凝坚，谓营卫阻遏，气滞血凝，寒则牢坚也。在上则寒饮侵肺，呕吐涎唾，寒久壅塞，郁而化热，乃成肺痈。遂致以虚羸之形体而患上实，应清泻，下虚，应温养之证，故云形体损分也。其在中，则寒邪盘结，绕脐寒疝，或两胁疼痛、与脏相连，皆阴邪寒冱，木郁乘土之病。抑或素复阳脏，邪气郁遏，结为热中，痛在脐下关元。脉数而周身无疮疡痈毒，其肌肤甲错，竟若鱼鳞。热淫传染，时著男子，非止女身，盖体羸血干，病毒易滋传染也。其在下则经候既不应期而至，至则末流不断，且寒则血涩，令阴中掣痛、少腹恶寒。或行腰脊，下根气街，气由气街上冲腰腹，致腰腹急痛，而痛根则在气街。冲脉与少阴之大络并起于肾，经气街，伏行骭骨内踝际，痛根在气街，故膝胫亦疼烦。奄忽本训急遽，此处殆指忽发眩冒，状如厥癫也。或有忧惨，悲伤多嗔，与上第六节悲伤欲哭相仿佛，彼属脏燥，此属脏寒也。一言以蔽之曰，此皆带下，非有鬼神。所谓带下，即指肝脾下陷，带脉不能升举之病。妇科古名带下医。《史记·扁鹊传》，有闻贵妇人，则为带下医句，可证也。设误信鬼神为祟，不按法医疗，病人则形体羸瘦，脉虚多寒。三十六病，千变万端，皆由此起。医者应审脉之阴阳虚实紧弦，分别寒热，行其针药，治危得安。其证虽同，脉各异源。学者应辨别清楚。（三十六病，详见第一篇第十三节小注。）

经文：（九）问曰：妇人年五十所，病下利数十日不止，暮即发热，少腹里急，腹满，手掌烦热，唇口干燥，何也？师曰：此病属带下，何以故，曾经半产，瘀血在少腹不去。何以知之，其证唇口干燥，故知之，当以温经汤主之。（五十所，犹言五十许。下利，《直解》《金鉴》并云当作下血，非是。带下谓带脉下之病，非今人所谓赤白带下也。不可因本方能治妇科经带诸病，而误信程林吴谦破字解经为可从也。）

简释：妇人年五十，已终七七之期，冲任俱虚，天癸竭，地道不通，经水自当绝止。乃病下利数十日不止，似与月经无关。但暮即发热，为血结在阴，阳气至暮不得入于阴而反浮于外也。少腹里急腹满者，血积不行，亦阴寒在下也。手掌烦热，病在阴，掌亦阴也。唇口干燥，血内瘀者不外荣也。此为瘀血作利，不必治利，止去其瘀而利自止。故以温经汤主治之。

温经汤方：

吴茱萸三两　当归　芎䓖　芍药　人参　桂枝　阿胶　牡丹皮　生姜　甘草各二两　半夏半升　麦冬一升

上十二味，以水一斗煮取三升，分温二服，亦主妇人少腹寒，久不受胎，兼取崩中去血，或月来过多，及至期不来。（取、赵良、徐彬、沈明宗、尤怡、周扬俊诸注本均作治，是。）

简释：带下之证，下寒上热，下寒故下利里急腹满，上热故烦热干燥，本方归胶芍药养血而清风，丹桂川芎破瘀而疏木，半夏麦冬降逆而润燥，甘草人参补中而培土，茱萸生姜暖血而温经，盖瘀久者营必衰，下多者脾必伤，妇科调经诸法固以疏肝和中为主。学者应知本方功用不仅限于本节所示各证。观其方后所云效果甚多，实非溢美之词。

经文：（一○）带下经水不利，少腹满痛，经一月再见者，土瓜根散主之。（《本草纲目》土瓜条于痛下经上补一或字，义尤明。《金鉴》改再作不，非是。带下即上两节所云之带下，非专指赤白带也。）

简释：此亦因瘀血而病者，经水不利或一月再见，皆冲任伏留瘀血之病，带脉下陷，肝气抑菀血阻不得畅通，则少腹满痛。木菀风动，疏泄太过，瘀滞未尽排出，经行失度，则经水一月再见。土瓜根散中桂枝、芍药疏畅肝木，土瓜根、䗪虫破瘀而行血。血行瘀去，则肝疏而经调也。

土瓜根散方：（原注云：阴㿗肿亦主之。）

土瓜根　芍药　桂枝　䗪虫各三分（赵良注本作二两。）

上四味，杵为散，酒服方寸匕，日三服。

简释：方义已详上文。

经文：（一一）寸口脉弦而大，弦则为减，大则为芤，减则为寒，芤则为虚，虚寒相搏，此名曰革。妇人则半产漏下。旋覆花汤主之。

简释：此节历见《伤寒论》辨脉法，《金匮》虚劳吐衄各篇。盖论脉之最精要者，诸家不解虚劳与吐衄暨妇科杂病悉由肝血失调所致，又不藏本节系特举半产漏下证之由于肝脏失调者之脉象，故妄诬为错简。至于本节之治半产漏下而用旋覆花汤，乃因肝藏血而以生化为事，治宜解其菀，行其瘀结，肝平无病，则冲任脉之成月事及胞胎者皆统复正常之职矣。旋覆花味咸温，主结气、胁下满，惊悸，除水，去五脏寒热、安中下气。葱主寒热，除肝邪，安中，利五脏，新绛入肝理血也。（陈元犀谓治妇人杂病，以化弦芤为革之脉，即是治半产漏下。非谓漏下时始用，亦通。）

旋覆花汤方：方见第十一篇五脏风寒积聚门第七节，应参看其方后简释。

经文：（一二）妇人陷经，漏下黑不解，胶姜汤主之。（陷经，肾寒木菀血陷其脉当如上节所示之革象也，读者必须照顾上节，乃可通晓。原注，臣亿等校诸本无胶姜汤方，想是妊娠中胶艾汤。尤怡谓阿胶干姜已足。《千金》胶艾汤有干姜。陈念祖谓大约用生姜。均可作参考。巢源以漏下黑者是膏藏虚损，即说明肝木之下陷，是由于肾阳虚而水寒，肝失温则菀陷也。）

简释：此承上节论半产漏下之脉及其方治而续论肝陷久漏瘀血之方治也。陷经，肝木下陷，冲任失职也。黑则因寒而血凝也。胶姜汤方虽未见，其温润调肝之义则可知矣。后世女科家谓女子以肝为先天。盖亦有得于经方义蕴之一端者。

胶姜汤方缺。

经文：（一三）妇人少腹满，如敦状。小便微难，而不渴，生后者。此为水与血俱结在血室也。大黄甘遂汤主之。（敦音对，古礼器，盛食之具，上下稍锐、中部丰隆，谓少腹满似敦之形象也。生后之生，徐彬、沈明宗注本以生后应列产后，而列于杂病篇中，故疑为经字之伪。不知产后得此，乃是水血并结，故知徐、沈之说不可从。）

简释：少腹如敦状，是血蓄也。小便微难是病不独在血矣。不渴，知非上焦气热不化。生后即产后，产后得此，乃是水血并结于胞宫，宜速治其水血俱结之邪。大黄甘遂汤，大黄荡涤瘀血，甘遂逐水，阿胶滋肝养血，补其不足，俾邪去而正气复，其病自愈。

大黄甘遂汤方：

大黄四两　甘遂　阿胶各二两

上三味以水三升，煮取一升，顿服，其血当下。

简释：方义已见上文。陈元犀谓甘遂似当减半用之。虽不无徇俗之见，而其慎重之意可师。凡峻剂之用，必须审慎万分，即轻浅小病，清淡小方，亦应详加审慎为是。

经文：（一四）妇人经水不利下，抵当汤主之。原注：亦治男子膀胱满急，有瘀血者。（尤怡云：不利下者，经脉闭塞而不下，比下而不利者有别。然必审其脉证并实，而后用之。不然，妇人经闭，多有血枯脉绝者矣。虽养冲任，犹恐不至，而可强责之哉。故知本节是因经闭亦有蓄血实证，须治以抵当汤者。当参考《伤寒论》抵当证处之。曹家达谓此证少腹必结痛，大便必黑，小便必利，为不易之标准证候。因太阳篇已备言之，故不详示。学者亦可类推而知其证也。）

简释：《金鉴》云：妇人经水不利下，言经行不通利快畅下也。乃妇人恒有之病。不过活瘀导气，调和冲任，足以愈之。今日抵当汤主之，夫抵当重剂，文内并无少腹结痛，大便黑、小便利、发狂、善忘、寒热等证，恐药重病轻，必有残缺错简，读者审之。

抵当汤方：

水蛭熬　䗪虫熬各三十个　桃仁（去皮尖）二十个　大黄（酒浸）三两

上四味为末，以水五升，煮取三升，去滓，温服一升。

简释：参看太阳中篇第一百三十八节至第一百四十节经文及简释。

经文：（一五）妇人经水闭不利，脏坚癖不止，中有干血，下白物，矾石丸主之。

简释：此论经闭之由于子脏有干血，得湿热而成白带者出其方治也。尤怡云：脏坚癖不止者，子脏干血，坚凝成癖而不去也。干血不去，则新血不荣，而经闭不利矣。由是蓄泄不时，胞宫生湿，湿复生热，所积之血，转为湿热所腐而成白物，时时自下，是宜先去其脏之湿热。去之之法，宜用坐药矾石丸为主，以矾石能入血燥湿杀虫，杏仁润干血而消积也。（脏坚癖之脏指子宫，方后纳脏中之脏指阴中。）

矾石丸方：

矾石（烧）三分　杏仁一分

上二味末之，蜜丸枣核大，纳脏中，剧者再纳之。

简释：已见上文。

经文：（一六）妇人六十二种风，及腹中血气刺痛，红蓝花酒主之。

简释：此节论风木为病血瘀气滞刺痛之证而出其方治也。尤怡云：妇人经尽产后，风邪最易袭入腹中，与血气相搏则作刺痛。刺痛，痛如刺也。六十二种风未详。红蓝花苦辛温，活血止痛，得酒尤良，不更用风药者，血行而风自去耳。

红蓝花酒方：（原注：疑非仲景方。）

红蓝花一两

上一味，以酒一大升，煎减半顿服一半，未止再服。（仲景方后用煮字。）

简释：六十二种风，虽已失传，但肝脏失治，内郁风作，营血既阻，必不能与卫气和谐，外风乘之而入。总缘厥阴风木失养所致。红蓝花酒养血行瘀以达风木也。

经文：（一七）妇人腹中诸疾痛，当归芍药散主之。

简释：腹中诸疾痛，谓腹中诸病而有痛者，如结气血凝泄泻带下癥癖等证皆是，当归能通气行血，又能养血和血，芍药能破阴结，结破则痛自已，故以当归芍药名方，芍药独重也。腹中属坤土，土过阴湿则不能生物，故以白术茯苓泽泻培土泻湿，芎藭疏肝解郁，土燥肝荣，气血舒畅，诸证皆已。妙在作散，以酒调服，通气血而调营卫、散郁滞，腹中诸疾痛可除也。

当归芍药散方：见妊娠中。

经文：（一八）妇人腹中痛，小建中汤主之。

简释：此承上节疏肝润燥培土泄湿后而论营卫不足之腹中里急作痛也。妇人之病既归责于肝血，设有血虚气滞之时，则肝失养而乘脾，立见胀痛，《伤寒论》太阳中篇第一百一十一节所举伤寒阳脉涩，阴脉弦，法当腹中急痛。即疏指肝气郁陷，乘脾作痛，应先予小建中汤温中散寒以疏肝气也。重用甘味者，肝苦急，食甘以缓之也。

小建中汤方：见第六篇虚劳中。

经文：（一九）问曰：妇人病，饮食如故，烦热不得卧，而反倚息者，何也？师曰：此名转胞，不得溺也，以胞系了戾，故致此病。但利小便则愈。宜肾气丸主之。（胞当读匹交反，为脬之假借字，《说文》：脬，旁光也。胞儿生裹也。《史记·仓公传》：风瘅客脬，难于大小溲。张守节《正义》云：脬通作胞。《金鉴》云：胞者乃指尿胞。非血胞也。此说得之。了，缭，并音聊。缭缠也，绕也。《千金》有四肢痿躄镣戾等文。）

简释：病不在胃，故饮食如故，病在于胞，故不得溺，水气不化，阳浮于上故烦热，水不得下行，故倚息不得卧，名曰转胞者，以胞系了戾不爽，故致此病。但当利其小便则愈。主之以肾气丸，所以温肾以化膀胱之气，气化则溺出，诸病自解矣。方中地黄滋血清肝而润燥，薯蓣山茱萸防疏泄之太过，桂枝丹皮疏肝而达风木，苓泽附子温肾而泄湿。故本方既善疏泄水道，又长于敛藏精气。功用甚宏。后世改用熟地肉桂以资服食，则又唐以后庸俗通行之陋习，不足论矣。

肾气丸方：

干地黄八两　薯蓣四两　山茱萸四两　泽泻三两　丹皮三两　茯苓三两　桂枝一两　附子炮一两

上八味末之，炼蜜和丸梧子大，酒下十五丸，加至二十丸，日再服。

简释：已见上文。并宜参看第五篇附方，第六篇第十五节，第十二篇第十七节，第十三篇第四节，以资研究。

经文：（二〇）妇人阴寒，温阴中坐药。蛇床子散主之。

简释：此遥承前云令阴掣痛，少腹恶寒证而出其方治也，寒从阴户所受，只须温其受邪之处，则愈。

蛇床子

上一味末之，以白粉少许，和合相得如枣大，绵裹纳之，自然温。

简释：蛇床子性温热，能壮阳气。白粉即米粉。借以和合也。有解为用铅粉者，非是。坐药本为助阳祛寒，非为杀虫。

经文：（二一）少阴脉滑而数者，阴中即生疮，阴中蚀，疮烂者，狼牙汤洗之。

简释：手少阴脉动神门，足少阴脉动太溪，此少阴脉则指尺中也。尺脉滑而数者，木菀于水而生下热也。前阴者肾肝之所司。木菀下热，阴中即生疮溃烂也。阴中即肾之窍，脉滑主湿，数主热，湿热郁而生虫则成疮，甚则蚀烂不已。故从外以洗涤法治之。狼牙草味苦性寒，寒能胜热，苦能杀虫，故用之煎汤，以洗之。如疮深洗不可及，则用方后法也。

狼牙汤方：

狼牙四两

上一味，以水四升煮取半升，以绵缠箸如茧，浸汤沥阴中，日四遍。

简释：狼牙草，今药肆中无人采备，医家又鲜识者，或用狼毒代之，但狼牙苦寒，主邪气热气疥瘙恶疡疮痔，去白虫。狼毒辛平，主咳逆上气破积聚饮食寒热水气恶疮鼠瘘疽蚀鬼精蛊毒杀飞鸟走兽。两药性能迥异，何以能代，应待研究。

经文：（二二）胃气下泄，阴吹而正喧，此谷气之实也，膏发煎导之。

简释：阴吹者，阴中出声，如大便矢气之状，连续不绝，故曰正喧。谷气实者，大便结而不通，是以阳明下行之气不得从其故道，而乃别走旁窍也。猪膏发煎润导大便，便通，气自归矣。

猪膏发煎方：见黄疸中。

小儿疳虫蚀齿方：（原注：疑非仲景方。）

雄黄　葶苈

上二味，末之，取腊日猪脂熔，以槐枝绵裹头四五枚，点药烙之。（宋刘昉《幼幼新书》引，葶苈下有各少许三字。腊日作腊月。）

简释：雄黄杀百虫。葶苈去积聚，猪脂槐枝均能杀虫，且调和气血。亦良法也。（魏荔彤谓附小儿疳虫蚀齿方于妇人杂病篇之后，不知何意。或原有儿科书今佚。仅遗此方附于此欤。或仲景口齿论（见宋《艺文志》，今未之见。）之遗女脱简，录存于此卷之末耶，殆不易考矣。）

* * *

以下杂疗方第二十三，禽兽鱼虫禁忌并治第二十四，果实菜谷禁忌并治第二十五三篇，系附入，不释。

〇杂疗方第二十三

论一首　证一条　方二十二首

退五脏虚热，四时加减柴胡饮子方。

冬三月加：柴胡_{八分}　白术_{八分}　大腹槟榔_{四枚并皮子用}　陈皮_{五分}　生姜_{五分}　桔梗_{七分}

春三月加：枳实　减白术共六味

夏三月加：生姜_{三分}　枳实_{五分}　甘草_{三分}　共八味。

秋三月加：陈皮_{三分}　共六味

上各㕮咀，分为三贴，一贴以水三升，煮取二升，分温三服。

如人行四五里进一服，如四体壅，添甘草少许，每贴分作三小贴。每小贴以水一升，煮取七合，温服，再合滓为一服，重煮都成四服。【疑非仲景方】

〇长服诃黎勒丸方【疑非仲景方】

诃黎勒　陈皮　厚朴_{各三两}

上三味，末之，炼蜜丸如梧子大，酒饮服二十丸，加至三十丸。

〇三物备急丸方【见《千金》，司空裴秀为散用亦可，先和成汁，乃倾口中，令从齿间得入，至良验。】

大黄_{一两}　干姜_{一两}　巴豆_{一两去皮心熬外研如脂}

上药各须精新，先捣大黄干姜为末，研巴豆内中，合治一千杵，用为散，蜜和丸亦佳，密器中贮之，莫令歇。〇主心腹诸卒暴百病，若中恶客忤，心腹胀满，卒痛如锥刺，气急口噤。停尸卒死者，以暖水若酒服大豆许三四丸，或不下，捧头起，灌令下咽，须臾当瘥，如未瘥，更与三丸，当腹中鸣，即吐下便瘥，若口噤，亦须折齿灌之。

治伤寒令愈不复，紫石寒食散方。【见《千金翼》】

紫石英　白石英　赤石脂　钟乳_{碓炼}　瓜蒌根　防风　桔梗　文蛤　鬼臼_{各十分}　太一余粮_{十分烧}　干姜　附子_{炮去皮}　桂枝_{去皮各四分}

上十三味，杵为散，酒服方寸匕。

○救卒死方

薤捣汁，灌鼻中。

○又方

雄鸡冠割取血，管吹内鼻中。

猪脂如鸡子大，苦酒一升，煮沸，灌喉中。

鸡肝及血涂面上，以灰围四旁，立起。

大豆二七粒，以鸡子白并酒和，尽以吞之。

○救卒死而壮热者方

矾石半斤，以水一斗半煮消，以渍脚令没踝。

○救卒死而目闭者方

骑牛临面，捣薤汁灌耳中，吹皂荚末鼻中，立效。

○救卒死而张口反折者方

灸手足两爪后十四壮了，饮以五毒诸膏散。【有巴豆者】

○救卒死而四肢不收失便者方

马屎一升，水三斗。煮取二斗以洗之，又取牛洞【稀粪也】一升，温酒灌口中，灸心下一寸，脐上三寸，脐下四寸，各一百壮，瘥。

○救小儿卒死而吐利不知是何病方

狗屎一丸，绞取汁以灌之，无湿者，水煮干者取汁。

○尸厥脉动而无气，气闭不通，故静而死也，治方。【脉证见上卷】

菖蒲屑，内鼻两孔中吹之，令人以桂屑着舌下。

○又方

剔取左角发方寸烧末，酒和灌令入喉，立起。

○救卒死客忤死还魂汤主之方

【《千金方》云，主卒忤鬼击飞尸，诸奄忽气绝无复觉，或已无脉，口噤拗不开，去齿下汤，汤下口不下者，分病人发，左右捉㧓肩引之，药下复增取一升，须臾立苏。】

麻黄三两去节，一方四两　杏仁去皮尖七十个　甘草一两炙　○《千金》用桂心二两上三味，以水八升，煮取三升，去滓，分令咽之，通治诸感忤。

〇又方

韭根一把　乌梅二七个　吴茱萸半升炒

上三味，以水一斗煮之，以病人栉内中三沸，栉浮者生，沉者死，煮取三升，去滓分饮之。

〇救自缢死，旦至暮虽已冷，必可治，暮至旦小难也，恐此当言忿气盛故也，然夏时夜短于昼，又热犹应可治，又云：心下若微温者，一日以上，犹可治之，方。

徐徐抱解，不得截绳，上下安被卧之，一人以脚踏其两肩，手少挽其发常弦弦勿纵之，一人以手按据胸上，数动之，一人摩捋臂胫屈伸之，若已僵，但渐渐强屈之，并按其腹，如此一炊顷，气从口出，呼吸眼开，而犹引按莫置，亦勿若劳之，须臾可少桂汤及粥清含与之，令濡喉，渐渐能咽，及稍止，若向冷，两人以管吹其两耳朵采好，此法最善，无不活者。

〇凡中暍死，不可使得冷，得冷便死，疗之方。

屈草带绕暍人脐，使三两人溺其中令温，亦可用热泥和屈草，亦可扣瓦碗底，按及车缸以着暍人，取令溺须得流去。此谓道路穷卒无汤，当令溺其中，欲使多人溺，取令温若汤。便可与之，不可泥及车缸，恐此物冷，暍既在夏月，得热泥土，暖车缸，亦可用也。

〇救溺死方

取灶中灰两石余，以埋人从头至足，水出七孔即活。

右疗自缢溺暍之法，并出自张仲景为之，其意殊绝，殆非常情所及，本草所能关实救人之大术矣，伤寒家数有暍病，非此遇热之暍【见《外台》《肘后》目。】

〇治马坠及一切筋骨损方【见《肘后》方】

大黄一两切浸汤成下　绯帛如手大烧灰　乱发如鸡子大烧灰用　久用炊单布一尺烧灰　败蒲一握三寸　桃仁四十九个去皮尖熬　甘草如中指节炙剉

上七味，以童子小便，量多少煎汤成，内酒一大盏，次下大黄，去滓分温三服，先剉败蒲席半领，煎汤浴，衣被盖覆斯须，通利数行，痛楚立瘥，利及浴水赤勿怪，即瘀血也。

○禽兽鱼虫禁忌并治第二十四

论二首　合九十　方二十一首

凡饮食滋味以养于生，食之有妨，反能为害，自非服药炼液，焉能不饮食乎，切见时人不闲调摄，疾疢竞起，若不因食而生，苟全其生，须知切忌者矣，所食之味，有与病相宜，有与身为害，若得宜则益体，害则成疾，以此致危，例皆难疗，凡煮药饮汁，以解毒者。虽云救急，不可热饮，诸毒病得热更甚，宜冷饮之。○肝病禁辛，心病禁咸，脾病禁酸，肺病禁苦，肾病禁甘，春不食肝，夏不食心，秋不食肺，冬不食肾，四季不食脾。辨曰：春不食肝者，为肝气王，脾气败，若食肝，则又补肝，脾气败尤甚，不可救，又肝王之时，不可以死气入肝，恐伤魂也，若非王时即虚，以肝补之佳，余脏准此。

凡肝脏自不可轻啖，自死者弥甚。○凡心皆为神识所舍，勿食之，使人来生复其报对矣。○凡肉及肝落地不着尘土者，不可食之。○猪肉落水浮者不可食。○诸肉及鱼，若狗不食，鸟不啄者，不可食。○诸肉不干火炙不动，见水自动者，不可食之。○肉中有如朱点者不可食之。○六畜肉热血不断者，不可食之。○父母及身本命肉食之，令人神魂不安。○食肥肉及热羹，不得饮冷水。○诸五脏及鱼，投地尘土不污者，不可食之。○秽饭，馁肉，臭鱼，食之皆伤人。○自死肉口闭者，不可食之。○六畜自死，皆疫死，则有毒，不可食之。○兽自死，北首及伏地者，食之杀人。○食生肉，饱饮乳，变成白虫。【一作血蛊】○疫死牛肉食之令病洞下，亦致坚积，宜利药下之，○脯藏米瓮中有毒，及经夏食之，发肾病。

治自死六畜肉中毒方

黄柏屑捣服方寸匕。

治食郁肉漏脯中毒方【郁肉，密器盖之隔宿者是也，漏脯，茅屋漏下沾着者是也。】

烧犬屎酒服方寸匕，每服人乳汁亦良。○饮生韭汁三升亦得。

治黍米中藏干脯食之中毒方

大豆浓煮汁饮数升即解，亦治狸肉漏脯等毒。

治食生肉中毒方

掘地深三尺，取其下土三升，以水五升煮数沸，澄清汁饮一升即愈。

治六畜鸟兽肝中毒方

水浸豆豉，绞取汁，服数升愈。

马脚无夜眼者，不可食之。○食酸马肉不饮酒，则杀人。○马肉不可热食，伤人心。○马鞍下肉食之杀人。○白马黑头者，不可食之。○白马青蹄者，不可食之。○马肉独肉共食饱醉卧大忌。○驴马肉合猪肉食之成霍乱。○马肝及毛不可妄食，中毒害人。

治马肝毒中人未死方

雄鼠屎二七粒，末之，水和服，日再服。（屎尖者是。）

又方

人垢取方寸七，服之佳。

治食马肉中毒欲死方

香豉二两　杏仁三两

上二味，蒸一食顷熟，杵之服，日再服。

又方

煮芦根汁饮之良。

疫死牛，或目赤，或黄，食之大忌。○牛肉共猪肉食之。必作寸白虫。○青牛肠不可合犬肉食之。○牛肺从三月至五月其中有虫如马尾，割去勿食，食则损人。○牛羊猪肉皆不得以楮木桑木蒸炙食之，令人腹内生虫。○啖蛇牛肉杀人，何以知之，啖蛇者，毛发向后顺者是也。

治啖蛇牛肉食之欲死方

饮人乳汁一升，立愈。

又方

以泔洗头饮一升愈。

牛肚细切，以水一斗，煮取一升，暖饮之，大汗出者愈。

治食牛肉中毒方

甘草煮汁饮之即解。

羊肉其有宿热者，不可食之。○羊肉不可共生鱼、酪食之害人。○羊蹄甲中有珠子白者，名羊悬筋，食之令人癫。○白羊黑头，食其脑作肠痈。○羊肝共生椒食之，破人五脏。○猪肉共羊肝和食之令人心闷。○猪肉以生胡荽同食烂人脐。○猪脂不可合梅子食之。○猪肉和葵食之少气。○鹿人不可和蒲白作羹，食之发恶疮。○麋脂及梅李子，若妊妇食之，令子青盲，男子伤精。○獐肉不可合虾，及生菜梅李果食之，皆病人。○癞疾人不可食熊肉，令终身不愈。○白犬自死不出舌者，食之害人。○食狗鼠余令人发瘘疮。

治食犬肉不消，心下坚，或腹胀口干大渴，心急发热，妄语如狂，或洞下方。

杏仁一升合皮熟研用

以沸汤三升，和取汁，分三服，利下肉片大验。

妇人妊娠，不可食兔肉山羊肉，及鳖鸡鸭，令子无声音。兔肉不可合白鸡肉食之，令人面发黄。○兔肉着干姜食之，成霍乱。○凡鸟自死，口不闭，翅不合者，不可食之。○诸禽肉，肝青者食之杀人。○鸡有六翮翻四距者，不可食之。○乌鸡白首者，不可食之。○鸡不可共葫蒜食之，滞气。【一云鸡子】○山鸡不可合鸟兽肉食之。○雉肉久食之，令人瘦。○鸭卵不可合鳖肉食之。○妇人妊娠食雀肉，令子淫乱无耻。○雀肉不可合李子食之。○燕肉勿食，入水为龙蛟所啖。

鸟兽有中毒箭死者其肉有毒解之方

大豆煮汁及盐汁服之解。

鱼头正白如连珠至脊上，食之杀人。○鱼头中无腮者，不可食之，杀人。○鱼无肠胆者，不可食之，三年阴不起，女子绝生。○鱼头似有角者，不可食之。○鱼目合者，不可食之。○六甲日勿食鳞甲之物。○鱼不可合鸡肉食之。○鱼不得合鸬鹚肉食之。○鲤鱼鲊不可合小豆藿食之，其子不可合猪肝食之害人。○鲤鱼不可合犬肉食之。○鲫鱼不可合猴雉肉食之。【一云】不可合猪肝食。○鳀鱼合鹿肉生食，令人筋甲缩。○青鱼鲊不可合生胡荽，及生葵并麦中食之，鳝鳝不可合白犬血食之。○龟肉不可合酒果子食之。○鳖目凹陷者，及厌下有王字形者，不可食之。○其肉不得合鸡鸭子食之。○龟鳖肉不可合苋菜食之。○虾无须及腹下通黑。煮之反白者，不可食之。○食脍饮乳酪，令人腹中生虫为瘕。

鲙食之在心胸间不化，吐复不出，速下除之，久成癥病治之方。

橘皮一两　大黄二两　朴硝二两

上三味，以水一大升，煮至小升，顿服即消。

食鲙多不消，结为癥病，治之方。

马鞭草

上一味捣汁饮之。○或以姜叶汁饮之一升亦消。○又可服吐药吐之。

食鱼后食毒，两种烦乱，治之方

橘皮

浓煎汁服之即解。

食鯸鮧鱼中毒方

芦根

煮汁服之即解

蟹目相向，足班目赤者，不可食之。

食蟹中毒治之方

紫苏

煮汁饮之三升。○紫苏子捣汁饮之亦良。

又方

冬瓜汁饮二升，食冬瓜亦可。

凡蟹未遇霜多毒，其熟者乃可食之。○蜘蛛落食中，有毒，勿食之。○凡蜂蝇虫蚁等多集食上，食之致瘘。

○果实菜谷禁忌并治第二十五

果子生食生疮。○果子落地经宿，虫蚁食之者，人大忌食之。○生米停留多日有损处，食之伤人。○桃子多食，令人热，仍不得入水浴，令人病淋沥寒热病。○杏酪不熟伤人。○梅多食坏人齿。○李不可多食，令人胪胀。○林檎不可多食，令人百脉弱。○橘柚多食，令人口爽不知五味。○梨不可多食，令人寒中，金疮产妇亦不宜食。○樱桃杏多食，伤筋骨。○安石榴不可多食，损人肺。○胡桃不可多食，令人动痰饮。○生枣多食，令人热渴气胀，寒热羸瘦者弥不可食，伤人。

食诸果中毒治之方

猪骨烧过

上一味末之,水服方寸七。○亦治马肝漏脯等毒。

木耳赤色,及仰生者勿食。○菌仰卷及赤色者不可食。

食诸菌中毒闷乱欲死治之方

人粪汁饮一升　土浆饮一二升　大豆浓煮汁之　服诸吐利药并解

食枫柱菌而哭不止治之以前方

误食野芋烦毒欲死治之方【以前方】

【其野芋根,山东人名魁芋,人种芋三年不收,亦成野芋,并杀人。】

蜀椒闭口者有毒误食之戟人咽喉气病欲绝或吐下白沫身体痹冷急治之方

肉桂煎汁饮之　多饮冷水一二升　或食蒜　或饮地浆或浓煮豉汗饮之并解

正月勿食生葱,令人面生游风。○二月勿食蓼,伤人肾。○三月勿食小蒜,伤人志性。○四月八日勿食胡荽,伤人神。○五月勿食韭令人乏气力。○五月五日勿食一切生菜,发百病。○六月七月勿食茱萸,伤神气。○八月九月勿食姜,伤人神。○十月勿食椒,损人心,伤心脉。○十一月十二月勿食薤,令人多涕唾。○四季勿食生葵,令人饮食不化,发百病,非但食中。药中皆不可用,深宜慎之。○时病瘥未健,食生菜手足必肿。○夜食生菜不利人。○十月勿食被霜生菜,令人面无光,目涩心痛,腰疼,或发心疟,疟发时。手足十指爪皆青困委。○葱韭初生芽者,食之伤人心气。○饮白酒食生韭,令人病增。○生葱不可共蜜食之杀人,独颗蒜弥忌。○枣合生葱食之,令人病。○生葱和雄鸡雉白犬肉食之,令人七窍经年流血。○食糖蜜后,四日内食生葱韭,令人心痛。○夜食诸姜蒜葱等伤人心,芜菁根多食,令人气胀。○薤不可共牛肉作羹,食之成瘕病,韭亦然。○莼多病,动痔疾。○野苣不可同蜜食之作内痔。○白苣不可共酪同食,作䘌虫。○黄瓜食之发热病。○葵心不可食伤人,叶尤冷,黄背赤茎者勿食之。○胡荽久食之,令人多忘。○病人不可食胡荽,及黄花菜。○芋不可多食,动病。○妊妇食姜令子余指。○蓼多食发心痛。○蓼和生鱼食之,令人夺气,阴咳疼痛。

○芥菜不可共兔肉食之，成恶邪病。○小蒜多食，伤人心力。

食躁或躁方

豉

浓煮汁饮之。

钩吻与芹菜相似，误食之杀人，解之方【《肘后》云：与茱萸食芹相似。】

荠苨八两

上一味，水六升，煮取二升，分温二服。【钩吻生地，傍无他草，其茎有毛，以此别之。】

菜中有水莨菪，叶圆而光，有毒，误食之，令人狂乱，状如中风，或吐血。治之方。

甘草

煮汁服之即解。

治食芹菜中龙精毒方

春秋二时，龙带精入芹菜中，人偶食之为病，发时手背腹满，痛不可忍，各蛟龙病治之方。

硬糖二三升

上一味，日两度服之，吐出如蜥蜴三五枚，瘥。

食苦瓠中毒治之方

黎穰

煮汁数服之解。

扁豆寒热者，不可食之。○久食小豆，令人枯燥。○食大豆屑，忌啖猪肉。○大麦久食，令人作癣。○白黍米不可同饴蜜食，亦不可合葵食之。○荞麦面多食之，令人发落。○盐多食伤人肺。○食冷物冰人齿。○食热物勿饮冷水。○饮酒食苍耳，令人心痛。○夏月大醉汗流不得冷水洗着身，及使扇，即成病。○饮酒大忌灸腹背，令人肠结。○醉后勿饱食，发寒热。○饮酒食猪肉，卧秫稻穰中，则发黄。○食饴多，饮酒大忌。○凡水及酒，照见人影动者，不可饮之。○醋合酪食之，分人血瘕。○食白米粥，勿食生苍耳，成走疰。○食甜粥已，食盐即吐。○犀角箸搅饮食沫出及浇地坟起者食之杀人。

饮食中毒烦满治之方

苦参三两　苦酒一升半

右二味，煮三沸，三上三下服之，吐食出即瘥，或以水煮亦得。

又方，犀角汤亦佳。

贪食，食多不消，心腹坚满痛，治之方。

盐一升　水三升

上二味，煮令盐消，分三服，当吐出食，便瘥。

矾石生入腹，破人心肝，亦禁水。○商陆以水服杀人。○葶苈子傅头疮，药成入脑杀人。○水银入人耳，及六畜等皆死，以金银着耳边，水银则吐。○苦楝无子者杀人。

凡诸毒多是假毒以投，无知时，宜煮甘草荠苨汁饮之，通除诸毒药。

方剂学讲义

前　言

　　祖国医学，进化最早，岐黄问对时，已知祝由不足治病，遂屏去巫俗，综核各地域治疗有效诸法，从事阐明，以便因证施治，故汤液针灸导引按跷，学医者必须兼习，乃能为人治疗疾病。【见《素问》第十二、十三、二十四诸篇。】

　　至习医经以知血脉经络骨髓脏腑阴阳表里，探病本源，定疗治之宜，习经方以明药物性能与气味调剂之法，量疾病轻重浅深而通闭结解反之于平，尤为医者首重之事。【见《汉书·艺文志》方技类序】

　　顾历年既久，丧乱屡经，经籍亡佚，即《汉志》所载医经七家，二百一十六卷，今仅存《内经》一十八卷。经方十一家，二百七十四卷，今只《本草经》尚存神农黄帝食药之遗言。《汤液经法》幸赖汉季仲景先师祖述，得以不坠耳。【《神农》《黄帝》食药七卷，今本认作食禁，据唐贾公彦周礼医师疏改正。】

　　《内经》说明五脏苦欲，六气内外胜复真谛，与《本草经》互相发明。【见《素问》第二十二、七十四篇，《灵枢》第五十六、六十三篇。】而《伤寒论》《金匮要略》诸方更与《内经》《本草》吻合无间，审证施方，应验如响。唐以后如《千金》《外台》所载诸方，已渐涉芜杂，泛而不切。宋元以降，更限于方隅气候，间有效验，亦多不能施于异地异时异人而皆准。故居今日而欲研究方剂，自当从仲景所传诸方始，而以后世验方之不悖经旨者附焉。

　　仲景所传诸方，悉由上古各地群众经验无量数次而来，功效准确，所投辄效，决非单凭一人之私智所能造成，兹节录汉晋以来诸家评语如次：

　　汉华陀读而善之曰，此真活人之书也。【华氏在当时以外科著名，

医学高深，对仲景书评，绝非溢美之词（见补《后汉书·张机传》)。】

晋皇甫谧云，神农始尝草木而知百药，伊尹撰用神农本草以为汤液，仲景论广汤液，用之多验，虽扁鹊仓公，无以加也。针灸家重视汤液经方如此。【见《甲乙经》序】

宋成无己云，仲景诸方，乃众方之祖，以仲景本伊尹之法。【《汤液经法》三十二卷见《汉志·经方门》。】

金刘完素云，黄帝之后，有仲景方论一十六卷，【包括《伤寒》《金匮》而言。】使后学有所依据。【见《原病式》】

金李杲云，仲景诸方，为万世法程，为群方之祖，治病若神，后之医者宗内经法，学仲景心，可以为师矣。【见《内外伤辨惑论》】

元王好古云，余读医书数十年，所仰慕者，仲景一书为尤，然读之未易洞达其旨趣，欲得一师指示，偏国中无有能知者。【见《此事难知》】又曰，折中汤液万世不易之法，当以仲景为祖。《金匮》《伤寒》皆仲景祖神农、法伊尹、体箕子而作也，唐宋以来，如葛洪、王叔和、范汪、孙思邈、朱肱、王怀隐、胡洽、钱乙、成无己，陈言及其余名医虽多，议论增减变易，千状万态，无有一毫不出于仲景者，张元素与其子张璧，其徒李杲皆祖仲景汤液，惜乎世多不知。【见《医垒元戎》《汤液本草》】

元朱震亨云，仲景经方，实万世医门之规矩准绳也，后之欲为方圆平直者，必于经方而取则焉。又曰，天地气化无穷，人身之病亦变化无穷，仲景之书载道者也。医之良者，引例类推，可作无穷之应用，假令略有加减，终难逾越矩度。又曰，圆机活法，内经具举，与经意合者，仲景之书也。【见《局方发挥》】

宋元诸医重视经方如此，俗传仲景只工于治伤寒，杂病非其所长，其误不待辨矣。明季李中梓竟侪仲景于刘完素、李杲、朱震亨之列称为四大家，尤为谬妄。【刘张李朱均生于金元统治之时，人呼为金元四大家，张乃张元素，或谓系指张从正。】

明清医家之杰出者，无不钻研仲景遗书，且因《伤寒杂病论》自序中叙有撰用《素问》《九卷》《八十一难》《阴阳大论》《胎胪药录》，并平脉辨证，为《伤寒杂病论》合十六卷之语，多进而考求撰用之原书，所得虽有浅深，其著述颇有启发后学之处。是知仁人之言，其利溥矣。有谓伤寒论不包括妇女小儿者，不知《伤寒》《金匮》原为一书，妇女疾病固列有专章，《伤寒》亦不能明示病者须分性别年龄。况胎指妇科，胪指儿科。《素问》及《九卷》针法，仲景何尝不兼用之。至脉法之采用《难经》，更不容置疑。阴阳大论，王氏取以补素问亡失之卷，宋林亿已言之。六经证治之本于六气，方剂配合之合于大论，成无己论之颇详。故谓仲景之学与内难诸书无关，疑自序系伪作者，皆妄人之言，不足深辩。

挽近医风堕落，数典忘祖，将祖国劳动人民在数千年长时间与疾病搏斗，从广泛医疗实践中发展起来之医药著述，弃置不学，忍令轻病变重，重病医死，毒杀无辜，不可数计，相习而成恶俗，至死而不觉悟，言之痛心，思之陨泪！所幸毛主席、中国共产党和人民政府关怀民众疾苦，对祖国文化遗产中丰富多采之医药学术，提倡研究，不遗余力。自全国解放以来，各地施行中医方法救活医称不治之病甚多，国际间亦服中医疗效优异，译我国方书。国内医者在党和政府的正确领导下学习祖国医学，日渐增多。惟多苦于无法入门，对于盈千累万之方剂，更无法掌握运用，特先选录经方以示准的，并略举《内经》论五脏苦欲补泻，六淫胜复用药处方之例，及诸家对七方、十剂之解说于前，证明经方与医经之符合，以示趋向。

至经方以外，历代习用诸方，不背医经、经方之旨，确有功用，而无流弊者，略举数方于后以资研究。尚希医界同志本互助互学之旨，各就平素习用有效之方，录寄本校汇齐续编。

本编意在促进同学提高研究经方兴趣，不分学术派别，不存门户私见，所选各家方议，间有不同之处，正可借此深入钻研，获得真谛作出正确结论，幸勿是丹非素。

经方在仲景《伤寒论》《金匮要略》中有已经解释者，后人亦可就论略中语，类推解释。惟经方有力峻效速者，非审证至千真万确，毫厘不差时，不可滥投。此黄帝所谓禁方，长桑君、公乘阳庆授扁鹊仓公禁方，即此类是也。故解释方义自为必要。成无己为一百一十三方作论，虽不无瑕疵，其专以六味四气解说，自不能合于现代药理。不过经方起自上古，口耳相传，历经无量数时间和各地人群试验有效。即仲景著书，至今亦垂一千七百余年，按其遗书所载证状脉象如法投之，无不立呈奇效，就其所示轨范加减，或依其方义另制方剂，均功效可纪。是从令药理学家暂时尚无法了解，亦可仍依遗书所示轨范进行研讨，审慎用之，以挽救人类病苦，全活多数生命。吾意科学进步，中医所用方剂必能得到医家药物学家彻底了解，不必虑也。

至古今权量异制，应考核明白，乃可折合古方分两。煎药、服药，均有法度，经方方后多已记载。兹录清代徐大椿论说数篇于后，以便参考。

编者体弱事繁，学殖荒落，经验太浅，谬误必多，尚望阅者指正是幸！

李今庸

年　月

经方选录（一百五十二方）

壹、桂枝汤类（二十三方）

一、桂枝汤方

桂枝三两去皮。【桂枝只取梢尖嫩枝，内外如一，若有皮骨者去之，非去枝上之皮也，后仿此。】（张志聪）芍药三两，甘草二两，炙生姜三两，大枣十二枚擘。右五味，㕮咀，以水七升，微火煮取三升，去滓，适寒【训从寒，即《内经》适寒凉者胀之适，揭开鼎盖，略受寒气也。】（陈伯坛）温服一升。服已须臾，啜热稀粥一升余，以助药力，温覆令一时许，遍身漐漐似有汗者益佳。【桂枝本不能发汗，故须助以热粥，充胃气以达于肺也。观此可知伤寒不禁食矣。】（徐大椿）不可令如水流漓，病必不除。【此解肌之法也，若如水流漓，则使阴不藏精，精不胜则邪不却，故病不除。世之医者只知大发其汗，即芍药亦不敢用，汗后再汗，岂不误人。】（柯琴）若一服汗出，病瘥，停后服，不必尽剂。若不汗，更服，依前法。又不汗，后服小促役其间，半日许，令三服尽。若病重者，一日一夜服，周时观之，服一剂尽，病证犹在者，更作服。若汗不出，乃服至二、三剂。禁生冷、黏滑、肉面、五辛、酒酪及臭恶等物。【按经方分量，实较今人所用分量为轻，惟分量配合均有法度。宜注意研究。】

成无己曰：经云，辛甘发散为阳，桂枝汤辛甘之剂也，所以发散风邪。经云，风所胜，平以辛，佐以苦甘，以甘缓之，以酸泻之，是以桂枝为主，芍药、甘草为佐也。经云，风淫于内，以甘缓之，以辛散之，是以大枣、生姜为使也。

柯琴曰：桂枝汤为群方之魁，乃滋阴和阳、调和营卫、解肌发汗之总方也。粗工妄谓专治中风一证，印定后人耳目，而所称中风者又与此方不合，故置之不用。余尝以此汤治自汗、盗汗、虚疟、虚痢，随手而愈。因知经方可通治之病甚多。后人不解经旨，妄分门类，列桂枝汤于发表或发汗剂中，泥矣。

王子接曰：此方为和方之祖，太阳篇云，桂枝本为解肌，明非发汗也，桂甘辛化阳，芍甘酸化阴，姜佐桂，枣佐芍，一表一里，故曰和，加热稀粥壮胃阳，助药力行卫解腠理郁热，故曰解肌。

其主治诸证太多，略举《伤寒》《金匮》如次。

太阳中风，阳浮而阴弱，阳浮者热自发，阴弱者汗自出，啬啬恶寒，淅淅恶风，【恶风未有不恶寒者，但不及伤寒与阴病之甚。】翕翕发热，【亦不及阳明之甚。】鼻鸣干呕者，桂枝汤主之。

太阳病，头痛、发热、汗出恶风者。【此桂枝汤总证。】

太阳病，下之后，其气上冲者，可与桂枝汤，若不上冲者，不可与之。

太阳病，外证未解，脉浮弱者，当以汗解，宜本方。

太阳病，外证未解者，不可下也。【此禁下总诀。】下之为逆。欲解外者，宜本方。

太阳病，先发汗不解，而后下之，脉浮者不愈。浮为在外，而反下之，故令不愈。今脉浮，故知在外，当须解外则愈，宜本方。

病人脏无他病，时发热，自汗出，不愈者，先其时发汗则愈。宜本方。【无他病，太阳诸证不必备，而惟发热自汗，故亦用桂枝汤调和营卫。】（徐大椿）

伤寒不大便，六七日，头痛身热，小便色赤者，与承气汤。其小便清者，知不在里，仍在表也。当须发汗。若头痛者，必衄。宜本方。【此条参照《脉经》及《千金翼方》，以小便色辨表里寒热。桂枝汤采用于未衄之前而解之，非用于衄后。】

伤寒医下之，续得下利清谷不止，身疼痛者，急当救里；后身疼痛清便自调者，急当救表。救里宜四逆汤，救表宜本方。【此误下之证，邪在外而引之入内，故便清谷，阳气下脱可危，虽表证未除，而救里为急。清谷已止，疼痛未除，仍从表治。盖凡病皆当先表后里，惟下利清谷，则以扶阳为急，而表证为缓也，表里分治，而序不乱，后人欲以一方治数证，必致两误。】（徐大椿）

　　伤寒大下后，后发汗，心下痞，恶寒者，表未解也。不可攻痞，当先解表，表解乃可攻痞，解表宜本方。攻痞宜大黄黄连泻心汤。【苦寒开降之法详见泻心汤方。】

　　太阳病，发热汗出者，此为营弱卫强，故使汗出，欲救邪风者，宜本方。【提出邪风二字，见桂枝为祛风圣药。】

　　阳明病，脉迟汗出多，微恶寒者，表未解也，可发汗，宜此方。【阳明本自多汗，但不恶寒而恶热。今多汗而犹恶寒，则仍在太阳矣，虽阳明病，而治则从太阳。（徐大椿）】

　　太阴病，脉浮者，可发汗，宜本方。【太阴本无汗法，因其脉独浮，则邪仍在表，故亦用桂枝，从脉不从证也。】

　　病人烦热，汗出则解，又如疟状，日晡所发热者，属阳明也。脉实者，宜下之；脉虚浮者，宜发汗。【一证而治法迥别，全以脉为凭，此亦从脉而不从证之法。】下之，与大承气汤。发汗，宜桂枝汤。【日晡发热，则为阳明之潮热而非疟矣。】（徐大椿）

　　下利腹胀满，【里证】身疼痛者，【表证】先温其里，乃攻其表，温里宜四逆汤，攻表宜本方。

　　吐利止，而身疼痛不休者，当消息和解其外，宜本方小和之。【里证除而表证犹在，仍宜用桂枝法，轻其剂而加减之可也。】

　　产后中风，续续数十日不解，头微痛，恶寒，时时有热，心下闷，干呕，汗出虽久，阳旦证续在耳，可与阳旦汤。【阳旦汤即桂枝汤。后人加黄芩于桂枝汤中称为阳旦，又加干姜称为阴旦，《千金方》误收入，不可从。陈念祖因《千金方》既不可从，乃据太阳篇"因加附子参其间，增桂令汗出"句，谓系桂枝汤加附子一枚，桂枝增二两。不知阳旦汤即桂枝汤，太阳篇中"问曰证象阳旦，按法治之而增剧，答曰病证象桂枝"是一汤二名，与炙甘草汤又名复脉汤之例同，不可惑于孙陈诸说。】

本方不论伤寒杂病，只以上述诸证为准的。

桂枝本为解肌，若其人脉浮紧，发热，汗不出者，不可与也。常须识此，勿令误也。【伤寒脉浮紧无汗，桂枝汤中芍药敛阴津而制辛热，恐邪气凝结，不能分解，势必内攻，为患滋大，故丁宁告诫如此。】

酒客病不可与桂枝汤，得汤则呕，以酒客不喜甘故也。【酒客湿热在中，故得甘即呕。】

凡服桂枝汤吐者，其后必吐脓血也。【本方不特酒客当禁。凡热淫于内者用甘温辛热剂，不仅不能解肌，反能涌越，热势所过，致伤阳络，则吐脓血可必也，叔和谓"桂枝下咽，阳盛则毙"者，以此。】（柯琴）

二、桂枝加附子汤方

桂枝汤原方加附子一枚，炮去皮，破八片。右六味，以水七升，煮取三升，去滓，温服一升。

王子接曰：桂枝加附子汤治外亡阳而内脱液，熟附虽能补阳，终属燥液，四肢难以屈伸，其为液燥可知。仲景以桂枝汤轻扬力薄，必借附子刚烈之性直走内外，急急温经复阳，使汗不外泄，正以救液也。

主治：太阳病发汗，遂漏不止，【此发汗太过，如水流漓，或药不对证之故。】其人恶风，小便难，四肢微急，难以屈伸。【四肢为诸阳之本，急难屈伸，乃津脱阳虚之象，但未至亡阳耳，若更甚而厥冷恶寒，则有阳脱之虑，当用四逆矣。】（徐大椿）

三、桂枝加桂汤方

桂枝汤原方加桂二两。右五味，以水七升，煮取三升，去滓，温服一升。

徐大椿曰：桂枝原方加桂二两。即另立汤名，治证迥别，古圣立方之严如此。

主治：烧针令其汗，针处被寒，核起而赤者，必发奔豚，气从少腹上冲心者，灸其核各一壮，【不止一针，故云各一壮。】与本汤。【重加桂枝，不特御寒，且制肾气，又药味重则能达下，凡奔豚证，此方可增

减用之。】（徐大椿）

四、桂枝去芍药汤方

桂枝汤原方去芍药，右四味，以水七升，煮取三升，温服一升。

五、桂枝去芍药加附子汤方

即前方加附子一枚炮，去皮，余依前法。

主治：太阳病下之后，脉促胸满者，【中虚而表邪仍在。】桂枝去芍药汤主之。【太阳之邪未尽，故用桂枝，下后伤阴，不宜更用凉药。】若微恶寒，去芍药加附子汤主之。

柯琴曰：促为阳脉，胸满为阳证，然阳盛则促，阳虚亦促，阳盛则胸满，阳虚亦胸满。此下后脉促而不汗出，胸满而不喘，非阳盛也，是寒邪内结，将作结胸之脉。桂枝汤阳中有阴，去芍药之酸寒，则阴气流行，而邪自不结，即扶阳之剂矣。若微见恶寒，则阴气凝聚，恐姜桂之力薄，不能散邪，加附子之辛热，为纯阳之剂矣。仲景于桂枝汤一减一加皆成温剂，而更有浅深之殊也。

六、桂枝加厚朴杏子汤方

桂枝汤原方加厚朴二两炙去皮，杏仁五十枚。右七味，以水七升，微火煮取三升，温服一升，覆取微似汗。

喘家作桂枝汤，加厚朴杏子佳。【厚朴主消痰下气（《别录》）；杏仁主咳逆上气（《本草经》）】

太阳病下之微喘者，表未解故也，本方主之。【前条乃病前素有喘证，此条乃误下之喘，因殊而治法则一。】

许叔微曰：戊申正月，有一武臣为寇所执，置舟中舱板下。数日得脱，乘机恣食，良久，解衣扪虱，次日遂作伤寒，自汗而膈不利。一医作伤食而下之，一医作解衣中寒而汗之，杂治数日，渐觉昏困。上喘、息高，医者仓皇失措，予诊之曰，太阳病下之，表未解，微喘者，桂枝加厚朴杏子汤主之，指令医者急治药，一啜喘定，再啜热热微汗，至晚而脉已和矣。医曰：某平生未曾用仲景方，不知其神捷如此，予曰：仲景之法，岂诳后人也哉，人自寡学，无以发明耳。

七、小建中汤方

桂枝汤原方加芍药二两，胶饴一升。右六味，以水七升煮五味，取三升，去滓后，内（音辣，与纳同，后仿此。）胶饴，更上微火消解，温服一升，日三服。呕家不可用建中汤，以甜故也。

柯琴曰：厥阴为阖，外伤于寒，肝气不舒，热郁于下，致伤中气，故制此方以主之，凡六经外感未解者，皆用桂枝汤解外，如太阳误下而阳邪下陷于太阴者，桂枝汤倍加芍药以泻木邪之于脾也。此肝火上逼于心脾，于桂枝加芍药汤中更加饴糖，取酸苦以平肝脏之火，辛甘以调脾家之急，又资其谷气以和中也。

主治：伤寒阳脉涩，阴脉弦，法当腹中急痛，先与小建中汤，不瘥者，与小柴胡汤。【寒虽外来，而热从中发，必先开厥阴之阖，始得转少阳之枢，先平阴脉之弦，始得通阳脉之涩。此先建中、后小柴胡之理也。】

伤寒二三日，心中悸而烦者，本方主之。【悸而烦，其为虚烦可知，若栀子豉汤则治有热之虚烦。与此迥别。】

虚劳里急，悸、衄、腹中痛，梦失精，四肢酸疼，手足烦热，咽干、口燥，本方主之。【此咽干口燥乃津液少，非有火也。】

男子黄，小便自利者，当与虚劳小建中汤。【女劳疸亦小便自利，然有膀胱急证，此无膀胱急证，知为虚矣。】

妇人腹中痛，小建中汤主之。【泻风木而滋脾精，腹痛自止。】

八、桂枝加芍药生姜各一两人参三两新加汤方

【柯琴谓是去芍药生姜加人参。但无可佐证，不敢采用。】

桂枝汤原方芍药生姜各增一两，更加人参三两。右六味，以水一斗二升，煮取三升，去滓，温服一升。【此以多煎为妙，取其味厚入阴也。】

主治：发汗后，身疼痛，脉沉迟者，本方主之。

黄元御曰：汗泄血中温气，阳虚肝陷，故脉沉迟，经脉瘀涩，风木

郁遏，故身疼痛。新加汤甘草、大枣补其脾精，桂枝达其肝气，芍药清风木之燥，生姜行经络之瘀，人参补肝脾之阳以温营血而充经脉也。

九、桂枝甘草汤方

桂枝四两去皮，甘草二两炙。右二味，以水三升，煮取一升，顿服。【此以一剂为一服者。】

主治：发汗过多，其人叉手自冒心，心下悸，欲得按者，桂枝甘草汤主之。【发汗不误，误在过多，汗为心之液，多则心气虚，二味扶阳补中，此乃阳虚之轻者，甚而振振欲擗地，则用真武汤矣。一证而轻重不同，用方迥异，其义精矣。】（徐大椿）

十、茯苓桂枝甘草大枣汤方

茯苓半斤，桂枝四两去皮，甘草二两炙，大枣十二枚擘。右四味，以甘澜水一斗，【以水二斗，扬之万遍，取用水上相逐之泡珠子。李时珍谓劳水即甘澜水，劳水甘而轻，取其不助肾邪而益脾胃也。】先煮茯苓，【凡方中专重之药，法多先煮。】减二升，纳诸药，煎取三升，去滓，温服一升，日三服。

主治：发汗后，其人脐下悸者，欲作奔豚，本方主之。

唐宗海曰：肾属水，为卫气之主，心属火，为营气之主，心火下交于肾，从丹田气海之中蒸动膀胱之水合化为气以充达于外，是为营卫，营出于心。属火属血，卫出于肾，属水属气。汗多则泄其卫阳而伤肾气，是以脐下气海虚怯而作悸，气海中之阳不能蒸化膀胱之水，则水欲泛上而作奔豚。其方不用补肾，但用甘枣茯苓克制肾水，用桂枝导心火以交于脐下，则肾水化气而愈矣。

十一、桂枝麻黄各半汤方

桂枝一两十六铢去皮，芍药一两，生姜一两，甘草一两炙，麻黄二两去节，大枣四枚，杏仁二十四枚去皮及双仁者。右七味，以水五升，先煮麻黄一二沸去上沫，【欲去沫故先煮。】内诸药，煮取一升八合，去滓，温服六合。一云：桂枝汤三合，麻黄汤三合，顿服，将息如上法。

主治：太阳病，得之八九日，如疟状，发热恶寒，热多寒少，其人不呕，清便自可，一日二三度发，脉微缓者，为欲愈也。脉微而恶寒者，此阴阳俱虚，不可更发汗、更吐下也。面色反有热色者，未欲解也。以其不得小汗出，身必痒，宜本方。【此方分量甚轻，乃治邪退后至轻之剂。】

十二、桂枝二麻黄一汤方

桂枝一两十七铢去皮，芍药一两六铢，生姜一两，大枣五枚，麻黄十六铢，杏仁十六枚去皮尖，甘草一两二铢炙。右七味以水五升，先煮麻黄一二沸去上沫，内诸药，煮取二升，温服一升，日再服。【本云桂枝二分，麻黄汤一分，合为二升，分二服，今合为一方。】

主治：服桂枝汤大汗出，脉洪大者，与桂枝汤如前法；若形似疟，一日再发者，宜本方。【此与各半汤意略同。惟因大汗出之后，故桂枝汤重而麻黄汤轻。】（徐大椿）

十三、桂枝二越婢一汤方

桂枝去皮，芍药、甘草、麻黄去节各十八铢，大枣四枚擘，石膏二十四铢碎绵裹，生姜一两二铢。右七味，以水五升，煮麻黄一二沸，去上沫，内诸药煮取二升，去滓，温服一升。【本方当裁为越婢汤桂枝汤合饮一升，今合为桂枝二越婢一方。】

主治：太阳病，发热恶寒，热多寒少，脉微弱者，此无阳也。【此无阳与亡阳不同，并与他处之阳虚亦别，盖其人本非壮盛，而邪气亦轻，故身有寒热而脉微弱，若发其汗，必致有叉手冒心，脐下悸等证，故以此汤清舒营卫，令得似汗而解。况热多寒少，热在气分，尤与石膏为宜，古圣用药之审如此。以上三方，所谓一二各半之说，照方计算，并不对准，未知何故。或云将本方各煎，或一分或二分相和服，此亦一法，但方中又各药注明分量何也，存待研究。】（徐大椿）不可更汗，宜此方。

陈念祖曰：读方下所注，知仲景所用皆古方，真述而不作之圣。书中阴阳二字，有指气血而言，有指元阴元阳而言，有指脏腑而言，有指表里而言，有指寒热而言，有指邪正而言，非细心如发者每致误解。

十四、桂枝去桂加茯苓白术汤方

芍药三两，甘草二两炙，生姜三两，大枣十二枚擘，白术三两，茯苓三两。右六味，以水八升，煮取三升，去滓，温服一升，小便利则愈。【此方专于利小便也。】

主治：服桂枝汤，或下之，仍头项强痛，翕翕发热，无汗，心下满，微痛，小便不利者，本方主之。

陈蔚曰：经方分两轻重变化中，有去其药而仍其名者，如此证头项强痛，翕翕发热，为太阳桂枝证仍在，因其误治，遂变其解肌之法而为利水，水利则满减热除，而头项强痛亦愈。主方在无药之处，可谓神矣。

按：吴谦等疑本方不当去桂，或系去芍之误。不知原已服过桂枝汤，只缘误下，致脾陷胃逆，浊气不降，心下满痛，小便不利。里重于表，脾被误下而伤，原服之桂枝汤尚不能运化，故用本方利水去湿，仍可令前服桂枝汤发挥其作用。此盖救逆法也。所谓去桂而桂仍在。徐大椿谓此方虽去桂枝，而意仍不离乎桂枝，陈伯坛亦云然。日本学者多致疑，盖未就论文详审其误治与救逆之理也。

十五、桂枝去芍药加蜀漆牡蛎龙骨救逆汤方

桂枝汤原方去芍药加蜀漆三两洗去腥，牡蛎五两熬，龙骨四两。右七味，以水一斗二升先煮蜀漆减二升，内诸药，煮取三升，去滓，温服一升。

主治：伤寒脉浮，医以火迫劫之，亡阳，必惊狂，【以火劫其胸中之阳。】起卧不安者，本方主之。【此与少阴汗出之亡阳迥别，盖少阴之亡阳，乃亡阴中之阳，故用四逆辈回其阳于肾中，今乃以火逼汗亡其阳中之阳，故用安神之品镇其阳于心中，各有至理，不可易也。去芍药，因阳虚，不复助其阴也。蜀漆去心腹邪积，龙牡治惊痫热气。】

（徐大椿）

黄元御谓：蜀漆苦寒疏利，扫秽行瘀，破坚化积，清涤痰涎，涌吐垢浊，是以善医痎疟惊狂之病。

柯琴谓：发热自汗者是心液不收，用芍药以收之，此因火迫劫汗，津液既亡，无液可敛，故去芍加龙牡，取其咸以补心，重以镇怯，涩以固脱，故曰救逆也。且去芍之酸，则肝家得辛甘之补，加龙牡之咸，肾家有既济之力，此虚则补母之法。惟蜀漆未详，恐非常山苗。或当时另有一种。汪琥疑亡阳证，恐不能胜蜀漆之暴悍，陈念祖则以茯苓易之。舒诏谓本方蜀漆非牡蛎泽泻散中之蜀漆，本方蜀漆可用红花、苏木、朱砂代替。

按：本方蜀漆，诸家多疑为峻厉不敢用，其制法漂洗去其腥气，较常山为佳，用之屡效，不必用他药代替，徐大椿、黄元御之说可从。

十六、桂枝甘草龙骨牡蛎汤方

桂枝一两去皮，甘草二两炙，牡蛎二两熬，龙骨二两。右四味为末，以水五升煮取二升半，去滓，温服八合，日三服。【为末水煮，即此是法。】

主治：脉浮宜以汗解，【此治脉浮之总诀。】用火灸之，【误治。】邪无从出，因火而盛，【火反入内。】病从腰以下必重而痹，名火逆也。【火气在上，则阴气独治于下，故重而痹。】火逆下之，【又误治。】因烧针烦躁者，【更误治，下之虚其阴，烧针又益其阳，则胸中益烦燥不宁矣。】本方主之。【镇其阴气，散其火邪，上下同治。前方惊狂治重在心，故用蜀漆，此无惊狂象，故蜀漆不用，其药证大段相同。】（徐大椿）

陈伯坛曰：龙牡非清火也，能镇火耳，本草并称其治惊。二物用以镇摄龙雷之火，故火劫三方，两见龙牡。其不离桂甘者，不独潜消火焰，并保护太阳之阳。与桂枝甘草汤同一手眼，其用龙牡，亦与救逆汤同法。本证邪已先下，故不用姜枣，无惊狂起卧不安，故去蜀漆，斟酌尽善，益见治火之慎重也。

十七、桂枝加葛根汤方

【此方成无己本有麻黄、非、因有麻黄则为葛根汤矣。】

桂枝汤原方加葛根四两。右六味,以水七升,煮取三升,去滓,温服一升,覆取微似汗,不须啜粥,余如桂枝将息及禁忌法。【一本作以水一斗先煮葛根减二升,去上沫,内诸药煮取三升。一本上沫作白沫。】

主治:太阳病项背强几几,反汗出恶风者,本方主之。

柯琴曰:葛根味甘,气凉,能起阴气而生津液,滋筋脉而舒其牵引。且秉性轻清,赋体厚重,轻可去实,重可镇动,厚可固里,一物而三美备,然惟表实里虚者宜之,胃家实者非所宜也,故仲景于阳明经中不用葛根。李杲用药分经不列于太阳而列于阳明,易老云未入阳明者不可服,皆未知此义。喻氏谓不用阳明,恐亡津液,与《本草》生津之说不合。又谓其能开肌肉,与仲景治汗出恶风桂枝和葛根之例不合。盖桂枝、葛根俱是解肌和里之剂。有汗、无汗、下利、不下利皆可用,与麻黄专于治表者不同。

按柯氏谓"胃家实者非所宜也"确切之至。如温热病阳明燥甚者,柴葛均耗液,当禁。至于本方及葛根汤所主治之太阳病、项背强几几、恶风、汗出或无汗,均赖葛根,故知陈念祖解葛根治太阳经之病,得其旨矣。

十八、桂枝加芍药汤方

桂枝汤原方芍药加一倍。右五味,以水七升煮取三升,温服一升,日三服。

十九、桂枝加大黄汤方

桂枝汤原方加芍药一倍大黄二两。煎法、服法同前方。

主治:本太阳病,医反下之,【误治。】因而腹满时痛,属太阴也。【引邪入于太阴,故所现皆太阴之证。】桂枝加芍药汤主之。【虽见太阴证而太阳之证尚未罢,故仍用桂枝汤,只加芍药一倍以治太阴之证。】大实痛者,【此句承上文腹满时痛言,腹满时痛,不过伤太阴之气,大实痛，则邪气结于太阴矣。】桂枝加大黄汤主之。【此因误下而见太阴之证，大实痛，则反成太阴之实邪，仍用大黄引之，即从太阴出，不因误下而禁下，见证施治，无不尽然。】（徐大椿）

按：论文尚有"太阴为病脉弱其人续自便利，设当行大黄芍药者宜减之，以其人胃气弱、易动故也。"一段，盖欲医者注重太阴脾脏虚弱，易伤胃气，特示警也。

二十、桂枝加龙骨牡蛎汤方

桂枝二两，芍药二两，甘草二两，龙骨三两，牡蛎三两，生姜二两，大枣十二枚擘。右七味，以水七升，煮取三升，分温三服。【《小品》云：虚弱浮热汗出者，除桂，加白薇一两五钱，附子一两，名曰二加龙骨牡蛎汤。喻昌谓，桂枝虽调和营卫所首重，倘其人虚阳浮越于外，即当加白薇、附子以回阳而助其收敛，桂枝又可不用。得此一加减法，后之用是方者，更思过半矣。】

主治：失精家，少腹弦急，阴头寒，目眩、发落，脉极虚芤迟，为清谷亡血，失精。脉得诸芤动微紧，男子失精，女子梦交。本方主之。

黄元御曰：失精之家，风木郁陷，则少腹弦急。温气虚败，则阴头寒凉。相火升泄，则目眩发落。缘肾寒不能温肝，肝气遏陷，横塞于少腹，故弦硬而紧急。肝主筋，前阴者，宗筋之会，肝肾之阳虚，故阴头寒凉，肝肾下陷而不升，则心肺上热而不降，相火升腾，离根而虚飘，故目眩而发落，其脉虚极芤迟，此为清谷亡血之诊，凡脉得诸芤动微紧，皆阴中无阳，男子失精，女子梦交。盖肝木生于肾水，温则升而寒则陷，肾主蛰藏，肝主疏泄，水寒木陷，郁而生风，肝行其疏泄，肾失其蛰藏，故精滑而遗失也。桂枝芍药达木郁而清风燥，姜甘大枣和中气而补脾精，龙骨牡蛎敛神气而固精血也。

徐大椿曰：本方主治脉极虚芤迟，乃虚寒之证，若嗽血而脉数，则与此相反，误用必毙。学者宜详察脉象及所现症状，不可忽也。

按：本方调营卫，补虚敛精，运用得当，效力极伟。《小品》据本方加减，能潜阳温肾，喻昌极赞其妙，证诸实验，真实不虚。此《外台秘要》方多采《小品方》为有功于医之一端也。

二十一、桂枝加黄芪汤方

桂枝汤原方加黄芪二两。右六味，以水八升，煮取三升，温服一升，余如桂枝汤法。

主治：诸病黄家，但利其小便。假令脉浮，当以汗解之，宜本方。

黄汗之病，两胫自冷，假令发热，此属历节，食已汗出，又身常（一作尝）暮盗汗出者，此营气也。若汗出已，反发热者，久久其身必甲错，发热不止者，必生恶疮。若身重，汗出已辄轻者，久久必身𥆧。即胸中痛，又从腰以上必汗出，下无汗，腰髋弛痛，如有物在皮中状。剧者不能食，身疼重，烦躁，小便不利，此为黄汗，本方主之。

二十二、桂枝附子汤方

【本方与桂枝去芍药加附子汤方所不同者，桂枝略重而附子更重至三倍。】

桂枝四两，附子三枚炮去皮破八片，甘草二两炙，生姜三两切，大枣十二枚擘。右五味，以水六升，煮取二升，去滓，分温三服。

主治：伤寒八九日，风湿相搏，身体疼烦，不能自转侧，不呕不渴，脉浮虚而涩者，本方主之。若大便坚，小便自利者，桂枝附子去桂枝加白术主之。（方见二十三）

二十三、桂枝附子去桂枝加白术汤方

前方去桂枝，加白术四两。右五味，以水七升煮取三升，去滓，分温三服，初一服其人身如痹，半日许复服之，三服尽，其人如冒状，勿怪，此以附子、术并走皮中，逐水气，未得除，故使之尔，法当加桂四两。（此本一方二法，以大便坚，小便自利去桂也，以大便不坚，小便不利，当加桂。附子三枚恐多，虚弱及产妇宜减服之。一本分量作白术一两，附子一枚炮去皮，甘草二两炙。生姜一两半，大枣六枚。水三升，煮取一升，去滓，分温三服，余同。）

主治：（已见二十二方后）

柯琴曰：脉浮为在表，虚为风，涩为湿，身体疼烦，表证表脉也，

不呕不渴，是里无热，故用桂枝加桂以治风寒，去芍药之酸寒，易附子之辛热，以除寒湿。若其人大便坚硬，小便自利者，不是因于胃家实，而因于脾气虚矣。盖脾家实，腐秽当自去，脾家虚，湿土失职，不能制水，湿气留于皮肤，故大便反见燥化。不呕不渴，是上焦之化源清，故小便自利，湿濡之地，风气常在，故风湿相搏不解。病本在脾，法当君白术，以培土胜湿，土旺则风自平矣。此证脾湿盛于外风而肾水寒，内无热而不呕不渴，故加附子以温肾水。大便硬，小便利，是中焦不治，故去桂。大便不硬，小便利，是下焦不治，故仍须桂枝。

徐大椿曰：桂枝附子汤，即桂枝去芍药加附子汤，但彼用桂枝三两、附子一枚，以治下后脉促胸满之证，此则桂枝加一两、附子加二枚，以治风湿身疼烦脉浮涩之证。药品同而治病迥殊，方亦异名，经方分量之不可忽如此。学者于古方加减处须深究其义。

陈伯坛曰：桂枝附子汤，非桂枝去芍药加附子汤耶，彼方是变通桂枝，故明言去芍。本方是主用桂附，故不言去芍。但曰桂枝附子汤也。其忽而主桂，忽而去桂者，去桂乃留为后盾，非避桂枝也，方下云当加桂枝四两，是再进术附则加桂矣。何以去桂反有如痹如冒之现象，因初服其痹已不着，一身如痹，犹胜着在一处痹也。半日许，谓痹半日许已解。再服之至三服尽，复现冒状，是太阴开，蒸发湿气，如地气冒明之冒。与支饮者法当冒之冒无异，此附子术并走皮内。逐水气即逐寒气。"未得除"三字特为应加桂枝四两写出。因病因风湿，治分两层，故有去桂加桂之法，丝丝入扣。此一方二法之谓也。

按：近效术附汤治风虚、头重、眩及寒湿相搏而厥等证，用术附甘草姜枣，与本方药品相同，只分量不同，亦是治肾寒脾湿正法。若肝燥头眩，冒而厥，又当注意滋肝清包络。喻氏所谓先议病后议方，确为医者应遵守之事。不能以其似经方而轻率滥用。

贰、麻黄汤类（十二方）

一、麻黄汤方

麻黄三两去节，桂枝二两去皮，甘草一两炙，杏仁七十枚去皮尖。右四味，以水九升，先煮麻黄减二升，去上沫，内诸药煮取二升半，去滓，温服八合，取微似汗，不须啜粥，余如桂枝法将息。【一服汗者停后服，汗多亡阳，遂虚恶风烦躁不得眠也，汗多者温粉扑之。】（阴虚阳无所附，与汗前烦躁不同）

主治：太阳病，头痛发热，身疼腰痛，骨节疼痛，【此痛处比桂枝证尤多而重，因营卫俱受伤故也。】恶风无汗而喘者。【此二证乃肺气不舒之证，麻黄杏仁发汗治喘，桂枝甘草治太阳诸证，无一味不紧切，所以经方为方剂之祖。】本方主之。

太阳与阳明合病，喘而胸满者，不可下，宜本方主之。

太阳病，十日以去，脉浮细而嗜卧者，外已解也。设胸满胁痛者，与小柴胡汤，脉但浮者，与本方。

太阳病，脉浮紧无汗，发热身疼痛，八九日不解，表证仍在，此当发其汗，【宜麻黄汤。】服药已微除，其人发烦，目瞑，【阳郁而不能外达。】剧者必衄，衄乃解，【热甚动血，血由肺之清道而出，与汗从皮毛而泄同，故热邪亦解，俗语所云红汗也。《经》云：阳明病口燥，但欲漱水不欲咽者必衄。】所以然者，阳气重故也。【风郁固为热，寒郁亦为热，《经》云：热病者皆伤寒之类也。】麻黄汤主之。【此言未衄之前可用麻黄，非衄后更用麻黄也。】

脉浮者，病在表，可发汗，宜麻黄汤。【此脉浮必带紧。】

脉浮而数者，可发汗，宜麻黄汤。【数为阳气欲出。】

伤寒脉浮紧，不发汗，【失治】因致衄者，麻黄汤主之。【此倒装文法，谓脉浮紧，应发汗主用麻黄汤，否则致衄，非谓衄后更用麻黄汤。】

阳明病脉浮无汗而喘者，发汗则愈，宜麻黄汤。【太阳有麻黄证，

阳明亦有麻黄证，见麻黄证即用麻黄汤，是仲景大法。】

柯琴曰：观麻黄汤首条不冠伤寒二字，又不言恶寒而言恶风。先辈言麻黄汤主治伤寒，不治中风，似非确论。盖麻黄汤、大青龙汤治中风之重剂，桂枝汤、葛根汤治中风之轻剂，伤寒可通用之，非专主治伤寒之剂也。

麻黄为卫分祛风散寒第一品药，然必借桂枝入心通血脉出营中汗，而卫分之邪乃得尽去而不留，故桂枝汤不必用麻黄，而麻黄汤不可无桂枝也。杏仁利气，甘草和中。

成无己曰：寒淫于内，治以甘热，佐以苦辛，麻黄开肌发汗，桂杏散寒下气。

按：麻黄汤不用姜枣，欲其发散直达之速，故亦不须啜粥而借汗于谷也。论云：脉浮弱汗自出者，或尺脉微迟者，是桂枝汤所主，非麻黄所宜。又衄家禁汗，夺血者无汗，圣训昭然，切勿误解汉代倒装文法，于衄后复投麻桂。后世注家多误，反谓为衄后邪尚未解，仍用麻黄汤，实未可从。

二、麻黄杏仁甘草石膏汤方

麻黄四两去节，杏仁五十枚去皮尖，甘草二两炙，石膏半斤碎绵裹。右四味，以水七升，先煮麻黄减二升，去上沫，内诸药，煮取二升，去滓温服一升。

主治：发汗后，不可更行桂枝汤，汗出而喘，无大热者，可与本方。【既汗不可再汗，津液不得重伤。尚有留邪在肺，故汗出而喘。汗出故用石膏，喘故用麻杏。】

发汗后，饮水多者，必喘，以水灌之亦喘。【此二句明致喘之由，盖喘未之必皆由于水，而灌水则无有不喘者，慎之戒之。】

下后不可更行桂枝汤。【既下不可复汗，津液不得两伤。】若汗出而喘，无大热者，可与此汤。

柯琴曰：此温病发汗逐邪之主剂也。凡冬不藏精之人，热邪内伏于脏腑，至春风解冻，伏邪自内而出，法当乘其势而汗之，势随汗散矣。然发汗之剂多用桂枝，此虽头项强痛，反不恶寒而渴，是有热而无寒，桂枝下咽，阳盛则毙，故于麻黄汤去桂枝之辛温，易石膏之甘寒，以解表里俱热之证。岐伯所云未满三日者可汗而已者，此法是也。此病得于寒时，而发于风令，故又名风温。其脉阴阳俱浮，其证自汗身重，盖阳浮则强于卫外而闭气，故身重，当用麻黄开表以逐邪，阴浮不能藏精而汗出，当用石膏镇阴而清火。表里俱热，则中气不运，升降不得自如，故多眠息鼾，语言难出，当用杏仁甘草以调气，此方备升降轻重之性，足以当之。若攻下火熏等法，此粗工促病之术也。凡风寒在表，头痛发热恶寒带汗者，必用麻黄发汗，汗后复烦，更用桂枝发汗。若温病发汗已而身灼热，是内热猖獗，虽汗出而喘，不可更用桂枝汤。盖温暑之邪，当与汗俱出，而勿得止其汗，则灼然之大热，仍当用此方开表以清里，降火而平喘，盖治内蕴之火邪与外感之余热不同法也。若被下而小便不利，直视失溲者，真阴虚极而不治。若汗出而喘者，是热势仍从外越，虽未下，前之大热因下而稍轻，仍当凉散，亦不得仿风寒未解之例，下后气上卫者更行桂枝汤也。是方于温病初起，可用以解表而清里，汗后可复用，下后可复用，与风寒不解而用桂枝汤者同法。仲景因治风寒汗下不解之证必用桂枝，故特出此凉解之法，以比类桂枝加厚朴杏仁汤证，正是风寒温病分泾渭处。合观温病提纲而大旨显然矣。【仲景伤寒论太阳篇第六章太阳病，发热而渴，不恶寒者，为温病。若发汗已，身灼热者，名风温。风温为病，脉阴阳俱浮，自汗出，身重，多眠睡，鼻息必鼾，语言难出。若被下者，小便不利，直视失溲。若被火者，微发黄色。剧即如惊痫，时瘛疭。若火熏之，一逆尚引日，再逆促命期。】（据宋高保衡校本）

按：麻杏石甘汤治肺热咳喘，里热表寒诸证，收效神速。

三、大青龙汤方

【此合麻黄、桂枝、越婢、麻杏甘石，四方为一方，而无芍药。】

麻黄六两去节，桂枝二两去皮，甘草二两炙，杏仁五十枚，石膏鸡子大一块打碎，生姜三两，大枣十二枚擘。右七味，以水九升，先煮麻黄减二升，去上沫，内诸药，煮取三升去滓，温服一升，取微似汗，汗多出者温粉扑之。【此外治之法，论中无温粉方。《明理论》载白术、藁本、川芎、白芷各等分，入米粉和匀扑之。后人用牡蛎、麻黄根、铅粉、龙骨亦可。《千金》用煅龙骨、煅牡蛎、生黄芪各三钱，粳米粉一两和匀，稀绢包，缓缓扑之。黄玉楸只用牡蛎粉一味扑之。一服汗者，停后服，汗多亡阳，遂虚，恶风、烦燥，不得眠也。】

主治：太阳中风脉浮紧，发热、恶寒，身疼痛，不汗出而烦燥者，本方主之。若脉微弱，汗出恶风者，不可服，服之则厥逆筋惕肉瞤，此为逆也。【脉微弱，汗出恶风乃虚证，误服此方，则阳亡。立此方即垂此戒，圣人之意深矣。按："此为逆也"句下，方喻黄各本有"以真武汤救之"六字，意者仲师当日不能必用方者尽如其法，故更立真武一汤救之，特为大青龙对峙，见一则救不汗出之烦燥，兴云致雨，为阳亢者设。一则救汗不收之烦燥，燠土制水，为阴盛者设。烦躁一证，阴阳互关，不可不辨及毫厘。】（陈念祖）

伤寒，脉浮缓，身不疼，但重，乍有轻时，无少阴证者，本方主之。【脉不沉紧，身有轻时，为无少阴外证。不厥利吐逆为无少阴里证，此邪气俱在外也，故以大青龙发其汗。按：此条必有误，脉浮缓，邪轻易散，身不疼，外邪已退，乍有轻时，病未入阴，又别无少阴证，此病之最轻者，何必投以大青龙险峻之剂，此必另有主方而误以大青龙当之者也。】（徐大椿）

柯琴曰：宋许叔微云桂枝治中风，麻黄治伤寒，大青龙治伤寒见风脉，中风见寒脉，三者如鼎立。明方有执三大纲所由来也，而大青龙之证治自此不明于世矣。不知大青龙之主治，在"无汗烦躁，无少阴证"二句。本为太阳烦躁而设，仲景恐人误用，不特为脉微弱汗出恶风者禁，而吃紧尤在少阴。盖少阴亦有发热恶寒身疼无汗而烦躁之证，此阴极似阳、寒极反见热化也，误用则厥逆筋惕肉瞤。故必审其非少阴证，而为太阳烦躁无疑，乃投本方。麻黄发汗于外，石膏泄热于内，烦躁自解。喻氏因大青龙之名而为龙背、龙腹、龙尾之奇说，又谓纵横者龙之所以飞，期门乃青龙之位。此所谓叶公之好龙也，应勿为其所惑。

四、小青龙汤方

麻黄去节，芍药、细辛、干姜、甘草、桂枝各三两，五味子半升，半夏半升汤洗。右八味，以水一斗，先煮麻黄减二升，去上沫，内诸药，煮取三升，去滓，温服一升。若微利者去麻黄加荛花如鸡子大，熬令赤色。【利属下焦阴分，不可更发其阳，荛花《明理论》作芫花，恐误。《本草》荛花、芫花叶相近，而荛花不常用，当时已不可得，故改用芫花，以其皆有去水之功也。】若渴者，去半夏，加瓜蒌根三两。【《本草》瓜蒌根主消渴。】若噎者【噎古作，论云，寒气相搏，则为肠鸣，医乃不知，而反饮冷水，令汗大出，水得寒气，冷必相搏，其人即饐，按：《内经》无噎字，疑即呕逆之轻者。】去麻黄，加附子一枚，炮。【《本草》附子温中。若小便不利，少腹满，去麻黄，加茯苓四两。小便不利而小腹满，则水不在上，而在下矣，故用茯苓。】若喘者，去麻黄，加杏仁半升，去皮尖。【按：此方专治水气，盖汗为水类，肺为水源，邪汗未尽，必停于肺胃之间，病属有形，非一味发散所能除，此方无微不到，真神方也。】（徐大椿）

主治：伤寒表不解，【发汗未透。】心下有水气，【即未出之汗。】干呕发热而咳，或渴、或利、或噎、或小便不利小腹满，或喘者，本方主之。

伤寒心下有水气，咳而微喘发热不渴。【凡水停心下者喘而不渴。】服汤已，【即小青龙汤也。】渴者，此寒气欲解也，小青龙汤主之。【此倒装笔法，即指"服汤已"三字，非谓欲解之后更服小青龙汤也。】（徐大椿）

咳逆倚息，不得卧，本方主之。【内饮外寒，故宜本方。若不审辨证象之虚实而滥用，亦为逆也。】

病溢饮者，当发其汗，大青龙汤主之，小青龙汤亦主之。【可见重在先审辨证象，后慎选方剂，不可只提病名即辨证象，后慎选方剂，不可只提病名即投某方，读者可悟到全部均应作如是观。】

黄元御曰：小青龙汤，甘草培中气，麻桂发其汗，芍药清肝，半夏降胃逆而止呕噎，五味、细辛、干姜下气而平咳喘也。

按：本方喘者去麻黄加杏仁，与无汗而喘者用麻黄汤，汗出而喘者用麻杏石甘汤之用麻黄不同，疑有缺文。

五、麻黄附子细辛汤方

麻黄去节二两,细辛二两,附子一枚炮。右三味,以水一斗,先煮麻黄减二升,去上沫,内诸药煮取三升,去滓,温服一升,日三服。

主治:少阴病,始得之,反发热脉沉者,此方主之。【少阴病三字所概者广,必从少阴诸现证细细详审,然后反发热知为少阴之发热,否则何以知其非太阳阳明之发热耶。又必候其脉象之沉,然后益知其为少阴无疑也,凡审证皆当如此。附子细辛为少阴温经之药,夫人知之,用麻黄者,以其发热,邪犹连太阳,未尽入阴,犹可引之外出。不用桂枝而用麻黄者,盖桂枝表里通用,亦能温里,故阴经诸药皆用之,麻黄则专于发表,今欲散少阴始入之邪,非麻黄不可,况已有附子,足以温少阴之经矣。】(徐大椿)

六、麻黄附子甘草汤方

麻黄去节二两,甘草炙二两,附子炮一枚。右三味,以水七升,先煮麻黄一两,【此当少煮。】去上沫,内诸药,煮取三升,去滓,温服一升,日三服。

主治:少阴病得之二三日,麻黄附子甘草汤微发汗,以二三日无里证,故微发汗也。【三阴经惟少阴与太阳为表里,而位最近,故犹有汗解之理,况二三日而无里证,则其邪未深入,此方较麻黄附子细辛少轻,以其无里证也。】(徐大椿)

七、麻黄杏仁薏苡甘草汤方

麻黄半两,杏仁十个去皮尖,薏苡半两,甘草一两炙。右剉麻豆大,每服四钱匕,水一盏半,煎八分,去滓,温服,有微汗,避风。

主治:病者一身尽疼,发热,日晡所剧者,此名风湿,此病伤于汗出当风,或久伤取冷所致也,可与本方。【汗出当风,闭其皮毛,窍闭汗回,流溢经隧,营卫壅滞,故发热身疼。日晡湿土当令,故病加剧。本方麻杏破壅而发汗,薏甘泄湿而培土也。本方分两煎法俱非仲景法,大抵后人所补。但由此可推知药剂不惟不重于今时,反较今人为轻。补

定分两之人，大约系宋元人，以当时通行权量测定古方分两，与刘张李朱各家所用分两煎法相同。】

八、越婢汤方

【按：婢应作脾。】

麻黄六两去节，石膏半斤碎，甘草二两，大枣十二枚，生姜三两。右五味，以水六升，先煮麻黄去上沫，内诸药煮取三升，分温三服。恶风加附子一枚，风水加术四两。

主治：风水恶风，一身悉肿，脉浮不渴，续自汗出，无大热，本方主之。

九、越婢加术汤方

即前方加术四两（共六味），煎法服法均同前方。

主治：里水一身面目黄肿，其脉沉，小便不利，故令病水，假令小便自利，亡津液，故令渴，本方主之。

十、越婢加半夏汤方

麻黄六两去节，石膏半斤碎，甘草二两，大枣十二枚，生姜三两，半夏半升。右六味，以水六升，先煎麻黄去上沫，内诸药煮取三升，分温三服。

主治：咳而上气，此为肺胀，其人喘，目如脱状，脉大者，本方主之。

赵良曰：五脏各一其阴阳，独脾胃居中而两属之，于是四方有水寒之阴即应于脾，风热之阳即应于胃，饮食五味之寒热凡入于脾胃者亦然。一有相干，则脾气不和，胃气不清，而水谷不化其精微，以行营卫，以实阴阳也。甘者土之本味，所以脾气不和，和以甘热，胃气不清，清以甘寒。麻黄走手足太阴经，达于皮肤，行气于三阴，以祛阴寒之邪，石膏走手足阳明经达于肌肉，行气于三阳，以祛风热之邪。既用其甘以入土，用其寒热以和阴阳，用其性善走以发越脾气，更以甘草和中缓急，调二药相协成功，大枣之甘补血，生姜之辛益气。恶风者阳虚，故加附子以益阳。风水、里水则加术以散皮肤腠理间水气，发谷精以实营卫。其治肺胀气逆，则加半夏以降肺胃，皆越婢之效也。

十一、麻黄连轺赤小豆汤方

【连轺即连翘根，今人不采，即以连翘代替可也。】

麻黄二两去节，连轺二两，赤小豆一升，杏仁四十枚，甘草二两，生姜一两，大枣十二枚，生梓白皮一升。右八味，以潦水一斗，先煮麻黄再沸，去上沫，内诸药，煮取三升，去滓，分温三服，半日服尽。

主治：伤寒瘀热在里，身必发黄，此方主之。【茵陈蒿汤欲黄从下解，此方欲黄从汗解，乃有表、无表之分也。】

柯琴曰：此方赤小豆、梓白皮分量均重，而命名反冠以麻黄者，以其为麻黄之变剂也。瘀热在中，则心肺受邪，营卫不利，小豆入血分而通经络，梓白皮入气分而利水清热，佐连轺、杏仁、大枣之苦甘泻心火而和营，麻黄、生姜、甘草之辛甘泻肺火而调卫，潦水味薄，能降火而除湿，故以之煎药。半日服尽者，急方通剂，不可缓也。

十二、麻黄升麻汤方

麻黄二两半，升麻一两一分，当归 两一分，知母、黄芩、葳蕤各十八铢，石膏碎绵、白术、干姜、芍药、天门冬去心、桂枝、茯苓、甘草炙各六铢。右十四味，以水一斗，先煮麻黄一两沸，去上沫，内诸药，煮取三升，去滓，分温三服，相去如炊三斗米顷，令尽，汗出愈。

主治：伤寒六七日，大下后，寸脉沉而迟，手足厥逆，下部脉不至，咽喉不利，唾脓血，泄利不止者，【皆上热下寒之证。】为难治。此汤主之。【此乃伤寒痞证，寒热互见，上下两伤，故药亦照证施治，病证之杂，药味之多，古方所仅见，观此，可悟古人用药之法。】（徐大椿）

按：康平本《伤寒论》厥阴篇本条手足逆下有"与回（四）逆汤"四字。又下部脉不至，不必拘定为尺部，即足之跗阳亦可对手之寸口称为下部也。又注家除柯琴、舒诏否认本方外，余均信之，王丙谓此必宜下之病，误于大下，邪反留滞经络，上行燥肺而将成肺痿也，须急提散出表，责效于一炊间，迟即肺脏受伤为难治矣。喻嘉言曰大下后，寸脉沉而迟，手足厥逆，明是阳气陷入阴中所致，非即下焦虚脱之证。故虽下部脉不至，泄利不止，不得谓为纯阴无阳，况咽喉不利，吐脓血，又阳邪搏阴上逆之征。仲景特于阴中提出其阳，得汗出而错杂之邪尽解也。

张璐谓此表里错杂之邪，虽为难治，非死证也。夫下后寸脉沉而迟，明是阳邪陷阴之故，非阳气衰微可拟。手足厥逆者，胃气不布也。下部脉不至者，因利不止，而阴津下脱也。咽喉不利，唾脓血者，阳邪搏阴上逆也。所以仲景特于阴中提出其阳，得汗出，而错杂之邪尽解也。本文虽不曰咳，而曰咽喉不利唾脓血，可知其必然大咳而脓血始应也。详此证之始，当系伤寒中之冬温，以其有咽痛下利，故误认为二日伤寒之伤寒而下之，致泄利不止，脉变沉迟，证变厥逆，皆热邪内陷，种种危殆。赖其阴未漓，犹能祛邪外行而见咽喉不利唾脓血，明系热邪返出游溢少阴经脉之候，亦为木槁土燔凌烁肺金之候。方中用麻黄、升麻所以升陷内之热邪，桂、芍、甘、归调其营卫。缘太阳少阴既已并归厥阴，故桂枝汤三味中必加当归以和阴血。葳蕤、天冬下通肾气以滋上源，且葳蕤为治风湿咽痛热咳之专药。黄芩、白芍、甘草治邪并于内之自利。知母、石膏、甘草治热伏之厥逆。其所以用干姜、白术、茯苓者，以其既经大下，非此不能保护中州。朱肱以此方裁去升、知、冬、芍、姜、术、桂、苓，加葛根、羌活、川芎、杏仁、白薇、青木香以治风温，终不出此范围也。（伤寒为外感总名，见《难经·五十八难》）

叁、葛根汤类（三方）

一、葛根汤方

葛根四两，麻黄三两去节，桂枝去皮、芍药、甘草二两炙，生姜三两，大枣十二枚擘。右七味，以水一斗，先煮麻黄、葛根【二味主药先煮。】减二升，去上沫，内诸药，煮取三升，去滓，温服一升，覆取微似汗，不须啜粥，【已能发汗矣。】余如桂枝将息及禁忌。

主治：太阳病项背强几几，无汗恶风，本方主之。

太阳与阳明合病者，必自下利，本方主之。

徐大椿曰：桂枝加葛根汤主治之证亦同，但彼云反汗出，故无麻黄，此云无汗，故加麻黄也。阳明证汗出而恶热，今无汗而恶风，则未入阳明，故曰太阳病。合病全在下利一证上审出，盖风邪入胃，则下利矣。

成无己曰：徐之才云轻可去实，麻黄葛根之属是也，此以中风表实，故加二物于桂枝汤中。

二、葛根加半夏汤方

葛根汤原方加半夏半升，洗，煎服法同前。

主治：太阳与阳明合病，不下利，但呕者，本方主之。

徐大椿曰：前条因下利而知太阳阳明合病，今既不下利，则合病何从而知，必须从两经本证一一对勘，即不下利，亦可定为合病矣。因其但呕，加半夏以止呕，随病主方，各有法度。

三、葛根黄连黄芩汤方

葛根半斤，甘草二两炙，黄芩三两，黄连三两。右四味以水八升，先煮葛根减二升，内诸药煮取二升，去滓，分温再服。

主治：太阳病，桂枝证，医反下之，利遂不止。【邪下陷，则利无止时。】脉促者，【数而时止，邪犹在外，尚未陷入三阴而见沉微等象，故不用理中等法。】喘而汗出，此方主之。【因表未解，故用葛根，因喘而汗出，故用芩连之苦以泄之坚。芩连为治痢主药。】（徐大椿）

肆、柴胡汤类（六方）

一、小柴胡汤方

柴胡半斤，黄芩、人参、甘草炙、生姜各三两，半夏半升洗，大枣十二枚擘。右七味，以水一斗二升，煮取六升，去滓再煎，【此又一法。】取三升，温服一升，日三服。【此方乃和解之剂，再煎则药性和合，能使经气相融，不复往来出入，古圣不但用药之妙，其煎法俱有精义。】

若胸中烦而不呕，去半夏人参，【不呕不必用半夏，烦不可用人参。】加瓜蒌实一枚。【瓜蒌实去胸痹。】

若渴者，去半夏，【半夏能涤痰湿即能耗津液。】加人参，【生津液。】合前成四两半，瓜蒌根四两【治消渴。】

若不渴，外有微热者，去人参，【不渴则津液自足。】加桂枝三两，【微热，则邪留太阳。】温覆取微似汗愈。

若腹中痛者，去黄芩，【苦寒。】加芍药三两。【除腹痛。】

若胁下痞硬，去大枣，【以其能滞脾胃。】加牡蛎四两。【《别录》云，治胁下痞热。】

若心下悸小便不利者，去黄芩，加茯苓四两，【淡渗利水。】若咳者去人参、大枣、【二味与嗽非宜。】生姜，【加干姜，故去生姜。】加五味子半升，干姜二两。【古方治嗽，五味干姜必同用，一以散寒邪，一以敛正气，从无单用五味治嗽之法，后人不知，用必有害。况伤热劳怯火呛，与此处寒饮犯肺之证又大不同，乃独用五味收敛风火痰涎，深入肺脏，永难救疗矣。又按：小柴胡与桂枝二方用处极多，能深求其义，则变化心生矣。论中凡可通用之方，必有加减法。】（徐大椿）

主治：伤寒五六日，中风往来寒热，胸胁苦满，默默不欲饮食，心烦喜呕，或胸中烦而不呕，或渴、或腹中痛，或胁下痞硬，或心下悸，小便不利，或不渴，身有微热，或咳者，此方主之。

血弱气尽，腠理开，邪气因入，与正气相搏，结于胁下，正邪分争，往来寒热，休作有时，默默不欲饮食，脏腑相连，其痛必下，邪高痛下，故使呕也，本方主之。【此条说明所以往来寒热及不欲饮食下痛上呕之故，皆因正衰邪入，脏腑相牵所致。】

伤寒四五日，身热恶风，颈项强【此是太阳所同。】胁下满【此是少阳所独。】，手足温而渴者，【论云，服柴胡汤已，渴者，属阳明也，以法治之。此则未服柴胡而渴似阳明，但胁下满宜治少阳。】，本方主

之。【论云，伤寒中风有柴胡证，但见一证便是，不必悉具。因少阳与阳明太阳相为出入，虽有他证可兼治之。】

凡柴胡汤证，而下之，【误治。】若柴胡证不罢者，与柴胡汤【凡误治而本证未罢，仍用本证之方，他经尽同，不独柴胡证也。】，必蒸蒸而振，却发热汗出而解。【邪因误下而陷下，故必振动而后能达于外。辨脉篇云：战而汗出者，其人本虚，是以发战，发热汗出而解也。】

妇人中风七八日，续得寒热，发作有时，经水适断者，此为热入血室，其血必结，故使如疟状，发作有时，本方主之。

妇人中风，发热恶寒，经水适来，得之七八日，热除而脉迟身凉，【热邪内伏。】胸胁下满如结胸状，谵语者，此为热入血室也，当刺期门，随其实而取之。【按：随其实而泻之，针法如此，汤液亦如此，应注意即此是法。】

妇人伤寒发热，经水适来，昼日明了，暮则谵语，如见鬼状者，此为热入血室，无犯胃气及上二焦，必自愈。【按：热入血室之状，此二条为最详，此证最多，前条稍轻，用小柴胡汤主之，后二条甚重，男子亦有之。】（徐大椿）【无犯胃气及上二焦，即是指示用药之法。】

王子接曰：经言少阳行身之侧，左升主乎肝，右降主乎肺，柴芩升降肺肝即可解少阳之邪，参甘实脾气，半夏和胃降逆，生姜大枣和营卫，即可通阴阳而解寒热，所谓交阴阳必和其中也。去滓再煎，使刚柔相济共奏和解之功，七味主治在中，不及下焦，故称之曰小。

二、大柴胡汤方

【小柴胡去人参甘草，加枳实、芍药、大黄，乃少阳阳明合治之方。】（徐大椿）

柴胡半斤，半夏半升洗，黄芩三两，芍药三两，生姜五两，大枣十二枚擘，枳实四两炙。右七味，以水一斗二升煮取六升，去滓再煎取三升，温服一升，日三服。此方一本有大黄二两，王叔和云，若不加大黄，恐不为大柴胡也。此方本有两法，仲景辨而均用之。

主治：太阳病，过经十余日，二三下之，【一误、再三误。】后二三日，柴胡证仍在者，先与小柴胡汤，呕不止，心下急，郁郁微烦者，为未解也，与大柴胡汤下之则愈。

伤寒十余日，热结在里，【此大黄之对证。】复往来寒热，【此柴胡之对证。】与本方。

伤寒发热，汗出不解，【当用柴胡。】心下痞，呕吐而下利者【邪内陷故用枳实、半夏、大黄。】，本方主之。

伤寒后【后者，过经之后，诸证渐轻，而未全愈也。】脉沉，沉者内实也，下解之，宜本方。

陈蔚曰：小柴胡证、心烦，或胸中烦，或心下悸，重在于胁下苦满。而大柴胡证不在胁下而在心下，曰心下急，郁郁微烦，曰心下痞硬，以此为别，小柴胡证曰喜呕，或曰心中烦而不呕，而大柴胡证不独曰呕，而且呕吐，不独喜呕，而且呕不止，又以此为别。盖太阳之气不从枢外出，反从枢内入，视小柴胡证为深也，方用芍、芩、枳、黄者，以病势内入，必取苦泄之品，以解内之烦急也。又用柴、半以启一阴一阳之气，姜、枣以宣发中焦之气，因病虽深入，尚有外达之机，故制此汤，借少阳之枢而外出，非若承气之上承热气也。汪昂谓，加减小柴胡小承气合为一方，未免以浅见测经方也。

柯琴谓：本方是治三焦无形之热邪，非治胃腑有形之实邪，心下痞硬是病在胃口而不在胃中，结热在里而不结实在胃，故十余日尚能往来寒热，若结实在胃，则蒸蒸而发热，不复知有寒矣。因往来寒热，故加重生姜佐柴胡达表。结热在里，故去参、甘，加枳、芍以破结。条中并不言及大便硬而且有下利证，仲景不用大黄之意晓然。后人因有下之二字，妄加大黄以伤胃气，非大谬乎。妄作伤寒注解者，不知凭脉辨证，遵用经方，反以并合经方为得意，如加甘草于大承气中而名三一承气、加柴、芩、芍药于承气中，而名六一顺气，以为可以代三承气、大柴胡、大陷胸等汤。竟不审仲景方分大小，药分表里，设方命剂，必因病机变迁轻重，不容轻率从事更改也。又谓大小柴胡俱是两解表里之剂，大柴胡主降气，小柴胡主调气，调气无定法，故小柴胡除柴胡、甘草外，皆可进退，降气有定局，故大柴胡无加减法也，后人误以为每方俱有加减，是不深考之过。

按：大小柴胡汤不仅药品、分量应注重，即煎服法亦应遵仲景定法。朱肱治一人，为处小柴胡汤，服后胀闷，而病不退，询明系用柴胡散，服后停滞不化，致病益增，即再遵定煎服，即愈。可见剂型亦不可轻易变更。

三、柴胡加桂枝汤方

【此小柴胡与桂枝汤并为一方，乃太阳少阳合治之方。】（徐大椿）

柴胡四两，黄芩一两半，人参一两半，半夏二合半泡，甘草一两炙，生姜一两半，大枣六枚擘，桂枝一两半，白芍一两半。右九味，水七升，煮取三升，去滓，温服一升。

主治：伤寒六七日，发热、微恶寒，支节烦疼，【太阳证。】微呕心下支结，【少阳证。】外证未去者，柴胡桂枝汤主之。

按：此为太少两阳合病之轻者立法，柯琴、王子接均谓桂枝柴胡两方，仲景用之最多，可为表里之权衡。如口不渴，身有微热者，当去人参，此以六七日来，邪虽不解，而正气已虚，故用人参以和之也。外证虽在，而病机已见于里，故方名冠以柴胡。

四、柴胡加龙骨牡蛎汤方

柴胡四两，龙骨一两半，生姜一两半，人参一两半，茯苓一两半，铅丹一两半，黄芩一两半，牡蛎一两半，桂枝一两半，半夏二合，大枣六枚，大黄二两。右十二味，以水八升煮取四升，内大黄更煮一二沸，去滓，温服一升。一本无黄芩，只十一味。【大黄只煮一二沸，取其生而流利也。】

主治：伤寒八九日，下之，【邪陷入里。】胸满，烦惊，小便不利，谵语，一身尽重，不能转侧者，此方主之。【此乃正气虚耗，邪已入里，而复外扰三阳，故现证错杂，药品随证施治，真神化无方者也。又此方能下肝胆之惊痰，治癫痫。】

五、柴胡桂枝干姜汤方

柴胡半斤，桂枝三两，干姜、牡蛎、甘草各二两，黄芩三两，瓜蒌根四两。右七味，以水一斗二升，煮取六升，去滓，再煎取三升，温服

一升，日三服，初服微烦，后服汗出便愈。【邪气已深，不能即出，如蒸蒸而振，发热汗出而解之烦。】

主治：伤寒五六日，已发汗而后下之，【一误再误。】胸胁满，微结，小便不利，渴而不呕，但头汗出，往来寒热，心烦者，此为未解也，本方主之。

按：本方治疟疾寒多热微，或但寒不热者，见《外台秘要》，宋林亿等因《金匮》方少，曾将本方附入。王子接谓，用柴胡和少阳之阳，即用黄芩和里，用桂枝和太阳之阳，即用牡蛎和里，用干姜和阴阳之阳，即用瓜蒌根和里，使以甘草，调和阴阳，和之得当，故一剂而愈。

六、柴胡加芒硝汤方

柴胡二两六铢，黄芩一两，半夏二十铢，甘草一两，人参一两，生姜一两，大枣四枚，芒硝二两。右八味，以水四升，煮取二升，去滓，内芒硝，更煮，微沸，分温再服。不解，更作。

主治：伤寒十三日不解，胸胁满而呕，日晡所发潮热，已而微利，此本柴胡证，下之而不得利，今反利者，知医以丸药下之，非其治也，潮热者，实也，先宜小柴胡汤以解外，复以柴胡加芒硝汤主之。【《本草》芒硝治六腑积聚，因其利而复下之，所谓通因通用之法也。潮热而利，则邪未停结，故较之大柴胡用药稍轻。】

王子接曰：热在胃而证未离少阳，故仍用柴胡，但加芒硝以涤胃热，仍从少阳之枢外出，使其中外荡涤无遗，乃为合法。钱塘张锡驹云：应以大柴胡加芒硝，其理亦通，姑志之。

伍、栀子汤类（九方）

一、栀子豉汤方

栀子十四枚，香豉四合绵裹。右二味水四升，先煮栀子得二升半，内豉煮取升半，去滓，分为二服，温进一服，得吐，止后服。【此剂分量最小，凡治上焦之药皆然。】

主治：发汗吐下后，虚烦不得眠，若剧者，必反复颠倒，心中懊恼，本方主之。

发汗若下之，而烦热胸中窒者，栀子豉汤主之。

伤寒五六日，大下之后，身热不去，心中结痛者，未欲解也，本方主之。【按：胸中窒，结痛，何以不用小陷胸，盖小陷胸证乃心下痛，胸中在心之上，故不用陷胸，何以不用泻心诸法，盖泻心证乃心下痞，痞为无形，痛为有象，故不得用泻心。古人治病，非但内外不失毫厘，则上下亦不逾分寸也。】（徐大椿）

阳明病，脉浮而紧，咽燥口苦，胸满而喘，发热汗出，不恶寒，反恶热，身重。【以上皆阳明本证。】若发汗，则躁，心愦愦，反谵语，若加烧针，必怵惕烦躁不得眠，若下之，则胃中空虚，客气动膈，心中懊恼，舌上胎者，栀子豉汤主之。

阳明病下之，其外有热，手足温，不结胸，心中懊恼，饥不能食，但头汗出，本方出之。

下利后更烦，按之心下濡者，【濡者，湿滞之象，非窒非痛也。】为虚烦也。宜本方。

二、栀子甘草豉汤方

栀子豉汤原方加甘草二两炙，煎服法同前。

三、栀子生姜豉汤方

栀子豉汤原方加生姜五两。煎法服法如前。

主治：凡用栀子汤，病人旧微溏者，不可与服之，若少气者，栀子甘草豉汤主之。若呕者，栀子生姜豉汤主之。【此言凡遇当用栀子汤之证，见此二证，则加此二味也。按：有物曰吐，无物曰呕，此以吐止呕。】

四、栀子干姜汤方

栀子十四枚，干姜二两。右二味，以水三升半，煮取一升半，去滓分二服，温进一服，得吐止后服。

主治：伤寒医以丸药大下之，【下未必误，误在以丸药大下。】身热不去，【外有微热。】微烦，【下后而烦，即虚烦。】本方主之。

五、栀子厚朴枳实汤方

栀子十四枚，厚朴四两炙，枳实四枚水浸去瓤、炒，煮服法同前。

主治：伤寒下后心烦，腹满，卧起不安者，本方主之。

柯琴曰：心烦则难卧，腹满则难起。起卧不安，是心移热于胃，与反复颠倒之虚烦不同。栀子治烦，枳朴泄满，此两解心腹之妙剂也。

六、栀子大黄汤方

栀子十四枚，大黄二两，枳实五枚，豉一升。右四味以水六升，煮取二升，分温三服。

主治：酒疸，心中懊憹或热痛，本方主之。

七、栀子檗皮汤方

（檗音柏，俗从艸作药，药肆简写作柏，或栢）

栀子十五个劈，甘草一两炙，黄檗二两。右三味，以水四升，煮取一升半，去滓分温再服。

主治：伤寒身热发黄者本方主之。【《本草》皮散脏腑结热黄瘅。】

八、枳实栀子豉汤方

枳实二枚，栀子十四枚，豉一升。右三味，以清浆水七升空煮取四升，【又一煮法，浆水即淘米之泔水，久贮味酸为佳。】内枳实栀子煮取二升，下豉，更煮五六沸，去滓，分温再服，覆令微似汗。【此不取吐而取汗。】

主治：大病差后，劳复者，【劳复乃病后之余证，不在吐而在微汗。】本方主之。【劳复，因病后气虚，邪气又结于上焦，其证不一，故不着其病形，惟散其上焦之邪足矣。后人以峻补之剂治劳复，则病变百出矣。】若有宿食者，加大黄如博棋子大五六枚。【此指劳复之有宿食者，治食后之法亦在其中矣。】（徐大椿）

徐大椿谓：栀子汤加减各方，既不注定何经，亦不专治误。总由汗吐下之后，正气已虚，尚有痰涎滞气聚结上焦，亦非汗下之所能除。《经》所云：在上者因而越之，则不动经气，而正不重伤，此为最便，乃不易之法也。古方栀子皆生用，故入口即吐，后人作汤以栀子炒黑，不复作吐，全失用栀子之意，然服之于虚烦证，亦有验，意其清热除烦之性尚在也，仍当从古法生用为妙。

按：栀豉炒焦用于秽浊霍乱，甚效，详见王士雄所著《霍乱论》。

九、茵陈蒿汤方

（本方清热退黄，固赖茵陈蒿，栀子亦为重要成分，故列入。）

茵陈蒿六两，栀子十四枚，大黄二两。右三味，以水一斗，先煮茵陈蒿减六升，再内二味，煮取三升，去滓，分温三服，小便当利，尿如皂角汁状，色正赤，一宿腹减，病从小便去也。【先煮茵陈蒿，则大黄从小便出，此秘法也。】（徐大椿）

主治：阳明病，发热汗出者，此为热越，不能发黄也。但头汗出，身无汗，剂颈而还，小便不利，渴饮水浆者，此为瘀热在里，身必发黄，本方主之。【《本草》茵陈主热结黄疸。】

伤寒七八日，身黄如橘子色，小便不利，腹微满者，本方主之。

谷疸之病，寒热不食，食即头眩，心胸不安，久久发黄为谷疸，本方主之。

陆、泻心汤类（十三方）

一、泻心汤方

大黄二两，黄连一两，黄芩一两。右三味，以水三升，煮取一升，顿服之，亦主治霍乱。

主治：心气不足，吐血、衄血，泻心汤主之。

二、大黄黄连泻心汤方

大黄二两，黄连一两。右二味，以麻沸汤二升渍之，须臾，绞去渣，分温再服。【此又法最奇者，不用煎而用泡，欲其轻扬清淡，以涤上焦之邪。】

主治：脉浮而紧，而复下之，紧反入里，则作痞，【紧脉为阴，此所谓病发于阴，下之则作痞，是也。】按之自濡，但气痞耳。心下痞，按之濡。其脉关上浮者，大黄黄连泻心汤主之。

伤寒大下后，复发汗，心下痞，恶寒者，表未解也，不可攻痞，当先解表，表解乃可攻痞。解表宜桂枝汤，攻痞宜本方。

三、附子泻心汤方

大黄二两酒浸，黄连一两炒，黄芩一两炒，附子一枚去皮，别煮取汁。

右四味，切三味，以麻沸汤二升渍之，须臾，绞去滓，内附子汁，分温再服。【此法更精，附子用煎，三味用泡，扶阳欲其熟而性重，开痞欲其生而性轻也。】

主治：心下痞，而复恶寒汗出者，附子泻心汤主之。

徐大椿曰：此条不过二语，而妙理无穷，前条发汗之后恶寒，则用桂枝，此条恶寒汗出，则用附子。盖发汗之后，汗已止而犹恶寒，乃表邪未尽，故先用桂枝以去表邪。此恶寒而仍汗出，即亡阳在即，故加入附子以回阳气。又彼先后分二方，此并一方者何也？盖彼有表复有里，此则只有里病，故有分有合也。

四、生姜泻心汤方

生姜四两，甘草炙、人参、黄芩各三两，半夏半斤，黄连一两，干姜一两，大枣十二枚。右八味，以水一斗，煮取六升，去滓，煎取三升，温服一升，日三服。

主治：伤寒汗出解之后，胃中不和，心下痞硬，干噫食臭，胁下有水气，腹中雷鸣下利者，本方主之。【汗后而邪未尽，必有留饮在心下，其证甚杂，而方中诸药一一对证，内中有一药治两证者，亦有两药合治一证者，错综变化，攻补兼施，寒热互用，皆本《内经》立方诸法，其药性又与《神农本草》所载无处不合，学者能于此等方讲求其理而推广之，则操纵在我矣。凡泻心诸法皆已汗、已下、已吐之余疾。】（徐大椿）

五、甘草泻心汤方

甘草四两炙，黄芩、干姜各三两，半夏半升，黄连一两，大枣十二枚擘。【按：本方《金匮》治狐惑有人参三两，宋本《伤寒论》无人参。】右六味，以水一斗，煮取六升，去滓，再煎取三升，温服一升，日三服。

主治：伤寒中风，医反下之，其人下利日数十行，谷不化，腹中雷鸣，心下痞硬而满，干呕、心烦、不得安。医见心下痞，谓病不尽，复下之，其痞益甚，此非热结，但以胃中虚，客气上逆，故使硬也，本方主之。【两次误下，故用甘草以补胃，而痞自除，俗医以甘草满中，为痞呕禁用之药，盖不知虚实之义也。】（徐大椿）

六、半夏泻心汤方

半夏半升，黄芩、干姜、甘草炙、人参各三两，黄连一两，大枣十二枚。右七味，以水一斗，煮取六升，去滓，再煎取三升，温服一升，日三服。

主治：伤寒五六日，呕而发热者，柴胡证具，而以他药下之，柴胡证仍在者，复与柴胡汤，此虽已下之，不为逆，必蒸蒸而振，却发热汗出而解。【本证仍在，则用本方治之。】若心下满而硬痛者，此为结胸也，大陷胸汤主之。但满而不痛者，此为痞，柴胡不中与之，宜半夏泻心汤。【以上三泻心之药，大半皆本于柴胡汤，其所治之证，多与柴胡相同，而加治虚、治痞之药耳。】（徐大椿）

七、黄连汤方

【即半夏泻心汤去黄芩加桂枝】

黄连三两，甘草三两炙，干姜三两，桂枝三两去皮，人参二两，半夏半升，大枣十二枚。右七味，以水一斗，煮取六升，去滓，温服一升，日三夜二服。【治上焦病，故服药宜少而数。】

主治：伤寒胸中有热，胃中有邪气，腹中痛，欲呕吐者，黄连汤主之。【诸泻心之法，皆治心胃之间寒热不调，全属里证。此方以黄芩易桂枝，去泻心之名，而曰黄连汤，乃表邪尚有一分未尽，胃中邪气尚当外达，故加桂枝一味以和表里，则意无不到矣。】（徐大椿）

八、黄芩汤方

黄芩三两，甘草二两，芍药二两，大枣十二枚擘。右四味，以水一斗，煮取三升，去滓，温服一升，日再夜一服。

若呕者，加半夏半升，生姜三两，名黄芩加半夏生姜汤。

九、黄芩加半夏生姜汤方

（已见前方后注）

主治：太阳与少阳合病，自下利者，与黄芩汤，若呕者，黄芩加半夏生姜主之。

周扬俊曰：明言太少二阳，何以不用二经药？非伤寒也。伤寒由表入里，此则自内发外，无表何以知太少二阳？或胁满，或头痛，或口苦引饮，或不恶寒而恶热，故不得谓之表也。如伤寒合病，皆表病也，今不但无表，且有下利里证。伤寒协热利，必自传经而入，不若此之即利也。温何以即利？外发未久，内郁已深，其人中气本虚，岂能一时尽泄于外，势必下走作利矣。

王士雄曰：少阳胆木，挟火披猖，呕是上卫，利由下迫，不必中虚始利，饮聚而呕。半夏、生姜专开饮结，如其热炽宜易黄连、竹茹。【汪曰桢云：温暑证宜慎用姜，用之不当，或致杀人。徐大椿谓：虽与芩连同用，亦尚有害，是也。古时用半夏，必用生姜以制其毒，今已用姜制，可省姜矣。】

邹澍曰：厥阴篇云，伤寒脉迟，与黄芩汤除其热，腹中则冷，不能食。可知黄芩汤证之脉必数，黄芩汤所治之热必自里达外，不治但在表分之热矣。然仲景用黄芩有三偶焉，气分热结者与柴胡为偶，血分热结者与芍药为偶，湿热阻中者与黄连为偶。以柴胡能开气分之结，不能泄气分之热，芍药能开血分之结，不能清迫血之热，黄连能治湿生之热，不能治热生之湿。譬之解斗，但去其斗者，未平其致斗之怒，斗终未已也。故黄芩协柴胡能清气分之热，协芍药能泄迫血之热，协黄连能解热生之湿也。

十、干姜黄芩黄连人参汤方

干姜、黄连、黄芩、人参各三两。右四味以水六升，煮取二升，去滓，分温再服。

主治：伤寒本自寒下，医复吐下之，寒格更逆吐下，若食入口即吐，本方主之。

柯琴曰：寒热相结，则为痞证，寒热相阻，则为格证。本方用泻心之半，寒格故用参姜，蓄热故用芩连，呕家不喜甘，故去甘草，不食则不吐，是心下无水气，故不用姜夏。

徐大椿曰：寒格自用干姜，吐下自用芩连，因误治而虚其正气，则用人参，分途而治，无所不包，又各不相碍，经方之所以入化也。

十一、旋覆代赭汤方

旋覆花三两，人参二两，生姜五两，甘草三两，半夏半升洗，代赭石一两，大枣十二枚擘。右七味，以水一斗，煮取六升，去滓，再煎取三升，温服一升，日三服。

主治：伤寒发汗，若吐若下解后，心下痞硬，噫气不除，本方主之。【此病乃治未中窾，所以病解而遗有余证。《灵枢·口问》云，寒气客于胃，厥逆从下上散，复出于胃，故为呃逆，俗名嗳气，皆阴阳不和，升降失职所致，本方与前泻心诸法大旨相近，《本草》云：旋覆治结气胁下满，代赭治腹中邪毒气，加此二物以治噫，余则散痞调中之法也。】（徐大椿）

俞麟州曰：此即生姜泻心汤之变法，二条均"心下有痞硬"句，而生姜泻心汤重在水气下趋而作利，旋覆代赭石汤重在胃虚挟饮，水气上逆而作噫。取治水气下趋而作利者，必用生姜以散水，胃虚挟饮而噫者，必用赭石以镇逆，二条对勘，益见经方之妙。

罗美曰：此方治正虚气不归元而承领上下之圣方也。盖汗吐下后，邪虽去而胃气已亏，三焦因而失职，清阳不升，浊阴不降，是以浊邪留滞，伏饮为逆，故心下痞硬，噫气不除，以人参甘草养正补虚，姜枣和脾养胃，所以安定中州者至矣，更以赭石敛浮镇逆，佐人参以归气于下，旋覆开降肺气，协半夏以蠲痰涤饮于上，苟非二物承领上下，则何能除噫气而消心下之痞硬乎。观仲景治下焦水气上凌，振振欲擗地者用真武汤镇之。利在下焦，大肠滑脱者，用赤石脂禹余粮汤固之。此胃虚于中，气不得下，复用本方领之而下，俾胸中转否为泰，其为归元固下之法，各极其妙如此。

十二、厚朴生姜半夏甘草人参汤方

厚朴半斤去皮炙，生姜半斤切，半夏半升洗，人参一两，甘草二两炙。右五味，以水一斗，煮取三升，去滓，温服一升，日三服。

主治：发汗后，腹胀满者，本方主之。【发汗后，邪气已去，而腹犹满，乃虚邪（汗后中虚枢轴不运）入腹，故以厚朴除胀满，余则补虚助胃也。】

喻昌谓：此方治泄后腹胀甚效。

张璐谓：治陈某泻利，腹胀作痛，服黄芩、白芍之类，胀急愈甚，脉洪盛而数，按之则濡，气口大，三倍于人迎，此湿热伤脾胃之气也，与本方二剂，痛止胀减，而泻利未已，与干姜黄芩黄连人参汤二剂泻利止，而食欲不进，与半夏泻心汤二剂而安。

十三、小陷胸汤方

【本方所治之证，不仅轻于大陷胸汤证，而以苦辛寒滑开泄心下，亦泻心之类也，故列于此。】

黄连一两，半夏半升洗，瓜蒌实大者一枚。右三味，以水六升，先煮瓜蒌取三升，内诸药煮取二升，去滓，分温三服。【徐大椿谓：大承气所下者燥屎，大陷胸所下者蓄水，本方所下者为黄涎，审病之精，用

药之切如此。按：庞安常《伤寒总病论》"三服"句下有"微解下黄涎即愈"七字，徐说盖据此。】

主治：小结胸病，正在心下，按之则痛，脉浮滑者，本方主之。

王丙曰：瓜蒌最清胸中之热，平人服之，能使心气内洞，故以为君，又先煮之。半夏辛以降逆，黄连苦以涤热，分温三服，亦以缓治上之法。【陆懋修谓，今人于太阳病表邪方盛时，辄用瓜蒌实、天花粉连进数剂，逆邪入内，遂致不救者多矣。读王先生"心气内洞"句，能弗凛然。】

柒、白虎汤类（四方）

一、白虎汤方

知母六两，石膏一斤，甘草二两炙，粳米六合。右四味，以水一斗，煮米熟汤成，去滓温服一升，日三服。

主治：伤寒脉浮滑，此表有寒，里有热也，【原文"寒热"二字倒误，从诸家考定。】本方主之。

伤寒脉滑而厥者，【热厥。】里有热也，本方主之。

三阳合病，腹满身重，难以转侧，口不仁而面垢，谵语遗溺，【以上皆阳明之在经者，以三阳统于阳明也。但身重腹满则似风湿，宜用术附证，面垢谵语则似胃实，宜用承气证，此处一惑，生死立判，如何辨别，全在参观脉证，使有显据，方不误投方剂。】发汗则谵语甚，下之则额上生汗，手足逆冷。若自汗者，白虎汤主之，【自汗则热气感于经，非石膏不治。按：亡阳之证有二，下焦之阳虚，飞越于外而欲上脱，则用参附等药以回之。上焦之阳盛，逼阴于外而欲上泄，则用石膏以收之。同一亡阳，而治法迥殊，细审之自明，否则生死立判。】（徐大椿）

二、白虎加人参汤方

白虎汤原方加人参三两。煮服同前法。

主治：服桂枝汤大汗出后，大烦渴不解，脉洪大者，本方主之。【烦渴不解，因汗多而胃液干枯，邪虽去而阳明之火独炽，故用此方生

津液、止汗、息火、解烦。汗后诸变不同，总宜随证用药。】

伤寒若吐若下后，【前汗后，此吐下后。】七八日不解，热结在里，表里俱热，【此四字为白虎对证。】时时恶风，【表邪未尽。】大渴，舌上干燥而烦，欲饮水数升者，【胃液已尽，不在经，不在腑，亦非若承气之有实邪，因胃、口津液枯竭，内火如焚，欲饮水自救，故证象如此，与邪热结燥在腑者迥别。】本方主之。

伤寒无大热，【热在内。】口燥渴，心烦，背微恶寒者，【此亦虚燥之证。微恶寒，谓虽恶寒而甚微，又周身不寒，寒独在背，知外邪已解。若大恶寒，则不得用此汤矣。】本方主之。

伤寒脉浮，发热无汗，【无汗二字，最为白虎所忌。】其表不解者，【恶寒。】不可与白虎汤。渴欲饮水，无表证者，【不恶寒。】白虎加人参汤主之。【白虎加人参汤，治汗吐下之后，邪已去而留热在阳明，又因胃液干枯，故用之以生津解热，若更虚羸则为竹叶石膏汤证矣，壮火（《素问·阴阳应象大论》云壮火之气衰）食气，此方泻火，即所以生气也。】（徐大椿）

三、竹叶石膏汤方

竹叶二把，石膏一斤，半夏半升，人参三两，麦冬一升，甘草二两，粳米半升。右七味，以水一斗煮取六升，去滓，内粳米，煮米熟汤成。【又一煮法。】去米，温服一升，日三服。

主治：伤寒解后，虚羸少气，【人参麦冬。】气逆欲吐，【半夏竹叶。】本方主之。【此仲景治伤寒愈后调养之方，其法专于滋养肺胃之阴气以复津液，盖伤寒虽六经传遍，而汗吐下三者皆肺胃当之。又《经》云：人之伤于寒也则为病热，故滋养肺胃，岐伯至仲景不易之法也。后之庸医则用温热之药峻补脾胃，而千圣相传之精义至此亡矣。】（徐大椿）

四、白虎加桂枝汤方

白虎原方加桂枝三两。右五味，以水一斗，煮米熟汤成。去滓温服一升，日三服。

主治：温疟者，其脉如平，身无寒，但热，骨节烦疼，时呕，本方主之。

邹澍曰：或问桂枝与白虎寒热天渊，安可兼用，且论中谆谆以表不解禁用白虎，既可兼用，则何不加此，而必待表解乎！曰：表不解不可与白虎条。上文言脉浮发热无汗，乃麻黄证，非特不得用白虎，且不得用桂枝矣。白虎证者，脉大也，汗出也，烦渴欲饮水也，三者不兼，即非是。今云其脉如平，身无寒，但热、时呕，皆非白虎证，亦未必可用桂枝。特既与白虎，则三者必具，再加骨节烦疼之表，则无寒不得用柴胡，有汗不得用麻黄，热多又不得用附子，不用桂枝和营通络而谁用者。且古人于病有分部，非如后世多以阴阳五行生克为言（因此，遂成议药不议病之世界，积重难返。），伤寒有伤寒用药之例，温疟有温疟用药之例。盖伤寒自表入里，故有一毫未化之寒，即不可与全入者并论，温疟自内出外，里既全热，但有骨节烦疼一种表证，即不得全认为热而单用白虎，故必兼用桂枝，使之尽化，而顷刻致和矣。

按：后世如朱肱用人参白虎加苍术、张介宾用白虎加地黄等法，果能审证施用，亦可得效，惟须记清白虎证象与禁例，乃不致误。

捌、承气汤类（二十三方）

一、大承气汤方

大黄四两酒洗，厚朴半斤去皮，枳实五枚炙，芒硝三合。右四味，以水一斗，先煮厚朴、枳实取五升，去滓，内大黄煮取二升，去滓、内硝，更上微火一两沸，分温再服，得下余勿服。

主治：伤寒若吐若下后不解，【痞证。】不大便五六日上至十余日，日晡所发潮热，不恶寒，独语如见鬼状，若剧者，发则不识人，循衣摸床，惕而不安，微喘直视，【以上皆阳明危证，因吐下之后竭其中气，津液已耗，孤阳独存，胃中干燥，且有燥屎，故现此等恶证。】脉弦者生，涩者死。【弦则阴血尚存，涩则津液与阴血已枯矣。弦则有可生之理，涩则无不死者。】微者但发热，【潮热。】谵语者，【恶证均无。】大

承气汤主之。若一服利，止后服。【中病即止。】

阳明病，谵语，有潮热，反不能食者，胃中必有燥屎五六枚，若能食者，但硬耳，【能食非真能食，不过粥饮犹可入口耳，不能食，则谷气全不可近，肠胃实极故也。】宜大承气汤下之。【硬即可下。按：燥屎当在肠中，今云胃中何也，盖邪气结糟粕为燥屎，本在肠中，因阳明经脉燥气，本包括肠胃，云胃则肠已包括在内。胃津不干枯，则肠间亦能滋润下达也。】

汗出谵语者，以有燥屎在胃中，此为风也。【阳明本自汗出，然亦有不汗出者，此指明汗出之为风，则知汗出乃表邪尚在，不汗出者为火邪内结也。】须下之，遇经乃可下之，【此下之之时。】下之若早，语言必乱，以表虚里实故也。【则引表邪入里，故表虚而里实。】下之则愈，宜大承气汤。【虽已误下，然见谵语等证，则更下之，亦不因误下而遂不下也。】

二阳并病，【同起者为合病，一经未罢一经又病者为并病。】太阳证罢，但发潮热，手足漐漐汗出，大便难而谵语者，【以上皆阳明现证。】下之则愈，宜本方。

阳明病下之，心中懊憹而烦，【此乃下之未尽，故有此实烦。】胃中有燥屎者，可攻。腹微满，初头硬，后必溏，不可攻之。若有燥屎者，宜本方。

病人烦热，汗出则解，又如疟状，日晡所发热者属阳明也。脉实者宜下之，脉虚浮者，宜发汗。下之与大承气汤，发汗宜桂枝汤。

大下后，六七日，不大便，烦不解，腹满痛者，此有燥屎也，所以然者，本有宿食故也。【惟有宿食，故虽大下，而燥屎终未尽。】宜本方。

病人不大便五六日，绕脐痛，【正在燥屎之位。】烦躁发作有时者，此有燥屎，故令不大便也。

病人小便不利，大便乍难乍易，时有微热，喘、冒、不能卧者，有燥屎也。【喘冒不卧，燥屎现证，应大便难，所以乍易者，以小便不利之故，燥屎亦不以易便而去也。】宜大承气汤。【以上三条，皆证明有燥屎之法。】

得病二三日，脉弱，无太阳柴胡证，烦燥心下硬，【邪热入里。】至四五日，【又隔二日。】虽能食，以小承气汤少少与微和之，【不必用全方，只通其胃气而已，又用药之一法也。】令小安。至六日，【又隔一日而病未除。】与大承气汤一升。【亦不必用全方，古人用药虽现证凿凿，而轻方小试，警慎小心如此，吾人当师之。】若不大便六七日，小便少者，虽不能食，但初头硬，后必溏，未定成硬，【小便不利，则水谷不分，大便犹湿也。】攻之必溏。须小便利，屎定硬，乃可攻之。【以小便之利否定宜下不宜下，此又一法。】宜大承气汤。

伤寒六七日，目中不了了，睛不和。【皆阳亢之象。】无表里证，【邪已结在里。】大便难，身微热者，此为实也，【邪结为实。】急下之，宜大承气汤。

阳明病，【此三字包括阳明诸证。】发热汗多者，急下之，【此重在汗多，恐内热甚而津液尽出，亢阳无阴，缓则不能挽救。】宜大承气汤。

发汗不解，腹满痛者，【不解二字必兼有阳明证，加以满痛，则实邪有征矣。】急下之，宜大承气汤。

腹满不减，减不足言，【虽略减而仍腹满也。】当下之，宜大承气汤。【以上诸条，举当下之一二证即用下法，然亦必须参观他证而后定为妥。】

阳明少阳合病，必下利，其脉不负者顺也，负者失也，互相克贼名为负也。脉滑而数者有宿食也，【滑数则阳明之脉独见而过盛，此为实邪，故知有宿食。】当下之，宜此方。

寸口脉浮而大，按之反涩，尺中亦微而涩，【有食而反微涩，此气结不通之故。】故知有宿食，当下之，宜此方。

少阴病得之二三日，【阳邪初转入阴。】口燥，舌干者，急下之，【阳邪传阴，肾水欲涸，故当急去其邪，以保津液。】宜本方。

少阴病，自利清水，色纯青，【纯青则非寒邪，乃肝邪入肾也。《难经》云从前来者为实邪。】心下必痛，口干燥者，【二证尤见非寒邪。】急下之，宜本方。【二条俱重"口干燥"，知为热邪伤津。】

少阴病六七日，腹胀不大便者，急下之，【不便而胀，为日又久，是以当下。】宜本方。

下利三部脉皆平，【无外邪证象。】按之心下硬者，【实邪有形。】急下之，宜本方。

下利，脉迟而滑者，内实也，利未欲止，当下之，宜本方。

下利不欲食者，以有宿食故也，【伤食恶食，噤口利亦多因宿食之故。】当须下之，宜本方。

下利差后，至其年月日复发者，以病不尽故也，当下之，宜本方。

下利脉反滑，当有所去，【脉滑则实邪不留。】下之乃愈，宜本方。

病腹中满痛者，此为实也，当下之，宜本方。

脉双弦而迟者，必心下硬。脉大而紧者，阳中有阴也，可以下之，宜本方。

痉病，胸满，口噤，卧不着席，脚挛急，必齘齿，可与本方。【凡言可与，有酌量意，因痉本不可攻，而有时亦可攻。仲景云发汗太多，因致痉，又云风病下之因致痉，以示人治痉正法不可汗下，应生津血、和筋脉、息风燥，人皆知之，故仲景不多论。惟变证变法恐人不知，故特加详。补出葛根、瓜蒌桂枝、大承气三方，以见不当汗下者亦有时可汗下也。后人不明仲景书例，于借宾定主之法未能体会，竟将变例认为正法，而正法反不知矣，可叹也夫。】（唐宗海）

病解能食，【产后郁冒之病既解。】七八日后更发热者，此为胃实。【此四字应诊断准确。】本方主之。【此言大虚之后有实证，即当以实证治之，如畏承气之峻而不敢用，恐因循致虚，病变百出。又若畏承气之峻而用谷芽、麦芽、山楂、神曲之类，消耗胃气，亦为害事。】（陈念祖）【产后停食者多矣，每因发热致误，故仲景特揭以示人，盖产后虚证易辨，实证难明，后世庸医只知产后当补，而列十全大补等方。在仲景当日以为产后宜补，更何待言，惟当攻者则极难辨，不可不知也，读者须知仲景书例。下条用大承气证，亦准此例。】（唐宗海）

产后七八日，无太阳证，小腹坚痛，此恶露不尽。不大便，烦躁，发热，切脉微实，更倍发热，日晡时烦躁者，不食，食则谵语，至夜即愈，宜大承气汤主之。热在里，结在膀胱也。

成无己曰：《经》云燥淫所胜，以苦下之，大黄、枳实之苦以润燥除热。又曰燥淫于内，治以苦温，厚朴之苦温下结燥。又曰热淫所胜，治以咸寒，芒硝之咸寒以攻蕴热。

邹澍曰：柯氏云厚朴倍大黄为大承气，大黄倍厚朴为小承气，是承气在枳朴，应不在大黄矣。但调胃承气不用枳朴亦名承气，何也？且三承气汤中有用枳朴者，有不用枳朴者，有用芒硝者，有不用芒硝者，有用甘草者，有不用甘草者，惟大黄则无不用，是承气之名固当属之大黄。况厚朴三物汤即小承气汤，厚朴重于大黄，而命名反不加承气字，犹不可见承气不在枳朴乎！自金元人以顺释承，而大黄之功不显，考《本草经》首推大黄通血，再以《素问·六微旨大论》"亢则害，承乃制"之义参之，则承气者非血而何。夫气者血之帅，故血随气行，亦随气滞，气滞、血不随之而滞者，是气之不足，非气之有余。惟气滞并波及于血，于是气以血为窟宅，血以气为御侮，遂连衡宿食，蒸逼津液，悉化为火。此时惟大黄能直捣其巢穴，气之结于血者散，则枳朴遂能效其通气之职，此大黄所以为承气也。

二、小承气汤方

大黄四两，厚朴二两去皮，枳实三枚炙。右三味，以水四升，煮取一升二合，去滓，分温二服。初服汤，当更衣，不尔者，尽饮之，若更衣者，勿服之。【如厕曰更衣。】

主治：阳明病，脉迟，虽汗出，不恶寒者，其身必重，短气，腹满而喘，有潮热者，【以上皆内实之证。】此外欲解，【不恶寒。】可攻里也。手足濈然汗出者，此大便已硬也，【四支为诸阳之本，濈然汗出，阳气已盛于胃腑，以此验大便之硬又一法。】大承气汤主之。若汗多，微发热恶寒者，外未解也。其热不潮，未可与承气汤。若腹大满不通者，可与小承气汤微和胃气，勿令大泄下。【腹满不通，虽外未解，亦可用小承气。此方乃和胃之品，非大下之峻剂故也。】

阳明病，潮热，大便微硬者，可与大承气汤，不硬者，不可与之。【潮热而便不硬，亦禁下。】若不大便六七日，恐有燥屎，欲知之法，少与小承气汤，入腹中转矢气者，此有燥屎也。【此以药探之，又一法。】乃可攻之。若不转矢气者，此但初头硬，后必溏，不可攻之，攻之必胀满不能食也。【邪气因正虚而陷入。欲饮水者，饮水则哕，其后

发热者，必大便复硬而少也。以小承气汤和之。】不转矢气者，慎不可攻也。【又再申前戒，圣人之慎下如此。】

阳明病，其人多汗，以津液外出，胃中燥，大便硬，硬则谵语。【谵语由便硬，便硬由胃燥，胃燥由汗出津液少，层层相因，病情显著。】小承气汤主之。若一服谵语止，更莫复服。

阳明病，谵语发潮热，脉滑而疾者，小承气汤主之。【因脉滑疾则易下，故只用小承气。】因与小承气汤一升，腹中转矢气者，更服一升，若不转矢气，勿更与之。明日不大便，脉反微涩者，里虚也，为难治。【攻之不应是为难治。】不可更与承气也。

太阳病，若吐、若下、若发汗后，微烦，小便数，大便因硬者，【因字当着眼，大便之硬，由小便数之所致，盖吐下汗已伤津液，而又小便太多，故尔微硬，非实邪也。】小承气汤和之愈。

下利谵语者，有燥屎也。【利而仍谵语，邪火不因利而息，则必有燥屎，盖燥屎不因下利而去也，后医见利则不复下，岂知燥屎之不能自出乎。】（徐大椿）宜小承气汤。

三、厚朴三物汤方

【药品同小承气汤方，此方重在行气，与小承气汤重在荡实者有别。煎法亦异于小承气汤，学者宜从此等处注意。】

厚朴八两，枳实五枚，大黄四两。右三味，以水一斗二升，先煮二味取五升，内大黄，煮取三升，温服一升，以利为度。

主治：腹满、痛而便闭者。

四、厚朴大黄汤方

【三物汤，小承气汤与此方药品同，分量主治不同，学者当细心研究。】

厚朴一尺，大黄六两，枳实四枚。右三味，以水五升，煮取二升，分温再服。

主治：支饮胸满者。【唐宗海谓，大陷胸之治水火交结，用硝黄。此方治支饮胸满，用大黄以助朴枳。可见饮证不尽寒，学者慎勿执

五、调胃承气汤方

大黄四两去皮清酒浸，甘草二两炙，芒硝半斤。右三味，㕮咀，以水三升，先煮大黄、甘草取一升，去滓，内芒硝，更上火微煮令沸，少少温服之。【按：芒硝善解结热之邪，大承气用之解已结之热邪，此方用之以解将结之热邪，其能调胃，则全赖甘草也。】（徐大椿）

主治：伤寒脉浮自汗出，小便数，心烦，微恶寒，脚挛急，反与桂枝汤攻其表，此误也。得之便厥，咽中干，烦躁吐逆者，作甘草干姜汤以复其阳。若厥愈足温者，更作芍药甘草汤与之，其脚即伸。若胃气不和谵语者，少与调胃承气汤。【阴阳错杂之证，多方以救之，必有余邪在胃，故少与调胃承气汤以和之。】

发汗后，恶寒者，虚故也。不恶寒，但热者，实也。当和胃气，与调胃承气汤。【此必发汗后无他证，但现微恶寒，微发热，故止作虚实观，否则安知非更有余邪将复变他证耶。】

太阳病未解，脉阴阳俱停，【脉法无停字，疑似沉滞不起，即下微字之意，寸为阳，尺为阴。】先振栗，汗出乃解。但阳脉微者，先汗出而解，但阴脉微者，下之而解。若欲下之，宜调胃承气汤。【按，此微字，即上停字之意，与微弱不同，微弱则不当复汗下也。】【此寸阳尺阴停而关脉未停之脉，非三部全停。】（陈伯坛）

伤寒十三日不解，过经谵语者，以有热也。当以汤下之。【即承气汤之类。】若小便利者，大便当硬，而反下利，脉调和者，【此言下后之证。】知医以丸药下之，非其治也。【下非误，误在下之之法。】若自下利者，脉当微厥，今反和者，知为内实也。调胃承气汤主之。【当下而下非其法，余邪未尽，仍宜更下。】

太阳病，过经十余日不解，心下温温欲吐，而胸中痛，大便反溏，腹微满，郁郁微烦，【以下皆类似少阳证。】先其时，自极吐下者，【邪气乘虚陷入。】与调胃承气汤。【以涤除胃中热邪。】若不尔者，不可与，但欲呕，胸中痛，微者，此非柴胡证，以呕故知极吐下也。

阳明病不吐下心烦者，【未经吐下而心烦，胃气实也。】可与调胃承气汤。

太阳病三日发汗不解，蒸蒸发热者，属胃也，【外邪已解，内热未清。】此汤主之。

伤寒吐后，腹胀满者，【已吐而腹中仍满，则非上越所能愈，复当下行其热邪。】与本方。

六、桃仁承气汤方（一作桃核）

桃仁五十个去皮尖，桂枝二两，大黄四两，甘草二两，芒硝二两。右五味，以水七升煮取二升半，去滓内芒硝，更上火微沸，下火，先食、温服五合，日三服，当微利。【微利则仅通大便，不必定下血也。】

主治：太阳病不解，热结膀胱，其人如狂，血自下，下者愈。其外不解者尚未可攻，当先解其外，外解已，但少腹急结者，乃可攻之，宜桃仁承气汤。【小腹急结，是蓄血现证，《经》云：血在上善忘，血在下如狂。】

七、抵当汤方

水蛭熬，虻虫去翅足熬各三十个，桃仁去皮尖三十枚，大黄酒浸三两。右四味，以水五升，煮取三升，去滓，温服一升，不下再服。

主治：太阳病六七日，表邪仍在，脉微而沉，反不结胸，其人发狂者，以热在下焦，少腹当硬满，小便自利者，下血乃愈。所以然者，以太阳随经瘀热在里故也。抵当汤主之。【桃核承气汤乃治瘀血将结之时，此方乃治瘀血已结之后也。】

太阳病、身黄、脉沉结，少腹硬，小便不利者，为无血也。【以上皆似血证，因小便不利，安知非湿热不行之故，不可断为有血也。】小便自利，其人如狂者，血证谛也。【并无湿热而如狂，非蓄而血何，如此审证，无遁形矣。】抵当汤主之。

阳明证，其人喜忘者，必有瘀血，所以然者，本有久瘀血，故令善忘。屎虽硬，大便反易，其色必黑，【血性滑利，瘀血亦有随便而下者。】宜抵当汤下之。

病人无表里证，发热七八日，虽脉浮数者，可下之。假令已下，脉数不解，合热则消谷善饥，至六七日不大便者，有瘀血，宜抵当汤。其脉数不解，而下不止，必协热而便脓血也。【按：瘀血又有但欲漱水不欲咽之证，盖唇口干燥而腹中不能容水也。】

八、抵当丸方

水蛭熬、虻虫去翅足熬各二十个，大黄酒洗三两，桃仁去皮尖三十五个。右四味捣分为四丸，以水一升，煮一丸，取七合，服晬时当下血。不下，更服。【晬一周时也。】

主治：伤寒有热，少腹满，应小便不利，今反利者为有血也，不可余药。宜抵当丸。【不可余药，谓不可以他药服之，不可误解为将丸尽服无余。方后已云晬时当下血，是必须待至晬时之后不下，乃可更服。如已下，自应止服。】

王丙曰：血蓄于下，非大毒驶剂不能抵当，故以抵当为名。咸胜血，血蓄在下，必以咸为主，水蛭咸寒，故用为君。苦走血，血结不行，必以苦为助，虻虫苦寒，故用为臣。血聚则燥，桃仁能散血缓肝，故以为佐。湿在下，以苦泄之，大黄苦寒，能荡血逐热，故以为使。方义精矣。

九、十枣汤方

芫花熬、甘遂、大戟等分，大枣十枚肥者。右三味，各别捣为散，以水一升半，先煮大枣肥者取八合，去滓、内药末，强人服一钱匕，羸人服半钱匕，平旦温服。若下少病不除者，明旦更服。得快下利后，糜粥自养。【服药时候应注意。】【柯琴谓，参术所不能君，甘草又与相反，故选十枣以君之。一以顾其脾胃，一以缓其峻毒。得快利后糜粥自养，一以使谷气内充，一以使邪不复作。此仲景用毒攻病之法，尽美又尽善也。】

主治：太阳中风下利呕逆，表解者乃可攻之。其人漐漐汗出，发作有时，头痛，心下痞，硬满，引胁下痛。【水停也。】干呕，短气，汗出不恶寒者，此表解里未和也。【不恶寒为表解，以上诸证皆里不和，凡蓄水之证如此，不特伤寒为然也。】本方主之。【服此汤以下蓄饮，

此方力峻，即以之外敷，亦甚有效。】

十、大陷胸汤方

大黄六两去皮，芒硝一升，甘遂一钱匕。右三味，以水六升，先煮大黄取二升，去滓，内芒硝，煮一二沸，内甘遂末，温服一升，得快利，止后服。

主治：太阳病脉浮而动数，浮则为风，数则为热，动则为痛，数则为虚，头痛发热，微盗汗而反恶寒者，表未解也。医反下之，【《经》云：病发于阳而反下之，热入因作结胸是也。】动数变迟，【正气益虚。】膈内拒痛，胃中空虚，客气动膈，短气，烦躁，心中懊憹，阳气内陷，心下因硬，则为结胸，【此段明所以致结胃之由及结胸之状最详，乃因邪在上焦，误下以虚其上焦之气，而邪随陷入也，此证与承气法迥殊。】大陷胸汤主之。若不结胸，但头汗出余处无汗，剂颈而还，小便不利，身必发黄。【此乃误下而邪未内陷，反郁于皮肤肌肉之间故也。】

伤寒六七日，结胸，热实，脉沉而紧，心下痛，按之石硬者，【此段写结胃三状尤明。】大陷胸汤主之。

伤寒十余日，结热在里，复往来寒热者，与大柴胡汤。但结胸无大热者，此为水结在胸胁也。【结胸即气与水所停也。】但头微汗出者，大陷胸汤主之。

太阳病，重发汗，而复下之，不大便五六日，舌上燥而渴，日晡所小有潮热，从心上至少腹，硬满而痛不可近者，【已汗下而大痛如此，知非胃肠结燥为病，前条所云膈内拒痛，又云心下痞硬，专指上部说结胸症状。此云从心上至少腹硬满痛，则上下皆痛，由上而起，与承气证自殊。】大陷胸汤主之。

伤寒五六日，呕而发热者，柴胡汤证具，而以他药下之，【误治。】柴胡证仍在者，复与柴胡汤。此虽已下之，不为逆，必蒸蒸而振，却发热汗出而解。【邪向里而更虚，故汗出为难。】若心下满而硬痛者，此汤主之。

十一、大陷胸丸方

大黄半斤，芒硝、杏仁去皮尖熬黑、葶苈子熬各半升。右四味，捣筛二味，内杏仁、芒硝合研为脂，和散，取如弹丸一枚，别捣甘遂末一钱匕，白蜜二合，水二升，煮取一升，温顿服之。一宿乃下。如不下，更服，取下为效，禁如药法。

主治：病发于阳而反下之，热入因作结胸。病发于阴而反下之，因作痞。【此明所以致结胸与痞之故。发热恶寒之证，则热入于阳位而作结胸，无热恶寒之证，则热入于阴位而作痞，故治结胸用寒治痞用温。】所以成结胸者，以下之太早故也。【二病未尝不可下，但各有其时，不可过早耳。】结胸者，项亦强，如柔痉状，【此陷胸之外证。】下之则和，宜大陷胸丸。

十二、大黄硝石汤方

大黄四两，硝石四两，黄檗四两，栀子十五枚。右四味，以水六升，煮取二升，去滓，内硝，更煮取一升，顿服。

主治：黄疸，腹满。小便不利而赤，自汗出，此为表和里实，当下之。宜大黄硝石汤。

十三、硝石矾石散方

硝石熬黄、矾石烧等分。右二味为散，大麦粥汁和服方寸匕，日三服。病随大小去，小便正黄，大便正黑，是其候也。

主治：黄家日晡所发热而反恶寒，此为女劳得之。膀胱急，少腹满，身尽黄，额上黑，足下热，因作黑疸，其腹胀如水状。大便必黑而时溏，此女劳之病，非水病也。腹满者难治。硝石矾石散主之。【硝咸寒直达血瘀之处，郁燥湿利水以祛其浊邪。】

十四、白散方

【按：白散治寒实结胸，与小陷胸有别。小陷胸汤已见泻心汤类，可参阅。】

桔梗三分，贝母三分，巴豆一分去皮、心，熬黑，研如脂。右三味，为散，纳巴豆，更于臼中杵之，以白饮和服，强人服半钱匕，【今秤的一分余。】羸者减之，病在膈上必吐，在膈下必利，不利进热粥粟一杯，利过不止。进冷粥一杯。【巴豆得热则行，得冷则止。】身热皮粟不解，【畏冷起寒粟。】欲引衣自覆者，若以水潠之、洗之，益令热却不得出，当汗而不汗，则烦。假令汗出已，腹中痛与白芍三两，如上法。

主治：寒实结胸【结胸皆系热陷之证，此云寒实，乃水气寒冷所结之痰饮也。】无热证者，与三物小陷胸汤，白散亦可用。【朱肱《活人书》云：与三物白散，无"小陷胸汤亦可用"七字，盖小陷胸寒剂，非无热证者之所宜服也。】

十五、麻仁丸方

麻仁二升，芍药半斤，枳实半斤，杏仁一升、去皮尖熬别研作脂，大黄一斤，厚朴一斤。右六味末之，炼蜜和丸如桐子大，饮服十丸，日三服，渐加以知为度。

主治：趺阳脉浮而涩，浮则胃气强，涩则小便数，浮涩相搏，大便则坚，其脾为约，麻仁丸主之。

十六、大黄附子汤方

大黄三两，附子三枚，细辛二两。右三味，以水五升，煮取二升，分温三服，若强人，煮取二升半，分温三服，服后如人行四五里，进一服。

主治：胁下偏痛发热，其脉紧弦，此寒也，以温药下之。宜大黄附子汤。【阴寒成聚，非温不能已其寒，非下不能去其结，宜急以温药温而下之。】（尤怡）

十七、大黄甘遂汤方

大黄四两，甘遂二两，阿胶二两。右三味，以水三升，煮取一升，顿服，其血当下。

主治：妇人少腹满如敦状，小便微难而不渴，生后者，此为水与血俱结在血室也。本方主之。

十八、大黄甘草汤方

大黄四两，甘草一两。右二味，以水三升，煮取一升，分温再服。

主治：食已即吐者，本方主之。

陈蔚曰：师云欲吐者不可下之，又云食已即吐者，大黄甘草汤下之。二说相反，何也？曰：病在上而欲吐，宜因而越之，若逆之使下，则愦乱矣。若既吐而吐之不已，是有升无降，当逆折之。

黄元御曰：食已即吐者，必有湿热瘀塞。

尤怡曰：肺气病，多及二便，脾胃大小肠病，多及上窍，朱震亨治小便不通，用吐法以开提肺气，使上窍通而下窍亦通，与本方之治呕吐，法虽异而理可通也。

十九、下瘀血汤方

大黄三两，桃仁三十个，䗪虫二十枚去足熬。右三味末之，炼蜜和为四丸，以酒一升，煮一丸，取八合，顿服之，瘀血下如豚肝。【张璐云：加蜜以缓大黄之急也。】

主治：产妇腹痛，法当以枳实芍药散，假令不愈者，此为腹中有瘀血着于脐下，宜下瘀血汤主之。亦主经水不利。【按：产后腹痛，原因甚多，此则举瘀着脐下之方。非任何腹痛均可用此方也。】

二十、大黄䗪虫丸方

大黄十分蒸，黄芩二两，甘草三两，桃仁一升，杏仁一升，芍药四两，干地黄十两，干漆一两，虻虫一升，水蛭百枚，蛴螬一升，䗪虫半升。右十二味为末，炼蜜为丸，小豆大，酒饮服五丸，日三服。

主治：五劳虚热羸瘦，腹满不能饮食，食伤、忧伤、饮伤，房室伤，饥伤，劳伤，经络营卫气伤，内有干血，肌肤甲错，两目黯黑。缓中补虚，本方主之。

徐大椿曰：此方专治瘀血成痨之证，瘀不除则正气永无复理，故去病即所以补虚。仲景谓缓中补虚，即此义也。

二十一、大黄牡丹汤方

大黄四两，牡丹皮一两，桃仁五十枚，冬瓜子半斤，硝芒三合。右五味，以水六升，煮取一升，去滓，内芒硝，再煎沸，顿服之。有脓当下，如无脓，当下血。

主治：肠痈者，少腹肿痞，按之即痛，如淋，小便自调，时时发热，自汗出，复恶寒，其脉迟紧者，脓未成，可下之，当有血。脉洪数者，脓已成，不可下也，本方主之。【小便自调，则非膀胱胀满。】

二十二、蜜煎导方

蜜七合。右一味，于铜器内微火煎凝饴状，搅之勿令焦灼，俟可丸，并手捻作锭，令头锐大如指，长二寸许。当热时急作，冷则硬。以纳谷道中，以手急抱，欲大便时乃去之。【蜜梃子不能导寒结，导津干热结奇效。远胜后世灌肠法。】

二十三、猪胆汁方

大猪胆一枚，泻汁，和醋少许，以灌谷道中，如一时顷，当大便出。【猪胆汁苦寒滋润，泻胆火而润大肠，故胆热肠燥者宜之。】

主治：阳明病自汗出，若发汗小便自利者，此为津液内竭，虽硬不可攻之，当须自欲大便，宜蜜煎导而通之。若土瓜根及大猪胆汁皆可为导。

玖、五苓散类（十方）

一、五苓散方

猪苓十八铢去皮，泽泻一两六铢，白术十八铢，茯苓十八铢，桂枝半两去皮。右五味，为末，以白饮和服方寸匕，日三服。多饮暖水，汗出愈。【服散取其停留胃中时间较长，饮暖水取其气散营卫。】

主治：太阳病发汗后，大汗出，胃中干，烦躁不得眠，欲得饮水者，少少与饮之，令胃气和，则愈。若脉浮小便不利，微热，消渴者，五苓散主之。【胃中干而欲饮，此无水也，与水则愈。小便不利而欲饮，此蓄水也，利水则愈。同一渴而治法不同，盖由渴之象及渴之余证亦各不同也。】

发汗已，脉浮数，烦渴者，五苓散主之。【汗不尽，则有留饮。】中风发热六七日不解而烦，有表里证，渴欲饮水，水入则吐者，名曰水逆，【胸中有水，则不能容水矣。】五苓散主之。【桂枝治表，余四味治里。】多饮暖水，汗出愈。【表里俱解。】

本以下之，故心下痞，与泻心汤，痞不解。其人渴而口燥烦，小便不利者，五苓散主之。【此为水停心下之病。】

太阳病，寸缓关浮尺弱，【皆为虚象。】其人发热汗出，复恶寒，不呕，但心下痞者，此以医下之也。【误治。】如其不下者，病人不恶寒而渴者，此转属阳明也。【此属实邪。】小便数者，大便必硬，不更衣十日，无所苦也。渴欲饮水者，少少与饮之。但以法救之。【随证施治，不执一端。】渴者与五苓散。【如其渴不止，五苓散亦一法也。】

霍乱头痛发热，身疼痛，热多欲饮水者，五苓散主之。【此亦表里同治之法。】

二、猪苓汤方

猪苓去皮、茯苓、泽泻、滑石碎、阿胶各一两。右五味，以水四升，先煮四味，取二升，去滓，内阿胶烊尽，温服七合，日三服。

主治：阳明病，若脉浮发热，渴欲饮水，小便不利者，猪苓汤主之。【此阳明之渴，故与五苓相近而独去桂枝，论中又云阳明汗多而渴，不可与猪苓汤，以胃中燥，不可更利其小便也。】

少阴病，下利六七日，咳而呕渴，心烦不得眠者，本方主之。【此亦热邪传少阴之证，盖少阴口燥、口干有大承气汤急下之法，今只呕渴，则热势尚轻，故用此方，使热邪从小便出，其路尤近也。】

三、文蛤散方

文蛤五两。右一味,为散,以沸汤和一方寸匕,服汤用五合。

主治:病在阳,应以汗解之,反以冷水潠之,若灌之,其热被劫,不得去,弥更益烦,肉上粟起,【寒在肉中。】意欲饮水,反不渴者,服文蛤散。【此热结在皮肤肌肉之中,不在胃口,故欲饮而不渴,文蛤取其软坚逐水。】若不差者,与五苓散。【不应,则表里同治。】

四、茯苓甘草汤方

茯苓二两,桂枝二两,甘草一两,生姜三两。右四味,以水四升,煮取二升,去滓,分温三服。

主治:伤寒汗出而渴者,五苓散主之。【桂枝止汗,余四味止渴。】不渴者,茯苓甘草汤主之。【徐大椿云:此方之义,从未有能诠释者。盖汗出之后而渴不止,与五苓,人所易知也。乃汗出之后并无渴证,又未指明别有何证,忽无端而与茯苓甘草汤,此意何居?要知此处汗出二字,乃发汗后汗出不止也,汗出不止则亡阳在即,当与以真武汤。其稍轻者,当与以茯苓桂枝白术甘草汤,更轻者则与以此汤。何以知之,以三方同用茯苓知之。盖汗大泄必引肾水上泛,非茯苓不能镇之,故真武汤则佐以附子回阳,此二方则以桂枝、甘草敛汗,而茯苓则皆以为主药,此方之义不了然乎,观下条心悸治法益明。】

伤寒厥而心下悸者,宜先治水,【水犯心则悸。】当服茯苓甘草汤。【《本草》云:茯苓治心下结痛恐悸。】却治其厥,不尔,水渍入胃,必作利也。

五、苓桂术甘汤方

茯苓四两,桂枝三两,白术三两,甘草二两。右四味,以水六升,煮取三升,分温三服,小便则利。

主治:心下有痰饮,胸胁支满,目眩,苓桂术甘汤主之。

短气有微饮,当从小便去之,苓桂术甘汤主之。肾气丸亦主之。

伤寒若吐若下后,心下逆满,气上冲胸,起则头眩,脉沉紧,发汗则动经，身为振振摇者，苓桂术甘汤主之。

六、猪苓散方

猪苓、茯苓、白术各一两。右三味，杵为散，饮服方寸匕，日三服。

主治：呕吐而病在膈上，后思水者解，急与之。思水者，猪苓散主之。【思水者痰饮虽去，而湿犹在，渴欲饮水，恐其复致停瘀，故用此泄湿。】

七、茯苓泽泻方

茯苓半斤，泽泻四两，甘草二两，桂枝二两，白术三两，生姜四两。右六味，以水一斗，煮取三升，内泽泻再煮二升半，温服八合，日三服。

主治：胃反吐而渴欲饮水者，茯苓泽泻汤主之。【此为胃反之因于水饮者而出其方治也。】

八、甘草干姜茯苓白术汤方

【一名肾着汤。】

甘草二两，白术二两，干姜四两，茯苓四两。右四味，以水五升，煮取三升，分温三服，腰中即温。

主治：肾着之病，其人身体重，腰中冷，如坐水中，形如水状，反不渴，小便自利，饮食如故，病属下焦。身劳汗出，衣里冷湿，久久得之，腰以下冷痛，腹重，如带五千钱，以甘姜苓术汤主之。【带脉紧于腰肾，绕中焦，又属脾土，故用药温脾泄湿。】

九、茵陈五苓散方

茵陈十分末，五苓散五分。右二味和，先食饮服方寸匕，日三服。

主治：黄疸病，此方主之。

十、泽泻汤方

泽泻五两，白术二两。右二味，以水二升，煮取一升，分温再服。

主治：心下有支饮，其人苦冒眩，泽泻汤主之。

拾、姜附汤类（十七方）

一、干姜附子汤方

干姜一两，附子一枚、生用去皮擘破八片。右二味，以水三升，煮取一升，去滓顿服。

主治：下之后，复发汗，昼日烦燥不得眠，夜而安静，不呕不渴，无表证，脉沉微，身无大热者，干姜附子汤主之。【唐宗海谓："仲景辨证，皆是同中辨似，此节烦燥不得眠与阳盛烦燥无异，必辨其夜而安静，不呕不渴，无表证，身无大热，方可断为亡阳，然使其脉不沉微，则恐是外寒内热之烦燥，尚未可断为亡阳也。必视其脉沉微，乃为阳虚之极。仲景全书辨证之细，皆如此类，读者逐句读之，当审其词气之轻重也。"按：本方峻于四逆等方。论文所示夜而安静，不呕不渴，无表证，是其证候颇好，脉沉微，为下后、汗后热退之象。仅昼日烦燥不得眠为阳不潜伏之证，何以径服本方，恐有阙文。诸家注解，亦欠阐发，后经再三诵习经文，始得稍有领会，盖必须将"凡病，若发汗，若吐，若下，若亡津液，阴阳自和者，必自愈。大下之后，复发汗，小便不利者，亡津液故也，勿治之，得小便利，必自愈。下之后，复发汗，必振寒，脉微细，所以然者，以内外俱虚故也。下之后，复发汗……干姜附子汤主之"四条一气读下，乃知虚证谛也。夜而安静，为真阴尚无损伤，故能用姜附温经回阳之品。脉证微有疑似难凭处，即须慎之。】

二、四逆汤方

【古名回逆汤。】

甘草二两炙，干姜一两半，附子一枚生用去皮破八片。右三味，咬咀，以水三升，煮取一升二合，去滓，分温再服。强人可大附子一枚，干姜三两。

主治：伤寒医下之，续得下利清谷不止，身疼痛者，急当救里；后身疼痛者，急当救表。救里宜四逆汤，救表宜桂枝汤。

病发热头痛，脉反沉，若不差，身体疼痛者，当救其里，宜四逆汤。

脉浮而迟，表热里寒，下利清谷者，四逆汤主之。

大汗出，热不去，内拘急，四肢疼，又下利厥逆而恶寒者，四逆汤主之。

大汗，若大下而厥冷者，四逆汤主之。

呕而脉弱，小便复利，身有微热，见厥者难治，四逆汤主之。

吐利汗出，发热恶寒，四肢拘急，手足厥冷者，四逆汤主之。

既吐且利，小便复利，而大汗出，下利清谷，内寒外热，脉微欲绝者，四逆汤主之。

自利不渴者，属太阴，以其脏有寒故也。当温之，宜四逆辈。【不曰四逆汤，而曰四逆辈，是凡温热之剂皆可选用也。】

三、四逆加人参汤方

四逆汤原方是，加人参一两，煎服法同。

主治：恶寒脉微而复利，利止亡血也，【徐大椿谓亡血即亡阴，不必真脱血也。按：成注引《金匮玉函经》曰，水竭则无血，津液内竭。】四逆加人参汤主之。

四、通脉四逆汤方

甘草二两炙，干姜三两、强人四两，附子一枚生用。右三味，以水三升，煮取一升二合，去滓，分温再服。其脉即渐而出者愈。面色赤者，加葱九茎，腹中痛者，去葱加芍药二两，呕者加生姜二两，咽痛者，去芍药，加桔梗一两。利止，脉不出者，去桔梗，加人参二两。

主治：少阴病，下利清谷，里寒外热，手足厥逆，脉微欲绝，身反不恶寒，其人面赤色，或腹痛，或干呕，或咽痛，利止，脉不出者，通脉四逆汤主之。其脉即出者愈。

下利清谷，里寒外热，汗出而厥者，【汗出而厥，阳有立亡之象。】通脉四逆汤主之。

五、通脉四逆加猪胆汁汤方

通脉四逆原方加猪胆汁半合，煎如前法，煎成，内猪胆汁，温服，其脉即出。【猪胆汁苦滑，能引温药直达下焦。】

主治：吐已下断，【利止也。】汗出而厥，四肢拘急不解，脉微欲绝者，通脉四逆加猪胆汁汤主之。

六、白通汤方

干姜附子汤原方加葱白四茎。右三味，以水三升，煮取一升，去滓，分温再服。

主治：少阴病下利，白通汤主之。

七、白通加猪胆汁汤方

白通汤原方，加人尿五合，猪胆汁一合。右三味，以水三升，煮取一升，去滓，内猪胆汁、人尿，和令相得，分温再服。无胆汁亦可用。

主治：少阴下利脉微者，与白通汤，利不止，厥逆无脉，干呕烦者，【无脉厥逆，呕而且烦，则上下俱不通，阴阳相格，故加猪胆、人尿引阳药达于至阴而通之，《内经》所云反佐以取之是也。】白通加猪胆汁汤主之。服汤脉暴出者死，微续者生。【暴出乃药力所迫，药力尽，则气仍绝，微续乃正气自复，故可生也，前云其脉即出者愈，此云暴出者死，盖暴出与即出不同，暴出一时出尽，即出言服药后少顷即徐徐微续也，须善会之。】

八、茯苓四逆汤方

茯苓四两，一本作六两，人参一两，附子一枚生用、去皮、破八片，甘草二两炙，干姜一两半。右五味，以水五升，煮取三升，去滓，温服七合，日三服。

主治：发汗若下之，病仍不解，烦燥者，【此阳气不摄而烦，所谓阴烦也，然亦必参以他证，方不误认为栀子汤证。】茯苓四逆汤主之。【《神农本草经》茯苓治逆气烦满。】

九、当归四逆汤方

当归、桂枝、芍药、细辛各三两，甘草、通草各二两，大枣二十五枚。右七味，以水八升，煮取三升，温服一升，日三服。【通草即今之木通。今之通草名通脱木，不堪用于本方中。】

十一、当归四逆加吴茱萸生姜汤方

当归三两，甘草、通草各二两，芍药、桂枝、细辛各三两，大枣二十五枚，生姜半斤，吴茱萸二升。右九味，以水六升，清酒六升，和煮取五升，去滓，温分五服。

主治：手足厥寒，脉细欲绝者，当归四逆汤主之。若其人内有久寒者，当归四逆加吴茱萸生姜汤主之。【何鹤龄谓：厥阴心包主血，亦主脉，横通四布。今不能四布，则手足厥寒，又不横通于经脉，则脉细欲绝，故用本方养血通脉以主之。】

沈文彭曰：叔和《释脉》云：细极谓之微，即此之脉细欲绝，即与微脉混矣，不知微者薄也，属阳气虚；细者小也，属阴血虚。薄者未必小，小者未必薄也。盖营行脉中，阴血虚则实其中少，脉故小；卫行脉外，阳气虚，则约乎外者怯，脉故薄。况前人用微字多取薄字意，试问微云淡河汉，薄乎细乎。故少阴论中脉微欲绝，用通脉四逆主治，回阳之剂也。此之脉细欲绝，用当归四逆主治，补血之剂也。两脉阴阳各异，岂可混释。

十二、理中丸方

人参、甘草、白术、干姜各三两。右四味，捣筛为末，蜜和为丸，如鸡子黄大，以沸汤数合和一丸，研碎温服之。日三四服，夜二服，腹中未热，益至三四丸，然不及汤，【丸与汤本属一方。】方法以四物依两数切，用水八升，煮取三升，去滓，温服一升，日三服。【急则

用汤。】

若脐上筑者，肾气动也，去术，加桂四两。吐多者去术，加生姜二两。下多者还用术。悸者加茯苓二两。渴欲饮水者加术，足前成四两半。腹中痛者加人参，足前成四两半。寒者加干姜，足前成四两半。腹满者去术，加附子一枚。服汤后如食顷，饮热粥一升许，微自温，勿揭衣被。

主治：霍乱，头痛，发热，身疼痛，【论中又云呕吐而利，名曰霍乱。又云头痛身疼恶寒吐利，名曰霍乱。合观之，霍乱之证始备，盖亦伤寒之类。后人以暑月之吐利当之，而亦用理中，更造为大顺散方，皆非是。】热多欲饮水者，五苓散主之。寒多不用水者，理中汤主之。【按：霍乱皆由寒热不和，阴阳格拒，上下不通，水火不济所致，五苓分利，理中温补中焦，皆治霍乱之属于寒者。】

大病差后，喜唾，久不了了，胃上有寒，当以丸药温之，【缓治之。】宜理中丸。

十二、真武汤方

【古名玄武汤。】

茯苓、芍药、生姜各三两，白术二两，附子一枚、炮、去皮破八片。右五味，以水八升，煮取三升，去滓，温服七合，日三服。

若嗽者加五味子半升，细辛、干姜各一两。若小便利者去茯苓；若下利者，去芍药，加干姜二两。【此即下利清谷之类，故去芍药，加干姜。若热利，则芍药又为要药矣，须审之。】（徐大椿）若呕者，去附子，加生姜，足前成半斤。

主治：太阳病发汗，汗出不解，其人仍发热，心下悸，头眩，身瞤动，振振欲擗地者，真武汤主之。【此方治肾阳虚浮，水气凌心之证。】

少阴病，二三日不已，至四五日腹痛，小便不利，四肢沉重疼痛，自下利者，此为有水气。其人或咳，或小便不利，或下利，或呕者，真武汤主之。

十三、附子汤方

附子二枚、炮去皮破八片，茯苓三两，人参二两，白术四两，芍药三两。右五味，以水八升，煮取三升，去滓，温服一升，日三服。

主治：少阴病，得之一二日，口中和，其背恶寒者，当灸之。【背恶寒，则寒邪聚于一处，故用灸法。按：白虎加人参汤亦有背微恶之证，乃彼用寒凉，此用温热，何也，盖恶寒既有微甚之殊，而其根本相异处全在口中和与口燥渴，故欲知里证之寒热，应注意辨之。此治伤寒之要诀，亦治内外杂病之总诀也。】（徐大椿）附子汤主之。【此乃病已向愈，正气虚而余寒尚存之证也。】

少阴病，身体疼，手足寒，骨节痛，脉沉者，附子汤主之。【此亦虚寒余证。】

十四、甘草附子汤方

甘草二两炙，白术二两，桂枝四两，附子二枚炮。右四味，以水六升，煮取三升，去滓，温服一升，日三服。初服得微汗则解。【即服桂枝汤论中所云风湿发汗，汗大出者，但风气去，湿气在，是故不愈也。按：服药法，最重要，不可忽略。】能食，汗出复烦者，【尚有余邪郁而未尽，】服五合，恐一升多者，服六七合为始。【此言初服之始。】

主治：风湿相搏，骨节疼烦，掣痛不得屈伸，近之则痛剧，汗出气短，小便不利，恶风不欲去衣，或身微肿者，【此段形容风湿之病情较详。】甘草附子汤主之。【研究本方时，应参看桂枝汤类二十二、二十三，两方所叙证象。】

十五、桂枝人参汤方

桂枝四两，甘草四两炙，白术、人参、干姜各三两。右五味，以水九升，先煮九升，先煮四味，取五升，内桂更煮取三升，【桂独后煮者，欲其升陷下之邪使之外散也。】去滓，温服一升，日再，夜一服。

主治：太阳病，外证未除，而数下之，【下之太早又多。】遂协热而利，利下不止，心下痞硬，表里不解，桂枝人参汤主之。【此与葛根

黄芩黄连汤同治误下而利不止之病，寒热虚实不同，应分析清楚。】
【心下痞硬治法，何以不用泻心诸法，应过细参究。】

十六、大建中汤方

蜀椒二合炒去汗，干姜四两，人参一两，饴糖一升。右三味，以水四升，煮取二升，去滓，内胶饴一升，微火煮取二升，分温再服，如一炊顷，可饮粥二升，后更服。当一日食糜粥，温覆之。

主治：心胸中大寒痛，呕不能饮食，腹中寒，上冲皮起，出见有头足，上下痛而不可触近者，本方主之。

十七、吴茱萸汤方

吴茱萸一升洗，人参三两，生姜六两，大枣十二枚。右四味，以水七升，煮取二升，去滓，温服七合，日三服。

主治：食谷欲呕者，属阳明也，吴茱萸汤主之。得汤反剧者，属上焦也。

少阴病吐利，手足厥逆，烦躁欲死者，吴茱萸汤主之。干呕吐涎沫，头痛者，吴茱萸汤主之。

拾壹、半夏汤类（十方）

一、小半夏汤方

半夏一升，一本五钱，生姜半斤，一本四钱。右二味，以水七升，煮取一升半，分温再服。

二、小半夏加茯苓汤方

半夏一升，生姜半斤，茯苓四两。右三味，以水七升，煮取一升五合，分温再服。

主治：呕家本渴，渴者为欲解，今反不渴，心下有支饮故也，小半夏汤主之。

先渴后呕，为水停心下，此属饮家，小半夏加茯苓汤主之。

卒呕吐，心下痞，膈间有水，眩悸者，小半夏加茯苓汤主之。

黄疸病，小便色不变，欲自利，腹满而喘，不可除热，热除必哕，哕者小半夏汤主之。

诸呕吐，谷不得下者，小半夏汤主之。

三、生姜半夏汤方

【药品同小半夏汤，而分量有别，生姜系取汁，煎法亦不同。】

半夏半升，生姜取汁一升。右二味，以水三升，煮半夏取二升，内生姜汁，煮取一升半，小冷，分四服，日三夜一。呕止，停后服。

主治：病人胸中似喘不喘，似呕不呕，似哕不哕，彻心中愦愦然无奈者，生姜半夏汤主之。

四、半夏干姜散方

半夏、干姜各等分。右二味，杵为散，取方寸匕，浆水一升半，煮取七合，顿服之。【陈嘉谟曰：浆水味酸，制法系粟米熟，投冷水中，浸五六日，味酢生白花，色类浆，故名，若浸至败者，害人。有谓用秫米和曲酿成者，非是。】

主治：干呕吐逆，吐涎沫，半夏干姜散主之。

五、大半夏汤方

半夏二升，人参三两，白蜜一升。右三味，以水一斗二升，和蜜扬之二百四十遍，煮药取二升半，温服一升，余分再服。

主治：胃反呕吐者，大半夏汤主之。

六、半夏厚朴汤方

半夏一升，厚朴三两，茯苓四两，生姜五两，苏叶二两。右五味，以水一斗，煮取四升，分温四服，日三夜一服。

主治：妇人咽中如有炙脔，半夏厚朴汤主之。

七、麦门冬汤方

半夏一升，麦冬七升，人参二两，甘草二两，粳米三合，大枣十二枚。右六味，以水一斗二升，煮取六升，温服一升，日三夜一服。

主治：火逆上气，咽喉不利，止逆下气，麦门冬汤主之。

八、半夏麻黄丸方

半夏，麻黄等分。右二味末之，炼蜜为丸绿豆大，饮服一二丸，日三服。

主治：心下悸者，半夏麻黄丸主之。

尤怡曰：半夏蠲饮气，麻黄发阳气，妙在作丸与服，缓以圆之，则麻黄之辛甘不能发越津气，而但能升引阳气，即半夏之辛，亦不仅蠲除饮气，而并和养中气，非仲景神明善变者，其孰能与于此哉。

黄元御曰：惊悸之证，土湿胃逆，阳气升泄，神魂失藏，多不能寐。《灵枢·邪客》云：卫气独卫其外，行于阳而不得入于阴，则阴虚，故目不瞑，饮以半夏汤一剂，阴阳已通，其卧立至，即此义也。内伤外感惊悸之证，皆少阳之阳虚。【土败胃逆，甲木失根之故也。】惟伤寒小建中、炙甘草二证，是少阳之阳旺者，故以生地、芍药泄其相火。然火自旺而土自虚，非表里阳盛者，【小建中、炙甘草，均培土而泻火也。】除此无阳旺之惊悸矣。本方半夏降胃逆而祛浊阴，麻黄泄痞塞而开经络也。

九、半夏散及汤方

半夏、桂枝、甘草炙等分。右三味，等分，各别捣，筛已，合治之，白饮和服方寸匕，日三服。若不能服散者，以水一升，煮七沸，内散两方寸匕，更煮三沸，下火令小冷，少少咽之。【《千金方》有"半夏有毒，不当服散"八字。】

主治：少阴病，咽中痛，半夏散及汤主之。【足少阴之脉循喉咙，挟舌本，外感风寒客于会厌，于少阴经而咽痛，应予发热。】【半夏治咽喉肿痛，桂枝治喉痹，均见于《神农本草经》。治上之药，当小其

制。足见经方与《医经》吻合。】

十、苦酒汤方

半夏十四枚洗破如枣核，鸡子一枚去黄，内上苦酒，着鸡子壳中。右二味，内半夏，着苦酒中，以鸡子壳置刀环中，安火上令三沸，去滓，少少含咽之。不差，更作三服。【《玉函经》无"三服"二字，苦酒即米醋。】

王丙曰：《灵枢》云，会厌者，音声之户，在咽中，少阴为寒所伤，其经脉尽处结涩不通，痰涎附丽于此，尸虫上蚀，伤而生疮，则不能语言，声不出矣。凡遇此证，望其咽喉正中处，必有黏痰，乃颃颡不开之故。盖清气不通于鼻，救浊凝而下结也。治法以半夏之辛微取其气，使上行以通颃颡之窍，合苦酒之酸泄，以扫痰涎而解毒，更以鸡子白之润肺而清气分之热者和之。缪仲醇云：苦酒到咽即效，余亦历试皆验，有服此而口中发秽气至不可近，而咽烂已愈者。

唐宗海曰：此条生疮，即今之喉痛喉蛾，肿塞不得出声，今人有用刀针破之者，有用巴豆烧焦烙之者，皆是攻破之使不壅塞也。仲景用生半夏，正是破之也。予亲见治重舌敷生半夏立即消者，即知咽喉肿闭，亦能消而破之矣。且半夏为降痰要药，凡喉肿则痰塞，此仲景用半夏之妙，正是破之，又能去痰，与后世刀针巴豆等法较见精密，况兼鸡子白之润，苦酒之泄，真妙法也。

拾贰、杂方类（二十二方）

一、瓜蒂散方

瓜蒂熬黄、赤小豆各一分。右二味，各别捣筛为散已，合治之，取一钱匕，以香豉一合，用热汤七合煮作稀糜，去滓，顿服之，不吐者，少少加，得快吐乃止。诸亡血虚家不可与之。【此即论中所云吐治也，栀子豉汤治虚烦，非专引吐，此方则专于引吐而已。】（徐大椿）

主治：病如桂枝证，头不痛，项不强，寸脉微浮，胸中痞硬，气上冲咽喉不得息者，此为胸中有寒也，【寒必兼饮。】当吐之。【在上者越之。】宜瓜蒂散。【《本经》瓜蒂，病在胸腹中，皆吐下之。】

病人手足厥冷，脉乍紧者，邪结在胸中，【所以阳气不能四达。】心中满而烦，饮不能食者，病在胸中，当须吐之，宜瓜蒂散。

成无己曰：其高者因而越之，越以瓜蒂豆豉之苦，在上者涌之，涌以赤豆之酸，《经》云：酸苦涌泄为阴。

二、瓜蒂汤方

瓜蒂二十个。右剉，以水一升，煮取五合，去滓，顿服。

主治：太阳中暍，身热疼重，而脉微弱，此以夏月伤冷水，水行皮中所致也。一物瓜蒂汤主之。【夏月汗出，浴于水中，窍隧冷闭，郁而生热，壮火食气，故脉微弱，瓜蒂决皮中之水，开窍而泄热也。】

三、黄连阿胶汤方

黄连四两，黄芩一两，芍药二两，阿胶三两，鸡子黄二枚。右五味，以水六升，煮三物取二升，去滓，内胶烊尽，小冷，内鸡子黄，搅令相得，温服七合，日三服。

主治：少阴病得之二三日以上，心中烦，不得卧，此汤主之。

成无己曰：阳有余，以苦除之，芩连之苦以除热，阴不足，以甘补之，鸡子黄、阿胶之甘以补血液，酸收也，泄也，芍药之酸收阴气而泄邪热。

四、桃花汤方

【赤石脂又名桃花石。】

赤石脂一斤、一半全用，一半筛末，干姜一两，粳米一升。右三味，以水七升，煮米令熟，去滓，纳赤石脂末方寸匕，温服七合，日三服。若服愈，余勿服。

主治：少阴病下利便脓血，桃花汤主之。

少阴病二三日至四五日，腹痛，小便不利，下利不止，便脓血者，桃花汤主之。

五、赤石脂禹余粮汤方

赤石脂、禹余粮各一斤。右二味，以水六升，煮取二升，去滓，分温三服。

主治：伤寒服汤药，下利不止。心下痞硬，服泻心汤已，复以他药下之，利不止。【一误再误。】医以理中与之，利益甚，理中者，理中焦也，此利在下焦，【下药太过，则大腹受伤。】赤石脂禹余粮汤主之。【以涩止脱。】复利不止，当利其小便。

六、炙甘草汤方

甘草四两炙，生姜三两，人参二两，桂枝三两去皮，生地一斤，麦冬半升，麻仁半升，阿胶二两，大枣三十枚。右九味，以清酒七升，水八升，先煮八味取三升，去滓，内阿胶烊尽，温服一升，日三服。【药之衡量用神农秤，水酒用普通衡量。于本方可以证明之。】一名复脉汤。

主治：伤寒脉结代，心动悸，炙甘草汤主之。

脉按之来缓，而时一止复来者，名曰结。又脉来动而中止，更来小数，中有还者反动，名曰结，阴也。脉来动而中止，不能自还，因而复动者，名曰代，阴也，得此脉者必难治。

喻昌曰：脉者气血之先，仲景于津液内亡之脉，名之曰结阴、代阴，又名无阳，原有至理，何可不知，聊为四言俚句以明其义：胃藏津液，水谷之海，内充脏腑，外灌形骸。津多脉盛，津少脉衰，津结病至，津竭祸来。脉见微弱，宜先建中，汗则津越，下则津空，津耗脉细，不可妄攻，小便渐减，大便自通，阳明内实，急下救焚，少缓须臾，津液无存。阳明似实，稍用调承，驱热存津，此法若神。肾中真阳，阴精所载，胃中真阳，津液所胎，阴枯津盛，洌泉可溉，阴精衰薄，瓶罄罍衰。何谓结阴，无阳脉阖，何谓代阴，无阳脉夺，经揭无阳，津液欲竭，较比亡阳，天地悬阔。

七、甘草汤方

甘草二两。右一味，以水三升，煮取一升五合，去滓，温服七合，日二服。

八、桔梗汤方

甘草二两，桔梗一两。右二味，以水三升，煮取一升，去滓，分温再服。

主治：少阴病二三日，咽痛者可与甘草汤，【大甘能制肾水越上之火。】（徐大椿）不差，与桔梗汤。【佐以辛苦开散之品，《别录》云疗咽喉痛。】

九、乌梅丸方

乌梅三百个，黄连一斤，黄檗六两，干姜十两，当归四两，附子六枚炮，蜀椒四两去汗，桂枝六两去皮，人参六两，细辛六两。右十味，共捣筛，合治之，以苦酒浸乌梅一宿，去核，蒸之五斗米下，饭熟，捣成泥，和药令相得，内臼中，与蜜杵二千下，丸如梧桐子大，先食饮服十丸，日三服，稍加至二十丸，禁生冷、滑物、臭食等。

主治：伤寒脉微而厥，至七八日肤冷，其人躁无暂安时者，此为脏厥，非蛔厥也。蛔厥者，其人当吐蛔。今病者静而复时烦，此为脏寒，蛔上入其膈，故烦，须臾复止，得食而呕又烦者，蛔闻食臭出，其人当自吐蛔。蛔厥者，乌梅丸主之。又主久利。【徐大椿谓此治久痢之圣方也，其能治蛔诸药之性，当于《神农本草经》中细细审辨，诸方尽然，不必一一具载。】

十、白头翁汤方

白头翁二两，黄连、黄檗、秦皮各三两。一本白头翁亦用三两。右四味，以水七升，煮取二升，去滓，温服一升，不愈，更服一升。

主治：热利下重者，白头翁汤主之。

下利欲饮水者，以有热故也，白头翁汤主之。

十一、鳖甲煎丸方

鳖甲十二分，乌扇三分烧，黄芩三分，柴胡六分，鼠妇三分熬，干姜、大黄、桂枝、石韦去毛、厚朴、紫葳、半夏、阿胶、芍药、牡丹皮、䗪虫各五分，葶苈、人参各一分，瞿麦二分，蜂巢四分炙，赤硝十二分，蜣螂六分熬，桃仁二分。右二十三味为末，取煅灶下灰一斛，清酒一斛五斗，浸之，俟酒尽一半，着鳖甲于中，煮令泛烂如胶漆，绞取汁，内诸药煎为丸如梧桐子大，空心服七丸，日三服。【《千金方》以海藻、大戟易赤硝，以虻虫易鼠妇，鳖甲作十二片。】

黄元御曰：鳖甲行厥阴而消癥瘕，半夏降阳明而消痞结，柴、芩清泄少阳之表热，人参、干姜温太阴之里寒。桂、芍、阿胶疏肝而润风燥，大黄、厚朴泄胃而遣烦郁，葶苈、石韦、瞿麦、赤硝利水而泄湿，牡丹皮、桃仁、乌扇、紫葳、蜣螂、鼠妇、蜂窝、䗪虫破瘀而消癥瘕也。

主治：病疟，以月一日发，当十五日愈，设不差，当月尽解，如其不差，当云何？师曰：此结为癥瘕，名曰疟母，当急治之，宜鳖甲煎丸。

十二、肾气丸方

干地黄八两，山茱萸四两，薯蓣四两，泽泻三两，牡丹皮三两，茯苓三两，桂枝一两，炮附子一枚。右八味末之，炼蜜丸如梧子大，酒下十五丸，日再服。

主治：消渴，小便反多，饮一斗，小便亦一斗，本方主之。

问曰：妇人病，饮食如故，烦热不得卧，而反倚息者何也？师曰：此名转胞，不得溺也。以胞系了戾，故致此病，但当利其小便，则愈。

短气有微饮，法当从小便去之，苓桂术甘汤主之，肾气丸亦主之。

喻昌曰：消渴之关门大开，水病之关门不开，用此蒸动肾气，则有开有阖矣。

陈念祖曰：自王冰《元和纪用经》极赞本方功效后，至明代薛己以之治百病，赵献可奉为万应灵丹。李中梓、张介宾因之，以治本之说，文其模棱两可之术，误人多矣。本方自是圣制经方不任咎也。

黄元御曰：本方名肾气，则君附子而不君地黄明矣，后人误以地黄为君，呼为八味地黄丸或桂附地黄丸，不知炙甘草汤地黄分量最重，仍不名地黄汤，可证明经方中无以地黄为主药者，熟地系唐以后制法，古方地黄多用鲜者取汁，肾气丸原方则为干地黄。

十三、薯蓣丸方

薯蓣三十分，当归、桂枝、神曲、干地黄、大豆黄卷各十分，甘草二十分，人参七分，川芎、芍药、白术、麦冬各六分，柴胡、桔梗、茯苓各五分，阿胶七分，杏仁六分，干姜三分，白敛二分，防风六分，大枣百枚为膏。右二十一味末，炼蜜为丸，如弹子大，空腹酒服一丸，一百丸为剂。

主治：虚劳诸不足，风气百疾，薯蓣丸主之。

魏荔彤曰：人之元气在肺，人之元阳在肾，既剥削，则难于遽复矣。全赖后天之谷气资益其生，是营卫非脾胃不能宣通，而气血非饮食无由平复也。薯蓣丸除湿益气，养血滋阴，去邪散热，下气开郁，为至当不易之法也。

十四、胶艾汤方

阿胶二两，艾叶三两，川芎二两，当归三两，芍药四两，干地黄六两，甘草二两。右七味，以水五升，清酒三升，合煮取三升，去滓，内胶，令消尽，温服一升，日三服，不差，更作。

主治：师曰：妇人有漏下者，有半产后因续下血都不绝者，有妊娠下血者。假令妊娠腹中痛，为胞阻，胶艾汤主之。

十五、当归芍药散方

当归三两，川芎三两，芍药一斤，茯苓四两，白术四两，泽泻半斤。右六味，杵为散，取方寸匕，酒和，日二服。【《元和纪用经》六经经纬丸方：白芍八两，当归、白术各四两、茯苓、泽泻、川芎各二两，右末之，蜜丸、梧桐子大，温酒下二十粒，加至四十粒。主治虚劳等证。称汉武时李少君得诸安期生所授，盖亦经方之支流也。】

主治：妊娠腹中㽲痛，当归芍药散主之。

妇人腹中诸疾痛，当归芍药散主之。

十六、温经汤方

当归二两,川芎二两,芍药二两,人参二两,甘草二两,桂枝二两,牡丹皮二两,生姜二两,阿胶二两,吴茱萸三两,半夏半升,麦冬一升。右十二味,以水一斗,煮取三升,分温三服。亦主妇人少腹寒,久不受胎。兼治崩中去血,或月水来过多,及至期不来。

主治:问曰:妇人年五十所,病利数十日不止,暮即发热,少腹里急,腹满,手掌烦热,唇口干燥,何也?师曰:此病属带下,何以故,曾经半产,瘀血在少腹不去,何以知之,其证唇口干燥,故知之。当以温经汤主之。

十七、薏苡附子败酱散方

薏苡仁十分,附子二分,败酱五分。右三味,杵为散,取方寸匕,以水二升,煎减半,顿服,小便当下。

主治:肠痈之为病,其身甲错,腹皮急,按之濡,如肿状,腹无积聚,身无热,脉数,此为肠内有痈脓,薏苡附子败酱散主之。

十八、甘麦大枣汤方

甘草三两,小麦一升,大枣十枚。右三味,以水五升,煮取三升,分温二服,亦补脾气。

主治:妇人脏燥,喜悲伤欲哭,象如神灵所作,数欠伸,甘麦大枣汤主之。

十九、酸枣仁汤方

酸枣仁二升,甘草一两,知母、茯苓、川芎各二两。右五味,以水八升,先煮枣仁取六升,内诸药煮取三升,分温三服。

主治:治虚劳,虚烦不得眠,酸枣汤主之。

二十、葶苈大枣泻肺汤方

葶苈熬令黄色如弹子大,大枣十二枚。右二味,先以水三升,煮枣取二升，去枣，内葶苈，煮取一升，顿服。

主治：肺痈喘不得卧，本方主之。

支饮不得息，本方主之。

二十一、当归生姜羊肉汤方

当归三两，生姜三两，羊肉一斤。右三味，以水八升，煮取三升，温服七合，日三服。若寒多。加生姜成一斤，痛多而呕者，加橘皮二两，白术一两。加生姜者，亦加水五升，煮取三升二合服之。

主治：腹中及胁痛里急者，本方主之。

产后腹中疗痛，本方主之。并治腹中寒疝，虚劳不足。

二十二、猪膏发煎方

猪膏半斤，乱发如鸡子大三枚。右二味，和膏中煎之，发消药成，分再服，病从小便出。

主治：诸黄【湿热积久，化为坚燥。毒深入血分。】本方主之，【《神农本草经》云：发主利水道，自还神化。《名医别录》猪膏解毒，《千金方》谓散宿血。】

胃气下泄，阴吹而正喧，此谷气之实也，本方主之。

常用方选录（二十八方）

一、太乙紫金锭方

【验方】

治霍乱痧胀，岚瘴中恶，水土不服，喉风中毒，蛇犬虫伤，五绝暴厥，癫狂痫疸，鬼胎魇魅，及暑湿瘟疫之邪弥漫薰蒸，神明昏乱，危急诸证。

山慈菇、川文蛤即五倍子捣破洗净，刮去内桴各二两，红芽大戟、白檀香、安息香、苏合油各一两五钱，千金子即续随子去油、取净霜、一两。明雄黄飞净、琥珀各五钱，梅片、当门子各三钱。

以上十一味，各研极细，再合研匀，浓糯米饮杵丸，绿豆大，外以飞金为衣，每钱许，凉开水下。

薛雪云：此方比苏合丸而无热，较至宝而不凉，兼玉枢丹之解毒，备二方之开闭，洵为济生之仙品。实紫金锭方中之最完备合用者。（市上此方有几种。）

徐大椿云：此方可加入飞净朱砂五钱，尤效。又云此方用药之奇，不可思议。

孕妇忌服，又不可与甘草药同服。

二、至宝丹方

【太平惠民和剂局方】

治中恶气绝，中风不语，中诸物毒，热疫烦燥，气喘吐逆，难产闷乱。又肺肝积热呕吐，邪气攻心，大便风秘，神魂恍惚，头目昏眩，口干不眠，伤寒狂语等证。

生乌犀角、生玳瑁、琥珀、镜面朱砂研飞、明雄黄研飞各一两，西牛黄五钱，龙脑研、麝香研各一钱，安息香一两五钱酒研飞净、一两熬膏，用水安息尤妙。

银箔、金箔各五十片研细为衣。右将生犀玳瑁为细末，入余药研匀，将安息香膏重汤煮凝成后，入诸药中和捣成剂，丸如桐子大，用人参汤化下三丸于五丸。《本事方》中多人参、南星、天竹黄。

徐大椿曰：安神定魂必备之方。真神丹也。

三、安宫牛黄丸方

【验方】

吴瑭《温病条辨》为之命名为安宫牛黄丸。

牛黄、雄黄、黄连、黄芩、栀子、郁金、犀角、朱砂各一两，珍珠五钱，冰片、麝香各二钱五分。研细粉，炼老蜜为丸，每重一钱，金箔为衣，蜡匦，功效较万氏牛黄清心丸为胜。【吴瑭云：热入心包络，本方及紫雪、至宝均可用，惟本方为最凉。】

四、牛黄清心丸方

【万氏家钞《济世良方》】

牛黄二分五厘，镜面朱砂一钱五分，生黄连五钱，黄芩、山栀各三钱，郁金二钱。为末，蒸饼为糊丸如黍米大，每服七八丸。

五、紫雪丹方

【局方】

此方早见于孙氏《千金方》及王氏《外台秘要》方三十一卷，惟药味分量微别，此则依局方所定。

黄金一百两，【徐大椿云：以飞金一万页代之。】寒水石、磁石、石膏、滑石各三斤。以上并捣碎，用水一斛，煮至四斗，去滓，入下药：羚羊角、犀角、青木香、沉香各五斤，丁香一两，【徐云宜用二两。】玄参、升麻各一斤，甘草八两炙。以上入前药汁中，再煮取一斗五升，去滓，入下药：朴硝十斤，硝石四斤。【徐云二硝太多，宜用十分之一。】二味入前药汁中微火上煎，柳木篦搅不住，候有七升，投在木盆中半日，欲凝，入下药：朱砂三两，当门子一两二钱半，二味入前药中搅调令匀，瓷器收藏，药霜雪而色紫，新汲水调下。方名紫雪，就其形色言也，药肆妄加一丹字，已成习惯，故特为通俗计而仍加一丹字。

此方本《内经》"热淫于内，治以咸寒"之旨，而复以辛通者也，隋唐时尚服钟乳石为补益，石药性发，热不可制，始有是方盛行于世。考唐制，"腊日赐群臣紫雪、红雪"，盖即此也。方中以石之寒者解石之热，更以诸解毒及芳香之品附丽硝中，又恐药性太寒，加丁香以温其中而运之。用黄金者，虽本《别录》利五脏邪气之说，实则取其贵重耳，今无黄金亦可。此药大能疗温毒，以其通彻表里而祛邪以达于毛窍也。（王丙）

邪火毒火穿经入脏，无药可治，此能消解，其效如神。（徐大椿）

六、锡类散方

【本方尤怡附载于《金匮翼》。云张瑞符传此救人而得子。王士雄因名之曰锡类散。】

象牙屑焙，珍珠各三分，飞青黛六分，冰片三厘，壁钱（俗名喜见窝，用泥壁上者，木壁上者勿用。）二十个，西牛黄、人指甲（男病用女、女病用男、分别配制。）各五厘。研极细粉，瓷瓶密装，勿使泄气。专治烂喉时证及乳蛾、牙疳、口舌腐烂。凡属外淫为患，诸药不效者，吹入患处，濒死可活。

七、甘露消毒丹方

【一名普济解毒丹，叶桂制方。】

飞滑石十五两，绵茵陈十一两，黄芩十两，石菖蒲六两，川贝母、木通各五两，藿香、射干、连翘、薄荷、白豆蔻各四两。各药晒燥，生研细末（见火则药性变热。），每服三钱，开水调服，日二次。或以神曲糊丸如梧桐子大，开水化服亦可。

王士雄谓：此治湿热时疫之主方，邪在气分者，悉以此丹治之。

八、神犀丹方

【叶桂制方。】

乌犀角磨汁、石菖蒲、黄芩各六两，真怀生地冷水洗净、浸透捣绞汁、银花各一斤，如有鲜者，捣汁用，尤良。粪清、连翘各十两，板蓝根九两，无则以飞净青黛代之。香豉八两，玄参七两，花粉、紫草各四两。各生晒研细，忌用火炒，以犀角地黄汁粪清和捣为丸，切勿加蜜，如难丸，可将香豉煮烂。每丸重三钱。凉开水化服。日二次，小儿减半，如无粪清，可加人中黄四两研入。方中犀角镑而煎之，味极难出，磨则需时，缓不济急，宜预合备用。

王士雄谓：温热暑疫诸病，邪不即解，耗液伤营，逆传内陷，痉厥昏狂、谵语发斑等证，但看病人舌色干光，或紫绛，或圆硬，或黑苔，皆以此方救之。若初病即觉神情昏躁，而舌赤口干者，是温邪直入营分，酷暑之时，阴虚之体及新产妇人患此最多，急须用此，多可挽回，切勿拘泥日数，误服别剂，以偾事也。兼治痘瘄毒重，夹带紫斑危证，暨温疹余毒内炽，口糜咽腐，目赤神烦诸证。

九、温瘟败毒饮方

【余霖《疫疹一得方》】

生石膏大剂六两至八两，中剂二两至四两，小剂八钱至一两二钱。

小生地大剂六钱至一两，中剂三钱至五钱，小剂二钱至四钱。

真川黄连大剂四钱至六钱，中剂二钱至四钱，小剂一钱至一钱半。

栀子、桔梗、黄芩、知母、赤芍、玄参、连翘、甘草、牡丹皮、鲜竹叶、乌犀角大剂六钱至八钱，中剂三钱至五钱，小剂二钱至四钱。

上方先煮石膏数十沸，后下诸药，犀角磨汁和服。此十二经泻火之药也。凡一切火热，表里俱盛，狂燥、烦心、口干、咽痛、大热、干呕、错语、不眠、吐血、衄血，热甚发斑，不能始终，以此为主方。盖斑疹虽出于胃，亦诸经之火有以助之。重用石膏直入胃经，使其敷布于十二经，退其淫热。佐以黄连、犀角、黄芩泄心肺火于上焦。牡丹皮、栀子、赤芍泻肝经之火。连翘、玄参解散浮游之火。生地、知母抑阳扶阴，泻其亢甚之火，而救欲绝之水。桔梗、竹叶载药上行。使以甘草和胃。此大寒解毒之剂，重用石膏则甚者先平，而诸经之火自无不安矣。若疫症初起，恶寒发热，头痛如劈，烦燥谵妄，身热肢冷，舌刺唇焦，上呕下泻，六脉沉细而数，即用大剂。沉而数者，即用中剂。浮大而数者用小剂。如斑一出，即加大青叶，并少佐升麻四五分，引毒外透，此内外化解，降浊升清之法。《本草》云：石膏性寒，大清胃热，味淡气薄，能解肌热，体沉性降，能泄实热，可以证之。余霖漫识。

十、白虎加苍术汤方

【刘完素《宣明论方》】

即经方白虎汤加苍术一味。叶桂曰：此治暑湿相搏，而为湿温病者之主方。

十一、左金丸方

【朱震亨方】

治肝脏火实，左胁作痛。【按：两胁痛与痰饮痛，均可治之。】

黄连六两，吴茱萸一两洗泡。右为末作丸。

十二、越鞠丸方

【朱震亨方】

治一切湿痰食火气血诸郁。

山栀仁一两，川芎二两，香附二两，苍术二两，神曲一两。为末作丸、绿豆大，每服百丸，白开水下。

十三、保和丸方

【朱震亨方】

治脾胃湿火气阻。

山楂二两，半夏姜制，橘红、茯苓、神曲、麦芽各一两，连翘、莱菔子炒、黄连各半两。水丸。加白术二两，名大安丸。

十四、平胃散方

【局方。】

李杲善用本方，人多误以为李制。治湿淫于内，脾胃不能克制，有积饮痞膈中满者。

苍术五斤，米泔水浸七日，陈皮去白，厚朴姜汁炒各三斤，甘草三十两炙。为末，每服三钱，姜汤下，日三服。或水煎每服五钱。本方如加皂矾名皂矾平胃散，治食积虫痞。加煅枯明矾杀虫燥湿。

十五、苇茎汤方

【千金方】

治咳有微热、烦热、胸中甲错，是为肺痈。

苇茎二升，薏苡仁半升，桃仁五十枚，冬瓜子半升。右四味，以水一斗，煮苇茎得五升，去滓，内诸药，煮取二升，服一升，再服、当吐如脓。治肺痈主方。

十六、复元活血汤方

【验方】

戴思恭亦有此方，而分量微别，治从高坠下，微伤皮肉，恶血流于腹胁，痛不可忍者。

柴胡五钱，一作一钱五分，天花粉一作五分，一作二钱，当归、穿山甲炮、红花、甘草各二钱，桃仁五十枚、去皮尖研，大黄酒浸一两。酒水同煎，分二次温服。

本方破瘀、行血、止痛颇有效验。

费晋卿谓加行气药一二味更佳。

十七、温胆汤方

【千金方】

治大病后，虚烦不得眠。

半夏、枳实、竹茹各二两，橘皮三两，生姜四两，甘草一两。右六味，㕮咀，以水八升，煮取二升，分三服。（一本有茯苓。）

十八、苏合香丸

【局方】

治传尸、骨蒸、殗殜、肺痿、疰忤、鬼气、卒心痛、霍乱、吐痢、时气、瘴疟、赤白暴痢、瘀血月闭、痃癖、疔肿、惊痫、小儿吐乳、大人狐魅等疾。

苏合香油五钱入安息香内。安息香一两另为末，用无灰酒半斤熬膏。

丁香、青木香、白檀香、沉香、荜茇、香附、诃子煨、乌犀角镑、朱砂水飞各一两，熏陆香（即乳香）、片脑研各五钱，麝香七钱五分。右为细末，入安息香膏，炼蜜和剂，丸如芡实大，每用四丸，空腹沸汤化下，温酒下亦得。

徐大椿曰：此辟邪驱秽之圣方，惟冰麝太多，宜减大半。按：《内翰方》多白术一味，此方取诸香以开寒闭，犀角为寒因寒用之向导。

若口开手撒，眼合声鼾、自汗遗尿等虚脱证，应用温补救急，此方禁用。

十九、逍遥散方

【局方】

治血虚火旺，头痛目眩、烦赤、口苦、倦怠、烦渴、抑郁不乐，两胁作痛，寒热，小腹重坠，女子经水不调，脉弦大而虚。

柴胡一钱，当归一钱，白芍一钱，茯苓一钱，甘草五分炙，白术一钱，加煨姜薄荷煎服。

赵羽皇曰：肝苦急，急食甘以缓之。盖肝为刚脏，其气条达则顺，否则郁而生热，诸病生矣。本方苓术泄湿扶脾，当芍养血滋肝，甘草和中，柴胡、薄荷、煨姜辛以散之，遂其曲直之性。若热盛者加牡丹皮、栀子。此方在一切通用方中较为平正，特录出备用。至寒湿痞胸中，决非此方所能治，舒诏辞而辟之，自有理由。明代医家中有专以归脾、逍遥、四君、四物、六味、八味，出入加减，应付一切病证者，自不应学。

二十、大活络丹方

【《圣济总录》方】

治一切中风瘫痪，痿痹痰厥，拘挛疼痛，痈疽流注，跌仆损伤，小儿惊痫，妇人停经。

白花蛇酒浸二两，贯仲二两，沉香二两，白蔻一两，虎胫骨炙一两半，乌梢蛇酒浸二两，炙甘草二两，细辛一两，安息香酒熬一两，当归一两半，威灵仙酒浸二两，羌活二两，赤芍一两，黑附子制一两，血竭另研七钱，两头尖酒浸二两，官桂二两，没药去油另研一两，黄芩蒸一两，地龙炙五钱，草乌二两，藿香二两，丁香一两，茯苓、犀角五钱，天麻煨二两，乌药二两，乳香去油另研一两，香附酒浸焙一两，麝香另研五钱，全蝎去毒二两，黄连二两，僵蚕一两，玄参一两，松脂五钱，首乌黑豆水浸二两，熟地二两，天南星一两，白术一两，牛黄另研一钱五分，龟板二两，大黄二两，青皮一两，防风二两半，片脑另研一钱五分，麻黄二两，木香二两，骨碎补一两，葛根一两半，人参三两。右共五十味，为末，蜜丸，如龙眼核大，金箔为衣。陈酒送下。

徐大椿曰：顽痰恶风热毒瘀血入于经络，非此方不能透达。凡治肢体大证必备之药也。

二十一、琼玉膏方

【验方朱震亨方亦有此方，而分两不同。】

治虚劳干咳。

生地四斤，若用新鲜生地汁，须用十斤。茯苓十二两，白蜜二斤，人参六两。有加沉香、琥珀粉各一钱五分者亦佳。

上以地黄汁同蜜汁煎沸，用绢滤过，将参苓为细末调入和匀，以瓷瓶盛，用绵纸十数层加箬叶封瓶口，入砂锅内，以长流水没瓶颈，桑柴火煮三昼夜，取出换纸扎口，以蜡封固，悬井中一日取起，再煮半日，汤调服。

徐大椿云：此为血证第一方。

二十二、归脾汤方

【严子礼《济生方》】

治思虑过度,劳伤心脾,健忘怔忡。

白术、茯苓、黄芪、龙眼肉、酸枣仁炒去壳各一两,人参、木香不见火各半两,甘草炙二钱五分。

上㕮咀,每服四钱,水一盏半,生姜五片,枣一枚,煎至七分,去滓、温服。不拘时候。后人加当归、远志,又有加牡丹皮、栀子者,加芍药、熟地者。

二十三、四物汤方

【局方】

血病之主方。张璐曰:此为阴血受病之专药,非调补真阴之方也。

当归三钱,川芎一钱半,白芍二钱酒炒,地黄制熟三钱。水煎服。

二十四、四君子汤方

【局方】

补脾之主方。

人参、白术、茯苓、甘草各二钱。加姜枣,水煎服。

二十五、葱豉汤方

【千金方】

治风寒、风温、风热、伤寒、时疫、妇人产后感冒,在初起时恶寒头痛,表邪甫现者。

葱白一握,香豉三合。水煎,入童子小便一合,日三服。

华岫云曰:在内之温邪欲发,在外之新邪又加,本方可以肃清。

王士雄曰:叶氏春温篇于新邪引动伏邪,亦主是方。盖此汤为温热初病开手必用之剂,吴瑭不察,遂为喻昌臆说所惑,以桂枝汤为温病初感之治,误矣。

二十六、愈风散方

【验方】

又名青金散、【见产宝诸方】古拜散、【王荆公方】举卿古拜散，又名华佗愈风散。皆系传方者故意巧立方名，应直称荆芥穗为妥。

荆芥穗童便浸透，焙干，再浸透焙干，直浸焙七次为度。研末，每服三钱，童便调服。口噤则挑牙灌之。齿噤则不研末，只将荆芥以童便煎，放微温，灌入鼻中亦效。

主治：妇人产后中风口噤，手足抽掣，及角弓反张。或产后血晕，不省人事，四肢强直。或心头倒筑，吐泻欲死等证。

二十七、独圣散方

【《医宗金鉴》方】

治产后心腹绞痛，或不省人事。

南山楂一两炒黑，清水煎浓汁，童便赤砂糖和服。功能破瘀，止儿枕痛。

二十八、佛手散方

【徐文仲方】

治室女心腹满痛，经脉不调，妇人胎前产后诸疾，横生倒产，子死腹中，崩中血晕，金疮亡血昏冒等证。即芎归汤。

当归三钱，川芎二钱。水七成、酒三成，同煎至四成，加童便六成，温服。原用川芎二两，当归三两研为末，每服二钱，清水一杯，黄酒二分，煎至七分，温服。口噤灌之。或炒研为末，红糖酒调下。或加童便更效。又交骨不开，用加味芎归汤。当归一两，川芎五钱，龟板五钱醋炙，妇人头发如鸡子大，瓦上焙存性，水煎一碗服，如人行五里顷，即生。如气虚者，专用人参，亦能催生。如儿头已抵产门，气馁久停不下，可用升麻钱许于大剂参术芎归汤中，其效尤捷。

古方分量考

古方铢两升斗，应考定准确。按《汉书·律历志》，"量者：合、升、斗、斛也，本起于黄钟之龠，用度数审其容，以子谷秬黍中者千有二百实其龠，以井水准其概，合龠为合，十合为升，十升为斗，十斗为斛，而五量嘉矣。权者：铢、两、钧、斤、石也，一龠容千二百黍，重十二铢，两之为两，二十四铢为两，十六两为斤，三十斤为钧，四钧为石，而五权谨矣。"一千二百黍为龠，重今之一钱七分，合龠为合，今之三钱四分也，十合为升，今之三两四钱也，一龠重十二铢，今之一钱七分也，两之为两，今之三钱四分也。此以子谷秬黍中者之体积与重量起算，自是最好实验之法。（子谷，犹言谷子，秬即黑黍，中者，不大不小也，言取黑黍谷子大小适中者率为分寸也，秬声巨。）惟孙思邈则云："医药所用之铢两，系以十黍为一铢，六铢为一分（音份），四分为一两，十六两为一斤，此则神农之秤也。吴人以二两为一两，隋人以三两为一两，今依四分为一两秤为定。"孙氏在隋唐之际，去汉代较近，所述当有所据。是其所依之四分为一两者，只今之三分四厘也，前乎孙氏之以二两或三两为一两者，亦不过今之六分八厘或一钱零二厘而已。而孙氏仍只采用今秤三分四厘之所谓四分为一两者，足见药贵适合病证，不贵分量之大。【日人赤木氏谓古代权法以百黍为铢，二十四铢为一两，十六两为一斤，而医家之所用者则不同，乃以十黍为铢，则知仲景之一铢，当今之一厘四毫五丝。一两当今之三分四厘八毫。其量法则以一合当今之一勺有奇，一斗当升之一升一合有奇，凡药称几升者，系药升量之，非通用之升也。但水与粳米不在此例。按此说最确。】李杲谓"古之一升，即今之一茶盏，古云六铢，即今之二钱半，古三两即今之一两，古云二两即今之六钱半。"钱潢谓："汉之一两即今之二钱七分，一升即今之二合半"者，均无实证，自不足采。惟徐大椿谓："三代至汉之分两，较今不过十之二，亲见汉时六升铜量，只容今之一升二合，故如桂枝汤桂枝三两，合今不过六钱，分三次服，则每服不过二钱"，虽有古器可凭，但不能考定其确为用药量器。王丙以林亿古三两为今一两，张介宾古一两为今六钱诸说，悉属臆断。乃以今木工之曲尺定古药升之容积，后以古药升之容积，就今仓斛之积推之，而知古方一两，合今秤七分六厘，一升，准今量六勺七秒，比孙氏大一倍有奇。证之经方乌梅丸，每服如桐子大二十丸，今不过四五分，末药只用方寸匕，不过今之六七分，可见古方用药分量，远轻于今日。【古代不仅药用权量小，即食物权量亦远不及今时。如周礼地官廪人，凡万民之食食者，人四鬴。郑注六斗四升曰鬴，四鬴二石五斗六升，为人一月之食，是人每日食八升有余矣。】近人有用重剂，托词遵经方者，实未明古今权量迥别，食物与药物又各有权量准则也。【李时珍谓今古异制，古一两，今用一钱可也，亦可以。】

《千金方》云：凡方云半夏一升者五两为正，椒一升，三两为正，吴茱萸一升五两为正，菟丝子一升，九两为正，蛇床子一升，三两半为正，地肤子一升，四两为正，此其不同也。云某子一升者，其子各有虚实轻重，不可通以秤准，皆取平升为正。【王朴庄谓半夏半升准二两。约今秤一钱五分二厘，即照每两七分六厘合算之数。有人疑半夏分两太少，何以有功效耶，是未知经方所用半夏，只经过泡洗而已，不能多用。】

又云：凡方云桂一尺者，削去皮毕，重半两为正。甘草一尺者，重二两为正。云某草一束者，重三两为正。一把者，重二两为正。【有人疑桂一尺之分两太轻，是未悉经方皆用牡桂嫩枝，非肉桂，故轻于甘草也。】

又云：附子若干枚者，以鲜者去皮毕，约重半两准一枚。【有人疑现用生附子有重数两者，即制成熟片，亦不止今秤半两。是未知经方所用之附子系野生，附于乌头、天雄而生者。与后世以人工培植者不同。】

又云：丸如细麻大者，即胡麻也，不必扁，但今较量大小相称耳。如黍粟者亦然。如麻子者，准三胡麻也。如胡豆者，以两麻子准之。如小豆者，以三麻子准之。如大豆者，以两小豆准之。如梧子者，以二大豆准之。如弹丸及鸡子黄者，以十梧子准之。

王丙云：一钱匕，准今五分六厘。一字，即钱五匕，准今一分四厘，但抄满五铢钱上一五字而已。

上述诸家对古今权量考证，均可备参考。惟现用药材，多非如古之道地所产，及时采取者，例如田园栽培与山野所产及适时所采与不按季节所采之药，效力当然不同，故医家对于方剂分量，自有灵活应用之必要，但期不违背经方配合之原理。

徐大椿论古今方剂大小（节选）

今之论古方者，皆以古方分量太重为疑，以为古人气体厚，故用药宜重，不知此乃不考古，而为此无稽之谈也。古时升斗权衡，历代各有异同，而三代至汉，较之今日，得十之二。【此语虽是，但药物所用量器更小，见《千金方》。】如桂枝汤乃经方大剂也，桂枝芍药甘草共八两，二八不过一两六钱，分作三服，则一服药不过今之五钱三分零。他方间有药品多而加重者，亦不过倍之而已。今人用药必数品各一二钱或三四钱，则反用至三两外矣。【按：经方一两合今秤只三分四厘。（《神农》秤为常秤十分之一）见孙思邈《千金方》，王丙则考订为七分六厘，吴医彙讲载之。徐氏所凭汉时铜量，恐非药用量器】。更有无知妄人……用熟地八两为一剂者，尤属不伦。（中略）谬说相传……即此一端，已荒唐若此，况其深微者乎……

徐大椿论方药离合

草木之性与人殊体，入人肠胃，何以能如人之所欲，以致其效？盖制方以调剂之，或用以专攻，或用以兼治，或相辅者，或相反者，或相用者，或相制者，故方之既成，能使药各全其性，亦能使药各失其性，操纵之法，有大权焉，此方之妙也。若夫按病用药，药虽切中，而立方无法，谓之有药无方。或守一方以治病，方虽良善，而其药有一二味与病不相关者，谓之有方无药。譬之作书之法，用笔已工，而配合颠倒，与夫字形俱备，而点划不成者，皆不得谓之能书。故医之善于处方者，分观之而无药弗切于病情，合观之而无方不本于古法……否则偶或取效，隐害必多，则亦同于杀人而已矣。至于方之大小奇偶之法，《内经》详言之，兹不复赘云。

徐大椿论古方加减

古人制一方之义，微妙精详，不可思议，盖其审察病情，辨别经络，参考药性，斟酌轻重，其于所治之病，不爽毫发，故不必有奇品异术，而沉痼艰险之疾，投之辄有神效。此汉以前之方也。但生民之疾病不可胜穷，若必每病制一方，是曷有尽期乎，故古人即有加减之法。其病大端相同，而所现之证或不同，则不必更立一方，即于原方之内因其现证之异，而为之加减。如《伤寒论》中治太阳病用桂枝汤，若见项背强者则用桂枝加葛根汤，喘者则用桂枝加厚朴杏子汤，下后脉促胸满者用桂枝去白芍汤，更恶寒者用白芍加附子汤，此犹以药为加减者也。若桂枝加桂汤，则又以药之轻重为加减矣。然一二味加减虽不异本方之名，而必明著其加减之药。若桂枝汤倍用芍药而加饴糖，则又不名桂枝加饴糖汤而为建中汤，其药虽同，而义已别，则立名亦异，古法之严如此。后之医者不明此义，而又欲托名用古，取古方中一二味而即以某方目之，如用柴胡，则即曰小柴胡汤，不知小柴胡之力全在人参也。用猪苓、泽泻即曰五苓散，不知五苓散之妙专在桂枝也。去其要药，杂以他药，而仍以某方目之，用而不效，不知自咎，或则归咎于病，或则归咎于药，以为古方不可治今病。嗟乎，即使果识其病而用古方，支离零乱，岂不毫无益，而反有害也。然则当何如，曰：能识病情，与古方合者，则全用之。有别证，则据古方加减之。如不尽合，则效乎。遂相戒以为古方难用，不知全失古方之精义，故与病依古方之法，将古方所用之药而去取损益之。必使无一药之不对证，自然不悖于古人之法，而所投必有神效矣。【唐宗海云：仲景凡以某方为主者，皆有加减出入，世谓经方不可加减，皆读书未化之故。须知仲景亦常有加减之方，明明示人加减之法，要在会通其理，然后可议加减。】

徐大椿论煎药法

煎药之法，最宜深讲，药之效否，全在乎此。夫烹饪禽鱼羊豕失其调度，尚能损人。况药专以之治病，而可不讲乎。其法载于古方之末者种种各殊，如麻黄汤先煮麻黄去沫，然后加余药同煎，此主药当先煎之法也。而桂枝汤又不必先煮桂枝，服汤后，须啜热粥以助药力。又一法也。如茯苓桂枝甘草大枣汤，则以甘澜水先煎茯苓。如五苓散，则以白饮和服，服后又当多饮暖水。小建中汤则先煎五味去渣，而后纳饴糖。大小柴胡等汤则并减半去渣再煎。柴胡加龙骨牡蛎汤，则煎药成而后纳大黄。其煎之多寡，或煎水减半，或十分煎去二三分，或止煎一二十沸，煎药之法不可胜数，皆各有意义。大都发散之药及芳香之药不宜多煮，取其生而疏荡。补益滋腻之药宜多煎，取其热而停蓄。此其总诀也。故方虽中病，而煎法失度，其药必无效。盖病家之常服药者，或尚能依法为之，其粗鲁贫苦之家安能如法制度，所以病难愈也。若今之医者，亦鲜能知之矣，况病家乎。

徐大椿论服药法

病之愈不愈，不但方必中病，方虽中病，而服之不得其法，则非特无功，而反有害，此不可不知也。如发散之剂，欲驱风寒出之于外，必热服而暖覆其体，令药气行于营卫，热气周遍，挟风寒而从汗解。若半温而饮之，仍当风坐之，或仅寂然安卧，则药留肠胃，不能得汗，风寒无暗消之理，而营卫反为风药所伤矣。通利之药，欲其化积滞而达之于下也，必空腹顿服，使药气鼓动，推其垢浊从大便解。若与饮食杂投，则新旧混杂，而药气与食物相乱，则气性不专，而食积愈顽矣。故《伤寒论》等书服药之法，宜热、宜温、宜凉、宜冷、宜缓、宜急、宜多、宜少、宜早、宜晚、宜饱、宜饥，更有宜汤不宜散，宜散不宜丸，宜膏不宜丸，其轻重大小，上下表里，治法各有所当。此皆一定之至理，深思其义，必有得于心也。

徐大椿论古今方剂

后世之方已不知几亿万矣，此皆不足以名方者也。昔者，圣人之治方也，推药理之本原，识药性之专能，察气味之从逆，审脏腑之好恶，合君臣之配偶，而又探索病源，推求经络，其思远，其义精，味不过三四，而其用变化不穷。圣人之智，真与天地同体，非人之心思所能及也。上古至今，千圣相传，无敢失坠。至张仲景先生，复申明用法，设为问难，注明主治之证。其《伤寒论》《金匮要略》，集千圣之大成，以承先而启后，万世不能出其范围，此所谓古方，与《内经》并垂不朽者。其前后名家如扁鹊、仓公、华佗、孙思邈诸人，各有师承，而渊源又与仲景微别。然犹自成一家，但不能与《灵》《素》《本草》，一线相传，为宗枝正脉耳。既而积习相仍，每著一书，必自撰方千百，唐时诸公，用药虽博，已乏化机。至于宋人，并不知药，其方亦板实浮浅。元时号称极盛，各立门庭，徒逞私见。迨乎有明，蹈袭元人绪余而已。今之医者，动云古方，不知古方之称，其指不一，若谓上古之方，则自仲景先生流传以外无几也。如谓宋元所制之方，则其可法可传绝少，不合法而荒谬者甚多，岂可奉为典章。若谓自明人以前皆称古方，则其方不下数百万。夫常用之药不过数百品，而为方数百万，随拈几味，皆已成方，何必定立某方也。嗟！嗟！古之方何其严，今之方何其易。其间亦有奇巧之法，用药之妙，未必不能补古人之所未及，可备参考者。然其大经大法，则万不能及。其中更有违经背法之方，反足贻害，安得有学之士，为之择而存之，集其大成，删其无当，实千古之盛举，余盖有志而未逮矣。

《内经》论五脏苦欲补泻，六淫胜复用药处方例，暨诸家对七方十剂的解说

陆懋修曰：人谓《素问》为无方之书，余谓《素问》即有方之始，六味之酸苦辛甘咸淡，四气之寒热温凉，取以入各脏而分补泻者，皆药也，即皆方也。后人所赖以知何味、何气治何等病者，盖即此无方之书也。今人多谓古方不治今病，于是今人之所谓补，非即经所谓补矣，今人之所谓泻，非即经之所谓泻矣。《内经》有以温补凉泻、热补寒泻者，亦有以凉补温泻、寒补热泻者。其于味也亦然。岂是见寒即为泻，见温即为补乎？亦岂见甘即为补，见苦即为泻乎？今之以苦寒伐胃、甘寒益肾为辞，非特于宜泻者不敢泻，且敢于宜补者而反泻之。五脏苦欲之不讲，遂并气味补泻之无别，而医学晦矣。兹略举五脏补泻及六淫主治之例如下。

肝苦急，急食甘以缓之；肝欲散，急食辛以散之；以辛补之，以酸泻之。【以散为补，以敛为泻。】【宋元以来诸家均于每条每句下填注药名，最害事。如缓用甘草，散用川芎，补用细辛之类，印定学者眼目，将经示人处方精义完全误解。应节去不阅。】

心苦缓，急食酸以收之；心欲软，急食咸以软之。以咸补之，【心以下交于肾为补，取既济之义也。】以甘泻之。

脾苦湿，急食苦以燥之；脾欲缓，【舒和】急食甘以缓之。以甘补之，以苦泻之。

肺苦气上逆，急食苦以泻之；肺欲收，急食酸以收之。以酸补之，以辛泻之。

肾苦燥，急食辛以润之；肾欲坚，急食苦以坚之。以苦补之，以咸

泻之。

上五脏苦欲补泻之义，见《素问·脏气法时论》。（《素问》第二十二篇）。

风淫所胜，平以辛凉，佐以苦甘，以甘缓之，以酸泻之。清反胜之，治以酸温，佐以甘苦。

热淫所胜，平以咸寒，佐以苦甘，以酸收之，寒反胜之，治以甘温，佐以苦酸辛。

湿淫所胜，平以苦热，佐以酸辛，以苦燥之，以淡泄之。湿上甚而热，治以苦温，佐以甘辛，以汗为故而止。【身半以上湿气有余，火气复郁，则宜解表流汗而祛之也。】热反胜之，治以苦寒，佐以苦酸。

火淫所胜，平以酸冷，佐以苦甘，以酸收之，以苦发之，以酸复之。【热气已退时发动者，是为心虚气散不敛，以酸收之，仍兼寒助，乃能除根。热见太甚，则以苦发之，汗已便凉，是邪气尽，汗已犹热，是邪未尽，则以酸收之，已汗又热，又汗复热，是脏虚也，则补其心可也。】（李时珍）寒反胜之，治以甘热，佐以苦辛。

燥淫所胜，平以苦温，佐以酸辛，以苦下之。【制燥之法以苦温，宜下必以苦，宜补必以酸，宜泻必以辛。】热反胜之，治以辛寒，佐以苦甘。

寒淫所胜，平以辛热，佐以苦甘，以咸泻之。热反胜之，治以咸冷，佐以苦辛。

上六淫主治各有所宜，故药性宜明而施用贵审也。至当其时而反得胜己之气者谓之反胜，李时珍云：六气之胜何以证之，即经所云："燥胜则地干，暑胜则地热，风胜则地动，湿胜则地泥，火胜则地涸，寒胜则地裂。"是也。详见《素问·至真要大论》。（《素问》第七十四篇）

辛甘发散为阳，酸苦涌泄为阴，咸味涌泄为阴，淡味渗泄为阳，六者或收或散，或缓或急，或燥或润，或软或坚，以所利而行之，调其气，使其平也。

此言处方应视病证机宜，调其气而使之平也。按：岐伯于历陈病机十九条之后复引"大要【此引古医经大要之言。】曰，谨守病机，各司其属，有者求之，无者求之，盛者责之，虚者责之，必先五胜，疏其血气,令其条达,而致和平"。盖有无皆以证言,人但知有是证之为病,而不知无是证之为病或隐伏也。故既于有者求之,复于无者求之也。经言盛者责之,而又必言虚者责之者,盛指邪已实,邪而实,不可不知。虚指邪未实,尤不可不知也。故既曰盛者责之,而又必曰虚者责之也。虚曰责之,不曰补之,谓必审其为实而复可泻耳。(陆懋修)

寒者热之,热者寒之,微者逆之,甚者从之,坚者削之,客者除之,劳者温之,结者散之,留者攻之,燥者濡之。急者缓之,散者收之,损者益之,逸者行之,惊者平之,上之下之,摩之浴之,薄之劫之,开之发之,适事为故。【犹云中病为度,适可而止。】逆者正治,从者反治,从少从多,观其事也。【事即指病证。】热因寒用,寒因热用,塞因塞用,通因通用,必伏其所主,而先其所因,其始则同,其终则异,可使破积,可使溃坚,可使气和,可使必已。【此示治法及处方大要。】

诸寒之而热者,取之阴,热之而寒者,取之阳,所谓求其属也。

夫五味入胃,各归所喜攻,酸先入肝,苦先入心,甘先入脾,辛先入肺,咸先入肾,久而增气,物化之常也,气增而久,夭之由也。【如气有偏盛,则有偏绝,脏有偏绝,则有暴夭者,故曰气增而久,夭之由也,服饵家多罹此患,戒之。】

因其轻而扬之,因其重而减之,因其衰而彰之,形不足者,温之以气,精不足者,补之以味,【此即彰之之法。】其高者因而越之,其下者引而竭之,中满者泻之于内,其有邪者,渍形以为汗,其在皮者,汗而发之,其慓悍者,按而收之,其实者散而泻之。审其阴阳,以别柔刚,阳病治阴,阴病治阳,定其血气,各守其乡。血实宜决之,气虚宜掣引之。【血虚,气实之治法可推知矣。】

主病之谓君,佐君之谓臣,应臣之谓使,非上中下三品之谓也,三品者,所以明善恶之殊贯也。【三品殊头,谓药有毒无毒之分,此则谓药品组织为方剂之法。故特指明。】

上述处方通例,须结合病证及经方研讨。次略述岐伯所语七方之制。

气有高下,病有盛衰,治有缓急,方有大小,奇之不去,则偶之,是谓重方。偶之不去，则反佐以取之，所谓寒热温凉反从其病也。

王冰曰：方与其重也，宁轻。与其毒也，宁善。与其大也，宁小。是以奇方不去，则偶方主之。偶方病在，则反一佐以同病之气而取之也。夫热与寒背，寒与热违，微小之热为寒所折，微小之冷为热所消，甚大寒热则必能与违性者争雄，能与异气者相格。声不同不相应，气不同不相合，如是则且惮而不敢攻之，攻之则病气与药气抗衡，而自为寒热以开闭固守矣。是以圣人反其佐以同其气，令声应气合，复令寒热参合，使其终异始同，燥润而败，坚刚必折，柔脆自消尔。

大方

唐宗海曰：病有兼证，邪复强盛，非大力不能克之。如大承气汤，大青龙汤等方，皆汗下大剂。

小方

病邪尚轻，药取中病而止，如小柴胡汤、小承气汤等方皆不使其力量太过。

缓方

虚怯久病，剽劫之剂禁施，必须缓和平调乃可收效。张从正谓甘以缓之，甘草蜜糖之属是。丸以缓之，较之汤散为迟慢是。药品众多，则互相拘制，不得各骋其性是。无毒治病，性纯则功缓是。气味薄则长于治上补上，比至其下，药力已衰，其功用和缓是。李中梓则谓有缓则治本之缓。

急方

病势急，则方求速效，如仲景所示急下之，宜大承气汤；急救之，宜四逆汤之类。张从正谓中风关格之病宜急攻是。汤散荡涤之急方，下咽易散而行速是。毒药上涌下泄以急夺病势是。气味俱候之急方直趋于下而力不衰是。李中梓则谓有急则治标之急。

奇方

王冰曰：单方也。张从正曰：有独用一味之奇方，有药用阳数一、三、五、七、九之奇方。【奇为阳偶为阴。】

偶方

张从正曰：有两味相配之偶方。有二方相合之偶方，有素用阴数

二、四、六、八、十之偶方。王冰言汗药不以偶，则气不足以外发，下药不以奇，则药毒攻而致过。意者下本易行，故单行则力孤而微，汗或难出，故并行则力齐而大乎，而仲景经方桂枝以五味为奇，大承气以四味为偶，何也，岂临事制宜，复有增损乎。唐宗海曰，偶对单言，单品力孤，不如多品力大，若单用一味，则力弱矣。如麻黄汤麻桂同用，则发汗之力大，桂枝汤单用桂枝，必用生姜以助之。是仍存偶之意也，肾气丸桂附同用，大建中椒姜同用，大黄辅以芒枳朴，皆是此意。【承气是以大黄为君。邹澍论之颇详。】

复方

岐伯曰：奇之不去，则偶之，是谓重方。王好古曰，奇之不去，复以偶，偶之不去，复以奇，故曰复，复者，再也，重也，所谓十补一泻，数泻一补也。如伤寒见风脉，伤风得寒脉，治宜复方之类。张从正曰，复方有三，有二方三方及数方相合之复方，如《经方》桂枝二越婢一汤，《局方》五积散之属是。有本方之外别加余药之复方，如《局方》于《经方》调胃承气汤加连翘薄荷黄芩栀子为凉膈散之属是。有分两均齐之复方，如宋王硕所著《易简方》中胃风汤各药等分之类是。【胃风汤：人参、茯苓、白术、肉桂、芍药、当归、川芎等分研为粗末，每服三钱，水一盏，粟米百粒，煎七分，去渣，食前热服。】

唐宗海曰：复者，重复之谓也。两证并见，则两方合用，数证相杂，则化合数方而为一方也，病之繁重者，药亦繁重也，是复方乃大剂，期于去病矣。岐伯有云："偶之不去，则反佐以取之，所谓寒热温凉，反从其病也"是则用方者所当注意之首端也。

刘完素曰：流变在乎病，主病在乎方，制方在乎人，方有七，大、小、缓、急、奇、偶、复也。制方之体本于气味，寒、热、温、凉四气生于天，酸、苦、辛、咸、甘、淡六味成于地，是以有形为味，无形为气，气为阳，味为阴，辛甘发散为阳，酸苦涌泄为阴，咸味涌泄为阴，淡味渗泄为阳，或收或散，或缓或急，或燥或润，或软或坚，各随脏腑之证而施药之品味，乃分七方之制也。故奇偶复者，三方也。大小缓急者，四制之法也。故曰治有缓急，方有大小。

按：七方系综治法与处方而言。昧者不察，误以为《内经》分方剂为七类，不知刘完素早已说明，学者不应致疑。盖古代文句，多概括言之，如云诗有六义，即包括诗之风、雅、颂、赋、比、兴而言，决不能误解为诗有六种，七方之用语，亦如是而已。

岐伯七方之制既明，当知十剂之用。十剂出自北齐徐之才，本为对药物分剂，非对方剂分类。祇以医之工具在方，方之组合在药。徐氏所分十剂，亦可适用于方剂配合。学者当以之为研究经方之助。【徐之才谓"药有宣、通、补、泄、轻、重、滑、涩、燥、湿十种，是药之大体，而本经不言，后人未述，凡用药者审而详之，是靡所遗失矣"。盖徐氏医学具有授受，所谓专家之学也。后人有疑其遗寒热二剂，而补之者，又有疑其所列通剂、滑剂、燥剂均属利水一门无分析之必要者，皆不足取。学者须细心研究。】但亦不可泥于所举之药，轻率配置，致失其举例本旨。

宣剂

徐云：宣可去壅，生姜、橘皮之属是也。

李杲曰：外感六淫之邪欲传入里，三阴实而不受，逆于胸中，表分、气分窒塞不通，而或哕或呕，所谓壅也。三阴者脾也，故必破气药如姜、橘、藿香、半夏之类泻其壅塞。

刘完素曰：郁而不散为壅，必宣以散之，如痞满不通之类是也。攻其里，则宣者上也，泄者下也。涌剂则瓜蒂、栀子之属是矣。发汗解表亦同。

王好古曰：经有五郁，木郁达之，火郁发之，土郁夺之，金郁泄之，水郁折之，皆宣也。

张从正曰：俚人以宣为泻，又以宣为通，不知十剂之中已有泄与通。

李时珍曰：壅者，塞也。宣者，布也，散也。郁塞之病，不升不降，传化失常，或郁久生病或病久生郁，必用药以宣布敷散之，如承流宣化之意，不独涌越为宣也。是以气郁有余，则香附川芎之属以开之，不足则补中益气以运之。火郁微，则山栀、青黛以散之，甚则升阳解肌以发之。湿郁则苍术、白芷之属以燥之，甚则风药以胜之。痰郁微则南星、橘皮之属以化之，甚则瓜蒂、藜芦之属以涌之。血郁微则桃仁、红花以行之，甚则或吐或利以逐之。食郁微则山楂、神曲以消之，甚则上涌下利以去之，皆宣剂也。

经方如栀豉汤、瓜蒂散之类是。

通剂

徐云：通可去滞，通草、防己之属是也。

刘完素曰：留而不去，必通以行之。如水病为痰癖之类，以木通、防己之属攻其内，则留者行也，滑石、茯苓、芫花、甘遂、大戟、牵牛之类是也。

张从正曰：通者流通也，前后不得溲便，宜木通、海金沙、琥珀、大黄之属通之。痹痛郁滞，经隧不利，亦宜通之。

李时珍曰：滞，留滞也，湿热之邪留于气分，而为痛痹癃闭者，宜淡味之药，上助肺气下降，通其小便，而泄气中之滞，木通、猪苓之类是也。湿热之邪留于血分，而为痹痛肿注，二便不通者，宜苦寒之药下引，通其前后，而泄血中之滞，防己之类是也。经曰，味薄者通，故淡味之药谓之通剂。

经方如十枣汤、五苓散之类是。

补剂：

徐云：补可扶弱，人参羊肉之属是也。

李杲曰：人参甘温能补气虚，羊肉甘热能补血虚，人参补气，羊肉补形，凡气味与二药同者皆是也。

张从正曰：五脏各有补泻，五味各补其脏。有表虚、里虚、上虚、下虚、阴虚、阳虚、气虚、血虚，经曰精不足者补之以味，形不足者补之以气，五谷、五菜、五果、五肉，皆补养之物也。

李时珍曰：经云不足者补之，又云虚则补其母。生姜之辛补肝，炒盐之咸补心，甘草之甘补脾，五味子酸补肺，黄柏之苦补肾，又如茯神之补心气，生地之补心血，人参之补脾气，白芍之补脾血，黄芪之补肺气，阿胶之补肺血，杜仲之补肾气，熟地之补肾血，川芎之补肝气，当归之补肝血之类，皆补剂，不特人参羊肉为补也。【李氏所举诸药，亦止是举例耳，不可拘执。】

经方如炙甘草汤、薯蓣丸之类是。

唐宗海曰：先天不足，宜补肾，后天不足宜补脾，气弱者宜补肺，血弱者宜补肝，神弱者宜补心，审其阴阳轻重治之，则妙于补矣。【唐氏原举各方，虽有可采，恐其印定学者眼目，甚或流于庸俗以滋补塞责而不研究因证处方之道，故删。】

泄剂

徐云：泄可去闭，葶苈大黄之属是也。

李杲曰：葶苈苦寒，气味俱厚，不减大黄，能泄肺中之闭，又泄大肠。大黄走而不守，能泄血闭，肠胃渣秽之物。一泄气闭利小便，一泄血闭利大便，凡与二药同者皆然。

张从正曰：实则泄之，诸痛为实，痛随利减，芒硝、大黄、牵牛、甘遂、巴豆之属，皆泻剂也。其催生、下乳、痞积、逐水、破经、泄气，凡下行者，皆下法也。

李时珍曰：去闭当作去实，经云，实者泻之，实则泻其子，是矣。五脏五味皆有泻，不独葶苈、大黄也，肝实泻以芍药之酸，心实泻以甘草之甘，脾实泻以黄连之苦，肺实泻以石膏之辛，肾实泻以泽泻之咸，是矣。【李杲以桑白皮辛而泻肺实。】

唐宗海曰：邪盛则闭塞，必以泻剂从大便夺之，备急丸泻寒实，承气汤泻热实，葶苈泻肺汤，是泻其气，桃仁承气汤是泻其血，十枣汤泄水，秘方化滞丸攻积，由此求之，凡宜破利者皆泄之类也。经方如陷胸承气之类是。

轻剂

徐云：轻可去实，麻黄葛根之属是也。

张从正曰：风寒之邪始客皮肤，头痛身热，宜解其表，《内经》所谓轻而扬之也。痈疮疥痤，俱宜解表，汗以泄之，毒以熏之，皆轻剂也，凡熏洗蒸灸熨烙刺砭导引按摩，皆汗法也。

李时珍曰：当作轻可去闭，有表闭、里闭、上闭、下闭。表闭者，风寒伤营，腠理闭密，阳气怫郁不能外出，而为发热恶寒头痛脊强诸病；宜清扬之剂发其汗，而表自解也。里闭者，火热郁抑，津液不行，皮肤干闭而为肌热，烦热头痛，目肿、昏瞀，疮疡诸病，宜清扬之剂以解其肌，而火自散也。上闭有二：一则外寒内热，上焦气闭，发为咽喉闭痛之证，宜辛凉之剂以扬散之，则闭自开；一则饮食寒冷，抑遏阳气在下，发为胸膈痞满闭塞之证，宜扬其清而抑其浊，则痞自泰也。下闭亦有二：有阳气陷下，发为里急后重，数至圊而不行之证，但升其阳而大便自顺，所谓下者举之也；有燥热伤肺，金气膹郁，窍闭于上，而膀胱闭于下，为小便不利之证，以升麻之类探而吐之，上窍通而小便自利矣，所谓病在下取之上也。

经方如麻黄汤、葛根汤之类是。

重剂

徐云：重可镇怯，磁石、铁粉之类是也。【按：后世金箔、银箔亦重镇。】

张从正曰：重者，镇怯之谓也。怯则气浮，如丧神守，而惊悸气上。朱砂、水银、沉香、黄丹、寒水石之伦皆体重也。《经》云，重者因而减之，贵其渐也。

李时珍曰：重剂凡四，有惊则气乱而魂气飞扬，如丧神守者，有怒则气逆而肝火激烈，病狂善怒者，并铁粉、雄黄之类以平其肝。有神不守舍，而多惊健忘迷惑不宁者，宜朱砂、紫石英之类以镇其心。有恐则气下，精志失守而畏如人将捕之者，宜磁石、沉香之类以安其肾。大抵重剂压浮火而坠痰涎，不独治怯也。故诸风掉眩及惊痫痰喘之病，吐逆不止及反胃之病，皆浮火痰涎为害，俱宜重剂以坠之。

经方如桂枝加龙骨牡蛎汤，旋覆代赭汤，生铁落饮之类是。

滑剂

徐云：滑可去著，冬葵子、榆白皮之属是也。

刘完素曰：涩则气着，必滑剂以利之。滑能养窍，故润利也。

张从正曰：大便燥结，宜麻仁、郁李仁之类，小便淋沥，宜葵子、滑石之类。前后不通，两阴俱闭也，名曰三焦约，约者束也，宜先以滑剂润养其燥，然后攻之。

李时珍曰：著者，有形之邪留着于经络脏腑之间也。便溺、浊带、痰涎胞胎、痈肿之类是矣。皆宜滑药以引去其留着之物。此与木通、猪苓通以去滞相类而不同，木通、猪苓淡泄之物，去湿热无形之邪，葵子、榆皮甘滑之类，去湿热有形之邪。故彼曰滞，此曰着也。大便涩者,菠薐、牵牛之属;小便涩者,车前、榆皮之属;精窍涩者,黄檗、葵花之属;胞胎涩者,黄葵子、王不留行之属;引痰涎自小便而去者,则半夏、茯苓之属;引疮毒自小便去者,则五叶藤(即乌蔹莓)、萱草根之属,皆滑剂也。半夏、南星皆辛而滑,能泄湿气,通大便,盖辛能润,能走气,能化液也。或以为燥物,谬矣,湿去则土燥,非二物性燥也。

经方如猪胆汁导法,蜜煎导方之类是。

涩剂

徐曰:涩可去脱,牡蛎、龙骨之属是也。

刘完素曰:滑则气脱,如开肠洞泻,便溺遗矢之类,必涩剂以收敛之。

张从正曰:寝汗不禁,涩以麻黄根、防风。滑泄不已,涩以豆蔻、枯矾。凡酸味同乎涩者,收敛之义也。然此种皆宜先攻其本而后收之可也。

李时珍曰:脱者,气脱也,血脱也,精脱也,神脱也,脱则散而不收,故用酸涩温平之药以敛其耗散。汗出亡阳,精滑不禁,泄利不止,大便不固,小便自遗,久嗽亡津,皆气脱也。下血不止,崩中暴下,诸大亡血,皆血脱也,牡蛎、龙骨、海螵蛸、五倍子、五味子、乌梅、榴皮、诃黎勒、罂壳、莲房、棕灰、赤石脂、麻黄根之类,皆涩药也。气脱兼以气药如参芪。血脱兼以血药如归地,并兼气药,以气者血之帅也。精脱者兼龟鹿胶。脱阳者见鬼,脱阴者目盲,此神脱也,去死不远,无药可治,非涩药所能收也。

黄元御曰:阳脱则白日见鬼,阴脱则清旦目盲,阴阳既脱,无方可医,于其将脱之前,当见机而预防也。

按:脱证治法,当先明阴阳互根之理,乃可运用涩剂,非胪陈涩药所能生效。

经方如桃花汤、桂枝龙骨牡蛎汤、真武汤之类是。

燥剂

徐云:燥可去湿,桑白皮赤小豆之属是也。

刘完素曰:湿气淫胜,肿满脾湿,必燥剂以除之,桑皮之属。湿胜于上，以苦吐之，以淡渗之是也。

张从正曰：积寒久冷，吐利腥秽，上下所出水液澄澈清冷，此大寒之病，宜姜附胡椒辈以燥之。若病湿气，则白术、陈皮、木香、苍术之属除之，亦燥剂也。而黄连、黄叶、栀子、大黄其味皆苦，苦属火，皆能燥湿，此《内经》之本旨也，岂独姜附之俦为燥剂乎。

王好古曰：湿有在上、在中、在下、在经、在皮、在里。

李时珍曰：湿有外感，有内伤，外感之湿，雨露、岚雾、地气、水湿袭于皮肉、筋骨、经络之间，内伤之湿，生于水饮酒食及脾弱肾强。【非肾强实之谓，乃指水寒湿重为病实也。】固未可一例言也。故风药可以胜湿，燥药可以除湿，淡药可以渗湿，泄小便可以引湿，利大便可以逐湿，吐痰涎可以祛湿。湿而有热，苦寒之剂燥之，湿而有寒，辛热之剂燥之，不独桑皮、赤豆为剂燥也。湿去则燥，故谓之燥。

按：外感之湿亦易入腑脏，内伤之湿，亦易布满皮肉筋骨经络，治宜穷究本源，按证施治。

经方如麻黄连翘赤小豆汤、白术附子汤之类是。

湿剂

徐云：湿可去枯，白石英、紫石英之属是也。

张从正曰：湿者，湿润也。与滑剂不同，《经》云辛以润之，辛能走气，能化液故也。盐硝味咸，属真阴之水，亦濡枯之上药也，人有枯涸皱揭之病，非独金化，盖有火以乘之。故非湿剂不能愈。

刘完素曰：津耗为枯，五脏痿弱，营卫涸流，必湿剂以之。【按：燥因于热者宜清润，因于寒者宜温润。昔贤谓阴收阳敛，气泽消减，致成燥气，故不专用寒凉，此徐氏之所以举两石英为例，而不举纯阴之药也。】（参唐宗海语）

王好古曰：有减气而枯，有减血而枯。

李时珍曰：湿剂当作润剂，枯者燥也，阳明燥金之化，秋令也。风热怫甚，则血液枯涸而为燥病。上燥则渴，下燥则结，筋燥则强，皮燥则揭，骨燥则枯，肺燥则痿，肾燥则消，凡麻仁、阿胶膏润之属皆润剂也。养血则当归地黄之属，生津则麦冬、瓜蒌根之属，益精则苁蓉、枸杞之属。若但以石英为润药，则偏矣，古人以服石为滋补故耳。

按：医家举例，不能超越当时客观实况，如仲景常举"医以丸药下之，以火迫之，以水潠之灌之"，其挽救当时误治之例多非后世所有。徐氏当南北朝风行石药补养之时，故举石之润者为例，不足异也。

经方如黄连阿胶汤白虎加人参汤之类是。

以上所述七方十剂，已将处方施治之大体包括。有疑缺寒热两剂，补之以成十二剂者，不知十剂中无剂不有寒热温凉配合，即纯热纯寒之剂亦何尝能出于十剂范围。复有人谓汗吐下为治病三法，而十剂中无吐剂。杀虫，麻醉等剂亦无所归属，致疑于徐氏分剂之未当。不知涌吐与发汗属之宣剂轻剂，早经论证明白，不必赘言。至若虫类繁多，为害甚大，病因虽同，而患者所现之证则不尽同，有因寒而须用温者，有因热而须用凉者，有因寒热错杂而须因证投药以驱之者，岂有置患者之本体不问而专事杀虫能愈其病使无后患耶。况秽湿溪毒所生之虫，攻人腑脏，自当疏肝健脾、利水消积以清其巢穴，使虫患消除而邪退正复，乃为十全之治。更非徒杀其虫所能治愈也。故为治虫而处方，自不必拘于某剂。范晔《后汉书·陈寿魏志》均载华佗施行外科手术时使患者先饮麻沸散，【与仲景所用麻沸汤同名异实。仲景所用即百沸汤也。】盖即今之麻醉剂也，外科家重之。（见范书一百一十二卷，陈志二十九卷。）内科虽有安神止痛诸方，其注重要点原不在乎麻醉，故无分列之必要。